全国医药中等职业技术学校教材

药用 医学基础

第二版

中国职业技术教育学会医药专业委员会　组织编写

赵统臣　主编　　苏怀德　主审

U0359901

化学工业出版社

生物·医药出版分社

·北京·

本书是一本供全国药学类中等专业学校各专业学生使用的医学基础知识教材，由中国职业技术教育学会医药专业委员会组织医药中职教育的有关专家、有丰富教学经验的教师参加编写。本次修订根据教学需要，根据学生的认知能力，重点调整了章节次序，增加了图片，以使学生更能直观地进行学习。

全书共分二十章。第一、二章分别介绍了人体生命活动的研究层次、基本特征、健康与疾病的概念；第三～十六章分别介绍了各系统的解剖生理知识和常见疾病的有关内容；第十七～十九章分别介绍了疾病的主要诊断方法、疾病的常见症状和疾病的常见病因等知识；第二十章介绍了核心技能、常用技能和相关技能等职业技能。每章中均附有习题，供师生在教学过程中根据需要选择使用。

本书具有语言通俗易懂、图文并茂、理论与实践并重的特点，使用范围较广，除作为普通医药中专教学用书外，还可用作医药技工学校的教学及医药相关行业职工的培训用书。

图书在版编目（CIP）数据

药用医学基础/赵统臣主编．—2版．—北京：化学工业出版社，2009.7（2024.2重印）

全国医药中等职业技术学校教材

ISBN 978-7-122-05530-9

Ⅰ．药…　Ⅱ．赵…　Ⅲ．基础医学-专业学校-教材　Ⅳ．R3

中国版本图书馆 CIP 数据核字（2009）第 069395 号

责任编辑：陈燕杰　赵兰江　余晓捷　　　　　　文字编辑：何　芳
责任校对：王素芹　　　　　　　　　　　　　　装帧设计：关　飞

出版发行：化学工业出版社　生物·医药出版分社（北京市东城区青年湖南街13号　邮政编码100011）
印　　刷：北京云浩印刷有限责任公司
装　　订：三河市振勇印装有限公司
787mm×1092mm　1/16　印张21¾　字数544千字　2024年2月北京第2版第18次印刷

购书咨询：010-64518888　　　　　　　　　　售后服务：010-64518899
网　　址：http://www.cip.com.cn
凡购买本书，如有缺损质量问题，本社销售中心负责调换。

定　　价：39.00元　　　　　　　　　　　　　版权所有　违者必究

本书编审人员

主　　编　赵统臣（上海市医药学校）

主　　审　苏怀德（国家食品药品监督管理局）

副 主 编　虎松艳（广东省食品药品职业技术学校）

编写人员　（按姓氏笔画排序）

王维达（北京市医药器械学校）

刘国斌（广州市医药中等专业学校）

孙　宇（北京市医药器械学校）

吴　玲（安徽省医药技校）

张一鸣（上海市医药学校）

张俊玲（山东中药技术学院）

幸嘉萍（上海市医药学校）

虎松艳（广东省食品药品职业技术学校）

赵统臣（上海市医药学校）

徐　阳（上海市医药学校）

蒋京生（北京市医药器械学校）

中国职业技术教育学会医药专业委员会
第一届常务理事会名单

主　　任　　苏怀德　国家食品药品监督管理局

副 主 任　（按姓名笔画排列）

王书林　成都中医药大学峨嵋学院

王吉东　江苏省徐州医药高等职业学校

严　振　广东食品药品职业学院

李元富　山东中药技术学院

陆国民　上海市医药学校

周晓明　山西生物应用职业技术学院

缪立德　湖北省医药学校

常务理事　（按姓名笔画排列）

马孔琛　沈阳药科大学高等职业教育学院

王书林　成都中医药大学峨嵋学院

王吉东　江苏省徐州医药高等职业学校

左淑芬　河南省医药学校

刘效昌　广州市医药中等专业学校

闫丽霞　天津生物工程职业技术学院

阳　欢　江西省医药学校

严　振　广东食品药品职业学院

李元富　山东中药技术学院

陆国民　上海市医药学校

周晓明　山西生物应用职业技术学院

高玉培　北京市医药器械学校

黄庶亮　福建生物工程职业学院

缪立德　湖北省医药学校

谭晓彧　湖南省医药学校

秘 书 长　　潘　雪　北京市医药器械学校

陆国民　上海市医药学校（兼）

刘　佳　成都中医药大学峨嵋学院

第二版前言

本套教材自 2004 年以来陆续出版了 37 种，经各校广泛使用已累积了较为丰富的经验。并且在此期间，本会持续推动各校大力开展国际交流和教学改革，使得我们对于职业教育的认识大大加深，对教学模式和教材改革又有了新认识，研究也有了新成果，因而推动本系列教材的修订。概括来说，这几年来我们取得的新共识主要有以下几点。

1. 明确了我们的目标。创建中国特色医药职教体系。党中央提出以科学发展观建设中国特色社会主义。我们身在医药职教战线的同仁，就有责任为了更好更快地发展我国的职业教育，为创建中国特色医药职教体系而奋斗。

2. 积极持续地开展国际交流。当今世界国际经济社会融为一体，彼此交流相互影响，教育也不例外。为了更快更好地发展我国的职业教育，创建中国特色医药职教体系，我们有必要学习国外已有的经验，规避国外已出现的种种教训、失误，从而使我们少走弯路，更科学地发展壮大我们自己。

3. 对准相应的职业资格要求。我们从事的职业技术教育既是为了满足医药经济发展之需，也是为了使学生具备相应职业准入要求，具有全面发展的综合素质，既能顺利就业，也能一展才华。作为个体，每个学校具有的教育资质有限。为此，应首先对准相应的国家职业资格要求，对学生实施准确明晰而实用的教育，在有余力有可能的情况下才能谈及品牌、特色等更高的要求。

4. 教学模式要切实地转变为实践导向而非学科导向。职场的实际过程是学生毕业就业所必须进入的过程，因此以职场实际过程的要求和过程来组织教学活动就能紧扣实际需要，便于学生掌握。

5. 贯彻和渗透全面素质教育思想与措施。多年来，各校都十分重视学生德育教育，重视学生全面素质的发展和提高，除了开设专门的德育课程、职业生涯课程和大量的课外教育活动之外，大家一致认为还必须采取切实措施，在一切业务教学过程中，点点滴滴地渗透德育内容，促使学生通过实际过程中的言谈举止，多次重复，逐渐养成良好规范的行为和思想道德品质。学生在校期间最长的时间及最大量的活动是参加各种业务学习、基础知识学习、技能学习、岗位实训等都包括在内。因此对这部分最大量的时间，不能只教业务技术。在学校工作的每个人都要视育人为己任。教师在每个教学环节中都要研究如何既传授知识技能又影响学生品德，使学生全面发展成为健全的有用之才。

6. 要深入研究当代学生情况和特点，努力开发适合学生特点的教学方式方法，激发学生学习积极性，以提高学习效率。操作领路、案例入门、师生互动、现场教学等都是有效的方式。教材编写上，也要尽快改变多年来黑字印刷，学科篇章，理论说教的老面孔，力求开发生动活泼，简明易懂，图文并茂，激发志向的好教材。根据上述共识，本次修订教材，按以下原则进行。

① 按实践导向型模式，以职场实际过程划分模块安排教材内容。

② 教学内容必须满足国家相应职业资格要求。

③ 所有教学活动中都应该融进全面素质教育内容。

④ 教材内容和写法必须适应青少年学生的特点，力求简明生动，图文并茂。

从已完成的新书稿来看，各位编写人员基本上都能按上述原则处理教材，书稿显示出鲜明的特色，使得修订教材已从原版的技术型提高到技能型教材的水平。当前仍然有诸多问题需要进一步探讨改革。但愿本批修订教材的出版使用，不但能有助于各校提高教学质量，而且能引发各校更深入的改革热潮。

四年多来，各方面发展迅速，变化很大，第二版丛书根据实际需要增加了新的教材品种，同时更新了许多内容，而且编写人员也有若干变动。有的书稿为了更贴切反映教材内容甚至对名称也做了修改。但编写人员和编写思想都是前后相继、向前发展的。因此本会认为这些变动是反映与时俱进思想的，是应该大力支持的。此外，本会也因加入了中国职业技术教育学会而改用现名。原教材建设委员会也因此改为常务理事会。值本批教材修订出版之际，特此说明。

中国职业技术教育学会医药专业委员会　主任

苏怀德

2008 年 10 月 2 日

编写说明

本书在第一版《医学基础》教材基础上修订而成，并根据课程内容将书名调整为《药用医学基础》。按照中国职业技术教育学会医药专业委员会教材编写的要求，本教材整合了课程内容，结合医药行业对工作人员的技术要求标准，坚持以能力为本位的教学模式改革方向，强调学生是课程的主体，强调教学活动的完整性。本教材为全国医药中等职业教育各类专业的适用教材。

《药用医学基础》是医药中等职业教育各类专业的基础课程。在教材内容的选择上，坚持横向整合以形成整体效应、纵向渗透以强化专业教育因素；力争做到基础知识为专业教学服务、为职业能力服务、为学生发展服务的特点。具体体现在：①改变医学基础类理论课程"分科教学"的现状，融合与重组课程。将现行的《人体解剖与生理学》、《微生物与免疫学》、《生物化学》、《临床医学概要》等构建成一门《药用医学基础》。②建立医学基础类课程通用的、以形成学生有限的职业能力为主的医学基础实验课程，从而使本教材一方面为《药理学》、《医药商品学》等后续课程奠定必要的基础，还可为医药类专业的学生提供必备的医学知识技能，进而提供一定的实际职业能力，体现"三个服务"。③考虑到教学过程是学生的认知过程，学生是教学的主体，因此，在教材的编写上根据初中毕业学生的认知水平和理解能力，尽可能找准知识点，增加实践性的知识，避免和减少抽象化的理论；本次改版的重点是重新调整了章节顺序，增加了较多的图片，使学生能循序渐进比较直观和由浅入深地进行学习；追求教学内容的连贯性、适用性和实用性。以人体形态结构-生理生化-病因病理-疾病防治为轴心，体现"少而精"，不强求学科内容的系统性和完整性。④注重与等级工考核培训衔接，为职后教育提供适用的教学内容。努力培养基础较宽、能力较强、整体素质较优的医药中职学生。

本教材由赵统臣担任主编，拟定编写提纲，并负责全书的修改和统稿工作。参加编写的人员都从事医药职业教育工作多年，具有丰富的教育教学经验、深厚的专业理论知识和较强的实践能力。编写分工：幸嘉萍参加了第一章、第二章、第十一章、第十四章和第十五章的编写。赵统臣参加了第三章、第六章、第七章、第十六章和第十八章的编写。刘国斌参加了第四章、第十三章的编写。孙宇参加了第五章、第八章的编写。徐阳参加了第九章、第十章和第十二章的编写。张一鸣参加了第十七章、第十九章和第二十章的编写。虎松艳作为本书的副主编，与蒋京生、王维达、吴玲、张俊玲一起参加了部分章节的编写。

苏怀德教授担任本教材的主审，对本教材的编写提出了宝贵的意见和建议，使教材更具有特色和实用性，在此表示衷心的感谢。

在编写过程中，还得到了上海市医药学校冯长河副校长及其他领导的支持，在此一并表示感谢。

由于编者水平有限，加上时间仓促，不足之处在所难免，欢迎读者批评指正。

编者

2009 年 3 月

第一版前言

半个世纪以来，我国中等医药职业技术教育一直按中等专业教育（简称为中专）和中等技术教育（简称为中技）分别进行。自 20 世纪 90 年代起，国家教育部倡导同一层次的同类教育求同存异。因此，全国医药中等职业技术教育教材建设委员会在原各自教材建设委员会的基础上合并组建，并在全国医药职业技术教育研究会的组织领导下，专门负责医药中职教材建设工作。

鉴于几十年来全国医药中等职业技术教育一直未形成自身的规范化教材，原国家医药管理局科技教育司应各医药院校的要求，履行其指导全国药学教育、为全国药学教育服务的职责，于 20 世纪 80 年代中期开始出面组织各校联合编写中职教材。先后组织出版了全国医药中等职业技术教育系列教材 60 余种，基本上满足了各校对医药中职教材的需求。

为进一步推动全国教育管理体制和教学改革，使人才培养更加适应社会主义建设之需，自 20 世纪 90 年代末，中央提倡大力发展职业技术教育，包括中等职业技术教育。据此，自 2000 年起，全国医药职业技术教育研究会组织开展了教学改革交流研讨活动。教材建设更是其中的重要活动内容之一。

几年来，在全国医药职业技术教育研究会的组织协调下，各医药职业技术院校认真学习有关方针政策，齐心协力，已取得丰硕成果。各校一致认为，中等职业技术教育应定位于培养拥护党的基本路线，适应生产、管理、服务第一线需要的德、智、体、美各方面全面发展的技术应用型人才。专业设置必须紧密结合地方经济和社会发展需要，根据市场对各类人才的需求和学校的办学条件，有针对性地调整和设置专业。在课程体系和教学内容方面则要突出职业技术特点，注意实践技能的培养，加强针对性和实用性，基础知识和基本理论以必需够用为度，以讲清概念，强化应用为教学重点。各校先后学习了《中华人民共和国职业分类大典》及医药行业工人技术等级标准等有关职业分类、岗位群及岗位要求的具体规定，并且组织师生深入实际，广泛调研市场的需求和有关职业岗位群对各类从业人员素质、技能、知识等方面的基本要求，针对特定的职业岗位群，设立专业，确定人才培养规格和素质、技能、知识结构，建立技术考核标准、课程标准和课程体系，最后具体编制为专业教学计划以开展教学活动。教材是教学活动中必须使用的基本材料，也是各校办学的必需材料。因此研究会首先组织各学校按国家专业设置要求制订专业教学计划、技术考核标准和课程标准。在完成专业教学计划、技术考核标准和课程标准的制订后，以此作为依据，及时开展了医药中职教材建设的研讨和有组织的编写活动。由于专业教学计划、技术考核标准和课程标准都是从现实职业岗位群的实际需要中归纳出来的，因而研究会组织的教材编写活动就形成了以下特点：

1. 教材内容的范围和深度与相应职业岗位群的要求紧密挂钩，以收录现行适用、成熟规范的现代技术和管理知识为主。因此其实践性、应用性较强，突破了传统教材以理论知识为主的局限，突出了职业技能特点。

2. 教材编写人员尽量以产学结合的方式选聘，使其各展所长、互相学习，从而有效地克服了内容脱离实际工作的弊端。

3. 实行主审制，每种教材均邀请精通该专业业务的专家担任主审，以确保业务内容正确无误。

4. 按模块化组织教材体系，各教材之间相互衔接较好，且具有一定的可裁减性和可拼接性。一个专业的全套教材既可以圆满地完成专业教学任务，又可以根据不同的培养目标和地区特点，或市场需求变化供相近专业选用，甚至适应不同层次教学之需。

本套教材主要是针对医药中职教育而组织编写的，它既适用于医药中专、医药技校、职工中专等不同类型教学之需，同时因为中等职业教育主要培养技术操作型人才，所以本套教材也适合于同类岗位群的在职员工培训之用。

现已编写出版的各种医药中职教材虽然由于种种主客观因素的限制仍留有诸多遗憾，上述特点在各种教材中体现的程度也参差不齐，但与传统学科型教材相比毕竟前进了一步。紧扣社会职业需求，以实用技术为主，产学结合，这是医药教材编写上的重大转变。今后的任务是在使用中加以检验，听取各方面的意见及时修订并继续开发新教材以促进其与时俱进、臻于完善。

愿使用本系列教材的每位教师、学生、读者收获丰硕！愿全国医药事业不断发展！

全国医药职业技术教育研究会
2005 年 6 月

目　录

第一章 人体生命活动的研究层次

研究人体生命活动就是研究人体的形态结构与功能，主要由人体解剖学和人体生理学两部分组成。人体解剖学研究人体正常形态、结构，人体生理学研究人体生命活动的规律或生理功能，二者之间密切联系。

人体的结构十分复杂，细胞是构成人体的基本单位，由相同的细胞及细胞间质构成组织，人体共有四大基本组织，即上皮组织、结缔组织、肌组织和神经组织。由不同的组织构成器官，器官再构成系统。人体按各自的功能分为八大系统，即运动系统、呼吸系统、消化系统、循环系统、泌尿系统、神经系统、内分泌系统、生殖系统等。

由于生命现象的复杂性，需要从不同的水平提出问题，进行研究。生命活动的研究可分为三个不同的水平：①细胞分子水平，研究细胞的生理特性及构成细胞的物质的物理、化学特性；②细胞器官水平，研究各器官、系统生理活动的规律及其影响因素等；③整体水平，研究机体各器官、系统的相互关系以及机体与环境之间的相互联系。

第一节 解剖学姿势及常用方位术语

通过尸体解剖，研究人员可以直接观察人体内各器官、组织的形态结构、位置关系等，为了描述统一、准确，特别规定了解剖学姿势、方位、面的术语。

一、解剖学姿势

解剖学所采用的标准姿势是：身体直立、面向前，两眼向前平视，两足并立，足尖向前，上肢下垂于躯干两侧，手掌向前。在观察尸体或标本时，无论其如何放置，均要按标准姿势描述。

二、方位

(1) 上和下　用于对部位高低关系的描述。近头侧为上，远离头侧为下。
(2) 前和后　离身体腹面近者为前（即腹侧）；离背面近者为后（即背侧）。
(3) 内侧和外侧　是对各部位与正中矢状面之间的位置关系的描述，距正中矢状面近者为内侧，距其远者为外侧。
(4) 内和外　是对各器官组织与空腔之间关系的描述，距空腔近者为内，远者为外。
(5) 浅和深　离皮肤表面近者为浅，远者为深。

三、面

人体解剖层次还常用三个互相垂直的面予以描述，见图1-1、图1-2。
(1) 矢状面　将人体分成左、右两部分的纵切面称矢状面。位于正中线上的矢状面称为正中矢状切面。
(2) 冠状面　将身体分成前、后两部的纵切面称冠状面。
(3) 水平面或横切面　将身体分成上、下两部分并与水平面平行的切面称水平面或横切面。

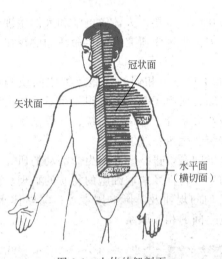

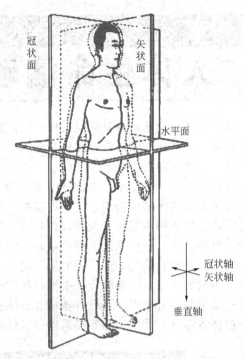

图 1-1　人体的解剖面　　　　　　　　图 1-2　人体的面和轴

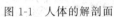

第二节　细胞分子水平

机体最基本的结构与功能单位是细胞，而细胞的各种活动又主要由生物大分子来完成，生物大分子主要指蛋白质和核酸，一切有生命的物质均含有这两类生物大分子，它们是生命的标志，是生命与非生命在化学组成上的分界。其他的生物大分子还包括脂类和糖类。本节主要讨论的是细胞、蛋白质和核酸的结构与功能。

一、细胞的结构

细胞是人体的形态结构、生理功能以及生长发育的基本单位。人体细胞的体积很小，需要通过显微镜才能看见。细胞大小不一，形态多种多样，与其执行的功能及所处环境相适应。在光学显微镜下观察，细胞的基本结构由细胞膜、细胞质和细胞核三部分组成。

在电镜下可把细胞分为膜相结构和非膜相结构两部分。膜相结构包括细胞表面的细胞膜和细胞内膜，非膜相结构包括核糖体、中心粒、微管、核仁、染色质等。通常把细胞的所有膜结构统称为生物膜。

（一）细胞膜

细胞膜又称质膜，极薄。每一个细胞以细胞膜为界，使细胞成为具有一定形态的结构单位。细胞膜不仅是细胞和环境之间的屏障，也是细胞和环境之间进行物质交换、信息传递的门户。细胞内部某些细胞器有类似细胞膜的膜性部分，它们是细胞器与胞浆之间的屏障，也进行物质转运。许多药物，在到达预定的作用部位——细胞上的特异性受体之前，都必须先通过细胞膜，才能发挥其药理作用（图片里为亲水性和疏水性基团）。

细胞膜的功能是由膜的结构决定的。膜的分子结构，目前较公认的是液态镶嵌模型学说（图 1-3）。该学说认为细胞膜的基本结构是以液态的脂质双分子层为基本结构，其中镶嵌着不同生理功能的球形蛋白质。

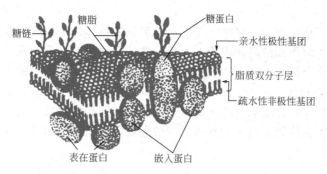

图 1-3　细胞膜分子结构示意图

　　膜的脂质分子以磷脂为主要成分，另有胆固醇、糖脂，它们都是长杆状的两性分子，一端是亲水性极性基团，另一端是疏水性非极性基团。亲水性基团朝向膜内、外两面的水溶液，而疏水性基团则朝向膜中央部，从而构成脂质双分子层。脂质的熔点低，在体温条件下呈液态，使膜具有一定的流动性。

　　膜蛋白的结构复杂，按其分布部位可分为：表在蛋白，附着在脂质双分子层内、外表面；结合蛋白，贯穿于脂质分子层中。细胞膜蛋白质具有不同的功能，如与细胞膜物质转运功能有关的蛋白质分别称为载体、通道和离子泵；与"辨认"和"接受"细胞环境中特异性化学刺激有关的蛋白质，统称为受体。

　　细胞膜所含的糖类较少，以共价键的形式和膜内的脂质或蛋白质结合，形成糖脂和糖蛋白。糖蛋白和糖脂与细胞免疫、细胞识别、细胞连接等方面都有密切关系，如镶嵌于细胞膜上的糖蛋白和糖脂，由于其糖链的化学结构不同，使红细胞膜上的抗原物质具不同的类型，据此将血液划分为不同的类型。

（二）细胞质

　　细胞质包括基质、包含物和细胞器三部分，见细胞的电镜结构模式图（图 1-4）。细胞基质是细胞质的液态，构成细胞的内环境。包含物是贮存于细胞内的糖原、脂滴、色素等。细胞器则是细胞质内具有一定形态、结构和生理功能的有形成分，包括下列几种。

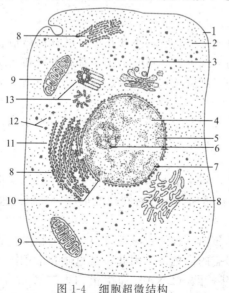

图 1-4　细胞超微结构

1—细胞膜；2—细胞质；3—高尔基体；4—核液；5—染色质；6—核仁；7—核膜；8—内质网；
9—线粒体；10—核孔；11—内质网上的核糖体；12—游离的核糖体；13—中心体

1. 线粒体

线粒体在光镜下呈粒状或小杆状。在电镜下可见线粒体是由内、外两层单位膜形成的囊状结构（图1-4）。内膜围成的腔称内腔，充满基质，基质内有许多酶系，参与细胞内物质氧化和形成高能磷酸化合物（ATP）以备细胞生命活动的需要，故有"动力工厂"之称。

2. 核蛋白体（核糖体）

核蛋白体（核糖体）为微细的球状结构，由核糖核酸和蛋白质组成，在细胞内，有附着于内质网外面的核蛋白体和游离于细胞质中的游离核蛋白体。其功能是合成蛋白质，又称为"蛋白质加工厂"。

3. 内质网

内质网是细胞质内膜性的管道系统，互相连通呈网状。有的内质网外表面附着很多核蛋白体，称粗面内质网，它既是核蛋白体附着的支架，也是运输蛋白质的通道。有的内质网没有核蛋白体附着，称滑面内质网，滑面内质网的功能在不同的细胞有很大差别，如肝细胞中的滑面内质网与糖原代谢和肝解毒作用有关；肾上腺皮质细胞的滑面内质网与合成固醇类激素有关；骨骼肌细胞内的滑面内质网又称为"肌质网"，与兴奋-收缩耦联机制有关等。

4. 高尔基体

光镜下高尔基体是位于细胞核附近的一些网状结构。电镜下观察，由数层扁平囊泡、若干大泡、若干小泡三部分组成。它们的主要功能是参与细胞的分泌活动，并起着加工和运输等作用。

5. 溶酶体

电镜下观察溶酶体为圆球形，周边有膜包绕。溶酶体内含有酸性磷酸酶和多种水解酶。通过吞噬和吞饮作用进入细胞内的细菌、异物与溶酶体接触后，溶酶体含有的酶便可以对这些异物进行消化分解。溶酶体也能消化细胞本身一些衰老或损伤的结构，以维持细胞的生理功能。所以溶酶体是细胞内重要的"消化器官"。

6. 中心粒

中心粒成对存在，互相垂直。中心粒与细胞分裂时纺锤体形成及染色体移动有关，也参与细胞的运动。

（三）细胞核

细胞核是细胞的重要组成部分，它的主要功能是贮存遗传信息，控制细胞代谢、分化和增殖活动。人体内除成熟的红细胞外，所有的细胞都有细胞核。每个细胞通常只有一个细胞核，但也有两个甚至多个的。细胞核包括核膜、核仁、染色质（染色体）和核基质等。

1. 核膜

核膜是细胞核与细胞质之间的分界膜，由内、外两层膜组成。核膜上还有许多核孔，是核与细胞质之间物质交换的孔道。

2. 核仁

核仁为核内的球形小体，每个细胞内有一个至数个核仁。其化学成分主要是蛋白质和核糖核酸（RNA）。细胞质中核蛋白体主要在核仁处形成，经核孔进入细胞质。

3. 染色质和染色体

染色质是细胞分裂间期核内一种易被碱性染料着色的物质。当细胞进行分裂时，分散的染色质聚集成一定数量和形态的染色体。因此，染色质和染色体实际上是同一种物质。它们的化学成分主要是脱氧核糖核酸（DNA）和组蛋白。二者结合形成染色质结构的基本单位——核小体。因为遗传基因存在于DNA分子中，所以，染色质是遗传的物质基础。人体细胞核中的染色体有46条，可配成23对，其中22对为常染色体，1对为性染色体。性染色体在女性中为 XX 染色体，在男性中为 XY 染色体。

4. 核基质

核基质是核膜内无色透明的胶状物质，其成分与细胞基质相似。

二、细胞的增殖

一个细胞分裂成为两个新细胞的过程，称为细胞增殖。细胞从前一次分裂结束起到下一次分裂结束为止所经历的过程，称为细胞增殖周期（图1-5），简称细胞周期。细胞增殖周期主要是 DNA 的复制和重新分配到两个子细胞的过程，分两个阶段，即分裂间期和有丝分裂期。

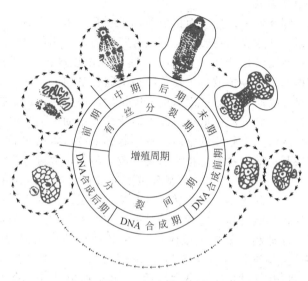

图 1-5 细胞增殖周期

1. 分裂间期

分裂间期是指细胞两次分裂之间的时期。可分 3 个时期。

（1）DNA 合成前期 简称 G_1 期，此期细胞内进行着一系列极为复杂的生物合成变化，它为下一步 DNA 的复制及蛋白质合成做准备。

（2）DNA 合成期 简称 S 期，此期 DNA 进行准确、大量的复制，使 DNA 在细胞内的含量增加 1 倍。此期内如果 DNA 复制受到障碍或发生错误，就会抑制细胞的分裂或引起细胞变异，形成异常细胞。

（3）DNA 合成后期 简称 G_2 期，又称"有丝分裂准备期"。此期 DNA 合成已终止，但还合成一些 RNA、蛋白质，形成微管蛋白和细胞膜上的蛋白质，为细胞分裂期做准备。

2. 有丝分裂期

有丝分裂期简称 M 期。分裂期的主要变化特征是 S 期中倍增的遗传物质（DNA）形成了染色体，然后平均分配到两个子细胞中。此期一般分四个时期。

（1）前期 中心粒一分为二，染色质由细丝状缩短变粗成为染色体，每个染色体纵裂为两个染色单体，二者仅在着丝点相连。核膜及核仁逐渐消失，已复制的中心粒分别向细胞两极移动，同时中心粒周围出现纺锤丝，形成纺锤体。

（2）中期 中心粒移向细胞两极。每一条染色体分别与两极中心粒发出的纺锤丝相连，并将染色体牵拉排列在细胞中部的赤道板上。

（3）后期 两组染色单体分开，它们被纺锤丝牵拉向细胞两极移动，同时细胞膜在赤道板部开始凹陷并将形成子细胞的细胞膜。

（4）末期　染色体已达到两极，解开螺旋成为染色质丝。核仁、核膜重新出现，细胞凹陷处继续加深，最后断裂为两个新的子细胞。

整个细胞周期互相联系，临床上各种抗癌药物就是作用于癌细胞增殖周期中的不同时期，使癌细胞不能复制，从而导致细胞分裂障碍或死亡。

三、细胞的基本功能

（一）细胞膜的主要功能

1. 细胞膜的物质转运功能

细胞膜能从细胞周围环境中选择性地摄取所需的物质，并将新陈代谢产物排出细胞外，这个过程称为物质转运。细胞膜的物质转运方式可归纳为以下几种。

（1）单纯扩散　一些脂溶性物质，如 CO_2、O_2 能从浓度高的一侧通过细胞膜扩散至浓度低的一侧，这一过程称为单纯扩散。决定单纯扩散通过量的因素一是细胞膜两侧物质的浓度梯度，二是细胞膜对该物质的通透性。浓度梯度越大，通透性越大，扩散通过量越多，速度越快。单纯扩散好像水从高处流向低处，既不需要载体帮助，细胞也不消耗能量。

（2）易化扩散　一些难溶于脂质的物质，在细胞膜上特殊蛋白质的"帮助"下，由膜的高浓度一侧向低浓度一侧扩散的过程，称为易化扩散。易化扩散可分为两种类型，一种是以"载体"为中介的易化扩散。如葡萄糖、氨基酸主要通过这种方式进出细胞。这种易化扩散的特点是：①特异性，每种载体蛋白只能转运具有某种特定结构的物质；②饱和性，每种载体蛋白具有一定的数量，只能转运一定数量的某种物质，若超过这一数量，载体蛋白的转运量就不再增加；③竞争性抑制，如果某载体对 A 和 B 两种结构相似的物质都有转运能力，则环境中 B 的增加将会减弱载体对 A 的转运。易化扩散的另一类型是以"通道"为中介的易化扩散。通道蛋白可以在某种情况下被"激活"，又称通道开放；也可以在另一种情况下"失活"，又称通道关闭。神经细胞和其他一些细胞膜内 Na^+、K^+ 通道蛋白的开放和关闭是由膜两侧的电位差所控制的，称为电压依从性通道。而突触后膜、肌细胞中的运动终板膜和某些腺细胞膜内的离子通道的开放和关闭，则由递质、激素或药物等化学物质控制，因此，称为化学依从性通道。

单纯扩散和易化扩散，物质都是顺电-化学差进行的，不需要细胞供给能量，故统称为被动转运。

（3）主动转运　细胞膜通过本身某种耗能环节，将物质逆着电-化学差转运的过程，称为主动转运或泵转运。因此这种转运过程要依靠膜上离子泵的活动。离子泵是细胞膜上的一种具有酶活性的特殊蛋白质。它可以分解 ATP 使之释放能量，并能利用此能量进行离子的逆电-化学差转运。目前研究比较清楚的是 Na^+、K^+ 的主动转运过程。由普遍存在于细胞膜上的钠泵完成。它的作用是通过变构把细胞内的 Na^+ 泵出细胞，同时把细胞外的 K^+ 泵入细胞。使细胞内外的 Na^+、K^+ 分布恢复到原来的水平。

（4）入胞和出胞　大分子物质或物质团块、液体珠滴进出细胞的耗能性转运过程，称之为入胞作用或出胞作用。入胞是指大分子物质进入细胞的过程。入胞物若为物质团块，如细菌、病毒、异物或大分子营养物质等，则称为吞噬；若入胞物为液体珠滴，则为吞饮。某些大分子物质由细胞排出的过程，称为出胞作用，如内分泌细胞分泌激素、神经末梢释放神经递质等。

2. 细胞膜的受体功能

细胞膜受体是镶嵌在细胞膜上的一类特殊蛋白质，它能有选择地与环境中的某些特异化学物质（如激素、神经递质、药物等）相结合，并引起细胞内一系列生化反应和生理效应。

（二）细胞的生物电现象

细胞在生命活动中所产生的电变化，称为生物电现象。生物电是以细胞为单位产生的，借助于仪器，这些电变化可以客观地记录下来。如临床上记录的心电图、脑电图、肌电图等。

1. 静息电位

（1）静息电位的概念　当细胞膜处于相对安静状态下（未受刺激时），存在于细胞膜内、外两侧的电位差，称为静息电位。用微电极测量神经纤维膜，结果显示细胞膜表面与细胞内存在电位差而且膜内比膜外电位低，即膜内相对带负电，而膜外相对带正电。细胞这种稳定的内负外正状态，称为极化状态。当静息电位的膜内侧负电位增大时，称超极化。相反，如果膜内负电位减小时，称去极化或除极化。细胞发生去极化后，膜电位又恢复到极化状态，称为复极化。

（2）静息电位的产生机制　正常时细胞内的 K^+ 和蛋白质负离子浓度 A^- 比膜外高，而细胞外的 Na^+ 浓度和 Cl^- 浓度比膜内高。因此，K^+ 和 A^- 有向膜外扩散的趋势，而 Na^+ 和 Cl^- 有向膜内扩散的趋势。在静息状态下，细胞膜对 K^+ 有较大的通透性，因而一部分 K^+ 顺浓度差向膜外扩散，增加了膜外正电荷；膜内的 A^- 虽有随 K^+ 外流的倾向，但由于其分子较大，细胞膜对其几乎无通透性，因而被阻隔于膜内，这就造成膜外为正、膜内为负的极化状态。由 K^+ 外流造成的这种以膜为界的内负外正的电位差，将成为阻止 K^+ 外流的力量。当促使 K^+ 外流的浓度差和阻止 K^+ 外流的电位差这两种拮抗力量达到平衡时，膜两侧的电位差将稳定于某一数值不变，此即 K^+ 的平衡电位。

2. 动作电位

（1）动作电位的概念和演变过程　细胞膜受到刺激时，在静息电位的基础上发生一次快速、可逆、可扩布的电位变化过程，称为动作电位。在测出静息电位的基础上，给予神经纤维一个有效刺激，此时即可显示出一次动作电位（图1-6）。动作电位包括一个上升相和一个下降相。上升相表示膜的去极化过程，此时膜内原有的负电位消失，并迅速变为正电位，即由 $-90 \sim -70mV$ 变为 $+20 \sim +40mV$，出现膜两侧电位倒转（外负内正），整个膜电位变化的幅度可达 $90 \sim 130mV$。下降相代表膜的复极化过程，是膜内电位从上升相顶端下降到静息电位水平的过程，在神经纤维，动作电位的上升相与下降相变化幅度大、时程短（不到 2ms），电位波呈尖峰形，称为峰电位。

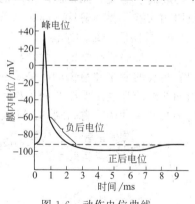

图1-6　动作电位曲线

（2）动作电位的产生机制

① 上升相。动作电位上升相是由于细胞受刺激，膜对 Na^+ 的通透性突然增大，于是膜外 Na^+ 大量内流，膜内电位迅速升高，在膜的两侧形成一个内正外负的电位差。这种电位差的存在，使 Na^+ 的继续内流受到膜内正电荷的排斥和膜外负电荷的吸引，因而 Na^+ 内流量逐渐减少。当促使 Na^+ 内流的浓度差与阻止 Na^+ 内流的电位差所构成的两种力量相等时，Na^+ 的内流停止，此时膜电位为 Na^+ 的平衡电位。

② 下降相。下降相产生在上升相接近平衡电位时。此时膜上 Na^+ 通道已关闭。与此同时，膜上 K^+ 通道开放，于是 K^+ 顺浓度差和电位差迅速外流，使膜内、外电位又恢复到原来的内负外正静息水平，形成动作电位的下降相。

③ 复极后。细胞膜在复极化后，跨膜电位虽然恢复，但膜内 Na^+ 有所增多，而 K^+ 有所

减少，这时便激活了细胞膜上的钠泵，通过 Na^+、K^+ 的主动转运，重新将 Na^+、K^+ 调整到原来静息时的水平，以维持细胞正常的兴奋性。

（3）动作电位的特点

① 具有"全或无"现象。即刺激强度只要能达到阈刺激，就会立刻产生动作电位，而且动作电位一旦发生，其幅度、传导速度即达最大值，不会因刺激强度增强而加大。也就是说动作电位要么不产生（无），一旦产生就会达到最大（全）。

② 传导呈不衰减性扩布。即动作电位的幅度、传导速度不会因传导距离的增加而减小。

③ 相继产生的动作电位互不融合。

（4）动作电位的传导　神经纤维兴奋时产生动作电位，动作电位一旦产生就沿着细胞膜向周围扩布，称为传导。沿着神经纤维传导的动作电位，称为神经冲动。

① 神经冲动传导的机制——局部电流学说。当神经纤维某一局部受到阈刺激或阈上刺激时会发生兴奋，膜外由正电位变为负电位，膜内由负电位变为正电位，但邻近静息部位的膜仍处于内负外正的极化状态。这样，兴奋部位和未兴奋部位之间出现电位差而有电荷移动，形成了局部电流，此电流在膜外由未兴奋部位流向兴奋部位，在膜内侧由兴奋部位流向未兴奋部位，形成局部电流回路。这种局部电流又可刺激邻近未兴奋部位产生动作电位。

② 传导方式与速度。无髓神经纤维因为轴膜裸露，局部产生的动作电位依次沿神经纤维传导，其传导速度较慢。有髓神经纤维的轴膜外面包有不导电的髓鞘，只在郎氏结处裸露。因此，有髓神经纤维的动作电位只能在郎氏结处产生，称为跳跃式传导，其传导速度比无髓神经纤维或一般细胞快得多。神经纤维的传导速度可因纤维的粗细、髓鞘的厚度和温度不同而异。

（三）骨骼肌细胞的收缩功能

肌细胞收缩的原理，目前用滑行学说来解释。该学说认为，肌肉收缩并非肌丝或其他结构的卷曲或缩短，而是肌纤维中的细肌丝向粗肌丝滑行，使肌节缩短，从而出现肌纤维及整块肌肉收缩。要理解这一问题，首先应了解肌纤维的结构。

1. 骨骼肌纤维的结构

（1）骨骼肌纤维的一般结构　肌浆中含有大量与肌纤维平行的肌原纤维，每条肌原纤维内有色浅的明带和色深的暗带。在一个肌纤维中，所有肌原纤维的明带和暗带都互相对应，因而肌纤维呈现出明暗相间的横纹。肌原纤维暗带的中部有一较明的窄带，叫 H 带；H 带的中央有一薄膜，称 M 膜或 M 线。在明带的中央有一薄膜，称 Z 膜或 Z 线。相邻两个 Z 膜之间的一段肌原纤维称为肌节。所以，肌原纤维是肌节连接而成的（图1-7）。

（2）骨骼肌纤维的超微结构

① 肌节。肌节是肌原纤维的结构和功能单位，由粗肌丝和两端各 1/2 段细肌丝构成。即两 Z 线之间的结构称为一个肌节。肌收缩时，细肌丝朝向 M 膜的方向滑动，肌节缩短。

② 肌管系统。肌管系统分为两种。一种是横小管，又称 T 管，由肌膜凹陷形成。另一种是由滑面内质网形成的肌浆网，称为纵管。纵管的两端靠近横小管处膨大形成终池。终池中贮存有 Ca^{2+}，每一横小管与来自两侧纵管的终池共同构成了三联体，其作用是把横小管传来电信号和终池释放 Ca^{2+} 两个过程联系起

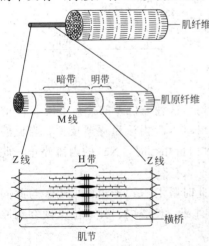

图1-7　骨骼肌纤维逐级放大模式图

来，完成横小管向肌质网的信息传递。因此它是把细胞膜的电变化和细胞收缩过程衔接或耦联起来的关键部位。

2. 神经-肌肉接头处的兴奋传递

（1）神经-肌肉接头的结构　运动神经末梢与骨骼肌细胞之间传递信息的接触部位，称为神经-肌肉接头。它由接头前膜（突触前触）、接头间隙（突触间隙）、接头后膜（突触后膜）组成。在轴突末梢的轴浆中，含有许多线粒体及大量贮存着乙酰胆碱的囊泡。接头间隙宽约20nm，充满细胞外液，后膜有许多皱褶，含大量乙酰胆碱受体（图1-8）。

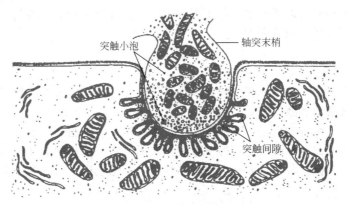

图 1-8　神经-肌肉接头处的结构

（2）神经-肌肉接头处的兴奋传递过程　当运动神经兴奋，电压依从性 Ca^{2+} 通道开放，Ca^{2+} 由细胞外进入细胞内，促进囊泡向接头前膜移动并与接头前膜发生融合，然后破裂。囊泡内的乙酰胆碱通过出胞作用释放到接头间隙，与接头后膜上的特异性受体（N_2 受体）相结合，使 Na^+ 通道开放。允许 Na^+ 内流，少量的 K^+ 外流，出现膜的去极化。这一电位变化产生在终板膜上，因此称为终板电位。

3. 骨骼肌的收缩机制

（1）肌丝的组成

① 粗肌丝的结构。粗肌丝的一端有球状膨大部分，称为横桥。横桥的重要特性有二：首先，它在一定条件下可以和细肌丝上的肌动蛋白分子呈可逆性结合，同时出现摆动；另外，它具有 ATP 酶的作用，可以分解 ATP 获得能量，使横桥摆动。但横桥上这种酶的活性只有在它和肌动蛋白结合后才能激活。

② 细肌丝的结构。细肌丝位于 Z 线的两侧。细肌丝由肌动蛋白（肌纤蛋白）、原肌球蛋白（原肌凝蛋白）和肌钙蛋白组成。肌动蛋白呈球形且拧成双螺旋链，在原肌球蛋白上附着圆球形的肌钙蛋白。肌动蛋白上有与横桥结合的位点，肌肉舒张时，此位点被原肌球蛋白覆盖，阻止横桥与之结合。

（2）肌丝的滑行过程　当肌浆中的 Ca^{2+} 浓度增高时，肌钙蛋白与 Ca^{2+} 结合，牵拉原肌凝蛋白位移，暴露出肌纤蛋白的结合位点，横桥即与肌纤蛋白结合。此时横桥的 ATP 酶激活，并分解 ATP 释放能量，使横桥摆动，拖动细肌丝向暗带中央滑行，然后横桥解离、复位，再与细肌丝上另一位点结合，又发生同样的横桥摆动。当肌浆中的 Ca^{2+} 浓度降低时，肌钙蛋白与 Ca^{2+} 解离，原肌凝蛋白回位并又盖住了肌纤蛋白的结合位点，横桥解离，不再结合，细肌丝滑出，肌肉舒张。

4. 骨骼肌的兴奋-收缩耦联

肌细胞兴奋后可产生收缩，把肌细胞的兴奋和肌细胞的收缩联系起来的中介过程称为兴奋-收缩耦联。当神经冲动导致肌细胞兴奋时，肌膜的动作电位便迅速地传导到横小管膜并深入到终池近旁，使终池膜的 Ca^{2+} 通道开放，于是 Ca^{2+} 顺着浓度差由终池向肌浆中扩散，导致肌浆中的 Ca^{2+} 浓度增高，Ca^{2+} 与肌钙蛋白结合，引起肌丝滑行，肌细胞收缩。而神经冲动一旦停止，终池膜上的钙泵即将肌浆中的 Ca^{2+} 重新泵回终池内贮存，造成肌浆中的 Ca^{2+} 浓度降低，肌钙蛋白上结合的 Ca^{2+} 解离，于是肌细胞舒张。

第三节　组织器官水平

　　组织是构成人体器官的基本结构，根据它们的结构及功能特点可将其分为上皮组织、结缔组织、肌组织和神经组织四大类。

一、上皮组织

　　上皮组织包括覆盖于人体体表或衬在体内各种管腔性器官内表面的被覆上皮、具有分泌功能的腺上皮以及接受刺激的感觉上皮。

　　上皮组织有以下结构特点：①上皮细胞多，排列紧密，细胞间质少；②具极性，一极朝向体表或管腔的内表面，称游离面，另一极为基底面，借一层很薄的基膜与深层的结缔组织相连；③上皮组织无血管，其营养来自深层结缔组织；④上皮组织含有丰富的神经末梢，对外界刺激很敏感。

　　1. 被覆上皮

　　(1) 单层扁平上皮　又称鳞状上皮，由一层扁平细胞组成，细胞形状不规则，边缘互相嵌合，从垂直切面看，胞质很薄。覆盖于心脏、血管和淋巴管腔面的称内皮，表面光滑，有利于血液和淋巴液的流动。覆盖于胸膜腔、腹膜腔和心包腔面的称间皮，能分泌少量浆液，保持表面湿润光滑，便于内脏活动。见图 1-9。

　　(2) 单层立方上皮　分布于甲状腺、肾小管等的上皮，有分泌和吸收功能。见图 1-10。

　　(3) 单层柱状上皮　衬贴于胃肠道、子宫腔面的上皮，有分泌、吸收等功能。见图 1-11。

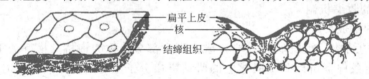

图 1-9　单层扁平上皮

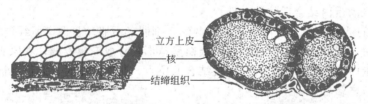

图 1-10　单层立方上皮

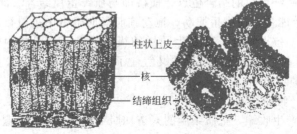

图 1-11　单层柱状上皮

（4）假复层纤毛柱状上皮　这种上皮高矮不等，在垂直切面上细胞核位置高低不同，好像复层，但实际是单层。其游离面有许多纤毛。纤毛能有节律地朝一个方向摆动，使一些分泌物及灰尘、细菌等异物得以清除。主要分布于呼吸道的腔面，有保护和分泌功能。见图1-12。

（5）变移上皮　衬贴于排尿管道的腔面。随着排尿管道容积的变化，上皮的层数和形状也相应改变。如膀胱缩小，上皮变厚，层数较多；当膀胱充盈扩大时，上皮变薄，层数变少，细胞形状也变扁。见图1-13。

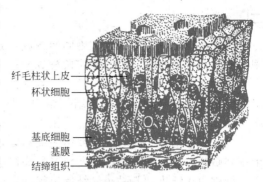

图1-12　假复层纤毛柱状上皮

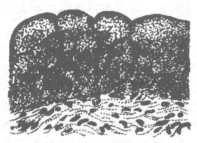
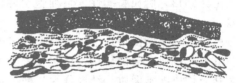

(a) 膀胱收缩时　　　　　　　(b) 膀胱膨胀时

图 1-13　变移上皮

（6）复层扁平上皮　又称复层鳞状上皮，由十余层或数十层细胞组成。最表面为扁平状，基底细胞能不断分裂增生，以补充表层衰老或损伤脱落的细胞。分布于皮肤表面、口腔、食管、阴道等器官的腔面，具有耐摩擦、防止异物侵入等保护作用，受损伤后，上皮有很强的修复能力。见图1-14。

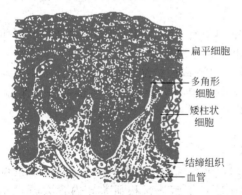

图 1-14　复层扁平上皮

2. 腺上皮

凡是具有分泌功能的上皮称腺上皮。以腺上皮为主要成分构成的器官称为腺体或腺。腺可分为两大类。

（1）外分泌腺　具有导管，与上皮表面相连通，其分泌物可经导管排到身体表面或器官管腔内。因此，外分泌腺又称为有管腺。如唾液腺、汗腺等。

（2）内分泌腺　无导管，其分泌物可直接渗入血管，经血液运往全身，又称无管腺。如甲状腺、肾上腺等。

3. 感觉上皮

能接受体内、外刺激形成神经冲动的上皮细胞称为感觉上皮。

上皮细胞的游离面有微绒毛和纤毛。微绒毛是细胞膜和细胞质向上皮细胞游离面伸出的细小指状突起。其主要功能是增加细胞表面积。主要分布在小肠和肾小管等处。

纤毛是某些上皮细胞游离面伸出的能摆动的细小突起，亦由细胞膜和细胞质构成。纤毛较微绒毛粗而长，能做定向摆动，有清除细菌、异物的功能。主要分布于呼吸道等处。

二、结缔组织

结缔组织由细胞和大量细胞间质构成，其结构特点是：①细胞种类较多，但数量少，细胞间质多，间质包括纤维和基质两种成分；②无极性；③含大量丰富的血管。

结缔组织在人体内分布很广，起着支持、连接、营养、保护、防御、修复等作用。结缔组织包括疏松结缔组织、致密结缔组织、网状组织、脂肪组织、骨和软骨、血液和淋巴结缔。前四者称为固有结缔组织。这里主要介绍固有结缔组织。

(1) 疏松结缔组织 充填在组织或器官之间，疏松结缔组织松软而富有弹性和韧性。纤维排列疏松，相互交织呈网状，故又称蜂窝组织。它由细胞、纤维和基质三种成分组成。

细胞中成纤维细胞是疏松结缔组织的主要细胞成分，细胞常呈多突起的扁平星形。能合成基质和纤维，与创伤的愈合有密切关系。

巨噬细胞呈圆形、卵圆形或带有短突起的不规则形。具有很强的吞噬能力。能吞噬细菌、异物和衰老死亡的细胞等。

浆细胞呈卵圆形，胞质嗜碱性。浆细胞主要合成、贮存、分泌免疫球蛋白（抗体），参与体液免疫。

肥大细胞呈圆形或卵圆形。细胞质内含许多粗大的碱性颗粒，颗粒内含肝素、组胺和慢反应物质。肝素具抗血液凝固作用，组胺和慢反应物质与过敏反应（变态反应）有关。

纤维和基质构成细胞间质。纤维分为三种。胶原纤维是结缔组织中的主要纤维，其韧性大，化学成分为胶原蛋白。在胶原纤维形成过程中需要维生素 C，因此，创伤后患者服用维生素 C 可促进伤口愈合。弹性纤维弹性大，其化学成分为弹性蛋白。网状纤维较细，分支多交织成网，其化学成分也是胶原蛋白。

基质为无色透明的胶体物质。化学成分主要是蛋白多糖（即糖蛋白）和水。基质能阻止多种侵入体内细菌的扩散，具有防御功能。

(2) 致密结缔组织 致密结缔组织的主要特点是纤维成分多，而且排列紧密，细胞和基质都较少。其纤维以胶原纤维为主。致密结缔组织分布于腱、韧带、皮肤的真皮及器官的被膜等处，具有连接、支持和保护等功能。

(3) 网状组织 网状组织由网状细胞、网状纤维和基质组成。网状细胞有生成网状纤维的功能。网状组织主要分布在造血器官、骨髓、脾和淋巴组织等处。

(4) 脂肪组织 脂肪组织由大量脂肪细胞构成，常被疏松结缔组织分隔为许多脂肪小叶。主要分布在皮下、大网膜、肠系膜、肾脏周围等处。具有贮存脂肪、供给能量、保温、缓冲外界压力的作用。

三、肌组织

肌组织由具有收缩能力的肌细胞组成。肌细胞细长呈纤维状，又称肌纤维，肌纤维的细胞膜称肌膜，细胞质又称肌浆，内含大量很细的细丝称肌原纤维。肌原纤维沿肌纤维的长轴排列，是肌细胞进行舒缩运动的基础。在肌细胞之间有少量结缔组织、血管及神经等。根据肌组织的形态、结构和功能特点，可将其分为骨骼肌、心肌、平滑肌三类。

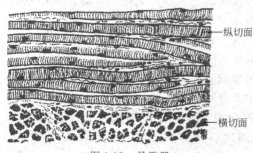

纵切面

横切面

图 1-15 骨骼肌

1. 骨骼肌

骨骼肌（图 1-15）的肌细胞呈细长圆柱形，肌浆内含有大量的肌原纤维。细胞核数量较多，位于肌膜的深面，肌原纤维呈细丝状，沿细胞长轴紧密排列。每条肌原纤维有多枚明暗相间的横纹，故又称横纹肌。骨骼肌收缩迅速而有力，一般受意识支配，是随意肌。

2. 心肌

心肌的肌细胞为短柱状，有许多分支互相连接，其连接的分界部位称闰盘。此结构连接牢固，有利于心肌细胞间兴奋的传递及心肌纤维的同步收缩。心肌纤维也有横纹，核卵圆形，位于肌纤维的中央。

3. 平滑肌

平滑肌细胞呈长菱形，中央有一卵圆形的核。主要分布在内脏，如气管、支气管、消化管、血管、膀胱的肌层等处。平滑肌收缩较缓慢而持久，有较大的伸展性，以适应脏器内容物的充盈。

四、神经组织

神经组织是由神经细胞和神经胶质细胞组成的。神经细胞又称神经元，它具有接受刺激和传导兴奋的功能。神经胶质细胞起支持、联系、营养和保护神经元的作用。

（一）神经元

1. 神经元的结构

每个神经元包括胞体和突起两部分，突起又分为树突和轴突两种（图1-16）。

（1）胞体　胞体形态多样，大小不等。细胞核较大，圆形，多位于细胞的中央。核仁明显，胞质内含有丰富的线粒体、高尔基体、神经元纤维、尼氏体等。

（2）突起　神经元的突起由胞体发出，分树突和轴突两种。

① 树突分支多，呈树枝状，愈向外周分支愈细。树突的功能是接受刺激，将神经冲动传至胞体。

② 每个神经元只有一个轴突。轴突由胞体发出的部位呈圆锥形隆起，称轴丘。轴突细长、光滑、粗细均匀，可有侧支，其末端分支较多，称神经末梢。它与其他神经元或其他组织广泛联系，功能是将神经冲动由胞体传送到其他神经元或效应细胞。轴突较长，最长的轴突可达1m左右（图1-16）。

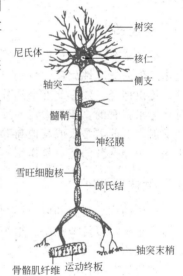

图1-16　运动神经元模式图

2. 神经元的功能分类

（1）感觉神经元（传入神经元）　它与感受器相连，能接受刺激，将神经冲动传向中枢（脑、脊髓）。

（2）运动神经元（传出神经元）　将中枢发出的神经冲动传到效应器官（腺体、肌肉）。

（3）联络神经元（中间神经元）　在中枢神经内，在感觉神经元和运动神经元之间传递信息。

（二）神经胶质细胞

神经胶质细胞广泛分布于中枢和周围神经系统内，其数量比神经元多10～50倍。神经胶质细胞也是有突起的细胞，但其细胞质中没有尼氏体。它的突起无树突、轴突之分，也无传导兴奋的能力。

（三）神经纤维

神经纤维由神经元的轴突或长树突以及包在其外表的神经胶质细胞构成。它可分为有髓神经纤维和无髓神经纤维两种。

（1）有髓神经纤维　其中央为神经元的突起，突起外包有髓鞘，并分节段，每节髓鞘之间的缩窄处称郎氏结。髓鞘具有绝缘性，但在郎氏结处突起裸露，这对动作电位的传导有重大意义。有髓神经纤维神经冲动的传导呈跳跃式传导，传导速度较快。

（2）无髓神经纤维　无髓鞘，只由神经细胞膜包裹。无郎氏结，其冲动传导是连续式的，故传导速度较慢。

第四节　整体水平

机体生活在外环境中，外环境有变化时，机体各系统、器官的活动也将发生相应的变化：一方面对外环境做出一定的应答性反应，另一方面要保持内环境的相对稳定。内环境是细胞直接生活的环境，指的是细胞外液。内环境的相对稳定，是体内细胞、器官进行正常功能活动的基础。内环境的相对稳定并不是固定不变的，而是一种动态平衡。细胞和器官的活动不断消耗营养物质并排放代谢产物，从而破坏了内环境的稳定；但是通过调节，各有关器官、系统会不断从外界摄取营养物质并向外界排出代谢产物，继而保持了内环境的稳定。所以适应外环境的变化和维持内环境的相对恒定状态都是通过人体功能活动的调节来实现的。人体功能活动的调节包括神经调节、体液调节与自身调节，其中，神经调节是人体内最重要的调节方式。

一、神经调节

神经调节的基本过程就是反射。反射是指人体在中枢神经系统的参与下，对内、外环境变化产生的适应性反应。反射活动的结构基础是反射弧，它由感受器、传入神经、神经中枢、传出神经、效应器五个部分组成。反射活动又可分为非条件反射和条件反射。非条件反射是生来就有的、较为固定的反射，如吸吮、进食食物时唾液分泌。条件反射是建立在非条件反射之上的，是人或其他高等动物后天在生活过程中所获得的，是不固定的反射，如望梅止渴。神经调节的特点是作用迅速、准确、局限、短暂。

二、体液调节

机体的内分泌腺和内分泌细胞所分泌的激素经血液循环或淋巴循环运送到全身各处或某一器官组织，以调节细胞、组织或器官的活动，这种调节方式称体液调节。体液调节的特点是作用缓慢、广泛、持久。

神经调节和体液调节是密切联系、相辅相成的。一般情况下神经调节起主导作用。

三、自身调节

器官、组织、细胞不依赖于神经调节或体液调节，而由本身活动的改变产生适应性反应，称为器官、组织、细胞的自身调节。如骨骼肌或心肌的长度（初长）能对收缩力量起调节作用。自身调节的幅度和范围虽小，但对机体的功能活动仍有一定的意义。

四、生理功能调节的反馈原理

人体功能活动的调节主要依赖于神经调节和体液调节。神经或体液发出控制信息到达效应器或靶器官，改变其活动状态；而效应器或靶器官也不断有信息送回神经中枢和内分泌腺，纠正和调整神经中枢和内分泌腺的活动，这种反过来的联系方式叫反馈调节。根据反馈信息的作用效果将反馈分为两类，即负反馈与正反馈。反馈作用与原效应的作用一致，起到促进或加强原效应的作用，称为正反馈。如人体内的血液凝固、排尿、排便、分娩过程都是正反馈的例子。负反馈是指反馈作用与原效应相反，起到减弱或停止原效应的作用，使被调节对象的状态恢复到变化前的水平。人体内一些相对稳定的生理功能，通常都是在负反馈的调节下得到维持的，如血压、血糖、体温的调节等都是通过负反馈调节完成的。

复习与思考

1. 名词解释：单纯扩散、主动转运、易化扩散、受体、静息电位、动作电位、细胞增殖周期。

2. 论述细胞膜的液态镶嵌模型学说。

3. 简述内、外分泌腺异同点。

4. 说明静息电位产生的机制。

5. 说明动作电位产生的机制。

6. 论述冲动在神经-肌肉接头处是如何传导的。

7. 细胞的基本结构有哪些？

8. 说出四大基本组织的名称。

9. 人体功能活动的调节方式有哪几种？最重要的是什么？

10. 什么叫反射？结构基础是什么？组成包括哪些？

11. 举例说明哪些活动属于负反馈调节，哪些属于正反馈？

第二章
人体生命活动的基本特征

机体在生存过程中表现出来的功能活动，称之为生命活动。非生物没有生命活动，只有生物才有生命活动。生命活动具有三个基本特征：新陈代谢、兴奋性和生殖。

第一节　生命活动的基本特征

一、新陈代谢

新陈代谢是指机体与环境之间进行的物质和能量交换过程，包括同化作用和异化作用。同化作用指机体从外界环境中摄取营养物质，把它们转化成自身物质的过程，又称合成代谢；异化作用是指机体把自身物质进行分解，并把分解产物排出体外的过程，又称分解代谢。一般来说，物质合成时吸收能量，物质分解时释放能量，前者所需要的能量正是后者所提供的，故二者相辅相成、密切相关。因此，新陈代谢既包括物质代谢，又包括能量代谢。机体只有通过代谢，才能不断实现自我更新、自我完善，因此，新陈代谢是机体生命活动中最基本的特征，新陈代谢一旦停止，生命也就终止了。

二、兴奋性

机体生存的外界环境为机体的外环境，机体内细胞所生活的液体环境称为内环境。当机体的内、外环境发生变化时，其功能活动也将发生相应改变。生理学上将引起机体做出反应的内、外环境的各种变化称之为刺激。刺激按其性质分为物理性刺激（声、光、电、机械、温度等）、化学性刺激（酸、碱、各种化学物质等）、生物刺激（细菌、病毒等）。接受刺激后机体发生的功能活动状态的改变称为反应。反应有两种表现形式：一种是由相对静止状态转变为活动状态，或者活动由弱变强，称之为兴奋；另一种是由活动状态转变为相对静止状态，或活动由强变弱，称之为抑制。

一切活细胞、组织或机体都具有对刺激发生反应的特性。而这种受到刺激后产生兴奋的能力，称为兴奋性。不是所有的环境变化都能引起机体或其组织发生反应。作为能引起反应的刺激必须具备三个条件，即一定的强度、一定的持续时间及一定的强度对时间的变化率。这三个条件的参数不是固定不变的，它们可以相互影响。在各种刺激中，电刺激的强度、时间和强度时间变化率易于控制，所以实验中常采用电刺激。当强度-时间变化率不变时，刺激强度加大，所需的时间就缩短。当刺激的持续时间恒定和足够时，能引起组织发生反应的最小刺激强度称为阈强度或阈值，这个最小刺激称为阈刺激。强度大于阈值的刺激称为阈上刺激，强度小于阈值的刺激称为阈下刺激。阈值的大小反映组织兴奋性的高低。阈值越大，组织兴奋性越低。不同的组织有不同的阈值。

生理学上常把受刺激后产生兴奋反应的组织或细胞称为可兴奋组织（细胞），一般特指神经、肌肉和腺体。

三、生殖

机体生长发育到一定阶段，能产生与自己相似的子代，这种功能称为生殖。单细胞生物的生殖过程，就是一个亲代细胞通过简单的分裂或较复杂的有丝分裂，分成两个子代细胞。

在此过程中，亲代细胞核内的染色质将均匀分给两个子代细胞，其中的脱氧核糖核酸将亲代的遗传信息带到子代细胞内，控制子代细胞中各种生物分子的合成。子代细胞中的各种生物分子，均与亲代相同。高等动物生殖过程虽然复杂，已经分化为雄性与雌性个体，但父系与母系的遗传信息也是分别由雄性和雌性生殖细胞的脱氧核糖核酸带给子代的。

任何机体的寿命都是有限的，必须通过繁殖子代来延续种系，所以生殖也是生命的基本特征之一。

第二节　健康与疾病的概念

一、健康

关于健康的概念以及健康的判断标准，长期以来一直处于变动之中。世界卫生组织（WHO）对健康的定义是："健康不仅是没有疾病和身体不虚弱，而且是身体、心理、社会适应的完满状态"。WHO的健康概念强调，人作为一个社会成员是自然人和社会人的和谐统一，健康是人的躯体状态、心理状态以及社会适应能力的和谐统一。

二、疾病

疾病是机体在致病因素作用下发生的异常生命过程，包括形态结构、功能代谢、心理活动及社会行为的异常。临床表现为症状、体征、心理障碍或对环境的适应能力下降等异常状态。

三、第三状态

如果将健康作为第一状态，疾病作为第二状态的话，那么人体的第三状态（或称亚健康状态）是指机体处于健康与疾病之间的状态。第三状态常表现为精神不振、头晕头痛、思想涣散、眼睛疲劳、食欲不振、睡眠不好、全身酸痛等。预防的关键是自我保健，主要包括饮食疗法、运动疗法、音乐疗法、心理疗法、纠正个人不良行为以及建立健康的生活方式等。

复习与思考

1. 生命的基本特征是什么？最重要的特征是什么？
2. 新陈代谢包括哪几个环节？
3. 兴奋性与阈值的关系？
4. 名词解释：刺激、反应、兴奋、抑制、兴奋性、阈值。
5. 说出健康、疾病、第三状态的概念。

第三章

运动系统

第一节 解剖生理

一、运动系统的组成

运动系统由骨、骨连接和骨骼肌组成。骨和骨连接构成人体的支架，称骨骼。骨骼肌附于骨的表面，收缩时牵动骨骼，产生各种运动。这三部分共同完成支持人体、保护体内器官和运动等功能。

二、运动系统的形态结构和生理功能

（一）骨

成人有骨 206 块（图 3-1），在成人约占体重的 20%。新生儿仅占体重的 1/7。

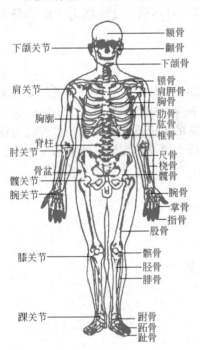

图 3-1　人体全身骨骼

（标注：额骨、颧骨、下颌骨、锁骨、肩胛骨、胸骨、肋骨、肱骨、椎骨、尺骨、桡骨、髋骨、腕骨、掌骨、指骨、股骨、髌骨、胫骨、腓骨、跗骨、跖骨、趾骨；下颌关节、肩关节、胸廓、脊柱、肘关节、骨盆、髋关节、腕关节、膝关节、踝关节）

每块骨都有一定的形态和特有的神经、血管，它不但能进行新陈代谢，而且具有生长、发育、再生、修复等能力。

1. 骨的分类和形态

根据骨在体内的部位，可分为躯干骨、颅骨和四肢骨三类。根据骨的外形又可将骨分为以下四类。

（1）长骨　长骨呈管状，又称管状骨。两端较膨大称骨骺，中部较细称为骨体或骨干。骨体内有骨髓腔，其中充满骨髓。骨干表面一定部位可见到通向骨髓腔的滋养孔，有血管、神经通过。幼年时，骨体与骨骺之间以骺软骨相隔。由于骺软骨不断生长、骨化，使骨增长。成年后，骺软骨停止生长，形成骨干与骨髓之间的标线。长骨主要分布于四肢，在运动中起杠杆作用。

（2）短骨　短骨一般呈立方形，多位于承受一定压力又能活动的部位，如腕部和足部。

（3）扁骨　扁薄如板状，主要构成骨性腔壁，对腔内器官具有保护作用，如颅盖骨、胸骨、肋骨等。

（4）不规则骨　这种骨的形态不规则，如椎骨、蝶骨等。有些不规则骨具有空腔，含有空气，称含气骨，如上颌骨、额骨等。

2. 骨的构造

骨由骨膜、骨质和骨髓构成，见图 3-2、图 3-3、图 3-4。

（1）骨膜　除关节面的部分外，新鲜骨的表面都覆有骨膜，骨膜是一层致密结缔组织膜，内含丰富的神经、血管，对骨的营养、再生和感觉有重要作用。骨膜可分为内、外两层。外层致密，有许多胶原纤维束穿入骨质，使之固着于骨面。内层疏松，有成骨细胞和破

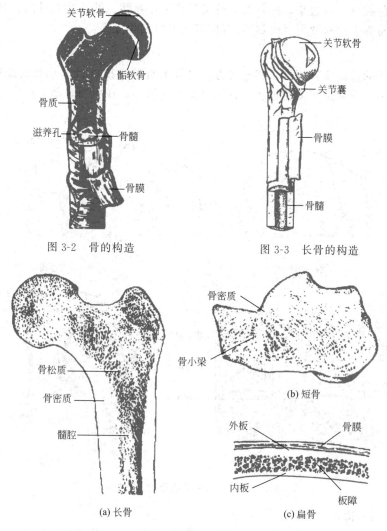

图 3-2　骨的构造

图 3-3　长骨的构造

图 3-4　骨的内部构造

骨细胞，分别具有产生新骨质和破坏骨质的功能。

（2）骨质　骨质是骨的主要成分，分骨密质和骨松质两种。骨密质特点为坚硬、致密、耐压及抗扭曲力强，由有规律且排列紧密的骨板构成，分布于骨的外表面及长骨骨干。骨松质位于长骨骨骺端的内部和短骨、扁骨、不规则骨的内部。骨松质结构疏松，呈海绵状，由许多交织成网的杆状或片状骨小梁构成。骨小梁的排列与骨所承受力的方向是一致的，有抗压、抗扭曲的作用。

（3）骨髓　骨髓充填于骨髓腔和骨松质的间隙内，可分为红骨髓和黄骨髓两种。红骨髓具造血功能，内含不同发育阶段的血细胞。在胎儿和幼儿时期，骨髓腔内全部是红骨髓。随着年龄的增长（5岁以后），长骨内的红骨髓逐渐被脂肪组织所取代，成为无造血功能的黄骨髓。但在椎骨、髂骨、肋骨、胸骨及肱骨和股骨的近侧端骨松质内，终生都是保持造血功能的红骨髓。

3. 骨的化学成分和物理特性

骨由有机质和无机质构成。有机质主要是骨胶原纤维和黏多糖蛋白，在成人约占 1/3，使骨具有一定弹性。无机质主要是钙盐，如磷酸钙、碳酸钙等，在成人约占 2/3，使骨具有坚硬性，这两种成分结合起来，使骨既坚硬又具有一定弹性。幼儿时期骨内有机质较多，故弹性较大，不易骨折而易变形（畸形），故应养成良好的坐立姿势。

（二）骨连接

骨与骨之间的连接称骨连接。其连接方式可分为直接连接（骨缝）和间接连接（关节）两种。在运动中，关节是运动的枢纽。骨骼以关节为轴心，在肌肉牵动下产生运动。见图 3-5。

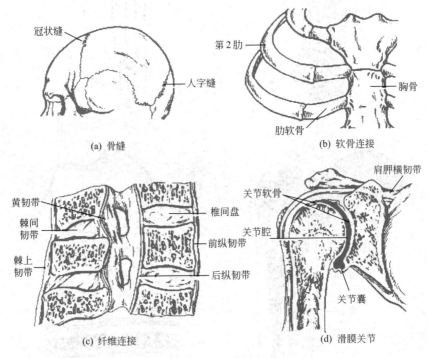

图 3-5　关节的分类

1. 关节的基本构造

人体各部关节的基本结构都是由关节面、关节囊和关节腔构成的（图 3-6）。

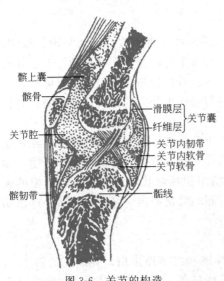

图 3-6　关节的构造

（1）关节面　是参与组成关节的各相关骨的接触面。通常将凸面称为关节头，凹面称为关节窝。在关节面上被覆关节软骨，软骨表面光滑、富弹性，不仅使粗糙不平的关节面变得光滑，同时可防止运动时关节面的摩擦，可缓冲震荡和冲击。

（2）关节囊　是由纤维结缔组织构成的膜性囊，附于关节的周围，并与骨膜融合相连，它包围关节，封闭关节腔。关节囊可分为内、外两层。外层为致密坚韧的纤维层，部分增厚形成韧带，有增强关节稳固作用；内层为薄而柔软的滑膜层，滑膜富含血管网，能分泌滑液，具有润滑关节、减小关节面之间的摩擦和营养关节软骨等作用。

（3）关节腔　关节腔是关节囊所围成的密闭腔隙。正常情况下，腔内为负压，并含有少量的滑液，这些可增强关节的稳固性及灵活性。

2. 关节的运动

关节在肌肉的直接牵引下，能做各种运动，其运动形式有移动、屈和伸、收和展、旋转（旋内、旋外、旋前和旋后）以及环转等。

（三）骨的分布与组成

人体骨按部位可分为颅骨、躯干骨和四肢骨三部分。

1. 颅骨

颅骨位于脊柱上方，由23块骨组成，可分为脑颅和面颅两部分（图3-7）。

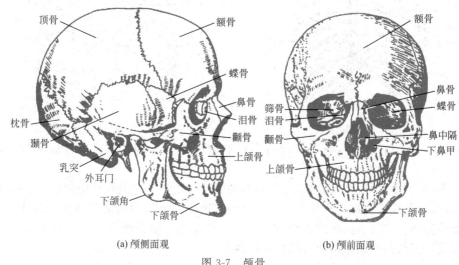

(a) 颅侧面观　　　　　　　　　(b) 颅前面观

图 3-7　颅骨

（1）脑颅　共8块，可分为上方的颅盖和下方的颅底。构成颅盖的骨有：前为额骨，中为一对顶骨，后为枕骨，两侧为一对颞骨，位于颅底中央的是蝶骨，其前方是筛骨。它们共同围成颅腔，支持和保护脑。颅底内面有三个呈阶梯状的窝，从前向后依次为：颅前窝、颅中窝、颅后窝。颅底内、外有许多孔和裂，其中有脑神经、血管等出入。

（2）面颅　共15块，由成对的上颌骨、腭骨、颧骨、鼻骨、泪骨、下鼻甲及不成对的犁骨、下颌骨和舌骨组成。面颅各骨共同构成面部的轮廓，并分别构成眶腔、鼻腔和口腔的骨性支架。

2. 躯干骨

躯干骨包括椎骨、肋和胸骨。这些骨互相连接构成脊柱、胸廓，并和髋骨组成骨盆。

（1）脊柱　所有的椎骨之间借椎间盘、韧带和关节等相连构成脊柱。脊柱的椎管内容纳脊髓，两侧的椎间孔有脊神经和血管通过。脊柱是躯干的支柱，上端承托颅骨，下端终于尾骨尖，中段与肋相连，下段与左、右髋骨相连，见图3-8。脊柱的作用是保护脊髓及其神经根，将人体重力传递给下肢，参与胸腔、腹腔及盆腔的构成。

（2）胸廓　胸廓由1块胸骨、12对肋、

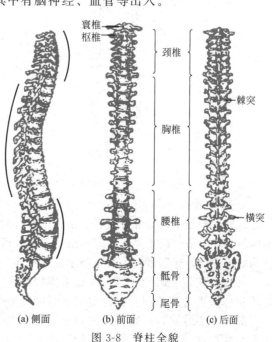

(a) 侧面　　(b) 前面　　(c) 后面

图 3-8　脊柱全貌

12块胸椎及它们之间的连接共同构成（图3-9、图3-10）。胸廓近似圆锥形；横径长，前后径短，有上、下两口，上口小，下口大。相邻肋骨的空隙称肋间隙。胸廓具有保护胸腔、腹腔内脏器和参与呼吸运动等功能。

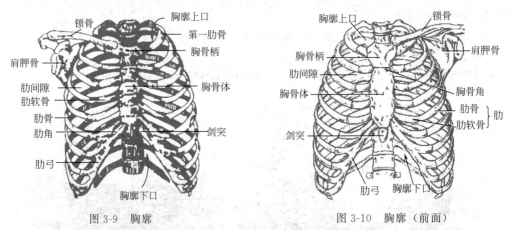

图3-9　胸廓　　　　　　　　　图3-10　胸廓（前面）

胸骨位于胸前正中部，为长形扁骨。自上而下依次为胸骨柄、胸骨体和剑突，见图3-11。

肋共12对，左右对称，见图3-12。包括肋骨和肋软骨，它们在结构和连接上有所差别：第1～7对肋以肋软骨直接与胸骨相连，称真肋。第8～10对肋的肋软骨依次连于上位的肋软骨，故称假肋。其与上位肋软骨相连形成的一条连续的软骨缘即肋弓。第11、12两对肋的前端游离，不与胸骨或上位肋骨相接，称浮肋。

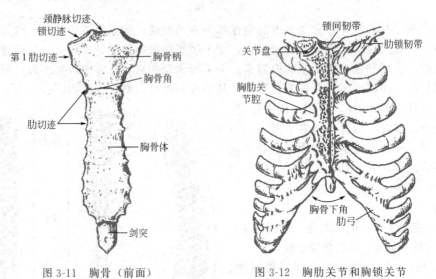

图3-11　胸骨（前面）　　　　图3-12　胸肋关节和胸锁关节

3. 四肢骨

四肢骨包括上肢骨和下肢骨。上、下肢骨的组成基本相同，分为肢带骨和游离骨。上肢骨形体较小，关节较松弛灵活，附属结构少，故可做精细灵活运动。下肢骨形体粗壮坚实，关节结构稳定性强，连接紧密，故有利于支撑身体，便于行走。见图3-13、图3-14、图3-15。

骨盆由髋骨、骶骨、尾骨及韧带连接而成。骨盆是连接躯干和下肢的桥梁，有保护盆腔脏器和传递重力的作用。以骨盆的骶骨岬与耻骨联合上缘的平面为界，以上部分称大骨盆；以下部分称小骨盆，一般所指的骨盆是指小骨盆。在女性，小骨盆是胎儿娩出的骨性产道。成人女性骨盆较宽而短，男性则较狭而长。

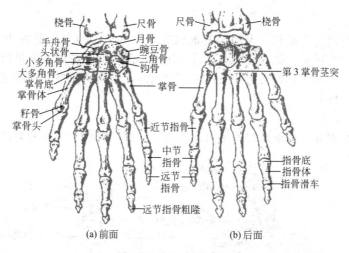

桡骨　尺骨　　　　　　　尺骨　　桡骨
手舟骨　　月骨
头状骨　　豌豆骨
小多角骨　　三角骨
大多角骨　　钩骨
掌骨底
掌骨体
籽骨
掌骨头
掌骨
第 3 掌骨茎突
近节指骨
中节
指骨
远节
指骨
指骨底
指骨体
指骨滑车
远节指骨粗隆

(a) 前面　　　　　　　　(b) 后面

图 3-13　手骨

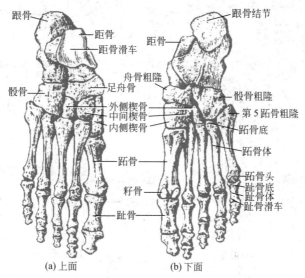

跟骨　　　　　　　　　　跟骨结节
距骨
距骨滑车　　　　　距骨
舟骨粗隆
骰骨　　　足舟骨
外侧楔骨　　　　骰骨粗隆
中间楔骨　　　　第 5 跖骨粗隆
内侧楔骨　　　　跖骨底
跖骨　　　　跖骨体
跖骨头
籽骨　　　　趾骨底
趾骨体
趾骨　　　　趾骨滑车

(a) 上面　　　　　　　　(b) 下面

图 3-14　足骨

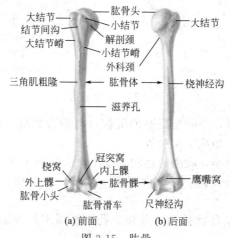

大结节　　肱骨头
结节间沟　　小结节　　大结节
大结节嵴　　解剖颈
小结节嵴
外科颈
三角肌粗隆　　肱骨体　　桡神经沟
滋养孔
冠突窝
桡窝　　内上髁
外上髁　　肱骨髁　　鹰嘴窝
肱骨小头　　　　　尺神经沟
肱骨滑车

(a) 前面　　　　　(b) 后面

图 3-15　肱骨

（四）肌肉

运动系统的肌肉是骨骼肌，人体的骨骼肌有 600 多块，约占体重的 40％。当肌肉收缩时，便牵动关节产生运动。每块骨骼肌都有一定的形态，有丰富的血液供应。受躯体运动神经支配，执行一定的功能，若肌肉的血液供应被阻断，或支配肌肉的神经遭受损伤，可分别引起肌肉的坏死和瘫痪。

1. 肌的分类与构造

肌的形状多种多样，但概括起来可分为四类：长肌、短肌、阔肌和轮匝肌。见图 3-16。

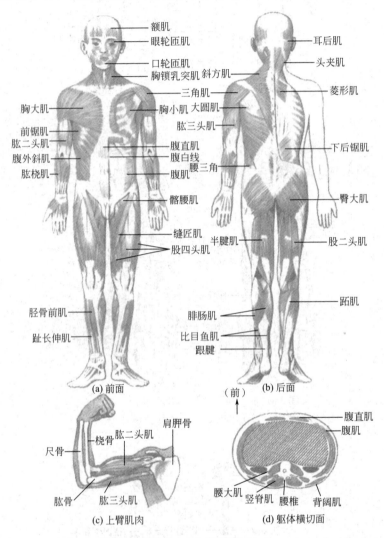

图 3-16 全身肌肉

（1）长肌 长肌呈菱形，中间是肥厚的腱腹，两端为肌腱。长肌多分布于上肢、下肢。收缩时可引起大幅度运动，如肱二头肌等。

（2）短肌 短肌形态短小，收缩时运动幅度小，多分布于躯干深部，如棘突间肌。

（3）阔肌 阔肌形状扁而阔。多分布于躯干浅部，有运动、保护和支持腔内器官的作用，如腹肌。

（4）轮匝肌 轮匝肌呈环状排列，分布于孔、裂周围，收缩时关闭孔、裂，如眼轮匝肌等。

2. 肌的辅助结构

肌的主要辅助结构有筋膜、滑膜囊、腱鞘。

（1）筋膜　分浅筋膜和深筋膜两类。

① 浅筋膜。位于皮肤真皮的深面，又称皮下筋膜。由疏松结缔组织构成，内有血管与神经，大多数的浅筋膜含脂肪组织，具有保护深部组织和保持体温等作用。

② 深筋膜。在浅筋膜深面，由致密结缔组织构成，有保护和约束肌的作用，并有利于肌或肌群的独立活动。深筋膜还包被大血管，形成血管鞘，包被神经束，形成神经鞘等。

（2）滑膜囊　滑膜囊为内含少量滑液的结缔组织囊，多位于肌韧带与皮肤或骨面之间，活动时可减轻相邻结构之间的摩擦。有的滑膜囊在关节附近与关节腔相通。

（3）腱鞘　腱鞘为双层密闭的带状结构，内层紧紧包绕于肌腱周围；外层与周围的结缔组织相连，内、外两层之间有少量滑液，当肌收缩时可减少肌腱与骨的摩擦。

全身主要肌肉作用见表 3-1。

表 3-1　全身主要肌肉作用

分布	分群	主要肌名	主要作用
头肌	表情肌	眼轮匝肌、口轮匝肌、颊肌	牵动面部皮肤显出各种表情
	咀嚼肌	咬肌、颞肌、翼内肌、翼外肌	牵动下颌骨产生咀嚼
颈肌	颈浅肌	胸锁乳突肌	一侧收缩头向同侧倾斜、脸转向对侧
	颈深肌	舌骨上、下肌群	两侧收缩头后仰上提，下降喉和舌骨，协助吞咽
躯干肌	胸肌	胸大肌	内收、内旋及屈上
		肋间内肌、肋间外肌	提肋、降肋、助呼吸
		膈肌	膈穹隆下降，助吸气，增腹压
	腹肌	腹直肌	增加腹压、脊柱前屈
		腹外斜肌、腹内斜肌、腹横肌	增加腹压、脊柱前屈或旋转躯干
	背肌	浅层：斜方肌、背阔肌	上臂伸、收及内旋，拉肩胛骨向中线靠拢
		深层：竖脊肌	伸脊柱
上肢肌	臂肌	前群：肱二头肌	屈前臂、前臂旋后
		后群：肱三头肌	伸前臂
	前臂	前群：肱桡肌、旋前圆肌	屈腕、屈指、前臂旋前（手背转向前）
		后群：指伸肌、旋后肌	伸腕、伸指、前臂旋后（手背转向后）
	手肌	外侧：大鱼际肌	拇指屈、内收、外展、对掌动作
		中间：掌中肌	使手指内收、外展
		内侧：小鱼际肌	小指展、屈
下肢肌	髋肌	前群：髂腰肌	屈髋关节
		后群：臀大肌	伸髋关节
	大腿肌	前群：股四头肌、缝匠肌	伸小腿
		内侧：长收肌、大收肌、短收肌、股薄肌	内收大腿
		后群：股二头肌、半腱肌、半膜肌	伸髋关节、屈膝关节
	小腿肌	前群：胫骨前肌、趾长伸肌	踝关节背屈、足内翻、伸趾
		外侧：腓骨长肌、腓骨短肌	踝关节跖屈、足外翻
		后群：小腿三头肌	踝关节跖屈、屈趾
	足肌	足背肌、足底肌	使足趾运动，并参与维持足弓

复习与思考

1. 名词解释：关节、肋间隙、滑膜囊、腱鞘。

2. 说明关节的基本构造及运动。

3. 简述组成胸廓的十二对肋在其连接上的差别。

4. 简述肌的分类、形态、功能。

一、风湿性关节炎

风湿热属于急性或慢性进行性全身性疾病，主要累及关节和心脏，单纯侵犯关节的即为风湿性关节炎。风湿性关节炎是一种与溶血性链球菌感染有关的变态反应性疾病。它是风湿热的主要表现之一，以成人多见，受累关节以大关节为主。开始侵及下肢关节者占85%，膝关节和踝关节最为常见，其次为肩关节、肘关节和腕关节，手和足的小关节很少见。关节病变呈多发性和游走性，关节局部炎症明显，表现有红、肿、热、痛、压痛及活动受限，持续时间不长，常在数日内自行消退。关节炎症消退后不留残疾，复发者少见。

【病因和发病机制】　本病的发病原因一般认为与咽部溶血性链球菌感染所引起的变态反应有密切关系。由于链球菌抗原物质与体内产生的抗体形成免疫复合物，容易沉积于关节滑膜等处的胶原蛋白上，或这些部位的某种组织成分与抗原结构相似，结果激发了体内的免疫应激反应而引起受累部位的局部炎症性损害，使关节及其周围结构产生一系列病理变化。

【临床表现】　半数以上的患者发病前1~4周有链球菌感染史，如急性扁桃体炎、咽峡炎等。继而出现关节症状或其他兼有症状。

（1）关节症状　风湿性关节炎起病急骤，主要表现为具有多发性、游走性、对称性、易反复发作等特点的多关节炎。常对称累及膝、踝、肩、肘、髋等大关节，主要表现为关节局部有明显的红、肿、热、痛或触痛及活动功能受限，疼痛无定处，呈游走性，即原来侵袭的关节症状减轻后，其他关节又开始出现症状，此起彼伏，反复发作。症状固定在一个关节的时间约12~72h，持续时间最多不超过3周。

（2）兼有症状　部分患者可伴有轻度或中度发热，但多不规则。少数患者皮肤出现红斑，多分布于躯干和四肢内侧，消退较快；或可见皮下结节，形如豌豆，质略硬，无触痛，多分布在肘、膝、枕后等处。若病变累及心脏，则有心悸、心前区不适等表现，严重者出现心功能不全（见风湿性心脏病）。

【诊治要点】

1. 诊断

风湿性关节炎诊断的主要条件：①游走性关节炎；②环形红斑；③皮下结节；④舞蹈症。次要条件：①发热；②关节痛；③血沉快，白细胞计数增加，C反应蛋白增多；④病前有甲族乙型链球菌感染；⑤既往有风湿热史。凡符合2个主要条件或1个主要条件及2个次要条件者，诊断基本可以肯定。

2. 治疗

① 患者在发病初期有发热和明显的关节肿痛，应强调卧床休息，加强营养，补充足够的液体和多种维生素，保持精神愉快，要有充分的睡眠时间。

② 阿司匹林对风湿性关节炎有迅速而神奇的疗效，剂量每次0.9~1.2g，每日3次，饭后服，疗程4~6周。服药过程中要定期检查凝血酶原时间及转氨酶，有出血倾向时可加用维生素K。不能耐受阿司匹林者可选用扶他林，25~50mg/次，每日3次，或萘普生，0.375g/次，每日2次，或其他非激素类抗炎药，如吲哚美辛、水杨酸钠、布洛芬等。

③ 为了清除链球菌感染的影响，发病初期主张并用青霉素80万单位/次，肌内注射，每日2~3次，疗程10~14天。对青霉素过敏者，可改用红霉素或乙酰螺旋霉素。

④ 皮质激素不是治疗风湿性关节炎的必要药物。只有在关节炎患者伴有心脏炎的证据时，才考虑使用。

⑤ 也可在中医辨证施治的基础上选用以下中成药：a. 属风重型宜祛风通络，佐以散寒利湿。可服追风活络丸、疏风定痛丸、追风丸等。b. 属湿重型宜利湿活络，佐以祛风散寒。可服舒筋活络丸等。c. 属寒重型宜温经散寒，佐以祛内除湿。可服虎骨酒、小活络丹等。d. 属化热型宜活血散风，清热利湿。可服四妙丸、湿热痹冲剂、湿热痹片等。可辅以理疗、针灸、气功、瑜伽功等辅助治疗。

【预防保健】

① 要改善工作生活条件，避免久居潮湿之处。居住的房屋应通风、向阳，不要在水泥地板及风口处睡卧。注意气候变化，天气变寒冷时应及时添加衣服。注意保暖，避免受风、受潮、过度劳累及精神刺激，预防感冒，以减少自然因素对疾病的影响。

② 急性风湿性关节炎或慢性风湿性关节炎急性发作时，有明显的红、肿、热、痛者，应卧床休息2～3周，待炎症控制后，可逐渐恢复身体运动；若伴有心脏炎者应延长休息时间。

③ 应加强体育锻炼，如跑步、打球、骑自行车等，以提高机体抗病能力。

④ 预防链球菌感染，如有链球菌感染，应予积极彻底治疗。抗生素中以青霉素为首选。对反复感染的腭扁桃体，应在风湿活动停止后2～4个月予以手术摘除，消除引起关节炎复发的隐患。手术前后用青霉素预防感染的发作。若已感染扁桃体炎、咽峡炎、猩红热、丹毒等，要及时治疗。

⑤ 风湿性关节炎患者宜进高蛋白、高热量、易消化的食物。注意饮食不可偏食，要有节制、有规律，平日可多选用赤豆、薏米、扁豆等健脾除湿之品，亦可适当多食黄鳝、泥鳅、蛇肉或狗肉、羊肉之类。在急性期或急性发作，关节红、肿、热、痛时，不宜进辛辣刺激的食物。久病胃肠道不适者，少食生、冷、硬的食物。

⑥ 平日要保持心情舒畅，避免暴怒、思虑过度或悲伤。

二、颈椎病

颈椎病是一种综合征，又称颈椎综合征。它常见于40岁以上中老年人。是由于人体颈椎间盘逐渐地发生退行性变而引起颈椎管或椎间孔变形、狭窄，颈椎骨质增生，或颈椎正常生理曲线改变后刺激、压迫颈部脊髓、神经根、交感神经而造成其结构或功能性损害引起的一组综合症状。这类患者轻则常常感到头、颈、肩及臂麻木，重则可导致肢体酸软无力，甚至出现大小便失禁及瘫痪等。

【病因和发病机制】

颈椎病的病理生理过程相当复杂，其发病因素多种多样。但下列因素在颈椎病的产生和复发中起着重要作用。

（1）退行性变　随着年龄增长而产生的颈椎间盘退行性变以及由此而致的整个颈椎和颈椎其他部位的退变是颈椎病的主要原因。

（2）慢性劳损　所谓慢性劳损是指超过正常生理活动范围的最大限度的活动。包括有：①睡眠的不良体位。因其持续时间长，会造成椎旁肌肉、韧带及关节的失调，而波及椎管内组织，加速退变过程。②工作或学习时的姿势不当。处于坐位，尤其是低头工作或学习时，虽工作量不大、强度不高，但颈椎病发病率特高。如文秘、计算机操作员、会计、公务员、电子行业员工、教师、大中专学生等。生活中长时间打麻将、看电视亦可造成。③不适当的体育锻炼。超过颈部耐量的活动或运动可加重颈椎负荷，尤其在缺乏正确指导下进行时，一旦失手造成外伤，后果则更加严重。

（3）头颈部外伤　颈椎病患者中有半数病例与外伤有直接关系，包括交通意外、运动性损伤、不得法的推拿或牵引等。

颈椎病的病理变化为颈椎间盘退行性变，纤维环弹力减退而向四周膨出或髓核疝出可压迫神经根、脊髓、椎动脉；椎间隙狭窄，椎体边缘骨质增生，黄韧带肥厚、变性，使神经根管及椎管容积变小，小关节及钩突关节退行性变致小关节脱位可造成颈椎退行性滑脱。

颈椎病的分型很多，传统上将之分为神经根型、脊髓型、交感神经型、椎动脉型和混合型。1992年10月青岛召开的"全国第二届颈椎病专题座谈会"将之分为以下六型：①颈型，即局部型，由颈椎间盘退行性改变引起颈椎局部或反射性地引起枕、颈、肩部疼痛，颈部活动受限。②神经根型，颈椎间盘退行性改变的刺激压迫脊神经根，引起感觉、运动功能障碍，又分为急性、慢性两种。③脊髓型，颈椎间盘退行性改变造成脊髓受压和缺血，引起脊髓传导功能障碍，又分为中央型和周围型两种。中央型的发病是以上肢开始的，向下肢发展；周围型的发病是以下肢开始的，向上肢发展。此两型又可分为轻、中、重三度。④椎动脉型，由于钩椎关节退行性改变的刺激压迫椎动脉，造成椎-基底动脉供血不全。⑤交感神经型，颈椎间盘退行性改变的刺激压迫颈部交感神经纤维，引起一系列反射性症状。⑥其他型，指食管压迫型等。

【临床表现】 颈椎病是一种常见病、多发病，好发于40～60岁的成人，男性较多于女性。病变主要累及颈椎椎间盘和周围的纤维结构，伴有明显的颈神经根和脊髓变性。

（1）主要的临床症状 头、颈、臂、手及前胸等部位的疼痛，并可有进行性肢体感觉及运动障碍，重者可致肢体软弱无力，甚至大小便失禁、瘫痪，累及椎动脉及交感神经则可出现头晕、心慌、心跳加快等相应的临床表现。

（2）重要体征 ①颈部有不同程度的畸形及僵硬现象。②压痛点在受累颈脊神经的颈椎横突下方及其背支支配的区域。③臂丛神经牵拉试验阳性。④椎间孔压缩试验阳性。⑤肩部下压试验阳性。⑥颈神经受到刺激时，其远隔部位早期表现为疼痛过敏；当受到压迫较重或者时间较久时，其远隔部位表现为感觉减退。⑦支配肱二头肌及肱三头肌肌腱的主要神经受到兴奋时，腱反射活跃，反之，则腱反射减退或消失。⑧神经根受到压迫后，轻者其所支配的肌肉力量减弱，重者尚可以见到肌肉萎缩。

【诊治要点】

1. 诊断

诊断标准为：①临床表现与影像学所见相符合者，可以确诊。②具有典型颈椎病临床表现，而影像学所见正常者，应注意除外其他病后方可诊断颈椎病。③仅有影像学表现异常而无颈椎病临床症状者，不应诊断颈椎病。

可以明确为颈椎病的症状有以下这些，凡是有其中一条者，即表明患有颈椎病：①后颈部疼痛，用手向上牵引头颈可减轻，而向下加压则加重（大多为颈型颈椎病）。②颈部疼痛的同时，伴有上肢（包括手部）放射性疼痛和/或麻木（大多为神经根型颈椎病）。③闭眼时，向左、右旋转头颈，引发偏头痛或眩晕（大多为椎动脉颈椎病）。④颈部疼痛的同时，伴有上肢和/或下肢肌力减弱及疼痛（大多为脊髓型颈椎病或合并颈椎椎管狭窄症）。⑤低头时，突然引发全身麻木或有"过电"样感觉（大多为脊髓型颈椎病，尤其是合并有严重颈椎椎管狭窄症者）。

2. 治疗

治疗颈椎病的方法很多，可分为非手术疗法和手术疗法两大类。我国多采用中西医结合多种方法治疗颈椎病，大多数患者通过非手术疗法可获得较好的疗效，且花钱少、痛苦小，很受欢迎。只有极少数病例，神经、血管、脊髓受压症状进行性加重或者反复发作，严重影响工作和生活，才需手术治疗。非手术疗法有手法治疗、中西药治疗、颈部围领、颈枕、颈椎牵引、局部封闭、理疗、针灸及功能锻炼等。

药物在颈椎病的治疗中可以起到辅助的对症治疗作用，常用的药物有：①解热镇痛剂。

疼痛严重者可口服阿司匹林、吲哚美辛、阿扎丙宗、强筋松、抗炎灵等。②扩张血管药物。如烟酸、血管舒缓素、地巴唑等，可以扩张血管，改善脊髓的血液供给。③解痉类药物。如苯海索、苯妥英钠等药，可解除肌肉痉挛，适用于肌张力增高并有严重阵挛者。④营养和调节神经系统的药物。常用的有谷维素、刺五加糖衣片、健脑合剂、朱砂安神丸、柏子养心丸等，可调节神经系统的功能。维生素 B_1、维生素 B_{12} 等有助于神经变性的恢复。

【预防保健】 颈椎病是一种慢性退行性疾病。其临床表现多种多样，尤其是椎动脉型和交感神经型，有时确诊并非容易。一旦有了这方面的症状，一定要请专科医生帮助确诊，否则延误诊断，耽搁治疗。一旦诊断明确，一般要注意以下几个方面。

（1）对疾病要有正确的认识，树立战胜疾病的信心　颈椎病病程比较长，椎间盘的退变、骨刺的生长、韧带钙化等与年龄增长、机体老化有关。病情常有反复，发作时症状可能比较重，影响日常生活和休息。因此，一方面要消除恐惧悲观心理，另一方面要防止得过且过的心态，积极治疗。

（2）休息　颈椎病急性发作期或初次发作的患者，要适当注意休息，病情严重者更要卧床休息 2～3 周。卧床休息在放松颈部肌肉，减轻肌肉痉挛和头部重量对椎间盘的压力，消退组织受压导致的水肿等方面具有重要的作用。但卧床时间不宜过长，以免发生肌肉萎缩、组织粘连、关节粘连等变化而阻碍颈椎病的恢复。所以颈椎病的间歇期和慢性期应适当参加工作，不需要长期休息。

（3）保养　人体犹如一部复杂的机器，时常需要加以保养。尤其是颈椎病，本身就是一种退行性病变，更要对颈部加以保护，尽量避免不必要的损伤。无论是睡眠、休息，还是学习、工作，甚至日常一些动作，都要保持良好的习惯，时刻不忘保护颈椎，同时加强颈肌的锻炼。

三、肩周炎

肩关节周围炎，简称肩周炎，是肩周肌肉、肌腱、滑囊和关节囊等软组织退行性改变所引起的广泛的炎症反应。是以肩关节疼痛、活动受限为主要特征的慢性疾病，好发于 40 岁以上的中老年人，女性多于男性，左侧较右侧多见，双侧同时发病者少见。早期仅以疼痛为主，或仅有轻微隐痛或肩关节不适和束缚感；继而疼痛逐渐加重，夜间尤甚，常影响睡眠，肩关节活动也逐渐完全受限，最后形成"冻结状态"。本病在中医学属"痹证"范围，又称为五十肩、漏肩风、肩凝症、冻结肩等。

【病因和发病机制】

（1）病因　尚未完全清楚，但根据临床观察及实验研究，本病可能与下列因素有关。

① 年龄性退变。本病多见于 40 岁以上中老年人，以女性居多，显然与老年性退变有关。

② 风湿寒邪侵袭。相当一部分患者发病前有明显风湿寒邪侵袭史，如居处潮湿、中风冒雨、睡卧露肩等，说明风湿寒邪侵袭为肩周炎的外在病因之一。

③ 肩部活动减少。本病多见于肩部活动逐渐减少的中年以上女性，且左肩的发病率较右肩多，脑力劳动者的发病率较体力劳动者为多，或因某些原因（如上肢骨折、肩部软组织损伤、颈椎病等肩部活动量减少或受限的患者）使肩部活动减少后，常可继发肩周炎，这些特点均提示肩部活动减少可能与本病发病有关。

（2）病理组织改变

① 肩部组织，如关节软骨、滑囊、腱鞘及肱二头肌长头腱均可出现不同程度的退行性改变。

② 关节囊及周围软组织发生无菌性炎症，炎症过程释放的炎症递质造成血流动力学改

变及浆液性渗出，渗出物的机化使肌腱与腱鞘及关节周围组织发生粘连，组织弹性降低，并最终导致关节挛缩，形成所谓"肩凝"，现多认为肱二头肌长头肌腱鞘炎为本病的病理改变之一。

【临床表现】

（1）肩部疼痛　起初时肩部呈阵发性疼痛，多数为慢性发作，以后疼痛逐渐加剧，呈钝痛或刀割样痛，多为持续性，气候变化或劳累后常使疼痛加重，疼痛可向颈项及上肢（特别是肘部）扩散，当肩部偶然受到碰撞或牵拉时，常可引起撕裂样剧痛。肩痛昼轻夜重为本病一大特点，多数患者常诉说后半夜痛醒，不能成寐，尤其不能向患侧卧位。若因受寒而致痛者，则对气候变化特别敏感。

（2）肩关节活动受限　肩关节向各方向活动均可受限，以外展、上举、内外旋更为明显，随着病情进展，由于长期废用引起关节囊及肩周软组织的粘连，肌力逐渐下降，加上喙肱韧带固定于缩短的内旋位等因素，使肩关节各方向的主动活动和被动活动均受限，当肩关节外展时出现典型的"扛肩"现象，特别是梳头、穿衣、洗脸、叉腰等动作均难以完成，严重时肘关节功能也可受影响，屈肘时手不能摸到同侧肩部，尤其在手臂后伸时不能完成屈肘动作。

（3）怕冷　患肩怕冷，不少患者终年用棉垫包肩，即使在暑天，肩部也不敢吹风。

（4）压痛　多数患者在肩关节周围可触到明显的压痛点，压痛点多在肱二头肌长头腱沟、肩峰下滑囊、喙突、冈上肌附着点等处，尤以肱二头肌长头腱沟为甚。少数呈肩周软组织广泛性压痛，无压痛点者少见。

（5）肌肉痉挛与萎缩　三角肌、冈上肌等肩周围肌肉早期可出现痉挛，晚期可发生废用性肌萎缩，出现肩峰突起、上举不便、后弯不利等典型症状，此时疼痛症状反而减轻。

（6）X线及实验室检查　常规X线摄片大多正常，后期部分患者可见骨质疏松，但无骨质破坏，可在肩峰下见到钙化阴影。实验室检查多正常。

【诊治要点】

1. 诊断

肩周炎的诊断标准有以下几点。

① 40岁以上中老年人，常有风湿寒邪侵袭史或外伤史。

② 肩部疼痛及活动痛，夜间加重，可放射到手，但无感觉异常。

③ 肩关节活动尤以上举、外展、内外旋受限。

④ 肩周压痛，特别是肱二头肌长头腱沟。

⑤ 肩周肌肉痉挛或肌萎缩。

⑥ X线及实验室检查一般无异常发现。

2. 治疗

治疗肩周炎常用药物如下。

（1）非甾体抗炎药　可在中药治疗基础上作为辅助治疗，在关节剧痛情况下，可小量应用以缓解疼痛，缓解后即停用。

① 阿司匹林，3～6g/日，分3～4次口服；或水杨酸钠6～8g/日，分3～4次口服。水杨酸盐类具有止痛、退热、消炎、抗过敏的作用，无心脏炎者首选此药。该药服后可有胃肠道刺激症状或胃出血，应注意观察。

② 吲哚美辛，具有抗炎、退热、镇静作用，口服每次25mg，每日2～3次，饭后服用，以减少消化道刺激症状。溃疡病患者禁用或慎用。

③ 吡罗昔康，具有消炎、镇静作用，口服每次20mg，每日1次，饭后服用。本药用量小、用次少，不良反应比阿司匹林、吲哚美辛为轻，故为常用药。但仍可引起溃疡病出血，

故溃疡病患者、哺乳期妇女、儿童禁用。

（2）肾上腺皮质激素　此类药物能抑制变态反应，控制炎症发展，减少炎症渗出，但一般尽量不用。如泼尼松每日 10～20mg，分 2～3 次服；或地塞米松每日 1.5mg，分 2 次服。

【预防保健】　目前，对肩周炎的治疗，多数学者认为，服用止痛药物只能治标，可暂时缓解症状，停药后多数会复发。而运用手术松解方法治疗，术后容易引起粘连。所以采用中医的手法治疗被认为是较佳方案，若患者能坚持功能锻炼，预后相当不错。

肩周炎的八种自我防治动作：

（1）屈肘甩手　患者背部靠墙站立或仰卧在床上，上臂贴身、屈肘，以肘点作为支点进行外旋活动。

（2）手指爬墙　患者面对墙壁站立，用患侧手指沿墙缓缓向上爬动，使上肢尽量高举，到最大限度，在墙上做一记号，然后再徐徐向下回到原处，反复进行，逐渐增加高度。

（3）体后拉手　患者自然站立，在患侧上肢内旋并向后伸的姿势下，健侧手拉患侧手或腕部，逐步拉向健侧并向上牵拉。

（4）展臂站立　患者上肢自然下垂，双臂伸直，手心向下缓缓外展，向上用力抬起，到最大限度后停 10min，然后回到原处，反复进行。

（5）后伸摸棘　患者自然站立，在患侧上肢内旋并向后伸的姿势下，屈肘、屈腕，中指指腹触摸脊柱棘突，由下逐渐向上至最大限度后保持不动，2min 后再缓缓向下回到原处，反复进行，逐渐增加高度。

（6）梳头　患者站立或仰卧均可，患侧肘屈曲，前臂向前、向上并旋前（掌心向上），尽量用肘部擦额部，即擦汗动作。

（7）头枕双手　患者仰卧位，两手十指交叉，掌心向上，放在头后部（枕部），先使两肘尽量内收，然后再尽量外展。

（8）旋肩　患者站立，患肢自然下垂，肘部伸直，患臂由前向上、向后划圈，幅度由小到大，反复数遍。

以上八种动作不必每次都做完，可以根据个人的具体情况选择交替锻炼，每天 3～5 次，一般每个动作做 30 次左右，多者不限，只要持之以恒，对肩周炎的防治会大有益处。

四、腰椎间盘突出

腰椎间盘突出系指由于腰椎间盘变性、纤维环破裂、髓核突出刺激或压迫其周围神经组织而引起的一种综合征。

【病因和发病机制】

（1）椎间盘退行性改变　青春期后人体各种组织即出现退行性变，其中椎间盘的变化发生较早，主要变化是髓核脱水，脱水后椎间盘失去其正常的弹性和张力，在此基础上由于较重的外伤或多次反复的不明显损伤，造成纤维环软弱或破裂，髓核即由该处突出，压迫神经根而产生神经根受损伤征象；也可由中央向后突出，压迫马尾神经，造成大小便障碍。如纤维环完全破裂，破碎的髓核组织进入椎管，可造成广泛的马尾神经损害。由于下腰部负重大、活动多，故突出多发生于腰 4-腰 5 与腰 5-骶 1 间隙。

（2）损伤　积累伤力是椎间盘变性的主要原因，也是椎间盘突出的诱因。

【临床表现】　腰椎间盘突出好发于青壮年，尤以 30～40 岁为多，如果超过 50 岁甚至60 岁，除非既往有腰腿痛，否则诊断应当谨慎，考虑的范围应当更广些。

（1）腰痛和一侧下肢放射痛　是该病的主要症状。腰腿痛病史多较长，数周、数月或数年，反复发作，时重时轻，腰痛常发生于腿痛之前，也可二者同时发生；大多有外伤史，也可无明确诱因。疼痛具有以下特点：

① 放射痛沿坐骨神经传导，直达小腿外侧、足背或足趾。如为腰3-腰4间隙突出，因腰4神经根受压迫，产生向大腿前方的放射痛。

② 一切使脑脊液压力增高的动作，如咳嗽、喷嚏和排便等，都可加重腰痛和放射痛。

③ 活动时疼痛加剧，休息后减轻。翻身、站立时加重，卧床减轻；下午比上午重，白昼比晚间重；卧床时多数患者采用侧卧位，并屈曲患肢；个别严重病例在各种体位均感疼痛，只能屈髋屈膝跪在床上以缓解症状。合并腰椎管狭窄者，常有间歇性跛行。

（2）脊柱侧弯畸形　主弯在下腰部，前屈时更为明显。侧弯的方向取决于突出髓核与神经根的关系，如突出位于神经根的前方，躯干一般向患侧弯。

（3）脊柱活动受限　髓核突出，压迫神经根，使腰肌呈保护性紧张，可发生于单侧或双侧。由于腰肌紧张，腰椎生理性前凸消失。脊柱前屈后伸活动受限制，前屈或后伸时可出现向一侧下肢的放射痛。

（4）腰部压痛伴放射痛　椎间盘突出部位的患侧棘突旁有局限的压痛点，并伴有向小腿或足部的放射痛。95％患者的直腿抬高试验阳性，神经根受压时间较长，可出现下肢局限性肌肉萎缩，一般都与椎间盘突出的水平相对应。

【诊治要点】

1. 诊断

多数腰椎间盘突出患者，根据典型临床表现即腰痛伴坐骨神经痛即可作出正确的诊断。影像检查有助于诊断，X线片需拍腰骶椎的正位、侧位片，必要时加照左、右斜位片。X线征象虽不能作为确诊腰椎间盘突出的依据，但可借此排除一些疾病。在诊断有困难时，可考虑做脊髓碘油造影、CT扫描和磁共振等特殊检查，以明确诊断及突出部位。上述检查无明显异常的患者并不能完全除外腰椎间盘突出。

2. 治疗

（1）非手术治疗　卧硬板床休息，辅以理疗和按摩，常可缓解或治愈。俯卧位牵引、按压、抖动等复位简便，治愈率高，易为患者接受，为常用的非手术疗法。

（2）手术治疗　手术适应证为：①非手术治疗无效或复发，症状较重影响工作和生活者。②神经损伤症状明显、广泛甚至继续恶化，疑有椎间盘纤维环完全破裂、髓核碎片突出至椎管者。③中央型腰椎间盘突出有大小便功能障碍者。④合并明显的腰椎管狭窄症者。

【预防保健】　术后积极进行腰背肌练习，一般1～2周内可下地。术后3个月可参加工作，半年内应避免重体力劳动如弯腰搬重物。具体康复应根据患者年龄及手术具体情况而定。

复习与思考

1. 风湿热的主要临床表现是什么？如何进行诊断？
2. 颈椎病的病因如何？
3. 肩周炎的诊断标准如何？
4. 腰椎间盘突出的主要临床表现是什么？

  药用医学基础

第四章

血液系统

第一节 解剖生理

血液系统由血液与造血器官组成。血液由血浆与血细胞构成，且不断更新。出生后主要造血器官是骨髓。血液是人体细胞外液中最活跃的部分，其充盈于由心血管组成的闭锁的管腔系统中，借助于心脏的收缩而不停地循环，成为沟通各部分组织液以及和外环境进行物质交换的场所。

人体内的所有液体成分（包括水分和其中溶解的物质）统称为体液，约占人体总重量的60%～70%，其中2/3在细胞内，称为细胞内液，是细胞内各种生物化学反应得以进行的场所；1/3在细胞外，称为细胞外液。细胞外液是血管内的血浆（占细胞外液1/5）、淋巴管内的淋巴液和细胞间隙与组织间隙的组织液（淋巴液、组织液共占细胞外液4/5）的总称。

机体细胞并不与外界环境直接接触，而是生活在细胞外液之中，通过与细胞外液不断进行物质交换而维持其生命活动，细胞外液构成细胞具体生活的液体环境。因此，生理学上把细胞外液称为人体的内环境。内环境的相对稳定可使机体的组织器官少受乃至不受外界环境的干扰而保持其正常生理功能，这种机体内环境相对恒定的功能状态称为内环境稳态。内环境的相对稳态，是人体细胞进行正常新陈代谢的必要条件，但内环境的理化性质在人体生命过程中处于小幅度的变动之中。如果稳态一旦受到破坏，人体某些功能将会出现紊乱，甚至引起疾病。

一、血液的组成

血液由血浆和血细胞组成。把从人体血管中抽出的血液注入加有抗凝药的试管中，血液能保持液体状态，静置或离心后，管内血液可分为两层：上层为淡黄色液体，就是血浆；下层不透明的为血细胞。血细胞层最上面的一薄层的灰白色物质为白细胞和血小板，其下为红细胞。血细胞在血液中所占的容积百分比称血细胞比容，其正常值男性为40%～50%，女性为37%～48%。

（一）血浆的组成及功能

血浆是含有多种溶质的水溶液，男性约占整个血液的50%～60%，女性约为52%～63%。血浆是人体内环境的重要组成部分，正常情况下，人体通过各种调节作用保持血浆中各种成分和理化性质的相对稳定。血浆由以下物质组成。

（1）水　占90%～91%。血浆中的营养物质、代谢产物等大多是溶解于水中而进行运输的。

（2）血浆蛋白　占7%。血浆蛋白是血浆中各种蛋白质的总称，主要包括白蛋白（A）、球蛋白（G）和纤维蛋白原。其中白蛋白由肝合成且含量最多，是血浆胶体渗透压的主要成分；球蛋白次之，参与人体的免疫；纤维蛋白原最少，参与血液凝固过程。血浆蛋白还在运输物质、维持酸碱平衡、保证人体营养方面都具有重要作用。

正常人白蛋白（A）含量为40～55g/L、球蛋白（G）含量为20～30g/L、白蛋白与球蛋白之比（A/G）为（1.5～2.5）:1。血浆白蛋白与球蛋白的含量常因机体的状态不同而发生改变，如肝病时白蛋白减少，炎症病变时则球蛋白增加，A/G 也因之减少甚至小于 1。

（3）无机盐　占 0.9%。以 Na^+、Cl^- 为主，还有 K^+、Ca^{2+}、Mg^{2+}、HCO_3^- 和 SO_4^{2-} 等。这些离子在形成血浆晶体渗透压、维持酸碱平衡和神经肌肉的兴奋性等方面起着重要作用。

（4）非蛋白含氮化合物及其他物质　血浆中除蛋白质外的其他含氮物质的总和（如尿素、尿酸、肌酸等）称非蛋白含氮化合物，这些物质中所含的氮统称非蛋白氮，其主要由肾排出体外，故测定血中的非蛋白氮的含量有助于了解体内蛋白质的代谢状况和肾的功能。

（二）血浆的理化特性

1. pH 值

正常人血浆的 pH 值在 7.35～7.45。血浆 pH 值低于 7.35 称为酸中毒；高于 7.45 称为碱中毒。血浆 pH 值主要取决于血浆中主要的缓冲对，即 $NaHCO_3$-H_2CO_3 的比值（通常 $NaHCO_3/H_2CO_3$ 为 20：1）。机体通过肺和肾不断排除体内过剩的酸和碱，维持血浆中 $NaHCO_3/H_2CO_3$ 和酸碱平衡，这对维持人体正常代谢功能活动十分重要。

2. 血浆渗透压

血浆的渗透压约为 708.9kPa，其中由血浆中的小分子物质（主要为 NaCl）形成的渗透压约为 705.6kPa，称为血浆晶体渗透压；由血浆蛋白等高分子物质形成的渗透压约为 3.3kPa，称为血浆胶体渗透压。可见血浆渗透压主要由晶体物质形成。0.9% NaCl 溶液或 5% 葡萄糖溶液的渗透压与血浆总渗透压相近，故称之为等渗溶液。渗透压高于或低于血浆渗透压的溶液称为高渗溶液或低渗溶液。

正常情况下，血浆蛋白浓度高于组织液中蛋白浓度；血浆蛋白不能通过毛细血管壁进入组织液，所以血浆胶体渗透压高于组织液胶体渗透压，故可吸引组织液中水进入血管，以维持血容量及调节血管内、外水的分布。血浆晶体物质和水可自由通过血管壁进入组织液，所以血浆和组织液之间不存在晶体渗透压差。由于血浆中的大部分晶体物质不易通过细胞膜，所以血浆晶体渗透压对保持红细胞的正常形态、大小和功能，调节细胞内、外水分的正常分布具有重要作用。当血浆晶体渗透压升高时，红细胞内水分子渗出，使红细胞皱缩；当血浆晶体渗透压降低时，血浆中水分子进入红细胞增多，使红细胞膨胀甚至破裂，红细胞破裂会使血红蛋白释出，称为溶血。见图 4-1。

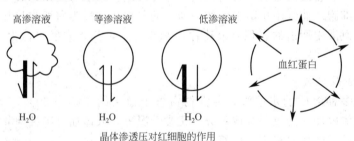

图 4-1　晶体渗透压对红细胞的影响

（三）血细胞的形态结构、组成及功能

血细胞是血液的主要成分，由红细胞、白细胞和血小板组成，其由各种血细胞及免疫细胞共同的起源细胞——全能干细胞（HSC，造血干细胞）增殖分化产生，在个体发育过程中，造血中心有变迁。在胚胎发育的早期是在卵黄囊造血，从胚胎第 2 个月开始，肝、脾造血；胚胎发育到第 4 个月以后，肝、脾的造血活动逐渐减少，骨髓开始造血并逐渐增强；到婴儿出生时，几乎完全依靠骨髓造血，但在造血需要增加时，肝、脾可再参与造血以补充骨

髓功能的不足。因此，此时的骨髓外造血具有代偿作用。儿童到 4 岁以后，骨髓腔的增长速度已超过造血组织增加的速度，脂肪细胞逐步填充多余的骨髓腔。到 18 岁左右，虽然只有脊椎骨、髂骨、肋骨、胸骨、颅骨和长骨近端骨骺处才有造血骨髓，但造血组织的总量已很充裕。当全能干细胞受到损害时，造血系统将出现疾病，如再生障碍性贫血、急性非淋巴细胞白血病、慢性粒细胞白血病等。造血干细胞的增殖、分化示意图见图 4-2。

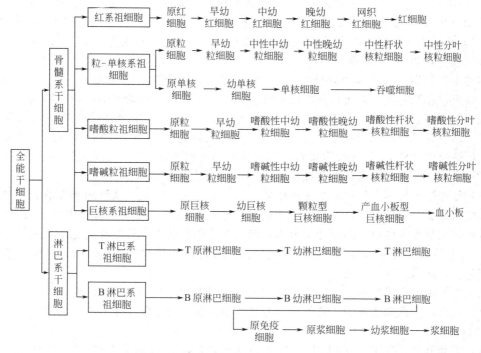

图 4-2　造血干细胞的分化及增殖示意图

1. 红细胞

（1）红细胞形态结构　人正常成熟的红细胞无核，直径 $7\sim8\mu m$，形如圆盘，中间凹、边缘厚。具有弹性和可塑性，细胞内充满丰富的血红蛋白。正常成年男性红细胞（RBC）计数为 $(4\sim5.5)\times10^{12}$ 个/L、血红蛋白（Hb）含量为 120～160g/L，正常成年女性红细胞计数为 $(3.5\sim5)\times10^{12}$ 个/L、血红蛋白含量为 110～150g/L。

（2）红细胞生成　红细胞生成必须满足以下三个条件。

① 红骨髓的正常造血功能。红骨髓造血的祖细胞，它首先增殖分化为原红细胞，然后经早幼红细胞、中幼红细胞、晚幼红细胞、网织红细胞而至成熟红细胞。红细胞在发育过程中体积由大变小，细胞核由大变小直到消失，细胞质内的血红蛋白从无到有逐渐增多。若骨髓造血功能受到放射线、药物等理化因素的抑制，将使红细胞的生成和血红蛋白合成减少，可发生再生障碍性贫血等。

② 充足的造血原料。血红蛋白合成的主要原料是铁和蛋白质。在幼红细胞不断增殖过程中，细胞质也逐渐发育成熟。早在早幼红细胞质内，就开始合成微量血红蛋白，至中幼红细胞阶段，血红蛋白合成达到高峰，一直持续到网织红细胞。血红蛋白合成需要铁。铁通过血浆中的转铁蛋白运输到幼红细胞表面，和幼红细胞表面的转铁蛋白受体结合，通过胞饮方式进入细胞内，输送到线粒体，和原卟啉合成正铁血红素。珠蛋白是在幼红细胞内核糖体上合成的。正铁血红素与珠蛋白合成了血红蛋白分子。所以任何原因引起的血红蛋白合成障碍，不论是缺铁或铁代谢紊乱（慢性病贫血）、珠蛋白合成障碍（血红蛋白病）以及卟啉代

谢紊乱等都可以导致出现大量细胞质不足（小红细胞）及血红蛋白含量减少（低色素）的成熟红细胞，统称为低色素性贫血，其中以缺铁性贫血最常见。

成人每天需要 $20\sim30mg$ 铁用于红细胞生成，但每天只需从食物中吸收 5％以补充排泄的铁，其余 95％来自红细胞破坏分解释放的铁。若铁摄入不足、吸收利用障碍或慢性失血，均会导致人体缺铁，从而使血红蛋白合成减少，引起缺铁性贫血。

③ 必要的成熟因子。在红细胞发育成熟过程中，还需要维生素 B_{12}、叶酸等物质。食物中叶酸和叶酸制剂进入体内被还原和甲基化为具有活性的 5-甲基四氢叶酸（$5-CH_3H_4$ PteGlu），然后进入细胞内作为甲基供给使维生素 B_{12} 转成甲基维生素 B_{12}，而自身变为四氢叶酸（H_4PteGlu），后者能与多种一碳单位结合成四氢叶酸类辅酶，传递一碳单位，参与体内多种生化代谢。如果体内缺乏维生素 B_{12} 和叶酸，可导致红细胞核内 DNA 合成障碍，使核分裂延迟甚至停顿；形成核和胞质发育不平衡，形态巨大而畸形的巨幼红细胞，而引起巨幼红细胞贫血。叶酸的活化需要维生素 B_{12} 的参与，因此，维生素 B_{12} 缺乏时，叶酸的利用率下降，可引起叶酸的相对不足。维生素 B_{12} 缺乏会影响正常神经髓鞘脂质合成，出现神经症状。回肠对维生素 B_{12} 的吸收需胃腺壁细胞分泌的内因子的参与，故萎缩性胃炎所致内因子缺乏可影响其吸收，引起巨幼红细胞贫血，须注射维生素 B_{12}。

（3）红细胞的破坏　红细胞在血液中的平均寿命约为 120 天。当红细胞逐渐衰老时，细胞变形能力减弱而脆性增加，在血流湍急处可因受机械冲击而破损（血管内破坏）；红细胞通过微小孔隙也发生困难，因而特别容易被滞留在脾和骨髓中，被巨噬细胞所吞噬（血管外破坏）。在脾内被吞噬的衰老红细胞经消化后，铁可转到骨髓被再利用，而脱铁血红素也转变为胆色素，运送到肝进行处理。

（4）红细胞的主要功能　红细胞的主要功能是运输 O_2 和 CO_2，维持酸碱平衡。这些功能均是通过血红蛋白来实现的。若红细胞数量或血红蛋白含量低于正常值，均称为贫血。

2. 白细胞

（1）白细胞形态结构　白细胞为有核的球形细胞。正常成人血液中，白细胞计数为 $(4.0\sim10.0)\times10^9$ 个/L。根据白细胞的细胞质内有无特殊的嗜色颗粒，可将其分为有粒白细胞和无粒白细胞两类。有粒白细胞又根据颗粒的嗜色性分为中性粒细胞、嗜酸粒细胞和嗜碱粒细胞。无粒白细胞根据形态分单核细胞和淋巴细胞两种。白细胞总数和分类数均随年龄而改变，它们的正常值与形态特征见表 4-1。

表 4-1　正常人白细胞分类计数与形态特征

名　称	直径/μm	百分比/％	形态特点
中性粒细胞（N）	$10\sim12$	$50\sim70$	细胞核为杆状或分叶状，细胞质颗粒微细，染成红紫色
嗜酸粒细胞（E）	$10\sim15$	$0.5\sim5$	细胞核分为两叶，多呈八字形，颗粒粗大，染成红色
嗜碱粒细胞（B）	$8\sim10$	$0\sim1$	细胞核不规则，有些分为 $2\sim3$ 叶，颗粒大小不等，分布不均匀，染成深蓝色
淋巴细胞（L）	$7\sim12$	$20\sim40$	核较大，呈圆形或椭圆形，染成深蓝色。胞质很少，染成天蓝色
单核细胞（M）	$14\sim20$	$3\sim8$	核呈肾形或马蹄形，细胞质比淋巴细胞稍多，染成灰蓝色

（2）白细胞的破坏　白细胞的寿命较难准确判断，因为粒细胞和单核细胞主要是在组织中发挥作用的，淋巴细胞则往返于血液、组织液、淋巴之间，而且可增殖分化。一般来说，中性粒细胞在循环血液中停留 8h 左右即进入组织，三四天后即衰老死亡或经消化道黏膜从胃肠道排出；若有细菌入侵，粒细胞在吞噬活动中可因释放出的溶酶体酶过多而发生"自我溶解"，与破坏的细菌和组织共同构成脓液。

（3）白细胞的功能　白细胞的主要功能有吞噬作用和免疫功能，是人体防御系统的重要组成部分，但不同细胞的作用又不尽相同。

① 中性粒细胞和单核细胞。中性粒细胞的主要功能是吞噬细菌和异物。中性粒细胞增

多时常见于急性化脓性感染、严重组织损伤或大量血细胞破坏、急性大出血、急性中毒、急性和慢性粒细胞白血病、恶性肿瘤等疾病。中性粒细胞减少时常见于某些病毒感染及伤寒、副伤寒等疾病。

单核细胞在血液中的吞噬能力很弱，当它进入组织转变为巨噬细胞后，其吞噬能力大为增强，能吞噬进入细胞内的致病物；还能分泌活性因子，激活淋巴细胞的特异免疫功能；识别和杀伤肿瘤细胞，清除衰老和损伤的细胞和细胞碎片。单核细胞增多时常见于亚急性细菌性心内膜炎、疟疾、肺结核及单核细胞白血病等。

② 嗜碱粒细胞和嗜酸粒细胞。嗜碱粒细胞（在结缔组织和黏膜上皮时称肥大细胞）的颗粒中含有组胺、过敏性慢反应物质、肝素等物质。在人体发生过敏反应时，嗜碱粒细胞和肥大细胞都释放组胺和过敏性慢反应物质等。它们使小动脉和毛细血管扩张，通透性增加，支气管和细支气管平滑肌收缩，从而引起荨麻疹、哮喘等过敏反应症状。

嗜酸粒细胞能抑制嗜碱粒细胞合成及释放组胺、过敏性慢反应物质、肝素等物质，故能抑制嗜碱粒细胞在过敏反应中的作用。嗜酸粒细胞在过敏反应及寄生虫病等疾病时增多，在伤寒、副伤寒及长期应用肾上腺皮质激素后减少。

③ 淋巴细胞。淋巴细胞与人体的免疫功能有关，又称免疫细胞。血液中的淋巴细胞按其发生和免疫功能的差异通常分为 T 淋巴细胞和 B 淋巴细胞两类。前者是在骨髓生成的淋巴干细胞在胸腺激素的作用下发育成熟，参与细胞免疫；后者在骨髓及肠道淋巴组织中发育成熟，参与体液免疫。

3. 血小板

（1）血小板的形态结构和数量　是骨髓中巨核细胞的胞质脱落而成的胞质小块，呈圆盘状。其体积小，直径 $2\sim4\mu m$，厚 $1\mu m$，无核，有完整的细胞膜，细胞质含多种细胞器。正常人血液中血小板为 10 万～30 万 $[(100\sim300)\times10^9$ 个/L]，当血小板 $<50\times10^9$ 个/L 时常有出血现象出现。

（2）血小板的破坏　血小板进入血液后，只在开始 2 天具有生理功能，但平均寿命可有 7～14 天。在生理性止血活动中，血小板聚集后本身将解体并释放出全部活性物质；它也可能融入血管内皮细胞。血小板除衰老破坏外，还可能在发挥其生理功能时被消耗。衰老的血小板在脾、肝和肺组织中被吞噬。

（3）血小板的功能

① 促进止血和加速凝血。损伤血管的内皮细胞下的胶原纤维与血液中的血小板接触，引起大量的血小板积聚，形成松软的血栓，堵塞住血管创口，起止血作用。血小板释放出的血小板因子Ⅲ能与其他凝血因素一起加速血液凝固，堵塞血管创口。

② 营养和支持作用。血小板可以和毛细血管内皮细胞互相粘连、融合，填补内皮细胞脱落留下的空隙，维持毛细血管内皮完整性，防止毛细血管破裂出血。若血小板减少（$<50\times10^9$ 个/L），则毛细血管的脆性和通透性增加，微小创伤就会引起毛细血管破裂，皮肤和黏膜下可出现血斑，甚至发生自发性出血。

二、血液的功能

存活于内环境中的组织细胞均依赖于血液的支持。血液遍布于全身，无论是全血量的减少（如失血）或血细胞生成障碍以及器官血流量减少等均将不同程度地影响机体的功能甚至危及生命。血液具有如下功能。

（1）运输功能　运输 O_2、营养物质和激素到各器官、细胞，运输代谢物、CO_2 以利于排出体外；还能借助载体输送激素、酶及维生素等生物活性物质。

（2）免疫和防御功能　血液含有与免疫功能有关的血浆球蛋白和白细胞，它们具有吞噬、分解、消除入侵体内的异物和病原体及体内衰老、坏死的组织细胞的功能。

（3）调节功能　血液运输中的激素是体液调节中的重要组成部分。血液循环中血液中的水比热容较大，可以吸收大量的热量，有利于维持体温相对恒定。此外，血液具有缓冲功能，如它含有多种缓冲物质，可缓冲代谢产物引起的 pH 变化。因此，血液在维持机体内环境稳态中有非常重要的作用。

三、血液凝固及纤维蛋白溶解

1. 血液凝固

血液由溶胶状态转变为凝胶状态的过程叫血液凝固（凝血）。在血液凝固的过程中，血浆中的凝血酶原被凝血因子（血浆与组织中直接参与凝血的各种物质的总称）激活后形成具有活性的凝血酶，能使血浆中的纤维蛋白原转变为不溶的纤维蛋白（血纤维），纤维蛋白交织成网，将很多血细胞网罗在内，形成凝血块。血液凝固后 1～2h，凝血块发生回缩并释出淡黄色液体，称为血清。血液凝固是一种复杂的生化反应过程，需要多种凝血因子（表 4-2）和血小板等共同参与。

表 4-2　凝血因子

因　子	中文同义名	因　子	中文同义名
Ⅰ	纤维蛋白原	Ⅷ	抗血友病球蛋白
Ⅱ	凝血酶原	Ⅸ	血浆凝血致活素成分(PTC)
Ⅲ	组织因子(组织凝血致活素)	Ⅹ	Stuart-Prower 因子
Ⅳ	Ca^{2+}	Ⅺ	血浆凝血致活素前质
Ⅴ	血浆加速球蛋白(前加速素)	Ⅻ	接触因子
Ⅶ	血浆凝血酶原转变加速素(前转变素)	ⅩⅢ	纤维蛋白稳定因子

血液凝固是一系列循序发生的酶促反应过程，大体上可分为三个步骤：

第一步　　　凝血酶原酶复合物的形成

第二步　　　凝血酶原-----凝血酶

第三步　　　纤维蛋白原-----纤维蛋白

2. 纤维蛋白溶解

血液凝固过程中形成的纤维蛋白被血浆中的纤溶系统分解液化的过程称为纤维蛋白溶解，简称纤溶。纤溶的基本过程可分为两个阶段，即

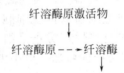

纤溶酶原激活物

纤溶酶原－－→纤溶酶

纤维蛋白、纤维蛋白原－－→纤维蛋白的降解

在血浆中含有的纤维蛋白溶解酶原（纤溶酶原）被纤溶酶原激活物激活后形成具有活性的纤维蛋白溶解酶（纤溶酶），能水解纤维蛋白及纤维蛋白原等。因此，纤维蛋白溶解酶不仅能溶解凝血块，而且还能降低血液的凝固性。

四、血量及血型

（一）血量

血量是指人体内的血浆及血细胞的总和，即血液的总量。它包括在心血管中流动的循环

血量及滞留于肝、脾、肺和小静脉处的贮存血量。

正常人体全身血液总量为体重的 7％～8％，即 70～80ml/kg。正常人全身血液总量约5000ml。人体血量的相对稳定，是维持正常血压、保证组织供血的必要条件。

① 当成人 1 次失血量小于全血量的 10％时（500ml），人体仍可维持正常血压，同时液体可在 1～2h 内补充，血浆蛋白可在 24h 内补足。故一次献血 200～300ml 不会影响健康。

② 当成人 1 次失血量达到全血量的 20％（1000ml）时，便会出现血压下降、脉搏加快、眩晕、乏力等症状，人体健康受到明显影响。

③ 当成人 1 次失血量达全血量的 30％（1500ml）时，必须立即输血抢救，如不及时抢救，就会危及生命。

（二）ABO 血型

1. ABO 血型的分型

红细胞的凝集是一种抗原抗体反应，在红细胞表面含有起抗原作用的凝集原（抗原），与此抗原特异性结合的抗体称为凝集素（抗体）。正常情况下，在血液中必须只含有不与本身红细胞反应的凝集素，否则将发生自身凝集。ABO 血型的基本分型见表 4-3。

在不同个体的红细胞表面存在两种不同的抗原，即抗原 A 与抗原 B。在一个红细胞上可以仅有其中任何一种或同时具有两种或两种皆无。血型便是根据其所具有的抗原种类来区分与命名的。仅有 A 抗原者为 A 型；仅有 B 抗原者为 B 型；两者均有为 AB 型；两者均无为O 型。

与此相似，在 A 型血清中仅有与 B 抗原特殊结合的抗体（凝集素），称为抗 B；在 B 型血清中的为抗 A；在 AB 型血清中无抗体；在 O 型血清中抗 A、抗 B 均有。

红细胞上的凝集原如果与血清中相对抗的凝集素相遇，即 A 凝集原与抗 A 凝集素相遇，或 B 凝集原与抗 B 凝集素相遇，会产生红细胞凝集反应，导致溶血的严重后果。

2. ABO 血型的基因型和表现型

ABO 血型的基因型和表现型见表 4-4。

<table>
<tr><td colspan="3">表 4-3　ABO 血型的基本分型</td></tr>
<tr><td>血型</td><td>红细胞上所含抗原（凝集原）</td><td>血清中所含抗体（凝集素）</td></tr>
<tr><td>A 型</td><td>A</td><td>抗 B</td></tr>
<tr><td>B 型</td><td>B</td><td>抗 A</td></tr>
<tr><td>AB 型</td><td>A 及 B</td><td>无</td></tr>
<tr><td>O 型</td><td>无</td><td>抗 A 和抗 B</td></tr>
</table>

<table>
<tr><td colspan="2">表 4-4　ABO 血型的基因型和表现型</td></tr>
<tr><td>基因型</td><td>表现型</td></tr>
<tr><td>OO</td><td>O</td></tr>
<tr><td>AA，AO</td><td>A</td></tr>
<tr><td>BB，BO</td><td>B</td></tr>
<tr><td>AB</td><td>AB</td></tr>
</table>

表 4-4 显示 ABO 血型系统中决定每种血型表现型的可能基因型。从表 4-4 可以看出，A基因和 B 基因是显性基因，O 基因则为隐性基因。因此，红细胞上表现型 O 只可能来自两个 O 基因，而表现型 A 或 B 由于可能分别来自 AO 和 BO 基因型，因而 A 型或 B 型的父母完全可能生下 O 型的子女。知道了血型的遗传规律，就可能从子女的血型表现型来推断亲子关系。例如 AB 血型的人不可能是 O 型子女的父亲或母亲。但必须注意的是，法医学上依据血型来判断亲子关系时，只能作为否定的参考依据，而不能据以做出肯定的判断。由于血细胞上有许多血型系统，故测定血型的种类愈多，做出否定性判断的可靠性也愈高。

3. ABO 血型的鉴定

正确测定血型是保证输血安全的基础。在一般输血中必须 ABO 系统的血型相合才能考虑输血。测定 ABO 血型的方法是：在玻片上分别滴上一滴抗 B、一滴抗 A 和一滴抗 A-抗 B血清，在每一滴血清上再加一滴待测红细胞悬液，轻轻摇动，使红细胞和血清混匀，观察有无凝集现象（图 4-3）。

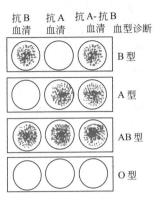

抗B 血清	抗A 血清	抗A-抗B 血清	血型诊断
			B型
			A型
			AB型
			O型

图 4-3 ABO 血型的鉴定

复习与思考

1. 血液由哪几部分组成？
2. 何谓血浆晶体渗透压、血浆胶体渗透压？各有何生理功能？
3. 血细胞包括哪些？它们的正常值是多少？
4. 血液凝固的基本过程如何？
5. ABO 血型是怎样划分的？输血的原则是什么？

第二节 常见疾病

造血系统疾病，俗称血液病，系指原发于造血系统（如白血病等）和主要累及造血系统的疾病（如缺铁性贫血等）。造血系统疾病一般可分为：①红细胞疾病（主要为各种贫血）；②白细胞疾病（又可分为粒细胞、单核细胞、巨噬细胞以及淋巴细胞与浆细胞疾病等）；③出血性疾病（分为血管性、血小板及凝血因子疾病）。近年来由于血栓性疾病引起临床广泛重视，随着大量科研工作的开展，已扩大为"止血与血栓"的范畴，以替代原来"出血性疾病"的内容。

一、贫血

贫血是指循环血液中单位容积内红细胞（RBC）计数、血红蛋白（Hb）含量及血细胞比容（HCT）均低于正常标准者。贫血是一种症状，可为多种疾病所伴发。常见的贫血有缺铁性贫血、再生障碍性贫血、巨幼红细胞贫血等。根据血红蛋白含量可将贫血分为不同程度：①轻度（血红蛋白含量＞90g/L）；②中度（血红蛋白含量为 60～90g/L）；③重度（血红蛋白含量为 30～60g/L）；④极重度（血红蛋白含量＜30g/L）。

【病因和发病机制】

1. 红细胞生成减少

（1）造血干细胞增生和分化异常　如再生障碍性贫血等。

（2）骨髓被异常组织浸润　如白血病等。

（3）细胞成熟障碍　如叶酸、维生素 B_{12} 缺乏致 DNA 合成障碍引起巨幼红细胞贫血；铁缺乏致血红蛋白合成障碍引起缺铁性贫血。

2. 红细胞破坏过多

（1）红细胞内在缺陷（先天）　膜缺陷（如遗传性球形红细胞增多症等）、酶缺陷、血红

  药用医学基础

蛋白缺陷；

（2）红细胞外在因素（后天）　免疫性溶血性贫血、机械性溶血性贫血等。

3. 失血

急性失血后贫血、慢性失血性贫血。

【临床表现】

（1）最常见和最早发现的症状　软弱无力、疲乏、困倦等。

（2）最常见、最突出的体征　皮肤黏膜苍白。

（3）其他　心悸、气促、头痛、头晕、耳鸣、眼花、嗜睡、注意力不集中、食欲下降、恶心、便秘、蛋白尿、月经失调等。

（一）缺铁性贫血

缺铁性贫血是指体内贮存的铁质缺乏，影响血红蛋白的合成所引起的一种小细胞低色素性贫血，又称营养性小细胞性贫血。本症是贫血中最常见的类型，可发生于各种年龄，在育龄妇女和婴幼儿（6个月至2岁多见）中发病率最高。在钩虫病流行地区，本病也多见。

【病因和发病机制】　在正常情况下，铁的吸收和排泄维持动态平衡。人体一般不会缺铁，只有在慢性失血、铁的需求增加而摄入不足时才会导致缺铁。

1. 慢性失血

是最多见、最重要原因，尤以消化道慢性失血或妇女月经过多更为多见。如消化性溃疡、消化道肿瘤、钩虫病、食管静脉曲张出血、痔出血及服用阿司匹林后出血等；药物或胃、十二指肠疾病亦可影响铁的吸收（如萎缩性胃炎、胃及十二指肠术后）；金属（镓、镁）的摄入，抗酸药（碳酸钙和硫酸镁）以及 H_2 受体阻滞药等药物均可抑制铁的吸收。

2. 铁的需求增加而摄入不足

育龄妇女、婴儿和生长发育时期的儿童、青少年的需要量增加。如食物中铁的含量不足或吸收不良，就容易发生缺铁。肉类食物中的血红蛋白铁易于被吸收，蔬菜、谷类、茶叶中的磷酸盐、植酸、丹宁酸等可影响铁的吸收，故食物的组成对铁的摄入是否充足有较大的影响。

【临床表现】

（1）贫血的表现　有贫血的共同症状和体征。

（2）组织缺铁表现　异食癖，患儿可因病程长而发育迟缓、体力下降、智商低等。

（3）体征　指甲脆薄易裂、变平、变凹（勺状甲，见图 4-4）。肝、脾、淋巴结肿大。严重时心脏扩大，出现杂音。

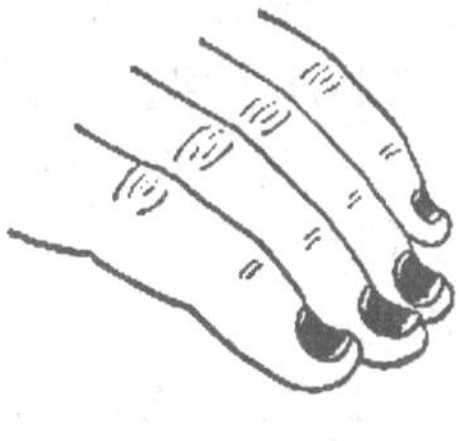

【实验室检查】

（1）血象　小细胞低色素性贫血，红细胞大小不等，中心淡染区扩大。

（2）骨髓象　幼红细胞增生活跃，粒细胞及巨核细胞数量及形态正常。铁染色后细胞内、外铁均低。

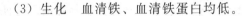

图 4-4　勺状甲

（3）生化　血清铁、血清铁蛋白均低。

【诊治要点】

1. 诊断

本病主要依靠临床表现及实验室检查并在排除其他疾病下诊断。

2. 治疗

（1）一般治疗　加强护理，避免感染。指导喂养，提倡母乳喂养，及时添加含铁丰富且吸收率高的辅助食品，如动物肝、瘦肉、鱼等。注意合理搭配膳食。纠正不良饮食习惯。

（2）病因治疗　应尽可能查找和去除病因。

（3）补充铁剂

① 口服铁剂。选用二价铁盐比三价铁盐易于吸收。以元素铁计算，一般剂量为每次1.5～2mg/kg，每日2～3次，饭后服可以减少对胃肠道的刺激。首选硫酸亚铁（含元素铁20%，每日剂量30mg/kg），0.3g/次，3次/日，还可用富马酸亚铁（含元素铁30%，每日剂量20mg/kg）等。加服维生素C 0.1g或1%稀盐酸10～20滴，可增加铁的吸收，同时应禁茶。在血红蛋白含量达正常水平后，铁剂仍需继续服3～6个月，以补足铁的贮存量。

② 注射铁剂。因注射铁剂较易出现不良反应，应慎用。适应证：口服铁剂后有严重胃肠道反应或胃肠道疾病影响铁的吸收或口服铁剂疗效不满意者，可改为深部肌内注射给药。常用制剂是右旋糖酐铁或山梨醇铁，均含元素铁50g/L。每次肌内注射量不超过0.1ml/kg，每1～3日1次，于2～3周内注射完毕。

（4）输红细胞或输血　一般患者不需输血。适应证为重度贫血并发心功能不全、明显感染或急需外科手术者。贫血愈重，一次输血量应愈小，速度应愈慢，以免加重心功能不全。血红蛋白含量<30g/L者，每次输血5～7ml/kg，或输入浓缩红细胞，每次2～3ml/kg。

【预防保健】　重视营养知识的教育及妇幼保健工作，及时治疗各种慢性出血性疾病。

（二）再生障碍性贫血

再生障碍性贫血简称再障，是由于骨髓功能衰竭造成全血细胞减少的一种疾病，临床上以红细胞、粒细胞、血小板减少所致的贫血、出血、感染为特征。

【病因和发病机制】　病因和发病机制目前尚不十分清楚。常见病因如下。

（1）药物和化学物品　药物过敏和药物毒性是引起再障的常见原因，尤以氯霉素最为常见，其他有抗癌药物、抗癫痫药、氨基比林、抗甲状腺药、磺胺等数十种。

化学物品中以苯及其衍生物最重要，汽油、油漆、黏合剂中均含有苯及其衍生物，长期接触、防护不良有引起再障的可能。

（2）电离辐射　各种电离辐射如X线、放射性同位素，一次大剂量或长期小剂量接触达到一定程度时均可导致骨髓损伤，引发再障。

（3）病毒感染以及免疫功能缺陷等　病毒感染主要见于病毒性肝炎引起的再障，也称为肝炎后再障。

可能的发病机制包括：①免疫功能紊乱损伤造血干（祖）细胞；②造血干细胞缺陷；③造血微环境缺陷等。

【临床表现】

（1）进行性贫血　有贫血的共同症状和体征。

（2）自发性出血　皮肤黏膜出血最常见，严重者可发生内脏出血、颅内出血，常为致死原因之一。

（3）反复感染　也易出现不同部位感染而引起的发热。易发生呼吸道、泌尿道、皮肤等感染，重者致败血症而死亡。

根据病情轻重、发展快慢、病程长短及治疗效果，将再障分为急性型和慢性型。急性型常以出血和感染为早期突出表现。病程短，效果差，存活率一般在1年之内。慢性型常以贫血为主要表现，治疗得当可存活多年甚至治愈。

【实验室检查】

（1）血象　多为全血细胞减少（三系细胞减少的先后和程度可以不同），网织红细胞绝对值减少。

（2）骨髓象　骨髓增生减低或重度减低。

【诊治要点】

1. 诊断

本病的诊断主要依靠临床表现及实验室检查并在排除其他全血细胞减少的疾病及用一般抗贫血药无效下可诊断。

2. 治疗

治疗原则：避免接触任何能抑制骨髓造血的物质，防治感染和出血，采取促进骨髓造血功能、增加血细胞的措施。

（1）病因治疗　去除或避免接触可能致病的各种因素。

（2）对症治疗

① 贫血、出血严重。输新鲜血、浓缩血小板、白细胞及止血药（卡巴克洛、酚磺乙胺）等。

② 抗感染。头孢唑林 2g/次，2 次/天，静脉滴注；或头孢呋辛 2g/次，2 次/天，静脉滴注。

（3）刺激骨髓造血

① 雄性激素。是目前治疗再障的主要药物，常用丙酸睾酮 50～100mg/次，每日一次，肌内注射。或吡唑甲基睾酮（康力龙）2～4mg/次，3 次/日，口服。疗程 3 个月以上，如用药半年以上未见网织红细胞和血红蛋白含量上升，应判定为无效。

② 糖皮质激素。泼尼松 10mg/次，3～4 次/天。

③ 硝酸士的宁。血细胞增生。

（4）同种骨髓移植及胎肝输注　同种骨髓移植适用于严重再障，尤其是白细胞和血小板显著减少者，是治疗干细胞缺乏引起再障的最佳方法。胎肝细胞悬液输注治疗再障，国内已广泛开展，可促进或辅助造血功能恢复。

（5）脾切除　经内科积极治疗半年以上，疗效不佳，无严重并发症，能耐受手术治疗者；有脾脏大及脾脏过多破坏红细胞的证据；有溶血和免疫因素存在者，可考虑脾切除。

（6）免疫抑制药　主要用于有出血倾向及兼有溶血征象者，对刺激骨髓增生无肯定疗效。可用泼尼松 30～40mg/日，口服。病情严重者可应用氢化可的松 100～200mg/日，静脉滴注。疗程根据疗效而定。疗效不明显者，不宜长期应用。抗胸腺球蛋白（ATG）和抗淋巴细胞球蛋白（ALG）适用于年龄大于 40 岁或无合适供髓者的严重性再障。

（7）其他治疗　如儿童及切脾后巩固治疗用氯化钴等。亦有用山莨菪碱、普萘洛尔、左旋咪唑等治疗再障者。

【预防保健】　防止接触有害物质。

二、急性白血病

白血病是一类造血干细胞的克隆性恶性疾病，是国内十种高发恶性肿瘤之一。白血病有急性、慢性之分，以急性白血病为主，占 80%。急性白血病可分为急性淋巴细胞白血病及急性非淋巴细胞白血病两大类。本病特点是有大量原始细胞（白血病细胞）浸润正常骨髓及其他器官和组织，并进入外周血液中。急性白血病以临床起病急、病情凶险、病程短、预后不良为特点。

【病因和发病机制】　尚未完全明了。目前认为其发病与病毒因素、化学因素、放射因素、遗传因素及其他血液疾病有关。可能是多种致病因素综合作用下，首先导致遗传基因的突变，最终导致白血病的发生。

【临床表现】　主要为进行性贫血、发热、出血和白血病细胞浸润脏器四大特征。肝、脾、淋巴结肿大，白血病细胞浸润到不同部位出现相应症状，可浸润皮肤、黏膜、骨髓、脑、脑膜等。

【实验室检查】

（1）血象　红细胞、血红蛋白、血小板明显减少；白细胞增多，也可以正常或减少；周围血中出现大量幼稚细胞，以原始或早幼白细胞为主。

（2）骨髓象　骨髓中有核细胞显著增生，主要是原始的白细胞大量增生；红细胞系统受抑制。

【诊治要点】

1. 诊断

本病主要依靠临床表现及实验室检查并在排除其他疾病下诊断。

2. 治疗

（1）支持疗法

① 维持营养。给高蛋白、高热量、富营养、易消化的饮食，必要时静脉补充营养。

② 用足量有效的抗生素控制感染。根据病原菌给予有效的抗生素，应及时、足量，防止二重感染。

③ 严重贫血者给予输血。输浓集红细胞或全血。

④ 防治出血。输注浓集血小板治疗因血小板过低引起的出血。

⑤ 防治白血病细胞大量破坏引起的高尿酸血症肾病。多饮水并碱化尿液，可用别嘌醇抑制尿酸合成。

（2）化学治疗　可分诱导缓解和维持巩固治疗两个阶段。

① 急性淋巴细胞白血病

a. 诱导缓解治疗。长春新碱、泼尼松和/或加天冬酰胺酶和/或加柔红霉素治疗。

b. 维持巩固治疗。先用原诱导缓解治疗方案巩固治疗 2～4 个疗程，以后用 6-巯嘌呤及甲氨蝶呤治疗。

② 急性非淋巴细胞白血病

a. 诱导缓解治疗。以阿糖胞苷为基础，加柔红霉素、三尖杉酯碱、长春新碱等方法治疗。

b. 维持巩固治疗。完全缓解后巩固 2～4 个疗程，以后再以原诱导方案继续治疗，每月一次。

慢性白血病比较少见，从略。

三、出血性疾病

出血是许多疾病都可出现的症状。因止血机制异常而引起、以自发性出血或血管损伤后出血不止为特征的疾病，称为出血性疾病。常见的有特发性血小板减少性紫癜、过敏性紫癜、血友病等。

【病因和发病机制】　常由以下三种生理体系的功能失常引起：①血管壁功能异常；②血小板数量和/或功能异常；③凝血功能异常。见表4-5。

（一）特发性血小板减少性紫癜

特发性血小板减少性紫癜（ITP）是血小板免疫性破坏、外周血中血小板减少的出血性疾病。分急性型和慢性型两类，急性型多见于儿童，是儿童时期最常见的出血性疾病，属于自身免疫性疾病，患儿血中存在抗血小板抗体。

【临床表现】　临床主要以皮肤黏膜自发性出血为特点。

（1）急性型　多见于儿童，发病前1～3周可有上呼吸道感染史。起病急骤，多有发热。

表 4-5　常见出血性疾病的临床鉴别

项　目	血管性疾病	血小板疾病	凝血障碍性疾病
性别	女性多见	女性多见	男性相对多见
阳性家族史	较少见	罕见	多见
皮肤紫癜	常见	多见	罕见
皮肤大块瘀斑	罕见	多见	可见
血肿	罕见	可见	常见
关节腔出血	罕见	罕见	多见
内脏出血	偶见	常见	常见
眼底出血	罕见	常见	少见
月经过多	少见	多见	少见
手术或外伤后渗血不止	少见	可见	多见

皮肤黏膜出血常较严重。紫癜可呈大量瘀点或大片瘀斑，分布不均。黏膜出血多见于鼻及齿龈以及口腔黏膜、舌等。胃肠道和泌尿生殖系统出血也较常见。颅内出血虽不多见，但常危及生命。整个病程常呈自限性，在数周内可逐渐恢复或痊愈。少数可迁延半年左右，但也有转为慢性型者。

（2）慢性型　多见于青年，尤其女性。起病缓慢，出血症状较轻，主要为反复出现皮肤紫癜和瘀斑。在女性生育期，常表现为月经过多。病程可长达数月乃至数年，反复发作。患者常有脾脏轻度肿大及由于出血持续时间较长而并发缺铁性贫血。

【实验室检查】

（1）血象　血小板减少及形态异常，急性型血小板计数 $<20\times10^9$ 个/L，慢性型时血小板计数常在 50×10^9 个/L 左右。

（2）骨髓象　巨核细胞数增多或正常，并呈成熟障碍现象。急性型者，为幼稚型比例增多，无血小板形成；慢性型者，为颗粒型比例增多，血小板形成减少。

（3）其他　毛细血管脆性试验阳性，凝血酶原消耗不佳，出血时间延长，血块收缩不良等。

【诊治要点】

1. 诊断

本病主要依靠临床表现及实验室检查并在排除其他疾病下诊断。

2. 治疗

（1）除去病因　如感冒、感染、服某种药物者应停药，注意休息，防止出血。有感染者应用抗生素治疗。

（2）肾上腺皮质激素　能刺激骨髓造血功能，使血中血小板、中性粒细胞、红细胞数量增多。首选糖皮质激素，如泼尼松 $0.5\sim1$ mg/（kg·d），连用 6 周。如果无效，逐渐减量直至停用；如果有效，应给维持量，并根据病情逐渐减量，一般需用 $6\sim12$ 个月。或氢化可的松 $150\sim200$ mg 加入 10% 葡萄糖液 $500\sim1000$ ml 静脉滴注，$3\sim6$ 周后逐渐减量，或以 $5\sim15$ mg 泼尼松维持。

（3）必要时输新鲜血或血小板　可减轻出血。出血被控制后应立即停输。

（4）脾切除　特别对伴有脾肿大者，可能有较好的疗效，但不作为首选疗法。

（5）其他　糖皮质激素效果差、脾切除后病情未好转者。

① 免疫抑制药。能抑制免疫反应。

a. 长春新碱。0.02 mg/kg，静脉滴注，每周 1 次，共 $4\sim6$ 周。

b. 环磷酰胺。$1\sim2$ mg/（kg·d），口服（或 $300\sim600$ mg/m²，静脉滴注，每 3 周 1 次）。

c. 硫唑嘌呤。$1\sim2.5$ mg/（kg·d）。

以上可任选一种。若无效，可采用联合化疗。

② 干扰素。其小剂量能增强免疫反应，大剂量能抑制免疫反应。多采用 α-干扰素 300 万单位/次，皮下注射，每周 3 次，共 12 次。

（二）过敏性紫癜

过敏性紫癜为一种常见的血管变态反应性疾病，因机体对某些致敏物质发生变态反应，导致毛细血管脆性及通透性增加，血液外渗，产生皮肤紫癜、黏膜及某些器官出血。可同时出现皮肤水肿、荨麻疹等其他过敏表现。

本病多见于青少年，男性发病略多于女性，春、秋季节发病较多。

【病因和发病机制】 细菌（如 β 溶血性链球菌）、病毒（如麻疹病毒、水痘病毒、风疹病毒）、寄生虫、异性蛋白（如鱼、虾、蟹、蛋、鸡、牛奶）、药物（如一些抗生素、解热镇痛药、阿托品、异烟肼及噻嗪类利尿药等）、花粉、尘埃、菌苗或疫苗接种、虫咬、受凉及寒冷刺激等，都可以作为致病原使机体发生自身免疫反应。

【临床表现】 病前 1～2 周有低热、上呼吸道感染及全身不适等症状，继而出现典型的皮肤紫癜，多见于肢体，尤其下肢伸侧多见，对称性、分批性出现，并可反复发作。紫癜的特点为高于皮肤表面，有时融合成片，重者可融合成大疱，中心可有出血性坏死，结痂、脱落后遗有色素瘢痕。病程中可因累及消化道、关节或肾脏，而引起腹痛、便血、关节疼痛、血尿、水肿等。

【实验室检查】 血小板计数、血小板功能和凝血时间均无异常。毛细血管脆性试验阳性。如果肾脏受累可出现血尿、蛋白尿甚至肾功能异常；累及肠道可出现便血或潜血阳性。

【诊治要点】

1. 诊断

本病主要依靠临床表现及实验室检查并在排除其他疾病下诊断。

2. 治疗

（1）病因治疗 应尽快找出过敏原（变应原），避免再接触，如消除感染病灶、驱除肠道寄生虫等。

（2）抗过敏治疗

① 抗组胺药物。首选苯海拉明、异丙嗪、氯苯那敏等，必要时可加用 10% 葡萄糖酸钙 10ml，静脉缓注，2 次/天，也可用普鲁卡因 150～300mg 加入 5% 葡萄糖液中，静脉滴注，1～2 次/天。

② 糖皮质激素。对减轻腹痛、控制肠道出血和减轻关节肿痛有较好效果。可用泼尼松 30～40mg/天，分次口服；也可用氢化可的松或地塞米松，静脉滴注。

③ 免疫抑制药。仅适用于顽固性者。常用的为环磷酰胺 50mg，2～3 次/天；或 100～200mg，静脉注射，隔日一次。也可用硫唑嘌呤 50mg，2～3 次/天，口服。

复习与思考

1. 什么是贫血？贫血分为哪些类型？

2. 引起缺铁性贫血的病因是什么？如何治疗？

3. 什么是巨幼红细胞贫血？

4. 再生障碍性贫血的主要临床表现是什么？发病与哪些因素有关？如何治疗？

5. 白血病分为哪些类型？其发病与哪些因素有关？

6. 出血性疾病分为哪些类型？

7. 说说过敏性紫癜的发病机制，如何治疗？

8. 什么是特发性血小板减少性紫癜？

第五章

循环系统

　　循环系统是封闭的管道系统，它包括心血管系统和淋巴管系统两部分。心血管系统是一个完整的循环管道，它以心脏为中心，通过血管与全身各器官、组织相连，血液在其中循环流动；淋巴管系统则是一个单向的回流管道，它以毛细淋巴管盲端起源于组织细胞间隙，吸收组织液形成淋巴液，淋巴液在淋巴管内向心流动，沿途经过若干淋巴结，并获得淋巴球和浆细胞，最后汇集成左、右淋巴导管，开口于静脉。

　　循环系统的主要功能是把机体从外界摄取的氧和营养物质送到全身，供给组织进行新陈代谢之用，同时把全身各组织的代谢产物，如二氧化碳、尿素等，分别运送到肺、肾和皮肤等处排出体外，从而维持人体的新陈代谢和内环境的稳定；它还将为数众多的与生命活动调节有关的物质（如激素）运送到相应的器官，以调节各器官的活动；淋巴系是组织液回收的第二条渠道，既是静脉系的辅助系统，又是抗体防御系统的一环。

第一节　解剖生理

一、心脏

（一）心脏的形态和结构

　　心脏位于胸腔的纵隔内，其所在位置相当于第 2～6 肋软骨或第 5～8 胸椎的范围。整个心脏 2/3 偏在身体正中线的左侧。

　　心脏的外形略呈倒置的圆锥形，大小约相当于本人的拳头。心尖朝向左前下方，心底朝向右后上方。心底部自右向左有上腔静脉、肺动脉和主动脉与之相连。心脏表面有三个浅沟，可作为心脏分界的表面标志。在心底附近有环形的冠状沟，分隔上方的心房和下方的心室。心室的前面、后面各有一条纵沟，分别叫做前室间沟和后室间沟，是左、右心室表面分界的标志。左、右心房各向前内方伸出三角形的心耳。见图5-1、图5-2、图5-3。

　　心脏是肌性的空腔器官。以心肌层为主，其外表面覆以心外膜（即心包脏层），内面衬以心内膜，心内膜与血管内膜相续，心房、心室的心外膜、心内膜是互相延续的，但心房和心室的心肌层却不直接相连，它们分别起止于心房和心室交界处的纤维支架，形成各自独立的肌性壁，从而保证心房和心室各自进行独立的收缩和舒张，以推动血液在心脏内的定向流动。心房肌薄弱，心室肌肥厚，其中左心室室壁肌最发达。

　　成体心脏内腔被完整的心中隔分为互不相通的左、右两半，见图5-4。每半心在与冠状沟一致的位置上各有一个房室口，

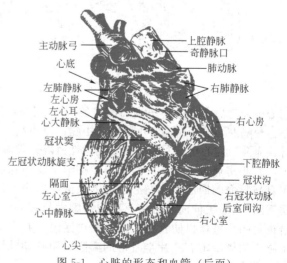

图 5-1　心脏的形态和血管（后面）

主动脉弓
上腔静脉
奇静脉口
心底
肺动脉
左肺静脉
右肺静脉
左心房
左心耳
心大静脉
右心房
冠状窦
左冠状动脉旋支
下腔静脉
冠状沟
隔面
左心室
右冠状动脉
心中静脉
后室间沟
右心室
心尖

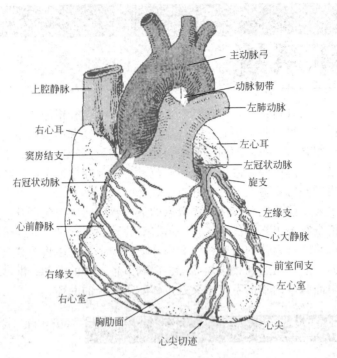

图 5-2　心脏的形态与血管（前面）

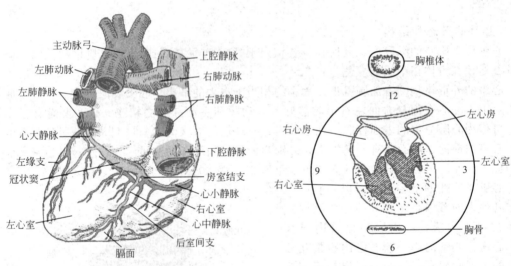

图 5-3　心的形态与血管（后下面）　　　　图 5-4　心腔的方位示意图

将心脏分为后上方的心房和前下房的心室。因此心脏被分为右心房、右心室、左心房和左心室。分隔左、右心房的心中隔叫房中隔；分隔左、右心室的叫室中隔。右心房、右心室容纳静脉性血液，左心房、左心室容纳动脉性血液。成体心脏内静脉性血液与动脉性血液完全分流。

　　右心房通过上、下腔静脉口，接纳全身静脉血液的回流，还有一小的冠状窦口，是心脏本身静脉血的回流口。右心房内的血液经右房室口流入右心室，在右房室口生有三尖瓣（右房室瓣），瓣尖伸向右心室，尖瓣借腱索与右心室壁上的乳头肌相连。当心室收缩时，瓣膜合拢封闭房室口以防止血液向心房内逆流。右心室的出口叫肺动脉口，通过向肺动脉。在肺动脉口的周缘附有三片半月形的瓣膜，叫肺动脉瓣，其作用是当心室舒张时，防止肺动脉的血液反流至右心室（图 5-5）。

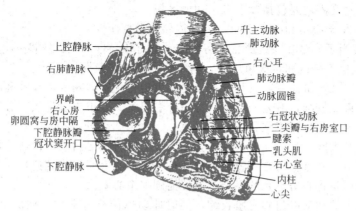

图 5-5　右心房与右心室（右面观）

左心房通过四个肺静脉口收纳由肺回流的血液，然后经左房室口流入左心室，在左房室口处生有二尖瓣（左房室瓣）。左心室的出口叫主动脉口，左心室的血液通过此口入主动脉，向全身各组织、器官分布，在主动脉口的周缘也附有三片半月形的瓣膜，叫主动脉瓣。二尖瓣和主动脉瓣的形状、结构及作用与三尖瓣和肺动脉瓣的基本一致（图5-6）。

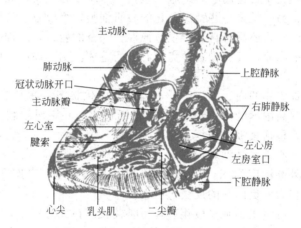

图 5-6　左心房与左心室（左面观）

房室口和动脉口的瓣膜是保证心腔血液定向流动的装置，当心室肌舒张时，房室瓣（三尖瓣、二尖瓣）开放，而动脉瓣（肺动脉瓣、主动脉瓣）关闭，血液由左、右心房流向左、右心室；心室肌收缩时则相反，房室瓣关闭，动脉瓣开放。

（二）心脏的血管

心脏的动脉为发自升主动脉的左、右冠状动脉，其静脉最终汇集成冠状静脉窦开口于右心房。供给心脏本身的血液循环叫冠状循环。

（三）心传导系统

由特殊的心肌纤维所构成，能产生并传导冲动，使心房肌和心室肌协调地、规律地进行收缩，从而维持心收缩的正常节律。

心脏的特殊传导系统由不同类型的特殊分化的心肌细胞所组成。包括窦房结、房室交界、房室束和末梢浦肯野纤维网。

（1）窦房结　位于右心房和上腔静脉连接处，是心的正常起搏点。

（2）房室交界　又称为房室结区，是心房与心室之间的特殊传导组织，是心房兴奋传入心室的通道。房室交界主要包括以下三个功能区域。

① 房结区。位于心房和结区之间，具有传导性和自律性。

② 结区。相当于光学显微镜所见的房室结，具有传导性，无自律性。

③ 结希区。位于结区和希氏束之间，具有传导性和自律性。

（3）房室束（又称希氏束）及其分支　房室束走行于室间隔内，在室间隔膜部开始分为左、右两支。右束支较细，沿途分支少，分布于右心室。左束支呈带状，分支多，分布于左心室。房室束主要含浦肯野细胞。

（4）浦肯野纤维网　是左、右束支的最后分支，由于分支很多，形成网状，密布于左、右心室的心内膜下，并垂直向心外膜侧伸延，再与普通心室肌细胞相连接。房室束及末梢浦肯野纤维网的作用是将心房传来的兴奋迅速传播到整个心室。

由窦房结发出的冲动引起心房肌收缩，同时冲动也传给房室结，在房室结内传导缓慢，约经 0.4s 的延搁，再沿房室束、左束支、右束支及浦肯野纤维传至心室肌，引起心室肌收缩。因此，心房和心室的收缩并非同时发生。

（四）心肌细胞的生物电现象

心脏活动是以心肌细胞的生物电现象为基础的。组成心脏的心肌细胞并不是同一类型的，分为两大类型：一类是普通的心肌细胞，包括心房肌和心室肌，此类细胞不具有自动节律性，但具有兴奋性；另一类是一些特殊分化的心肌细胞，组成心脏的特殊传导系统，除了具有兴奋性和传导性之外，还具有自动产生节律性、兴奋的能力，故称为自律细胞。两类心肌细胞分别实现一定的职能，互相配合，完成心脏的整体活动。以心室肌为例，说明心肌细胞的生物电现象。

在静息状态下，细胞膜的内、外处于外正内负的极化状态，静息电位约为 $-90mV$，主要由于在静息时细胞内高浓度的 K^+ 向细胞外扩散而造成。心室肌细胞由静息状态转入兴奋状态时产生动作电位，包括去极化和复极化两个过程。

（1）去极化过程　心室肌受到刺激时，静息电位降到阈电位（约 $-70mV$）时，Na^+ 通道全部开放，细胞膜外高浓度的 Na^+ 迅速内流，使细胞膜内电位迅速升到 $+30mV$，结果由外正内负的极化状态转为外负内正的反极化状态。

（2）复极化过程　心室肌细胞复极化过程历时较长。在此过程中，Na^+ 通道关闭，Na^+ 内流停止；细胞膜对 K^+ 的通透性升高，K^+ 外流，Ca^{2+} 通道开放，Ca^{2+} 内流；细胞内、外原有离子浓度改变。最后依靠泵的作用，将内流的 Na^+、Ca^{2+} 泵出，并摄回外流的 K^+，使细胞内、外的离子分布恢复到兴奋前的状态。

（五）心肌的生理特性

心肌组织具有兴奋性、自动节律性、传导性和收缩性四种生理特性。心肌的收缩性是心肌的一种机械特性。兴奋性、自律性和传导性则是以肌膜的生物电活动为基础的，故又称为电生理特性。心肌组织的这些生理特性共同决定着心脏的活动。

1. 心肌的兴奋性

心肌细胞具有在受到刺激时产生兴奋的能力，称为兴奋性。在一次兴奋过程中兴奋性会产生周期性变化。

2. 心肌的自动节律性

心肌在离体和脱离神经支配的情况下仍能自动产生节律性兴奋的特性，称为自动节律性，简称自律性。具有自动节律性的组织或细胞，称自律组织或自律细胞。组织、细胞单位时间（每分钟）内能够自动发生兴奋的次数，即自动兴奋的频率，是衡量自动节律性高低的指标。窦房结细胞的自律性最高，房室交界区（结区除外）次之，心室内传导组织最低。正常情况下心肌的节律性活动受自律性最高的窦房结控制，因而窦房结成为心肌产生兴奋和收缩的正常起搏点。

3. 心肌的传导性和心脏内兴奋的传导

心肌细胞传导兴奋的能力或特性，称为传导性。其原理与神经纤维相同。正常情况下窦房结发出的兴奋通过心房肌传播到整个右心房和左心房，尤其是沿着心房肌组成的"优势传导通路"迅速传到房室交界区，经房室束和左、右束支传到浦肯野纤维网，引起心室肌兴奋，再直接通过心室肌将兴奋由内膜侧向外膜侧心室肌扩布，引起整个心室兴奋。由于各种心肌细胞的传导性高低不等，兴奋在心脏各个部分传播的速度是不相同的。在心房，一般心房肌的传导速度较慢（约为 0.4m/s），而"优势传导通路"的传导速度较快，窦房结的兴奋可以沿着这些通路很快传播到房室交界区。在心室，心室肌的传导速度约为 1m/s，而心室内传导组织的传导性却高得多，末梢浦肯野纤维传导速度可达 4m/s，而且它呈网状分布于心室壁，这样，由房室交界区传入心室的兴奋就沿着高速传导的浦肯野纤维网迅速而广泛地向左、右两侧心室壁传导。

4. 收缩性

心肌细胞受到刺激产生兴奋时，先在细胞膜上产生动作电位，再通过兴奋-收缩耦联引起肌丝滑行，使整个细胞收缩。

（六）心脏的功能

1. 心脏的泵血功能

心脏是一个由心肌组织构成并具有瓣膜结构的空腔器官，是血液循环的动力装置。生命过程中，心脏不断做收缩和舒张交替的活动，舒张时容纳静脉血返回心脏，收缩时把血液射入动脉，为血液流动提供能量。通过心脏的这种节律性活动以及由此而引起的瓣膜的规律性开启和关闭，推动血液沿单一方向循环流动。心脏的这种活动形式与水泵相似，因此可以把心脏视为实现泵血功能的肌肉器官。

2. 心动周期

心脏一次收缩和舒张构成一个机械活动周期，称为心动周期。心房与心室的心动周期均包括收缩期和舒张期。由于心室在心脏泵血活动中起主要作用。故通常心动周期是指心室的活动周期而言。

心动周期持续的时间与心跳频率有关。成年人心率平均每分钟 75 次，每个心动周期持续 0.8s。一个心动周期中，两心房首先收缩，持续 0.1s，继而心房舒张，持续 0.7s。当心房收缩时，心室处于舒张期，心房进入舒张期后不久，心室开始收缩，持续 0.3s，随后进入舒张期，占时 0.5s。心室舒张的前 0.4s 期间，心房也处于舒张期，这一时期称为全心舒张期。

一次心动周期中，心房和心室各自按一定的时程进行舒张与收缩相交替的活动，而心房和心室两者的活动又依一定的次序先后进行，左、右两侧心房或两侧心室的活动则几乎是同步的。另一方面，无论心房或心室，收缩期均短于舒张期。如果心率增快，心动周期持续时间缩短，收缩期和舒张期均相应缩短，但舒张期缩短的比例较大；因此，心率增快时，心肌工作的时间相对延长，休息时间相对缩短，这对心脏的持久活动是不利的。

3. 心脏的输出量

心脏的主要功能是射血，因此，单位时间内从心脏射出的血液量是衡量心脏泵血功能的指标。

（1）每搏输出量　一次心跳一侧心室射出的血液量，称每搏输出量，简称搏出量。

（2）每分输出量　一侧心室每分钟射出的血液量，称每分输出量，简称心输出量，等于心率与搏出量的乘积。左、右两心室的输出量基本相等。

心输出量与机体新陈代谢水平相适应，可因性别、年龄及其他生理情况而不同。女性比同体重男性的心输出量约低10%，青年时期心输出量高于老年时期。

4. 心音

心动周期中，心肌收缩、瓣膜启闭、血液加速度和减速度等因素引起的机械振动，可通过周围组织传递到胸壁；如将听诊器放在胸壁某些部位，就可以听到声音，称为心音。

心音发生在心动周期的某些特定时期，其音调和持续时间也有一定的规律。正常心脏可听到4个心音，即第一心音、第二心音、第三心音和第四心音。多数情况下只能听到第一心音和第二心音，在某些健康儿童和青年人也可听到第三心音，40岁以上的健康人也有可能出现第四心音。心脏某些异常活动可以产生杂音或其他异常心音。因此，听取心音或记录心音图对于心脏疾病的诊断有一定的意义。

第一心音发生在心缩期，标志心室收缩期的开始。其音调低，持续时间相对较长，在心尖搏动处听得最清楚。

第二心音发生在心脏舒张期，标志心室舒张期开始。其音调高，持续时间较短。在主动脉瓣和肺动脉瓣听诊区听得最清楚。

二、血管系统

（一）血管的种类和分布

血管分布于身体各部，分为动脉、静脉和毛细血管。

1. 动脉

动脉是由心室发出的血管，在行程中不断分支，形成大、中、小动脉。动脉由于承受较大的压力，管壁较厚，管腔断面呈圆形。动脉壁由内膜、中膜和外膜构成，内膜的表面由单层扁平上皮（内皮）构成光滑的腔面，外膜为结缔组织，大动脉的中膜富含弹力纤维，当心脏收缩射血时，大动脉管壁扩张，当心室舒张时，管壁弹性回缩，继续推动血液前进；中、小动脉，特别是小动脉的中膜，平滑肌较发达。在神经支配下收缩和舒张，以维持和调节血压以及调节其分布区域的血流量。

2. 静脉

静脉是引导血液回心的血管，小静脉起于毛细血管网，行程中逐渐汇成中静脉、大静脉，最后开口于心房。静脉因所承受压力小，故管壁薄，平滑肌和弹力纤维均较少，弹性和收缩性均较弱，管腔在断面上呈扁椭圆形。静脉的数目较动脉多，由于走行的部位不同，头颈、躯干、四肢的静脉有深、浅之分，深静脉与同名的动脉伴行，在肢体的中间段及远侧段，一条动脉有两条静脉与之伴行。浅静脉走行于皮下组织中。静脉间的吻合较丰富。静脉壁的结构也可分为内、中、外膜，在大多数的静脉其内膜反折，形成半月形的静脉瓣，以保障血液的向心回流。

3. 毛细血管

毛细血管是连接于动脉、静脉之间的极细微的血管网，直径仅 $7\sim9\mu m$，管壁薄，主要由一层内皮细胞构成，具有一定的通透性，血液在毛细血管网中流速缓慢，有利于组织细胞和血液间的物质交换。

（二）血液循环

血管系统由起于心室的动脉系和回流于心房的静脉系以及连接于动脉、静脉之间的网状的毛细血管所组成。血液由心室射出，经动脉、毛细血管、静脉再回流入心房，循环不已，根据循环途径的不同，可分为体循环和肺循环两种（图5-7）。

1. 体循环

体循环起始于左心室，左心室收缩将富含氧和营养物质的动脉血泵入主动脉，经各级动脉分支到达全身各部组织的毛细血管，与组织细胞进行物质交换，即血中的氧和营养物质为组织细胞所吸收，组织细胞的代谢产物和二氧化碳等进入血液，形成静脉血。再经各级静脉，最后汇合成上、下腔静脉注入右心房。

2. 肺循环

肺循环起于右心室，右心室收缩时，将体循环回流的血液（含代谢产物及二氧化碳的静脉血）泵入肺动脉，经肺动脉的各级分支到达肺泡周围的毛细血管网，通过毛细血管壁和肺泡壁与肺泡内的空气进行气体交换，即排出二氧化碳、摄入氧气，使血液变为富含氧的动脉血，再经肺静脉回流入左心房。

另外，在微细血管之间还有一种血液循环，称为微循环，即从微动脉到微静脉之间的微细血管的血液循环，是执行人体内物质交换的基础部分，并具有调节局部血流的功能。对

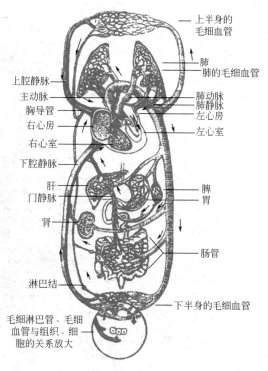

图 5-7　血液循环概观

组织和细胞的代谢和功能活动有很大影响。与微循环有关的血管一般包括微动脉、中间微动脉、真毛细血管、直接通路、动静脉吻合和微静脉 6 个部分。

（三）肺循环的血管

1. 肺动脉

起于右心室，为一短干，在主动脉之前向左上后方斜行，在主动脉弓下方分为左、右肺动脉，经肺门入肺，随支气管的分支而分支，在肺泡壁的周围形成稠密的毛细血管网。

2. 肺静脉

肺静脉的属支起于肺内毛细血管，逐级汇成较大的静脉，最后，左、右肺各汇成两条肺静脉，注入左心房。

（四）体循环的血管

1. 动脉

（1）主动脉

主动脉是体循环中的动脉主干，全程可分为三段，即升主动脉、主动脉弓和降主动脉。降主动脉又可再分为胸主动脉和腹主动脉。升主动脉起自左心室，在起始部发出左、右冠状动脉营养心脏壁。主动脉弓，是升主动脉的直接延续，在右侧第二胸肋关节后方呈弓形向左后方弯曲，到第 4 胸椎椎体的左侧移行为胸主动脉。在主动脉弓的凸侧自右向左发出头臂干、左侧颈总动脉和左侧锁骨下动脉。胸主动脉是主动脉弓的直接延续，沿脊柱前方下降，穿过膈肌主动脉裂孔移行为腹主动脉。腹主动脉是胸主动脉的延续，沿脊柱前方下降，至第 4 腰椎平面分为左、右髂总动脉而终（图 5-8）。

（2）头颈部的动脉　头颈部的动脉主要来源于颈总动脉，少部分的分支从锁骨下动脉发出（见上肢的动脉）。

左侧颈总动脉直接发自主动脉弓，右侧者起于头臂干。起始后沿气管和食管的外侧上

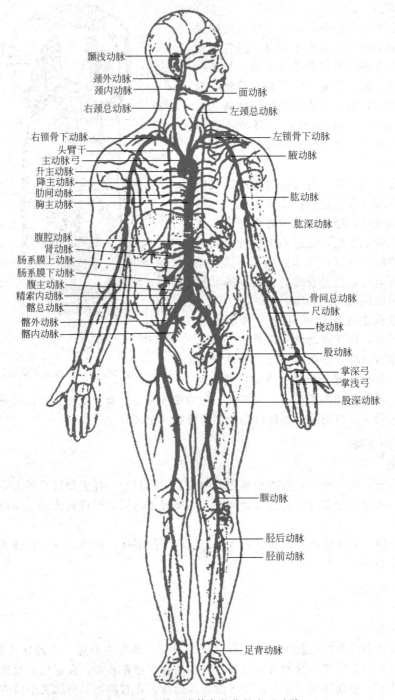

图 5-8　主动脉及身体各部位的主要动脉

升，至甲状软骨上缘平面分为颈内动脉和颈外动脉两支。颈内动脉经颅底的颈动脉管入颅，分布于脑和视器。颈外动脉上行至下颌颈处分为颞浅动脉和上颌动脉两个终支。沿途的主要分支有甲状腺上动脉、舌动脉和面动脉等，分布于甲状腺、喉及头面部的浅、深层结构。

（3）上肢的动脉　上肢动脉的主干是锁骨下动脉。左锁骨下动脉直接起于主动脉弓，右锁骨下动脉起于头臂干，起始后经胸廓上口进入颈根部，越过第一肋，续于腋动脉。其主要分支有椎动脉，穿经颈椎的横突孔由枕骨大孔入颅，分布于脑。甲状颈干分布于甲状腺等。

胸廓内动脉分布于胸腹腔前壁。

① 腋动脉。为锁骨下动脉的延续，穿行于腋窝，至背阔肌下缘，移行于肱动脉，腋动脉的分支分布于腋窝周围结构。

② 肱动脉。沿臂内侧下行，至肘关节前面，分为桡动脉和尺动脉。桡动脉和尺动脉分别沿前臂的桡侧和尺侧下降。至手掌，两动脉的末端和分支在手掌吻合，形成双层的动脉弓即掌浅弓和掌深弓。上述各动脉分支分布于走行部位附近的组织。

（4）胸部的动脉　胸部的动脉主要起源于主动脉。其分支有壁支和脏支两类。

① 壁支。主要是肋间动脉，共 9 对，行于第 3 至 11 肋间隙内；肋下动脉，沿第 12 肋下缘行走。壁支供养胸壁和腹前外侧壁。

② 脏支。供给胸腔脏器，如支气管和肺、食管和心包等。

（5）腹部的动脉　腹部的动脉主要发自腹主动脉，也有壁支和脏支两类。

① 壁支。分布于腹后壁和膈肌。

② 脏支。供养腹腔脏器和生殖腺。由于腹腔消化器官和脾是不成对器官而泌尿生殖器官是成对器官，所以血管的分支与此相适应，可分为成对脏支和不成对脏支。成对的有肾上腺中动脉、肾动脉和生殖腺动脉（男性的睾丸动脉或女性的卵巢动脉）。不成对的分支有腹腔干，分布于胃、肝、脾、胰等；肠系膜上动脉，分布于小肠、盲肠、升结肠和横结肠；肠系膜下动脉，分布于降结肠、乙状结肠和直肠上部。

（6）盆部的动脉　腹主动脉在第 4 腰椎体的左前方，分为左、右髂总动脉。髂总动脉行至骶髂关节处又分为髂内动脉和髂外动脉。

髂内动脉是盆部动脉的主干，沿小骨盆后外侧壁走行。分支有壁支和脏支之分。

① 壁支。分布于盆壁、臀部及股内侧部。

② 脏支。分布于盆腔脏器（膀胱、直肠下段、子宫等）。

（7）髂外动脉和下肢的动脉

① 髂外动脉是指自起始部至腹股沟韧带深面以上的一段动脉，其分支供养腹前壁下部。

② 股动脉在腹股沟韧带中点深面由髂外动脉延续而来，经股前部下行，在股下部穿向后行至腘窝，移行为腘动脉。腘动脉在腘窝深部下行，在膝关节下方分为胫后动脉和胫前动脉。胫后动脉沿小腿后部深层下行，经内踝后方至足底分为足底内侧动脉和足底外侧动脉。胫前动脉起始后经胫骨、腓骨之间穿行向前，至小腿前部下行，越过踝关节前面至足背，移行为足背动脉。足背动脉在第 1、2 跖骨间穿行至足底，与足底外侧动脉吻合形成足底动脉弓。上述各动脉都有分支供养所经部位周围的组织。

2. 静脉

体循环的静脉可分为上腔静脉系、下腔静脉系和心静脉系（图 5-9）。

（1）上腔静脉系　上腔静脉由左、右头臂静脉在右侧第一胸肋关节后合成，垂直下行，汇入右心房。在其汇入前有奇静脉注入上腔静脉。接纳头颈、上肢和胸部的静脉血。

头臂静脉左、右各一，分别由颈内静脉和锁骨下静脉在胸锁关节后方汇合而成，汇合处所形成的夹角称为静脉角。

① 头颈部的静脉。头颈部的静脉有深、浅之分。深静脉叫颈内静脉，起自颅底的颈静脉孔，在颈内动脉和颈总动脉的外侧下行。它除接受颅内的血流外，还接受从咽、舌、喉、甲状腺和头面部来的静脉。浅静脉叫颈外静脉，起始于下颌角处，越过胸锁乳突肌表面下降，注入锁骨下静脉。

② 上肢的静脉。上肢的深静脉均与同名动脉伴行。上肢的浅静脉有：头静脉，起自手背静脉网桡侧，沿前臂和臂外侧上行，汇入腋静脉；贵要静脉，起自手背静脉网尺侧，沿前臂尺侧上行，在臂内侧中点与肱静脉汇合，或伴随肱静脉向上注入腋静脉；肘正中静脉，在

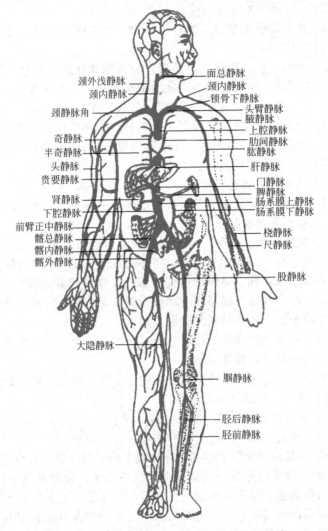

図 5-9　上、下腔静脉及身体各部位的主要静脉

肘部前面连于头静脉和贵要静脉之间。

③ 胸部的静脉。右侧肋间静脉、支气管静脉和食管静脉汇入奇静脉；而左侧肋间静脉则先汇入半奇静脉或副半奇静脉，然后汇入奇静脉。奇静脉沿胸椎体右前方上行，弓形越过右肺根汇入上腔静脉。

（2）下腔静脉系　下腔静脉是人体最大的静脉，接受膈以下各体部（下肢、盆部和腹部）的静脉血，由左、右髂总静脉在第四腰椎下缘处汇合而成，沿腹主动脉右侧上行，穿过膈的腔静脉孔，注入右心房。

① 下肢的静脉。下肢的深静脉与同名动脉伴行，由股静脉续于髂外静脉。下肢的浅静脉有：大隐静脉，起自足背静脉弓的内侧端，经内踝前沿下肢内侧上行，在股前部靠上端处汇入股静脉；小隐静脉，起自足背静脉弓外侧端，经外踝后方，沿小腿后面上行，在腘窝注入腘静脉。

② 盆部的静脉。有壁支和脏支之分。壁支与同名动脉伴行。脏支起自盆腔脏器周围的静脉丛（如膀胱丛、子宫阴道丛和直肠丛等）。壁支和脏支均汇入髂内静脉。

髂外静脉和髂内静脉在骶髂关节前方汇成髂总静脉。

③ 腹部的静脉。腹部的静脉有壁支与脏支之分。壁支与同名动脉伴行，注入下腔静脉。脏支与动脉相同，也可分为成对脏支和不成对脏支。成对脏支与动脉同名，大部分直接注入下腔静脉；不成对脏支有起自肠、脾、胰、胃的肠系膜上静脉、肠系膜下静脉和脾静脉等，它们汇合形成一条静脉主干，叫门静脉。门静脉经肝门入肝，在肝内反复分支，最终与肝动脉的分支共同汇入肝窦状隙，肝窦状隙汇成肝内小静脉，最后形成三支肝静脉注入于下腔静脉。门静脉是附属于下腔静脉系的一个特殊部分，它将大量由胃、肠道吸收来的物质运送至肝脏，由肝细胞进行合成、解毒和贮存。

（五）血流量和血压

1. 血流量和血流速度

单位时间内流过血管某一截面的血量称为血流量，也称容积速度，其单位通常以 ml/min 或 L/min 来表示。血液中的一个质点在血管内移动的线速度，称为血流速度。血液在血管内流动时，其血流速度与血流量成正比，与血管的截面成反比。

2. 血压

血压是指血管内的血液对于单位面积血管壁的侧压力，也即压强。按照国际标准计量单位规定，压强的单位为帕（Pa），即牛/米^2（N/m^2）。帕的单位较小，血压数值通常用千帕（kPa）来表示（1mmHg 等于 0.133 kPa）。循环系统有足够的血液充盈和心脏射血是形成血压的基本因素。

3. 动脉血压和动脉脉搏

动脉血压是指血液在动脉血管内流动时对单位面积血管壁的侧压力。心室收缩时，主动脉压急剧升高，在收缩期的中期达到最高值。这时的动脉血压值称为收缩压。心室舒张时，主动脉压下降，在心舒末期动脉血压的最低值称为舒张压。收缩压和舒张压的差值称为脉搏压，简称脉压。一个心动周期中每一个瞬间动脉血压的平均值，称为平均动脉压。简略计算，平均动脉压大约等于舒张压加 1/3 脉压。一般所说的动脉血压是指主动脉压。因为在大动脉中血压降落很小，故通常将在上臂测得的肱动脉压代表主动脉压。我国健康青年人在安静状态时的收缩压为 13.3～16.0kPa（100～120mmHg），舒张压为 8.0～10.6kPa（60～80mmHg），脉搏压为 4.0～5.3kPa（30～40mmHg），平均动脉压在 13.3kPa（100mmHg）左右。

动脉血压的形成，首先在具有足够的循环血量的基础上，还需具备三个条件：心射血、外周阻力和大动脉弹性。其中，心射血、外周阻力是形成血压的基本条件。心室肌收缩时所做的功，一部分表现为推动血液前进的动能，另一部分形成对血管壁的侧压力，使血管壁扩张，表现为势能。若仅有心室肌做功，而无外周阻力，则心室所做的功将全部表现为动能，用于推动血液迅速流向外周。可见，动脉血压的形成是心射血和外周阻力共同作用的结果。

大动脉的弹性贮器作用在血压形成过程中也起重要作用。当心射血时，由于大动脉弹性及外周阻力的存在，射出的血液仅有 1/3 流向外周，其余 2/3 暂时贮存在大动脉中，使大动脉弹性纤维被拉长而管壁扩张。这样，不但缓冲了心缩期大动脉管壁突然增大的收缩压，还将心室收缩所释放的一部分能量以势能的形式贮存在大动脉管壁弹性纤维上。心舒张时，射血停止，于是大动脉管壁中被拉长的弹性纤维发生弹性回缩，将贮存的那部分血液继续推向外周，使舒张压维持在较高水平。可见，大动脉的弹性贮器作用，一方面可使心室间断的射血变为动脉内持续的血流；另一方面还能缓冲动脉血压，使收缩压不致过高，并维持舒张压于一定水平。

影响动脉血压的因素：

（1）每搏输出量　如果外周阻力和心率的变化不大，每搏输出量增加，动脉血压的升高主要表现为收缩压的升高，舒张压可能升高不多，脉压增大。故收缩压的高低主要反映每搏输出量的多少。

（2）心率　如果心率加快，每搏输出量和外周阻力不变，舒张压升高明显，收缩压升高较少，脉压变小；相反，心率减慢时，脉压增大。

（3）外周阻力　如果心输出量不变而外周阻力加大，收缩压的升高不如舒张压的升高明显，脉压减小；反之，外周阻力减小时，舒张压的降低比收缩压的降低明显，脉压加大。一般情况下，舒张压的高低主要反映外周阻力的大小。原发性高血压的发病主要是由于阻力血管口径变小而造成外周阻力过高。

（4）主动脉和大动脉的弹性贮器作用　由于主动脉和大动脉的弹性贮器作用，动脉血压的波动幅度明显小于心室内压的波动幅度。老年人的动脉管壁硬化，弹性下降，故脉压增大。

（5）循环血量和血管系统容量的比例　正常情况下，循环血量和血管容量是相互适应的。失血后，循环血量减小，如果血管容量改变不大，则体循环平均充盈压必然降低，使动脉血压降低。如果循环血量不变而血管容量增大，也会造成动脉血压下降。

动脉血压除存在个体差异外，还有性别和年龄的差异。一般说来，女性在更年期前动脉血压比同龄男性的低，更年期后动脉血压升高。男性和女性的动脉血压都随年龄的增长而逐渐升高，收缩压的升高比舒张压的升高更为显著。

在每个心动周期中，动脉内的压力发生周期性的波动。这种周期性的压力变化可引起动脉血管发生搏动，称为动脉脉搏。在手术时暴露动脉，可以直接看到动脉随每次心搏而发生的搏动。用手指也可摸到身体浅表部位的动脉搏动。

4. 静脉血压

静脉在功能上不仅仅是作为血液回流入心脏的通道，由于整个静脉系统的容量很大，而且静脉容易被扩张，又能够收缩，因此静脉起着血液贮存库的作用。静脉的收缩或舒张可有效地调节回心血量和心输出量，使循环功能能够适应机体在各种生理状态时的需要。当体循环血液经过动脉和毛细血管到达微静脉时，血压下降至约 $2.0\sim2.7\text{kPa}$（$15\sim20\text{mmHg}$）。右心房作为体循环的终点，血压最低，接近于零。通常将右心房和胸腔内大静脉的血压称为中心静脉压，而各器官静脉的血压称为外周静脉压。中心静脉压的高低取决于心脏射血能力和静脉回心血量之间的相互关系，是反映心血管功能的又一指标。临床上在用输液治疗休克时，除须观察动脉血压变化外，也要观察中心静脉压的变化。中心静脉压的正常变动范围为 $0.4\sim1.2\text{kPa}$（$4\sim12\text{mmHg}$）。

动脉脉搏波在到达毛细血管时已经消失，因此外周静脉没有脉搏波动。但是右心房在心动周期中的血压波动可以逆向传递到与心房相连续的大静脉，引起这些大静脉的周期性压力和容积变化，形成静脉脉搏。由于引起搏动的原因不同，故大静脉的脉搏波形和动脉脉搏的波形完全不同。正常情况下，静脉脉搏不很明显。但在心力衰竭时，静脉压升高，右心房内的压力波动也较容易传递至大静脉，故在心力衰竭患者的颈部常可见到较明显的静脉搏动。

三、淋巴系统

淋巴系包括淋巴管道、淋巴器官和淋巴组织。在淋巴管道内流动的无色透明液体，称为淋巴。淋巴结、脾、胸腺、腭扁桃体、舌扁桃体和咽扁桃体等都属于淋巴器官。淋巴组织广泛分布于消化道和呼吸道等器官的黏膜内。

当血液通过毛细血管时，血液中的部分液体和一些物质透过毛细血管壁进入组织间隙，成为组织液。细胞自组织液中直接吸收所需的物质，同时将代谢产物排入组织液内。组织液内这些物质的大部分又不断通过毛细血管壁渗回血液，小部分则进入毛细淋巴管，成为淋巴。淋巴经淋巴管、淋巴结向心流动，最后通过左、右淋巴导管注入静脉角而归入血液中，流回心脏。因此，淋巴系可以看作是静脉系的辅助部分（图 5-10）。

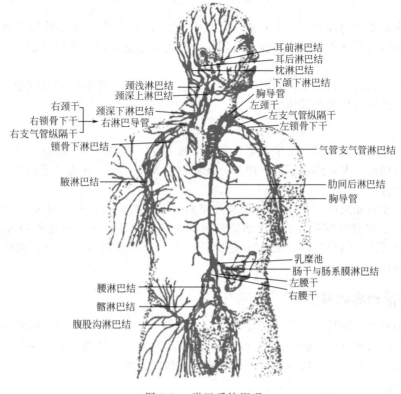

图 5-10　淋巴系统概观

（一）淋巴管

淋巴管可分为毛细淋巴管、淋巴管、淋巴干和淋巴导管等。

（1）毛细淋巴管　以盲端起于组织间隙，由一层内皮细胞构成，管腔粗细不一，没有瓣膜，互相吻合成网，中枢神经、上皮组织、骨髓、软骨和脾实质等器官、组织内不存在毛细淋巴管。

（2）淋巴管　由毛细淋巴管汇合而成，管壁与静脉相似，但较薄，瓣膜较多且发达，外形粗细不匀，呈串珠状。淋巴管根据其位置分为浅、深两组，浅淋巴管位于皮下与浅静脉伴行，深淋巴管与深部血管伴行，二者间有较多交通支。淋巴管在行程中通过一个或多个淋巴结，从而把淋巴细胞带入淋巴液。

（3）淋巴干　由淋巴管多次汇合而形成，全身淋巴干共有 9 条，即收集头颈部淋巴的左、右颈干；收集上肢、胸壁淋巴的左、右锁骨下干；收集胸部淋巴的左、右支气管纵隔干；收集下肢、盆部及腹腔淋巴的左、右腰干以及收集腹腔器淋巴的单个的肠干。

（4）淋巴导管　包括胸导管（左淋巴导管）和右淋巴导管。胸导管的起始部膨大叫乳糜池，位于第 11 胸椎与第 2 腰椎之间，乳糜池接受左、右腰干和肠干淋巴的汇入。胸导管经膈肌的主动脉裂孔进入胸腔，再上行至颈根部，最终汇入左静脉角，沿途接受左支气管纵隔干、左颈干和左锁骨下干的汇入，总之是收集下半身及左上半身的淋巴。右淋巴导管为一短干，收集右支管纵隔干、右颈干和右锁骨下干的淋巴，注入右静脉角。

（二）淋巴结

淋巴结是灰红色的扁圆形或椭圆形小体，常成群聚集，也有浅群、深群之分，多沿血管分布，位于身体屈侧活动较多的部位。胸腔、腹腔、盆腔的淋巴结多位于内脏门和大血管的周围。淋巴结的主要功能是滤过淋巴液，产生淋巴细胞和浆细胞，参与机体的免疫反应。

（三）脾

脾位于腹腔左季肋部第 9~11 肋间，其长轴与第 10 肋一致，正常情况下在肋弓下缘不能触及。活体脾为暗红色，质软而脆，易因暴力打击而造成破裂。脾的表面除脾门以外均被腹膜覆盖。

脾是体内最大的淋巴器官，同时又是储血器官，并具有破坏衰老的红细胞、吞噬致病微生物和异物、产生白细胞和抗体的功能。

（四）胸腺

胸腺位于纵隔的前上部，上窄下宽，分不对称的左、右两叶，色淡红，质软。新生儿及幼儿时期胸腺相对较大，随着年龄的增长，胸腺继续发育，至青春期后逐渐萎缩，腺组织多被脂肪组织代替。

胸腺的主要功能是产生 T 淋巴细胞和分泌胸腺素。胸腺素可诱导从骨髓迁移来的造血干细胞分化产生 T 淋巴细胞。T 淋巴细胞随血液离开胸腺后，成为有免疫应答能力的 T 淋巴细胞，播散到淋巴结和脾内，成为这些器官内 T 淋巴细胞的发生来源。因此，胸腺对人体免疫功能的建立有重要意义。

四、心血管活动的调节

人体在不同的生理状况下，各器官、组织的代谢水平不同，对血流量的需要也不同。机体的神经和体液机制可对心脏和各部分血管的活动进行调节，从而适应各器官、组织在不同情况下对血流量的需要，协调地进行各器官之间的血流分配。

（一）神经调节

1. 心血管中枢

调节心血管活动的神经中枢包括心迷走中枢、心交感中枢、交感缩血管中枢等。

（1）心迷走中枢　心迷走中枢位于延髓疑核，它的节后纤维支配心脏的窦房结、房室交界区、房室束及分支、心房肌等；有少数纤维支配心室肌。当其兴奋时，对心肌起抑制作用，可使心率减慢，房室传导速度减慢，心肌收缩力减弱，心输出量减少，血压下降。

（2）心交感中枢　心交感中枢位于延髓前端网状结构的背外侧部位。它支配窦房结、房室结、房室束、心房肌和心室肌。兴奋时，对心肌有兴奋作用，使心率加快，房室传导速度加快，心肌收缩力加强，阻力血管及容量血管收缩，血压上升等。

心迷走中枢和心交感中枢对心脏的作用，既相互拮抗又相互依赖、相互配合。它们是对立统一的，共同调节心脏活动，以适应机体的功能状态。正常时，心迷走中枢和心交感中枢保持一定的紧张程度。

（3）交感缩血管中枢　缩血管中枢位于延髓的交感中枢，其下行纤维控制脊髓交感缩血管神经元。由交感神经分布到全身的小血管。当缩血管中枢紧张性增高时，小血管收缩，外周阻力增加，血压上升。当缩血管中枢紧张性降低时，小血管舒张，外周阻力减小，血压下降。

此外，还有交感舒血管神经和副交感舒血管神经。前者调节骨骼肌血管；后者调节局部器官的血流量，对整体的血液循环影响很小。

2. 心血管反射

（1）颈动脉窦和主动脉弓压力感受性反射　这些反射是保持血压相对稳定的自身调节反射。

（2）颈动脉体和主动脉体化学感受性反射　这些反射在平时不起明显的调节作用，只在缺氧、动脉压过低、酸中毒等情况下，才对心血管起调节作用。

（二）体液调节

心血管活动的体液调节是指血液和组织液中一些化学物质对心肌和血管平滑肌活动的调节作用。包括全身性体液调节和局部性体液调节。

1. 全身性体液调节

全身性体液调节的激素有肾上腺素、去甲肾上腺素、血管紧张素、血管升压素。

（1）肾上腺素和去甲肾上腺素　血中的肾上腺素和去甲肾上腺素主要由肾上腺髓质分泌，两者对心血管的作用相似但不完全相同。肾上腺素对心肌作用较强，主要使心肌收缩力加强、心率加快、心输出量增加，还可使皮肤和腹腔血管收缩，使骨骼肌和冠状血管舒张，因而总外周阻力变化不大。去甲肾上腺素对血管平滑肌作用强，具有缩血管作用（冠状血管除外），使外周阻力显著增加，动脉血压升高。

正常情况下，肾上腺髓质分泌肾上腺素和去甲肾上腺素的量是很少的，但在运动、劳动、情绪激动、失血、窒息、疼痛等情况下分泌量增多，这有利于促进血液循环，以适应机体的需要。

（2）血管紧张素　血液中血管紧张素有三种：血管紧张素Ⅰ、Ⅱ、Ⅲ，血管紧张素Ⅰ使肾上腺素和去甲肾上腺素分泌增加。血管紧张素Ⅱ和Ⅲ作用相似，但前者缩血管作用较强，后者刺激肾上腺皮质球状带分泌醛固酮的作用较强。醛固酮能促进肾小管对钠的重吸收和钾的排出，具有保钠、保水、排钾作用。

正常情况下，血中的血管紧张素形成不多，且易被血管紧张素酶分解。因此，生理情况下对血压的调节作用不大。但当机体血压明显下降时，血中的肾素、血管紧张素、醛固酮增加，在它们的共同作用下，血压回升。肾的某些疾病使肾素、血管紧张素、醛固酮长期增多，导致肾性高血压。

2. 局部性体液调节

组织细胞可释放某些化学物质，使微血管扩张、充血，在局部产生调节作用。但这种作用不持久，易被破坏，如组胺、激肽、前列腺素及某些代谢产物。

（1）组胺　许多组织，特别是皮肤、肺和肠系膜的肥大细胞内含大量的组胺。当组织损伤、炎症或过敏时，可释放组胺。组胺可舒张微血管，增加毛细血管和微静脉管壁通透性，使血浆大量渗出，形成局部组织水肿。

（2）激肽　激肽有舒血管作用，作用最强的是缓激肽。当血浆和一些腺体（如汗腺、唾液腺和胰腺等）活动时，不断形成激肽，并被血中激肽酶分解失活。因此，它主要使局部血管舒张，有利于局部组织、器官活动。

（3）前列腺素　前列腺素存在于全身各种组织中。在多数组织中，有舒血管作用，调节局部器官的血流量，对血压的调节意义不大。

（4）组织代谢产物　机体组织器官活动增强时，产生 CO_2、乳酸、H^+ 等代谢产物增加，共同使局部微血管舒张，增加局部血流量。

复习与思考

1. 名词解释：心输出量、正常起搏点、外周阻力、血压、心动周期。
2. 动脉血压是如何形成的？其影响因素有哪些？
3. 简述心肌的生理特性。
4. 简述体循环、肺循环的途径。

5. 心血管活动的调节方式有哪些？

6. 简述心室肌细胞动作电位的特点。

7. 淋巴器官包括哪些？各自的功能是什么？

8. 阐述颈动脉窦和主动脉弓压力感受器反射如何维持动脉血压相对稳定。

第二节 常见疾病

一、原发性高血压

高血压是指动脉收缩压和/或舒张压持续升高，是中老年人群中最常见的心血管疾病之一。长期的高血压可影响心、脑、肾等重要脏器的功能，甚至导致功能衰竭。

高血压的诊断标准为：①成人收缩压≥21.33kPa和/或舒张压≥12.67kPa。②正常成人血压为收缩压≤18.67kPa，舒张压≤12.00kPa。③临界血压介于正常和高血压值之间，舒张压＞12.00kPa但＜12.67kPa；或收缩压＞18.67kPa但＜21.33kPa。④过去有高血压病史，3个月以上未经治疗、检查时血压正常者，不列为高血压；服药治疗者，血压虽正常，仍归属于高血压。

判断血压升高，须经非同日2次测量或3次测量中有2次升高，亦可在同日内间隔1h以上复查核实，方能确定。此外，测量血压应按规范操作。

高血压分为原发性和继发性两大类。原发性高血压原因尚未完全明确，称高血压病；继发性高血压是某些疾病的症状之一，又称症状性高血压。本节主要介绍原发性高血压。

【病因和发病机制】 本病病因不明，研究显示与年龄、高血压家族史、肥胖、钠盐摄入过多、钾缺乏以及职业或环境不当、长期精神紧张、烟酒嗜好等有关。

高血压病发病机制学说众多，一般认为外界和内在不良因素的刺激，使大脑皮质兴奋-抑制过程失调，使皮质下血管运动中枢不平衡；缩血管中枢兴奋性增高；肾上腺能活性增加，节后交感神经释放去甲肾上腺素过多，引起全身动脉痉挛，血压升高。小动脉长期痉挛，肾小球旁器分泌肾素增多，转化为血管紧张素Ⅱ、血管紧张素Ⅲ后，进一步加重小动脉收缩。同时还刺激肾上腺皮质球状带分泌醛固酮，导致钠、水潴留，血压更趋升高。钠可增加血管平滑肌对儿茶酚胺和血管紧张素Ⅱ反应的敏感性。高盐摄入、肾排钠功能减退、细胞膜钠转运异常及利钠激素减少等因素等均可使钠在体内积聚。钙离子参与心肌和血管平滑肌收缩过程中的兴奋-收缩耦联，与血压调节有关，高血压时细胞内液钙离子增多。

有关高血压相关因素在高血压发生、维持或高血压过程中的作用尚不完全明确。目前认为高级神经中枢功能障碍在发病中起主要作用，而体液、内分泌、肾脏及多基因遗传等也参与发病过程，因此高血压病可能是多种因素综合作用的结果。

【临床表现】

1. 一般症状

原发性高血压起病隐匿，进展缓慢。早期仅在精神紧张、激动或劳累后出现血压升高，去除病因、休息后可恢复正常，此时无明显症状。随病情进展，血压逐渐增高并趋稳定，患者可出现头胀、头痛、注意力不集中、健忘、失眠等症状，系高血压及高级神经功能失调所致。

2. 并发症

本病后期由于高血压的直接作用和动脉粥样硬化，可出现心、脑、肾及视网膜等器官损害和相应的临床表现，如脑血管病变、冠心病、肾小球硬化等。长期高血压引起心肌劳损，表现有心悸、气急、心脏扩大或心力衰竭，称高血压性心脏病。眼底视网膜病变可反映高血压和动脉硬化程度，该项检查有重要临床意义。

3. 原发性高血压分期

按靶器官受累程度分为三期。

（1）Ⅰ期　血压达到确诊高血压病水平，临床无心、脑、肾并发症表现。

（2）Ⅱ期　血压达到确诊高血压病水平，并有下列各项中之一项者：①体检、影像检查、心电图等见有左心室肥大；②眼底动脉硬化；③蛋白尿或血浆肌酐轻度升高。

（3）Ⅲ期：血压达到确诊高血压水平，并具有下列一项者：①急性脑血管病（包括高血压脑病）；②左心衰竭；③肾功能衰竭；④眼底出血或渗出，有或无视盘水肿。

按舒张压水平分为：①轻度，12.6～13.5kPa；②中度，13.65～14.8kPa；③重度，≥14.95kPa。

4. 临床类型

（1）高血压急症　其特点为病情急重，进展快，血压常高达27.9/16.9kPa。常见的急症也应包括继发性高血压出现的严重并发症，如脑出血、心肌梗死等。

① 急进型高血压。可由缓进型或症状性高血压转化成该型，后者以肾性高血压多见。部分患者起病时即为急进型。

该型较少见，特点是：a. 多发生于青中年；b. 病情进展快，数月或1～2年即可有心、脑、肾严重功能障碍；c. 舒张压持续在17.3kPa以上，眼底有渗出、出血，有视盘水肿者称恶性高血压。

② 高血压危象。原发性高血压病程中，因交感神经功能亢奋，血中儿茶酚胺过多，全身小动脉强烈痉挛，短时内血压急剧升高，收缩压可达24.7kPa，舒张压可达16.0kPa，出现头痛、心悸、心动过速、多汗、恶心、呕吐、视力模糊等症状。严重时发生高血压脑病或心肾功能衰竭。

③ 高血压脑病。血压明显或突然升高，脑循环自身调节功能失调。脑动脉强烈痉挛后发生被动性或强制性扩张，导致脑缺氧和脑血流过度灌注，发生脑水肿和颅内压升高。发病时出现剧烈头痛、呕吐、视力模糊或一过性失明，同时有失语、癫痫样抽搐、意识障碍。血压高达26.76/16.0kPa。

（2）收缩期高血压　指收缩压≥21.3kPa，舒张压＜12.6kPa。

① 青年收缩期高血压。多属于高动力循环状态，除收缩压升高外常伴有自主神经功能紊乱症状，如胸闷、心悸、心动过速等。应用β受体阻滞药有效。诊断时应除外继发性高血压和急进型高血压。

② 老年收缩期高血压。常是动脉硬化的标志，特点是脉压大，血压波动性大，易发生直立性低血压，特别在治疗过程中，心、肾等并发症多，死亡率增加2～5倍，应予重视。老年收缩期高血压可分为单纯收缩压升高型，收缩压增高为主型，收缩压升高、舒张压降低型及收缩压与舒张压均升高四型。

（3）临界高血压　我国多见，血压波动性大，有时可完全正常，有心悸、脉压增大等表现。部分患者可发展为确诊高血压。

【诊治要点】

1. 诊断

按规范要求准确测量血压，达到高血压标准，并排除继发性高血压后，可确诊为高血压病。对Ⅰ期高血压需多次复查核实，以免将其他因素引起的暂时性血压升高误诊为早期高血压病。临界高血压要随访观察，避免发展为确诊高血压。高血压病的诊断应包括分型和分期。

2. 治疗

原发性高血压的治疗目的在于有效地控制高血压，预防或逆转靶器官的病理损害，降低并发症的发病率和死亡率，使患者能享受正常人的生活质量和生命期限。

（1）非药物治疗　有降低血压和提高药物疗效的作用，是基本治疗。治疗措施是直接针对高血压和控制心血管病危险因素。内容包括：①合理运动；②避免超重；③限制钠盐，食盐每日不超过 4～6g（钠 1.5～2.5g），同时增加含钾丰富的食物；④调整饮食结构，增加蛋白质含量，减少胆固醇和饱和脂肪酸的摄入，勿过多食用糖类食物；⑤避免过度饥饿或暴饮暴食，以免胰岛素分泌过多；⑥戒烟，限制或停止饮酒；⑦劳逸结合，保持心情舒畅。

（2）药物治疗

① 血管紧张素转换酶抑制药。使血管紧张素 II 生成减少，并抑制醛固酮分泌，增强缓激肽的舒血管作用而降血压。常用制剂有卡托普利、马来酸依那普利等。

② 钙通道阻滞药。抑制血管平滑肌细胞对钙离子的摄取，使平滑肌松弛而降低血压。适用于各期高血压。常用药有硝苯地平（心痛定）、盐酸维拉帕米（异搏定）、尼群地平。其他药物如盐酸地尔硫䓬、盐酸尼卡地平等也可选用。

③ 肾上腺素能神经阻滞药。包括作用于 α 受体、β 受体的药物。

a. β 受体阻滞药。其降压机制是通过阻滞 β 受体而降低心排血量，外周循环发生适应性改变，血管阻力下降。此外，可抑制肾素分泌。适用于高肾素型高血压，或伴有高排血量、心动过速及心绞痛的患者。通常与利尿药和血管扩张药合用。不良反应有心动过缓、高脂血症、支气管痉挛、低血糖等。盐酸普萘洛尔（心得安）易透过血脑屏障，发生失眠、抑郁等副作用。常用阿替洛尔（氨酰心安）、美托洛尔（倍他乐克）、纳多洛尔（纳心安）等。

b. α 受体阻滞药。阻滞肾上腺素、去甲肾上腺素和交感神经对血管的作用，降低外周阻力而降压，常用者有哌唑嗪、酚妥拉明、苯苄胺等。

④ 血管扩张药。主要包括：a. 中枢交感神经抑制药，如盐酸可乐定（氯压定）、甲基多巴；b. 交感神经节后阻滞药，硫酸胍乙啶、利血平等，该类药因副作用较多已日趋淘汰；c. 肾上腺素能拮抗药，盐酸哌唑嗪；d. 直接作用于血管平滑肌扩张血管药，如盐酸肼屈嗪、米诺地尔（长压定），其作用机制与钾通道开放、钙内流减少有关，适用于显著高血压合并肾功能衰竭或其他药物无效的患者。

⑤ 利尿药。主要包括噻嗪类，如氢氯噻嗪，还有氯噻酮、呋塞米、螺内酯等。

目前，国内复方降压制剂较多，常用的有：①复方降压片，每片含利血平、双肼屈嗪、二双氢氯噻嗪、盐酸异丙嗪、氯氮䓬及其他 B 族维生素等。②安达血平片，含利血平、双肼屈嗪。③其他尚有复方罗布麻片、降压静、复方路丁片等。该类复方制剂药物种类较多，且剂量不易掌握，故不符合阶梯治疗和个体化治疗原则。因降压作用较缓和、不良反应较少，尚可酌情观察使用。

（3）降压药物选择和应用

① 个体化。根据不同患者的病理生理特点、病程进展和并发症而采用不同的药物、不同的剂量，除非紧急情况，一般不必急剧降压，尤其老年人，以逐渐降压为宜。无并发症者，可使血压降到 18.7/12kPa（140/90mmHg）上下，有心、脑、肾供血不足者，过度降压可加重缺血。药物降压不是病因治疗，应长期用药甚至终生治疗，采取最小有效量长期坚持。首选药物应疗效确切，无明显副作用，有利于心脑血管病的防治，服用方便，价格低廉。可从利尿药、β 受体阻滞药、钙通道阻滞药和血管紧张素转换酶抑制药中任选一种，均可作为第一阶梯药。

② 阶梯治疗。是治疗高血压的一种用药步骤。选用第一阶梯药物后，从小量开始，递增药量，至最大量仍不能控制血压时，加用第二种药物，或更多药物联合，直到血压控制至正常或理想水平。血压控制后逐渐减量。

血压降至正常或接近正常，又无主要器官因降压过度出现供血不足表现，为合适降压水平。经小剂量维持血压在正常或理想水平 1 年以上，停药后血压不再回升，为治疗终点，即可停药。

③具体用药。应根据病程、血压程度和波动规律、年龄、有无并发症以及药物特点、在体内高峰时间等，合理用药，进行个体化治疗。a. 年轻患者宜首选 β 受体阻滞药或血管紧张素转换酶抑制药。b. 老年患者或低肾素型高血压应选用利尿药和钙通道阻滞药，开始用成人剂量的一半。c. 伴心绞痛或快速性心律失常时应使用 β 受体阻滞药。d. 合并糖尿病、痛风、高血脂的患者宜使用血管紧张素转换酶抑制药、钙通道阻滞药。e. 肾功能不全时，血管紧张素转换酶抑制药是目前较理想的药物，也可应用钙通道阻滞药。病情严重者可使用呋塞米，但要防止低血容量加重肾功能损害。

【预防保健】 广泛进行有关高血压知识的宣传，注意劳逸结合，适当进行体育锻炼，饮食应清淡、低盐，防止体重超重。组织高血压普查，凡有临界高血压者，工作紧张患病率高者，如驾驶员、话务员，应列为高血压普查重点，以便早期发现、早期治疗，以防靶器官损害。

二、冠状动脉粥样硬化性心脏病

冠状动脉粥样硬化性心脏病是指冠状动脉发生粥样硬化使血管腔狭窄或阻塞，导致心肌缺血、缺氧引起的心脏病，简称冠心病，亦称缺血性心脏病。

根据冠状动脉病理变化、病变程度及发病形式，分以下类型。

（1）心绞痛　因心肌暂时性缺血引起的一种以胸骨后为典型部位的发作性胸痛，胸部紧闷、不适感，称心绞痛。

（2）心肌梗死　症状更加严重而持久，是由于冠状动脉闭塞、心肌发生缺血坏死所致。

（3）猝死型　多发生于急性严重的心肌缺血患者，因原发性心脏骤停而猝然死亡。

（4）心力衰竭型　多并发于心肌梗死急性期或其后，也可发生于长期心绞痛反复发作之后，心力衰竭成为冠心病主要表现的患者并不少见。常以左心衰竭为主，亦可表现为慢性全心衰竭伴心脏中度肥大。

（5）心律失常型　是由于心肌缺血累及起搏及起搏传导系统，或心肌梗死及梗死后瘢痕组织诱发所致。心律失常可以是冠心病的唯一或突出表现。

（6）隐性冠心病　患者无症状，但在静息时或负荷试验后有心肌缺血的心电图改变。

以上各种类型冠心病可合并存在，本节重点讨论心绞痛和心肌梗死。

（一）心绞痛

心绞痛是指急性暂时性心肌缺血、缺氧所引起的综合征，临床特点为阵发性胸骨后或心前区疼痛。

【病因和发病机制】 冠状动脉粥样硬化致管腔狭窄，至少有一支主干达 75％ 以上，此时心肌供血尚能满足一般活动的需要。当心脏负荷增加而需血量增多时，由于冠状动脉硬化难以充分扩张，不能代偿性增加心脏供血；神经体液调节障碍引起冠状动脉痉挛，也使心脏供血减少。上述两种因素，即心脏耗氧量增加和供血减少同时存在，都可引起心肌暂时性缺血即心绞痛。

心肌缺血、缺氧，使乳酸、磷酸或类似激肽的代谢产物积聚，刺激心脏内自主神经的传入神经末梢，传至相应的脊神经节段，转换神经元，进入传入性痛觉神经通路至大脑产生痛觉。该内脏产生的痛觉常反映在相当于胸 1～4 脊神经支配的体表区域，产生胸骨后至两臂前内侧与小指的牵涉痛，一般以左侧多见。

主动脉狭窄或关闭不全、先天性冠状动脉畸形、风湿性冠状动脉炎等病症，也可引起心绞痛，但不属于冠心病范畴。

【临床表现】 心绞痛的典型发作是突然发生的位于胸骨后上、中段，呈绞窄性、闷胀性或窒息性疼痛，可向左肩或左前臂内侧、左手小指及环指放射。患者常因疼痛发作而停止活动。疼痛历时数秒或数分钟，很少超过15min，休息、含化硝酸甘油可于1～2min内缓解。心绞痛常因劳累、激动、受寒、饱餐、吸烟等因素诱发。

心绞痛发作间歇多无异常体征。发作时可出现心率增快、血压升高，有时闻及奔马律。乳头肌功能失调引起左房室瓣关闭不全时，心尖部有一过性收缩期杂音。根据心绞痛表现和预后不同，分以下类型。

1. 劳累性心绞痛

是由于运动或其他增加心肌耗氧量的情况所诱发。

（1）稳定型心绞痛　发作与活动速度和劳动强度有关，具有心绞痛典型表现，较长时间保持稳定，其发作规律至少1个月以上也无改变。此型最常见。

（2）初发型心绞痛　初次发生，时间不超过1个月；稳定性心绞痛已数月未发病，现又发作，时间不足1个月，也属本型。

（3）恶化型心绞痛　患者原为稳定型心绞痛，3个月内发作频繁、时间延长、程度加重，轻微活动甚至因痛阈降低，安静时也可发作。提示粥样硬化病变急剧进展，或伴有血管痉挛引起动力性阻塞。该型可发展为心肌梗死或猝死，也可恢复为稳定型心绞痛。

（4）卧位型心绞痛　属重度或晚期劳累性心绞痛。心绞痛在平卧时发作，并具有被迫坐起或需要站立以减轻疼痛的特点。其发作可能与回心血量增加或左心功能不全有关。

2. 自发性心绞痛

此类发作与心肌需氧量增加无明显关系，一般疼痛重、持续时间长、不易缓解。

（1）变异型心绞痛　多在后半夜或凌晨醒时发作，每次发作几乎在同一时间。疼痛重，持续时间长，可达30min。该型可能因冠状动脉痉挛，心肌供血骤减，发生一过性透壁缺血所致。心肌缺血或痉挛解除后血液再灌注，均可引起心律失常。该型易发生猝死或心肌梗死。

（2）单纯自发型心绞痛　发作特点类似变异型心绞痛，主要由于冠状动脉小分支痉挛较轻，或痉挛部位侧支循环较丰富所致。

（3）其他　如小冠状动脉收缩及扩张储备减低型心绞痛，休息、劳动时均可发作，但目前检查冠状动脉无异常。混合型心绞痛系心肌需氧量增加或不增加时都可发生心绞痛。心肌梗死后1个月内出现心绞痛，称心肌梗死后心绞痛。

初发型心绞痛、恶化型心绞痛、卧位型心绞痛及自发性心绞痛，统称为不稳定型心绞痛。不稳定型心绞痛因易在短期内发展为心肌梗死，故有人称为"梗死前心绞痛"。

【诊治要点】

1. 诊断

诊断冠状动脉粥样硬化心脏病心绞痛，应排除非冠心病如主动脉瓣狭窄、主动脉瓣关闭不全等所致的心绞痛，以及类似心绞痛的其他病症，如心脏神经官能症、肋间神经痛等。

2. 治疗

心绞痛的治疗原则是改善冠状动脉供血；减少心肌耗氧；治疗动脉粥样硬化。

（1）发作时治疗

① 休息。劳累性心绞痛发作后应立即休息，症状可迅速消失。

② 药物治疗。舌下含化硝酸甘油。初服可出现头痛、心悸或血压下降等副作用，服用数次或数天后可消失；舌下含化硝基异山梨酯或吸入亚硝酸异戊酯。

（2）缓解期治疗

① 去除或避免各种诱发因素。

② 药物治疗。a. 长效硝酸酯类制剂，长效硝酸异山梨酯、单硝酸异山梨酯（长效心痛

治）。b. β受体阻滞药，如阿替洛尔（氨酰心安）、美托洛尔（倍他乐克）、盐酸普萘洛尔（心得安）等。c. 钙通道阻滞药，如盐酸维拉帕米（异搏定）、硝苯吡啶、盐酸地尔硫草、尼鲁地平、尼索地平等。d. 冠状动脉扩张药，如吗多明、乙酯黄酮、嘌呤制剂、氨茶碱、盐酸罂粟碱类及腺苷类药物等。e. 抗血小板制剂，抑制血小板黏附、聚集和释放，从而防止血管收缩或血栓形成。常用阿司匹林、双嘧达莫、噻氯匹定等。f. 肝素，是直接抗凝药。据认为肝素可能有降低血脂、抑制平滑肌细胞增殖的作用。g. 其他药物，如复方丹参、地奥心血康胶囊、苏合香丸等。

③ 外科手术治疗。在冠状动脉造影前提下，根据病变部位及严重程度，选用经皮冠状动脉腔内成形术或冠状动脉旁路移植术（搭桥术），改善冠状动脉供血。

【预防保健】

（1）防治动脉硬化

① 生活规律，保持适度的体力活动；避免不必要的过度紧张或烦恼；合理饮食，控制总热量，进食低脂、低胆固醇、高纤维素及优质蛋白食品；戒除烟酒。

② 应用血脂调节药物。a. 与胆酸结合的阴离子交换树脂，阻断胆酸吸收，加速胆固醇分解。如考来烯胺、考来替泊。b. 烟酸及其制剂，如烟酸、烟酸肌醇酯、烟酸生育酚酯等。c. 氯贝丁酯（安妥明）及其制剂，如氯贝丁酯（安妥明）、吉非贝齐（诺衡）等。d. β-羟-β-戊二酰辅酶 A（HMG-CoA）还原酶抑制药，可使胆固醇、三酰甘油（甘油三酯）等降低，并使高密度脂蛋白升高。如美维诺林、新维诺林等。e. 其他，如普罗布考（丙丁酚）、去氧胆酸、β-谷固醇及维生素 C、维生素 B_6 等也可应用。

（2）防治冠心病危险因素　如高血压、糖尿病、痛风、肝病等。

（3）已确诊冠心病者，应去除和防止诱发因素，并积极治疗，以求稳定或逆转。

（二）心肌梗死

【病因和发病机制】　绝大多数（95％以上）的心肌梗死是冠状动脉粥样硬化所致。其发生主要由以下因素引起：①冠状动脉急剧闭塞（血栓形成、粥样斑块出血或冠状动脉痉挛）；②冠状动脉狭窄基础上排血量骤减（心律失常、休克）；③心负荷量剧增。以上因素使心肌严重持久缺血，而侧支循环未及建立，引起心肌坏死，并出现"泵衰竭"、心源性休克、严重心律失常等临床症状。

【临床表现】

1. 梗死先兆

约半数以上患者在起病 1～2 天或 1 周左右有先兆症状，如稳定型心绞痛变为不稳定型，或伴有恶心、呕吐、心律失常及心功能不全等表现，均应警惕近期内发生心肌梗死，或已有小区域心肌梗死的可能。发现先兆及时处理，可避免或减轻心肌梗死的发生和发展。

2. 症状

（1）疼痛　为最早出现的突出症状。疼痛部位、性质与心绞痛相同，但程度重，持续时间可达数小时或数天，不易缓解。患者常伴有烦躁、出汗、恐惧、濒死感。少数患者无疼痛，或疼痛位于上腹部，可误诊为急腹症。疼痛可向下颌、颈部、背部上方等处放射。

（2）心力衰竭和休克　由于常见且多发生于早期，症状显著，故为临床主症之一。左心室易发生心肌梗死，排血功能障碍是心力衰竭和休克的主要原因。休克常在起病后迅速发生，表现为血压降低，收缩压低于 12kPa，面色苍白，四肢厥冷，脉搏细弱，烦躁，尿量可少于 20ml/h。心力衰竭可发生在发病的最初几天，也可发生在疼痛、休克的好转阶段。心力衰竭是由于心肌收缩力减弱或不协调所致，以左心衰多见，可发生急性肺水肿或全心衰竭。

（3）心律失常　见于75％～95％的患者，是急性心肌梗死死亡的主要原因之一。多发生在病后1～2周内，24h内最多见，主要是室性心律失常，如室性期前收缩（早搏）、室性心动过速、心室颤动，不少患者也可表现为房室传导阻滞或束支传导阻滞。

（4）胃肠道症状　多见于发病早期或剧烈疼痛时，常发生恶心、呕吐和上腹痛。部分患者以此为突出症状。其发生与迷走神经张力增高有关。

（5）坏死物吸收反应　多数患者发病后第2日有发热，体温约38℃左右。白细胞计数、血清酶、血沉均可增高。

【诊治要点】

1. 诊断

根据典型的临床表现、特征性心电图改变及实验室检查可诊断心肌梗死。注意与心绞痛、肺动脉栓塞及急腹症鉴别。

2. 治疗

急性心肌梗死发病后应就地进行紧急处理，包括吸氧、建立静脉通道、镇痛、处理心律失常甚至心肺复苏，待病情稳定后转送入院或至冠心病监护室（ICU）继续监护治疗。

（1）一般治疗与监护

① 休息。第1周应绝对卧床，适当镇静，保证睡眠。进食、大小便、个人卫生等都要给予帮助。第2周可在床上轻微活动，逐渐增加运动量，第3～5周可离床站立或室内行走。饮食应少量多餐，进食易消化、低钠、低脂食物。保持大便通畅。

② 吸氧。初期给予3～5L/min。

③ 监护。进行心电图、血压、呼吸的监测，观察各项生命指标；及时处理各种并发症。一般持续5日。

（2）解除疼痛　①皮下注射盐酸吗啡或肌内注射盐酸哌替啶。②疼痛较轻者可选用磷酸可待因或罂粟碱。③中成药冠心苏合丸、宽胸丸等也可试用。

（3）溶栓治疗　发病在6～12h内，若无严重禁忌证，如出血或出血倾向、血压超过21.2/13.3kPa，可行静脉或冠状动脉内溶栓疗法。常用尿激酶、链激酶等。

（4）改善心肌供血和细胞代谢　①疼痛不能缓解，提示仍有部分心肌缺血，血压不低者，可应用硝酸酯与钙通道阻滞药。②疼痛伴心率增快、血压偏高而无心力衰竭证据患者，可应用β受体阻滞药，防止梗死面积扩大，改善预后。③极化液疗法改善心肌无氧代谢，应用氯化钾、普通胰岛素。其他促心肌代谢药如三磷酸腺苷、肌苷、维生素C及维生素B_6等，可同时并用。④玻糖酸酶（透明质酸酶）可加速炎症吸收，缩小梗死面积。

（5）抗凝治疗　对高凝状态患者，在凝血时间（试管法）和凝血酶原监测下进行抗凝治疗。常静脉滴注肝素，多与溶栓疗法配合使用。其他药物有华法林、双香豆素等。

（6）除心肌梗死的处理外，应注意控制并发症、补充血容量、应用升压药物等。并应注意：①纠正酸中毒；②观察尿量，保护肾功能；③氧气吸入；④应用糖皮质激素。

（7）介入性和外科治疗　多采用经皮腔内冠状动脉成形术、主动脉内气囊反搏术、冠状动脉内旋切除术或冠状动脉内支架术等。对冠状动脉成形术失败或持久缺血者可选择进行冠状动脉旁路移植术（搭桥术），可提高生存率。

【预防保健】

① 治疗动脉粥样硬化。

② 冠心病患者应积极治疗，预防心肌梗死的发生。

三、慢性心力衰竭

慢性心力衰竭是指在有适量静脉血回流的情况下，由于心泵血功能障碍，排出的血液不能维持机体组织代谢需要的一种病理状态。结果引起动脉系统供血不足、静脉系统淤血，从而产生一系列临床表现。慢性心功能不全大都有器官的阻性充血（或淤血），故又称为充血性心力衰竭。

临床上根据心力衰竭发生过程中的主要表现分为左心衰竭、右心衰竭或全心衰竭；按发生时急缓，又分为急性和慢性两类。现主要介绍常见的慢性心功能不全。

【病因和发病机制】

1. 基本病因

（1）原发性心肌病变　如冠心病、心肌炎、心肌病及心肌的代谢、中毒性改变，使心肌收缩力减弱，导致心功能不全。

（2）心室压力负荷（后负荷）过重　主动脉瓣、肺动脉瓣狭窄，体循环、肺循环高压，心室流出道狭窄，使心室收缩期射血阻抗增高，后负荷加重，最终因心肌收缩力减弱，引起左心衰竭或右心衰竭。

（3）心室容量负荷（前负荷）过重　瓣膜反流性病变，心内外分流性病变及全身血容量增多的病症，心室舒张期血容量增多，前负荷加重，导致继发性心肌收缩力降低和心力衰竭。如主动脉瓣、肺动脉瓣关闭不全，室间隔缺损，使左心室前负荷加重；左、右房室瓣关闭不全，房间隔缺损，则增加右心室前负荷；甲状腺功能亢进症、严重贫血等，由于周围动脉阻力降低，静脉回流量增加，致心室容量负荷过重，也可发生心室功能不全。

（4）心室充盈受限　冠心病、高血压心肌肥厚使心室舒张期顺应性减低，心脏压塞，限制性心肌病以及左、右房室瓣狭窄，使心室充盈受限，发生肺循环、体循环淤血。

2. 诱发因素

①各种感染，其中以呼吸道感染最为重要，儿童中风湿活动占首位；②过度的体力活动或情绪激动；③严重的心律失常使心排血量降低；④重度贫血或大失血；⑤妊娠和分娩；⑥钠盐摄入过多，或输液量及输液速度不当；⑦药物作用，如洋地黄过量或不足，应用抑制心肌收缩力或引起水、钠潴留的药物；⑧其他，如合并感染性心内膜炎、肺梗死、电解质紊乱或酸碱失调。

3. 发病机制

心功能不全的发展过程可分为代偿期和失代偿期。

（1）心功能代偿期　心脏具有相当大的代偿储备能力，能适应机体代谢需求的变化。当心脏病变致心搏量和心排血量减少时，主要通过神经内分泌和心血管系统以下列方式进行调节。

① 交感神经-肾上腺素能活性增高。心排血量减少时，反射性地引起交感神经兴奋，使心率增快，心肌收缩力加强；同时静脉收缩，回心血量增多，从而提高心排血量，发挥心功能不全急性期的代偿作用。此外，选择性小动脉收缩有利于维持动脉压，保证心、脑等重要脏器的血液供应。

② 心肌紧张原性扩张。心排血量减少，肾灌注压降低，肾素-血管紧张素-醛固酮系统被激活，促使肾上腺皮质分泌更多的醛固酮，引起水、钠潴留，血浆渗透压增高，导致血容量和回心血量增多，心室舒张期末容量加大，心脏扩张，心肌纤维伸长，从而增加心肌收缩力和心搏量，发挥了代偿作用。

③ 心肌肥厚。心脏长期负荷过重，刺激心肌收缩蛋白合成。因心肌纤维粗大，收缩单位增多，心脏总收缩功能加强。这一主要的缓慢代偿调节机制可使心脏在较长时间里有效地维持其功能。

（2）心功能失代偿期　心脏的代偿能力是有一定限度的，如：①心率过度增快（超过180次/min）。心率过度增快，不仅增加心肌耗氧量，而且影响舒张期心室充盈和冠状动脉灌注，心排血量反而减少。②回心血量加多。当左心室舒张期末压超过 2.0～2.4kPa（5～18mmHg），心肌纤维长度大于 2.2μm 时，心肌收缩力和心搏量降低。③肥厚的心肌血供相对不足，室壁顺应性差，心舒张功能障碍，长期负荷过重使心肌纤维变性、细胞死亡，最终导致心功能不全的发生和发展。

综上所述，如果心脏病的病因不去除，终会发生代偿失调，出现心力衰竭的症状和体征。

【临床表现】

1. 左心衰竭

主要是肺循环淤血和重要器官供血不足。

（1）呼吸困难　劳力性呼吸困难是左心衰竭的早期症状，即最初仅在较重体力劳动时出现呼吸急促，休息后缓解。随病情进展，肺淤血加重，轻微活动甚至休息时亦出现呼吸困难。阵发性夜间呼吸困难是早期典型表现。患者常在夜间熟睡 1～2h 后突然憋醒，被迫坐起呈喘息状态，伴有咳嗽、吐泡沫样痰，经十几分钟或 1～2h 后缓解，重者可发展为急性肺水肿。左心功能不全严重时，患者被迫取半卧位或坐位以减轻呼吸困难，称端坐呼吸。

（2）咳嗽、咯血　咳嗽常与呼吸困难同时发生，吐白色或粉红色泡沫样浆液性痰，是由于支气管、肺泡水肿、淤血所致。淤血的肺血管破裂时可咯鲜血，最多见于左房室瓣狭窄的患者。

（3）急性肺水肿　是急性左心衰竭的严重表现。当肺毛细血管静压超过 4.0kPa 时，大量血浆漏入肺泡，引起肺水肿。表现为突然发生的极度呼吸困难，被迫端坐呼吸，大汗，口唇发绀，咳嗽，吐泡沫样痰或泡沫血性痰，量多时可从口腔、鼻涌出。患者脉搏细弱，血压下降，不及时治疗可发生休克、神志模糊甚至昏迷、死亡。

（4）组织器官缺氧　有倦怠、乏力、嗜睡、少尿，脑缺氧严重者出现烦躁或精神错乱。

2. 右心衰竭

主要为体循环静脉压增高及脏器淤血的表现。

（1）水肿　水肿最先出现在身体下垂部位，多从下肢开始，以踝内侧胫前明显，白天较重，休息一夜后减轻或消失。严重时呈全身性水肿，可伴有胸腔积液、腹水。

（2）颈静脉怒张　即在半卧位或坐位时仍可见到颈静脉充盈，若静脉压显著增高，身体表浅静脉也呈充盈状态，并有颈静脉搏动。

（3）内脏淤血　①肝肿大、压痛、肝颈静脉回流征阳性。长期淤血致肝细胞萎缩、变性，结缔组织增生，形成心源性肝硬化，导致肝大、质硬，常伴有黄疸和肝功能损害。②肾淤血引起尿量减少，夜尿增多，尿中出现少量蛋白、红细胞及管型。尿素氮不同程度升高提示肾功能受损。③长期消化道淤血，患者食欲缺乏、恶心、腹泻、腹胀，晚期有显著营养不良。

（4）发绀　系静脉血氧降低所致。首先出现于循环末端，如口唇、耳廓、指（趾）端等部位。

3. 全心衰竭

临床上具有左右心衰竭的表现，但因右心室排血量减少、肺淤血所致的呼吸困难等表现可有所减轻。

常见的并发症有：①呼吸道感染；②下肢静脉血栓形成；③肺栓塞或脑、肾、肠系膜动脉栓塞；④心源性肝硬化；⑤电解质平衡失调。

【诊治要点】

1. 诊断

根据原有心脏病的症状、体征和肺淤血及体循环淤血的表现，可作出诊断。心功能不全早期，症状和体征可不明显，应详细询问病史并进行体格检查，必要时需进行超声、X 线等检查，以正确判断病因和心功能状态。

2. 治疗

心力衰竭的治疗原则为增强心肌收缩力和/或改善心肌顺应性。

（1）病因治疗　如有效地防治高血压、冠心病及手术治疗先天性心脏病、心瓣膜病等。对感染、心律失常等诱因应积极控制。

（2）减轻心脏负荷

① 休息。包括体力和心理两方面，严重心力衰竭患者应卧床休息，焦虑不安时可给予适量镇静药，如地西泮。心功能改善后应进行适当的活动，防止静脉血栓形成和肺炎等并发症。

② 限制钠盐。根据病情轻重每日钠摄入量为 0.2～2.0g（相当于食盐 1～5g），以减少血容量。因每日食物中氯化钠含量约 2～4g，故轻度心力衰竭患者每日只应添加极少量食盐。

③ 利尿药应用。利尿药通过对肾小管不同部位抑制 Na^+ 重吸收，或增加肾小球 Na^+ 滤过，如促进水、Na^+ 排出，从而降低心室充盈压，减轻肺循环和/或体循环淤血所致的临床症状。常用利尿药主要有：a. 强效利尿药，如呋塞米（速尿）、布美他尼（丁苯氯酸）。b. 中效利尿药，主要为噻嗪类，如氢氯噻嗪（双氢克尿噻）、环噁噻嗪等。③弱效利尿药，如螺内酯等。

④ 血管扩张药。应用血管扩张药可扩张容量血管和阻力血管，从而减轻心脏前、后负荷，改善心功能，缓解或消除临床症状，提高患者生活质量、运动耐力和生存率。在慢性心功能不全的长期治疗中，较单纯应用正性肌力药物增强心肌收缩力的治疗更合理，长期疗效也更显著。常用的血管扩张药包括硝酸甘油、硝酸异山梨酯；作用于 α 受体的酚妥拉明、肼屈嗪及卡托普利、依那普利等血管紧张素转换酶抑制药。

（3）增强心肌收缩力

① 洋地黄类制剂。主要作用是在不增加氧耗量的情况下，增强心肌收缩力和减慢心率，提高心脏工作效率。洋地黄类制剂主要用于各种充血性心力衰竭；室上性快速性心律失常（阵发性室上性心动过速、心房颤动和心房扑动）；心力衰竭诱发的室性早搏。但室性心动过速、预激综合征合并阵发性心动过速、心房颤动或心房扑动、低血钾性心律失常时应禁用。

洋地黄类制剂主要有：a. 速效类，如毒毛花苷 K、毛花苷 C（西地兰）等。b. 缓效类，如地高辛、洋地黄毒苷等。但这类药安全范围窄，易引起毒性反应，故应用时应特别注意。

② 其他非正性肌力药物。a. 拟交感胺类药物，如盐酸多巴胺丁胺，有强烈选择 $β_1$ 受体的作用，使心肌收缩力增强。b. 磷酸二酯酶抑制药，如乳酸氨力农（氨联吡啶酮）、米力农（二联吡啶酮），有正性肌力作用和强力扩张血管作用，对心脏前、后负荷作用均衡。

【预防保健】　心力衰竭是各种心脏病的最终结果，因而要预防心脏病的发生。已患心脏病的患者，则应积极治疗（包括手术治疗）有关病因和诱因。

四、期前收缩

期前收缩也称早搏、期外收缩，是一种提早的异位心搏。按起源部位可分为窦性、房性、房室交界性和室性四种。其中以室性最多见，其次为房性，窦性罕见。早搏是常见的异位心律，可发生在窦性或异位（如心房颤动）心律的基础上。可偶发或频发，可以不规则或规则地在每一个或每数个正常搏动后发生，形成二联律或联律性早搏。

【病因和发病机制】　早搏可发生于正常人。但心脏神经官能症与器质性心脏病患者更易发生。情绪激动，神经紧张，疲劳，消化不良，过度吸烟、饮酒或喝浓茶等均可引起发作，亦可无明显诱因。洋地黄、钡剂、奎尼丁、拟交感神经类药物、三氯甲烷（氯仿）、环丙烷麻醉药等毒性作用，缺钾以及心脏手术或心导管检查都可引起。冠心病、晚期二尖瓣病变、心肌炎、甲状腺功能亢进性心脏病、二尖瓣脱垂等常易发生早搏。

早搏可能通过多种方式产生。常见情况为异常自律性所致冲动形成异常：①在某些条件下，如窦性冲动到达异位起搏点处时由于魏登斯基现象，使该处阈电位降低及舒张期除极坡度改变而引起早搏。②病变心房、心室或浦肯野纤维细胞膜对不同离子通透性改变，使快反应纤维转变为慢反应纤维，舒张期自动除极因而加速，自律性增强，而产生早搏。

【临床表现】早搏可无症状，亦可有心悸或心跳暂停感。频发的早搏可致乏力、头晕等症状（因心排血量减少引起），原有心脏病者可因此而诱发或加重心绞痛或心力衰竭。听诊可发现心律不规则，早搏后有较长的代偿间歇。早搏时第一心音多增强，第二心音多减弱或消失。早搏呈二联律或三联律时，可听到每两次或三次心搏后有长间歇。早搏插入两次正常心搏间，可表现为三次心搏连续。脉搏触诊可发现间歇脉搏缺如。

【诊治要点】

1. 诊断

详细询问病史，有助于了解早搏原因，指导治疗。通过心脏听诊可判断本病，心电图是诊断和鉴别的重要手段。

2. 治疗

（1）早搏的治疗应参考有无器质性心脏病，是否影响心排血量以及发展成为严重心律失常的可能性而决定。无器质性心脏病基础的早搏，大多不需特殊治疗。有症状者宜解除顾虑，由紧张过度、情绪激动或运动诱发的早搏可试用镇静药和β受体阻滞药。频繁发作、症状明显或伴有器质性心脏病者，宜尽快找出早搏发作的病因和诱因，给予相应的病因和诱因治疗，同时正确识别其潜在致命可能，积极治疗病因和对症治疗。

（2）除病因治疗外，可选用抗心律失常药物治疗。房性和房室交界性早搏首选维拉帕米、普萘洛尔（心得安）或双异丙吡胺。室性早搏首选美西律、胺碘酮或普罗帕酮，也可选用普萘洛尔（心得安）、溴苄妥等；频发者可用普罗帕酮或利多卡因静脉注射。

【预防保健】

① 注意劳逸结合，使睡眠充足。

② 不吸烟，不饮酒，饮食不过饱，少吃刺激性食物。

③ 活动后早搏不增多的慢性患者应适当参加文体活动。

④ 伴有严重心脏病或有明显症状者须服用抗心律失常药物。并注意在医师指导下服用。

五、心源性休克

休克是人体对有效循环血量锐减的反应，是组织血液灌流不足所引起的代谢障碍和细胞受损的病程过程。休克常被分为低血容量性休克、感染性休克、心源性休克、神经源性休克和过敏性休克。本节主要介绍心源性休克。

心源性休克是心脏泵衰竭的表现，由于心脏排血功能衰竭，不能维持其最低限度的心输出量，导致血压下降，重要脏器和组织供血严重不足，引起全身性微循环功能障碍，从而出现一系列以缺血、缺氧、代谢障碍及重要脏器损害为特征的病理生理过程，是心脏病最危重的征象之一。

【病因和发病机制】引起心源性休克的病因如下。

（1）心肌疾病 病毒或细菌感染引起的心肌炎、急型克山病，因心肌收缩无力，心搏量急剧下降，从而发生休克。

（2）心脏压塞 急性化脓性或结核性心包炎、心脏外伤、心包积气及心包积血等，因心包积液急骤增多，心室舒张充盈受阻，引起心输出量下降，导致休克。张力性气胸也可引起心源性休克。

(3) 心律失常　严重心律失常如室性心动过速或室上性心动过速，其心室率可达250～300次/min，使心室舒张期充盈不足，心搏量下降，发生休克。严重心动过缓如完全性房室传导阻滞也可导致休克

(4) 心肌梗死　是成人心源性休克的主要病因。可发生于川崎病并发冠状动脉瘤及左冠状动脉起源异常、急性肺梗死、左心房黏液瘤堵塞二尖瓣瓣口以及充血性心力衰竭的晚期。

【临床表现】可分原发病和休克两方面的症状。

1. 原发病的症状

症状因原发病不同而异。感染所致心肌炎可发生在感染的急性期或恢复期，有的以突然发生心源性休克而起病，听诊时心音低钝，有奔马律或心律失常。如病因为室上性阵发性心动过速，多有阵发性发病史，并有典型的心电图改变。如系急性心脏压塞，则有急性心包炎病史，并有颈静脉怒张、心音遥远等心脏压塞症状。肺梗死则多发生于感染性心内膜炎、栓塞性静脉炎及手术后患者，常有突然胸痛、呼吸困难及咯血等症状。

2. 休克症状

在原发病的基础上迅速发生休克，依据病理生理及临床过程可分为三期。

(1) 休克早期　患者神志清醒，但烦躁不安，焦虑或激动；皮肤苍白；口唇青紫，出冷汗，肢体湿冷；可有恶心，呕吐；心跳加快，脉搏尚有力；收缩压偏低或接近正常。

(2) 休克中期　除上述表现外，神志尚清楚，但软弱无力，表情淡漠，反应迟钝，意识模糊。脉搏细速，指压稍重即消失，收缩压降至10.6kPa以下，脉压小（2.6kPa以下），口渴。重度休克时，呼吸急促，可陷入昏迷状态，收缩压低于8.0kPa以下甚至测不出，无尿。

(3) 休克晚期　在此期中发生弥散性血管内凝血和广泛的内脏器质性损害。前者引起出血，可有皮肤、黏膜和内脏出血，消化道出血和血尿较常见；肾上腺出血可导致急性肾上腺皮质功能衰竭、胰腺出血可致急性胰腺炎。可发生心力衰竭、急性呼吸衰竭、急性肾功能衰竭、脑功能障碍和急性肝功能衰竭等。

【诊疗要点】

1. 诊断

有发生休克的病因，心源性休克最常见于急性心肌梗死。有休克的征象，特别是血压下降，对判断本病有重要意义。实验室检查，如血清酶学、心电图检查等可协助诊断。应注意与急性肺动脉栓塞、急性心脏压塞、快速性心律失常、急性主动脉瓣或二尖瓣关闭不全、某些急腹症如急性胰腺炎、消化性溃疡、急性胆囊炎、胆石症等进行鉴别。

2. 治疗

心源性休克病情严重，发展快，必须早诊早治，及时抢救，控制病情发展。

(1) 尽快诊断引起休克的疾病，是防止发生休克最有效的措施。

(2) 应在严密的血流动力学监测下积极开展各项抢救治疗。

(3) 病因疗法　不同病因的治疗不同。急性心脏压塞所致休克，应立即进行心包穿刺，抽出积液。心律失常，如患阵发性室上性心动过速时，由静脉注射快速洋地黄制剂或升压药纠正心律，休克即可缓解。

(4) 抗休克疗法　治疗目的为增加心输出量，改善血液灌注，防止长期缺血造成生命器官损伤。①卧床休息，保持安静。②吸氧。③补充血容量。由于患者呕吐、出汗、发热、使用利尿药和进食少等原因导致血容量不足，治疗时需要补足血容量。可选用右旋糖酐静脉滴注。④纠正酸中毒。休克时常合并代谢性酸中毒，以致心脏收缩力减弱。采用碳酸氢钠可纠正酸中毒，心脏功能可获改善。⑤血管活性药物的应用。血容量已补足，而患者血压不回

升，仍处于休克状态时，要考虑使用，常用药有升压胺类药物，如间羟胺、去甲肾上腺素、多巴胺等和血管扩张药，如硝普钠、酚妥拉明。⑥肾上腺皮质激素。目前还有不同的意见，如要使用，则应早期大剂量使用。⑦预防肾功能衰竭。血压基本稳定后，在无心力衰竭的情况下，可快速静脉滴注 20％甘露醇或 25％山梨醇利尿。如有心力衰竭，不宜用上述药物静脉滴注，可静脉注射呋塞米。

【预防保健】 积极治疗原发性心脏病；及早发现休克，尽快治疗。

复习与思考

1. 高血压病分为哪两种类型？各占多大比例？
2. 高血压病后期会导致哪些脏器损害？
3. 简述如何预防和治疗高血压病。
4. 冠心病有哪些临床分型？心绞痛发作时如何抢救？
5. 引起慢性心力衰竭的基本病因有哪些？如何治疗？

第六章

呼吸系统

一、呼吸系统的组成

呼吸系统由呼吸道和肺组成。呼吸道包括鼻、咽、喉、气管和支气管，临床上称鼻、咽、喉为上呼吸道，气管和各级支气管为下呼吸道（图6-1）。肺由实质组织和间质组成，前者包括支气管树和肺泡；后者包括结缔组织、血管、淋巴管、淋巴结和神经等。

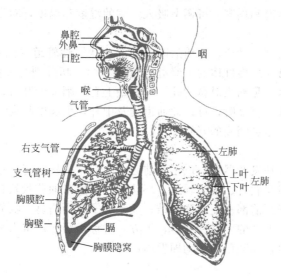

图 6-1　呼吸道示意图

呼吸系统的主要功能是进行气体交换，即从体外吸进氧，同时将体内的二氧化碳呼出体外。此外，鼻还有嗅觉功能，喉还有发音功能，肺还具有内分泌功能。

二、呼吸系统的形态结构

（一）呼吸道

1. 鼻

鼻是呼吸道的起始部分，又是嗅觉器官，由外鼻、鼻腔和鼻旁窦三部分组成。

（1）外鼻　以鼻骨和软骨作支架，外被皮肤，内覆黏膜。

（2）鼻腔　以骨和软骨为基础，内衬黏膜和皮肤。鼻中隔将鼻腔分为左、右二腔，各腔向前以鼻孔通外界。鼻腔被分为鼻前庭和固有鼻腔两部分（图6-2）。鼻前庭为鼻腔的前下部，内衬皮肤，生有鼻毛借以过滤、净化空气。鼻腔的后上部为固有鼻腔，其外侧壁上有三个卷曲的鼻甲突入腔内，分别称为上鼻甲、中鼻甲和下鼻甲。每个鼻甲的外下方分别称为上、中、下鼻道。鼻腔黏膜的上部为嗅部，含嗅细胞，能感受气味的刺激。其余部分为呼吸部，内有丰富的静脉海绵丛和鼻腺，可调节吸入空气的温度和湿度。

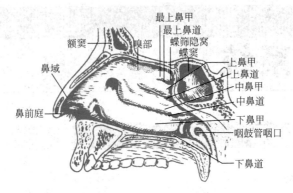

图 6-2　右侧鼻腔外侧壁（示鼻旁窦开口）

（3）鼻旁窦

是鼻腔周围含气颅骨开口于鼻腔的含气空腔，内衬黏膜，与鼻腔相通。鼻旁窦共有 4 对：上颌窦、额窦、筛窦和蝶窦。可调节吸入空气的湿度和温度，对发音起共鸣作用。

2. 咽

咽是食物和空气的交叉管道，呈前后略扁的漏斗状肌性管道（图 6-3）。位于颈椎前方，上端达颅底，下端于第 6 颈椎椎体的下缘处与食管相续。咽分别与鼻腔、口腔和喉腔相通，故分鼻咽、口咽和喉咽。鼻咽正对鼻后孔，其侧壁上有一咽鼓管开口，鼻咽由此口经咽鼓管通达中耳的鼓室，咽部有感染时，可以此通道延及中耳，引起中耳炎。咽鼓管咽口的后上方有一深窝，称咽隐窝，是鼻咽癌的好发部位。

3. 喉

喉既是呼吸道，又是发音器官。位于颈前区的中部，下接气管。喉以软骨为基础。喉的软骨主要有不成对的甲状软骨、会厌软骨、环状软骨和成对的杓状软骨（图 6-4）。甲状软骨前角的上端向前突出于颈前部皮下，称喉结，成年男子尤为明显。喉的内面衬以黏膜，黏膜在喉腔形成两对皱襞，上方的一对称室襞，下方一对称声襞。声带由声襞、声韧带和声带肌三者组成。气流振动声带和喉肌的运动即发出声音。

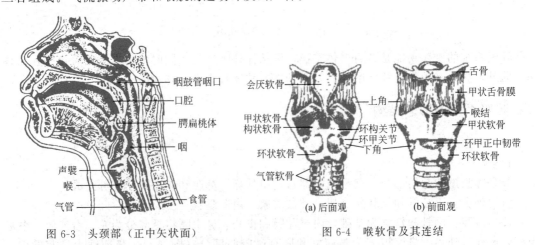

图 6-3　头颈部（正中矢状面）　　　　图 6-4　喉软骨及其连结

4. 气管和支气管

气管和支气管是连接喉和肺之间的管道。由"C"字形的软骨环以及连接各环之间的结缔组织和平滑肌构成，内衬黏膜。气管位于食管前方，上端于第 6 颈椎平面接环状软骨，在第 4、5 胸椎间平面分左、右主支气管，右主支气管粗短，走向较垂直，误吸入的气管异物多坠入其中。左主支气管细长，走向较水平。气管和支气管的黏膜上皮是由假复层纤毛柱状上皮细胞组成的，纤毛不断地向咽部摆动，以助清除尘埃和异物。纤毛细胞之间有杯状细胞，能分泌黏液，可粘住吸入的灰尘。

（二）肺

1. 肺的位置和形态

肺位于胸腔内，纵隔两侧，左、右各一。右肺宽而短，有三叶；左肺狭而长，有两叶（图 6-5、图 6-6）。肺近似半圆锥形，内侧面朝向纵隔，亦称纵隔面，其中央有一椭圆形凹陷，称肺门，为支气管、血管、淋巴管和神经出入肺的地方。

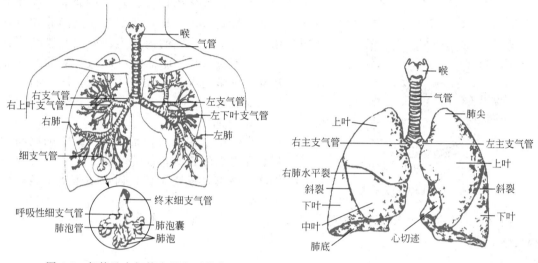

图 6-5　气管及支气管在肺主要分支　　　　图 6-6　肺的形态

2. 肺的结构

肺分实质和间质两大部分。肺实质主要是由逐级分支的支气管树和许多肺泡构成。前者为气体进出通道，称肺的导管部分，后者为真正的气体交换结构，称肺的呼吸部。肺间质为肺内的结缔组织、血管、淋巴管和神经等。

（1）**肺的导管部**　是主支气管进入肺内反复分支，形成支气管树，包括肺叶支气管、肺段支气管、小支气管、细支气管、终末细支气管。此部只传送气体，不进行气体交换。

（2）**肺的呼吸部**　肺的呼吸部由续于终末细支气管以下的呼吸性细支气管、肺泡管、肺泡囊和肺泡组成，肺泡是进行气体交换的结构。每一细支气管的分支及其所接的肺泡，构成肺小叶。肺泡壁为一层上皮膜，有两种细胞：Ⅰ型肺泡细胞和Ⅱ型肺泡细胞。Ⅰ型肺泡细胞数量多，呈扁平形，是肺上皮细胞的主要细胞，气体交换即通过这种细胞。Ⅱ型肺泡细胞量少，呈立方形，夹在Ⅰ型肺泡细胞之间，能分泌释放表面活性物质，此物质分布于肺泡表面。在Ⅰ型肺泡细胞受损时，Ⅱ型肺泡细胞可增生，修复肺泡。

肺泡内气体与毛细血管内血液进行气体交换时需通过气血屏障，其由肺泡上皮、肺泡上皮的基膜、毛细血管内皮细胞的基膜和毛细血管内皮细胞构成，又称呼吸膜。

（3）**肺的血管、淋巴管和神经**　肺的血管有两个系统，一是组成肺循环的肺动脉、肺静脉，起气体交换作用，为肺的功能血管；二是属于体循环的支气管动脉、静脉，供给肺的营养物质，为肺门营养血管。

肺的淋巴管很丰富，分深、浅二组。浅、深淋巴管在肺门处互相吻合，并注入位于主支气管分支处的肺门淋巴结。

肺受迷走神经和交感神经支配。迷走神经兴奋时支气管平滑肌收缩，腺体分泌；交感神经兴奋时支气管平滑肌舒张，管腔变大，抑制腺体分泌。哮喘患者的呼吸困难是由迷走神经兴奋时细支气管平滑肌的痉挛性收缩及黏膜水肿引起的。

（三）胸膜和纵隔

1. 胸膜

胸膜是衬覆于胸壁内面、膈上面和肺表面的一层浆膜，分为脏胸膜和壁胸膜两部分（图6-7）。脏胸膜紧贴于肺的表面并伸入肺叶间裂内。壁胸膜衬于胸壁内面、膈上面和纵隔侧面。脏胸膜、壁胸膜在肺根处互相移行，共同围成左、右各一的密封腔隙，称为胸膜腔。胸膜腔内含少量浆液，一是在两层胸膜之间起润滑作用；二是浆液分子的内聚力使两层胸膜贴附在一起，不易分开，保证肺可以随胸廓的运动而运动。正常情况下，腔内为负压，压力随呼吸运动而变动。

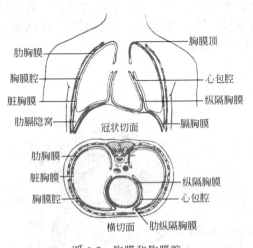

图6-7　胸膜和胸膜腔

2. 纵隔

纵隔位于胸腔内，是左、右纵隔胸膜间的器官和组织的总称，前界为胸骨，后界为脊柱胸段，两侧是纵隔胸膜，向上达胸廓上口，向下抵膈。

内含心、出入心的大血管、胸腺、气管、主支气管、食管、胸导管、膈神经、迷走神经和交感干等。

三、呼吸系统的生理功能

（一）肺通气

机体与外界环境之间的气体交换过程，称为呼吸。通过呼吸，机体从大气摄取新陈代谢所需要的 O_2，排出所产生的 CO_2。

呼吸由三个环节组成（图6-8）：①外呼吸或肺呼吸，包括肺通气（外界空气与肺之间的气体交换过程）和肺换气（肺泡与肺毛细血管之间的气体交换过程）；②气体在血液中的运输；③内呼吸或组织呼吸，即组织换气（血液与组织、细胞之间的气体交换过程），细胞内的氧化过程。

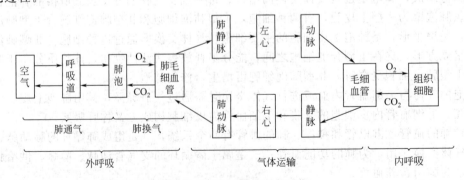

图6-8　呼吸过程的三个环节

1. 肺通气的结构

实现肺通气的结构包括呼吸道、肺泡和胸廓等。

（1）呼吸道　呼吸道是沟通肺泡与外界环境、使气体进出肺的通道。包括上呼吸道（鼻、咽、喉）和下呼吸道（气管、支气管及其在肺内的分支）。

（2）肺泡　详见第一节"肺的呼吸部"。

（3）胸廓　胸廓由胸椎、肋骨、胸骨以及肋间肌等共同组成，底部由膈肌封闭。胸廓富有弹性，当呼吸肌舒缩时可改变其容积，产生吸气或呼气动作。主要呼吸肌有膈肌、肋间肌及胸壁、腹壁的有关肌肉。

2. 肺通气的原理

气体进出肺取决于两方面因素的相互作用：一是推动气体流动的动力，一是阻止气体流动的阻力。肺通气功能是由通气的动力克服通气的阻力实现的。

（1）肺通气的动力　呼吸肌的舒缩活动所造成的胸廓的扩大和缩小，是实现肺通气的原动力。

① 呼吸运动。指由呼吸肌舒缩造成的胸廓的节律性扩大和缩小，以及膈肌的上下移动。

a. 吸气过程。膈肌与肋间外肌收缩，引起胸廓前后、左右及上下径增大，肺被动随之扩大，肺内压降低，低于大气压时，外界气体经呼吸道流入肺，完成吸气。

b. 呼气过程。膈肌与肋间外肌舒张，膈上移，肋骨、胸骨因重力作用而下降，使胸廓变小，肺内压增高，高于大气压时，肺内气体呼出，完成呼气。膈肌的舒缩在肺通气中起重要作用。

② 肺内压。肺内压指肺泡内的压力。肺内压随呼吸运动而改变。吸气初，肺内压低于大气压 $0.133\sim0.266kPa$（$1\sim2mmHg$）；呼气初，肺内压高于大气压 $0.133\sim0.266kPa$（$1\sim2mmHg$）；吸气末及呼气末，肺内压与大气压相等。故呼吸运动造成的肺内压与大气压之间的压力差是推动气体进出肺的直接动力。人工呼吸就是利用人为的方式造成肺内压和大气压之间的压力差来维持肺通气。

③ 胸内压。指胸膜腔内的压力。测量表明胸内压比大气压低，为负压。胸膜腔负压是由肺的弹性回缩力造成的。其生理意义：使肺泡处于扩张状态和促进静脉、血液和淋巴回流。

（2）肺通气的阻力　肺通气的阻力有两种：弹性阻力（肺和胸廓的弹性阻力），是平静呼吸时的主要阻力，约占总阻力的 70%；非弹性阻力（包括气道阻力、惯性阻力和组织的黏滞阻力），约占总阻力的 30%，其中以气道阻力为主。

当肺充血、肺组织纤维化或肺泡表面活性物质减少时，肺的弹性阻力增加，患者吸气困难；肺气肿时，肺弹性成分大量破坏，肺回缩力减弱，弹性阻力减小，患者呼气困难。胸廓的弹性阻力对肺通气的影响较少。

气道阻力受气流流速、气流形式和管径大小的影响。流速快，阻力大；流速慢，阻力小。气流形式有层流和湍流，层流阻力小，湍流阻力大。气管内有黏液、渗出物或肿瘤时，可导致湍流，阻力增大，呼吸困难。气道管径缩小，阻力增大；管径扩大，阻力减小。

3. 肺容量和肺通气量

呼吸气量的大小是反映肺通气功能的重要指标。

（1）肺容量　肺容量指肺容纳的气体量。肺容量随着呼吸运动而变化。

① 潮气量。每次呼吸呼出或吸入的气量为潮气量（TV）。平静呼吸时，正常成人为 $400\sim600ml$，一般以 $500ml$ 计算；运动时，潮气量增大。

② 补吸气量或吸气储备量。平静吸气末再尽力吸气，所能增加吸入的气量为补吸气量（IRV），正常成年人约为 $1500\sim2000ml$。

③ 补呼气量或呼气储备量。平静呼气末再尽力呼出，所能呼出的气量为补呼气量（ERV），正常成年人约为 $900\sim1200ml$。

④ 余气量或残气量。最大呼气末尚存留于肺中不能再呼出的气量为余气量（RV），正常成年人约为1000～1500ml。残气量过大，代表肺通气功能不良。支气管哮喘和肺气肿患者，残气量增加。

⑤ 深吸气量。平静呼气后，做最大吸气时所能吸入的气量为深吸气量，它是潮气量和补吸气量之和，是衡量最大通气潜力的一个重要指标。

⑥ 功能余气量。平静呼气末尚存留于肺内的气量为功能余气量（FRC），是余气量和补呼气量之和。正常成年人约为2500ml。

⑦ 肺活量和用力呼气量。最大吸气后，从肺内所呼出的最大气量称肺活量（VC），是潮气量、补吸气量和补呼气量之和。正常成年男子平均约为3500ml，女性为2500ml。肺活量反映了肺一次通气的最大能力，在一定程度上可作为肺通气功能的指标。但由于测量肺活量时不限制呼气时间，所以不能充分反映肺组织的弹性状态和气道的通畅程度，即通气功能的好坏。

用力呼气量是指在一次最深吸气后，用力尽快呼气，计算前3s呼出气量占肺活量的百分数。正常人第1、2、3秒末的用力呼气量分别为83％、96％、99％，其中第1秒用力呼气量最有意义，其既可反映肺活量容量的大小，又可反映呼吸所遇阻力的变化，是评价肺通气功能的较好指标。

⑧ 肺总量。肺所能容纳的最大气量为肺总量（TLC），是肺活量和残气量之和。正常成年男性平均约为5000ml，女性为3500ml。

（2）肺通气量

① 每分通气量与最大通气量

a. 每分通气量。指每分钟进或出肺的气体总量。等于呼吸频率乘以潮气量。平静呼吸时，正常成年人呼吸频率12～18次/min，潮气量500ml，则每分通气量为6～9L/min。

b. 最大通气量。尽力做深呼吸时，每分钟能吸入或呼出的最大气量。是估计一个人能进行多大运动量的生理指标之一。健康成人一般可达70～120L/min。

② 无效腔和肺泡通气量。每次吸入的气体，一部分将留在从上呼吸道到呼吸性细支气管之上的呼吸道内，这部分气体不参与肺泡与血液之间的气体交换，故称为解剖无效腔，其容积约为150ml。进入肺泡内的气体，可因血流在肺内分布不均而未能都与血液进行气体交换，未能发生气体交换的这一部分肺泡容量称为肺泡无效腔。肺泡无效腔与解剖无效腔一起合称生理无效腔。健康人平卧时生理无效腔等于或接近解剖无效腔。

肺泡通气量是每分钟吸入肺泡的新鲜空气量，其值等于（潮气量－无效腔气量）×呼吸频率。当潮气量减半而呼吸频率加倍或潮气量加倍而呼吸频率减半时，每分钟通气量皆不变，而肺泡通气量则变化明显。浅快呼吸时肺泡通气量明显减少，而深慢呼吸时则增加。从气体交换效果看，深慢呼吸较好。

（二）气体的交换

气体交换包括肺换气和组织换气，在这两处换气的原理一样。肺泡与肺毛细血管血液之间 O_2 和 CO_2 的交换，称为肺换气；血液与组织细胞之间的 O_2 和 CO_2 的交换，称为组织换气。

1. 气体交换原理

（1）气体的扩散　气体分子不停地进行着无定向的运动，其结果是气体分子从分压高处向分压低处发生净转移，这一过程称为气体扩散。单位时间内气体扩散的容积为气体扩散速率，其受下列因素影响：气体分压差、气体的分子量和溶解度、扩散面积与距离、温度。用公式表示为：

$$气体扩散速率 = \frac{分压差 \times 温度 \times 扩散面积 \times 溶解度}{扩散距离 \times \sqrt{分子量}}$$

（2）肺泡气、血液和组织内的气体分压　　肺泡气、血液和组织内的 P_{O_2} 和 P_{CO_2} 各不相同，彼此间的分压差决定着气体扩散的方向，见表6-1。

表 6-1　肺泡气、血液和组织内 O_2 和 CO_2 的分压　　　　　　　/kPa（mmHg）

项　　目	肺泡气	静脉血	动脉血	组织
P_{O_2}	13.6(102)	5.33(40)	13.3(100)	4.00(30)
P_{CO_2}	5.33(40)	6.13(46)	5.33(40)	6.67(50)

2. 气体在肺的交换

（1）交换过程　　在肺泡处，肺泡内 O_2 分压 [13.6kPa（102mmHg）] 高于静脉血 O_2 分压 [5.33kPa（40mmHg）]，肺泡气中 O_2 向血液扩散。肺泡内 CO_2 分压 [5.33kPa（40mmHg）] 低于静脉血 CO_2 分压 [6.13kPa（46mmHg）]，静脉血中 CO_2 向肺泡扩散。结果静脉血变成动脉血，当血液流经肺毛细血管全长约 1/3 时，已基本上完成交换过程（图6-9）。

（2）影响气体交换的因素

① 气体扩散速度。气体扩散速度快，则其交换也快；反之则慢。

② 呼吸膜。呼吸膜的通透性、厚度以及面积都会影响气体的交换。肺气肿时，由于肺泡融合成肺大泡，气体扩散的呼吸膜面积减少，使气体交换减少。肺炎、肺纤维化时，呼吸膜增厚，气体交换效率降低。

③ 通气/血流比值（V/Q）　　指每分肺泡通气量和每分钟肺血流量之间的比值，正常成年人安静时约为 $4.2/5 = 0.84$。当 $V/Q = 0.84$ 时，通气量与血流量匹配合适，气体交换效率最高。

3. 气体在组织的交换

在组织处，由于细胞有氧代谢，O_2 被利用产生 CO_2，所以组织中 O_2 分压可低至 3.99kPa（30mmHg）以下，CO_2 分压可高达 6.65kPa（50mmHg）以上。动脉血流经组织毛细血管时，O_2 顺分压差由血液向细胞扩散，CO_2 则由细胞向血液扩散（图6-9），结果动脉血变成静脉血。

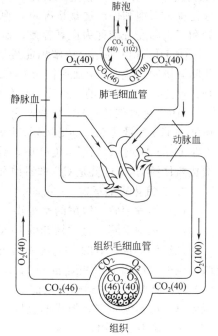

图 6-9　肺泡与组织气体交换示意图
数字为气体分压

（三）气体在血液中的运输

从肺泡扩散入血液的 O_2 必须经过血液循环运送到各组织，从组织扩散入血液的 CO_2 也必须经过血液循环运送到肺泡。

1. 氧和二氧化碳在血液中存在的形式

O_2 和 CO_2 都以两种形式存在于血液：物理溶解的和化学结合的。物理溶解量很少，但很重要。因为在气体交换时，进入血液的 O_2、CO_2 都是先溶解，提高分压，再出现化学结合；O_2、CO_2 从血液释放时，也是溶解的先逸出，分压下降，结合的再分离出来补充所失去的溶解的气体。溶解的和化学结合的两者之间处于动态平衡（图6-10）。

2. 氧的运输

（1）物理溶解　　溶解的量极少，仅占血液总 O_2 含量的约 1.5%。溶解的量取决于分压的大小，分压高，溶解多；分压低，溶解少。

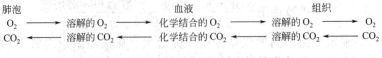

图 6-10　O_2 和 CO_2 在血液中的运输形式

（2）化学结合　血液中的 O_2 主要以氧合血红蛋白（HbO_2，合理符号为 Hb_4O_8）形式运输，占血液总 O_2 含量的 98.5%。这是一种疏松的、可逆的结合，不需要酶促进，称为氧合。其特点是既能迅速结合，也能快速解离，结合或解离取决于 O_2 分压的大小，O_2 与血红蛋白（Hb）的结合有以下一些重要特征。

① 在肺由于 O_2 分压高，O_2 从肺泡扩散入静脉血，促使 Hb 与 O_2 结合成 HbO_2；在组织中 O_2 分压低于动脉血，HbO_2 迅速解离，释放 O_2。Hb 就将氧合的 O_2 由肺运输到组织。

② Fe^{2+} 与 O_2 结合后仍是二价铁，所以该反应是氧合，不是氧化。

③ 1 个 Hb 分子可以结合 4 个 O_2 分子。每克 Hb 完全饱和时能结合 1.34～1.36ml 的 O_2。健康成人，每 100ml 血液约含 15g Hb，能结合 O_2 的最大量约为 20ml。100ml 血液中 Hb 结合 O_2 的最大量称为氧容量；Hb 实际结合 O_2 的量称为氧含量。氧含量所占氧容量的百分比称为氧饱和度。通常情况下，血中溶解的 O_2 甚少，可忽略不计，故常把氧容量、氧含量和氧饱和度分别称为血氧容量、血氧含量和血氧饱和度。

④ Hb 与 O_2 的结合或解离曲线呈 S 形，与 Hb 的变构效应有关，即 Hb 的 4 个亚单位彼此间有协同效应，1 个亚单位与 O_2 结合后，由于变构效应的结果，其他亚单位更易与 O_2 结合；反之，当 HbO_2 的 1 个亚单位释放出 O_2 后，其他亚单位更易释放 O_2。

HbO_2 呈鲜红色，Hb 呈紫蓝色，故动脉血鲜红，静脉血暗红。当皮肤浅表毛细血管床血液中 Hb 含量达 5g/100ml 或以上时，皮肤和黏膜呈浅蓝色，称为发绀。CO 与 Hb 的亲和力是 O_2 的 210 倍，当吸入 CO 后，其迅速与 Hb 结合成 COHb，使之失去与 O_2 结合的能力，造成机体缺 O_2，这就是 CO 中毒致死的原因。

3. 二氧化碳的运输

（1）物理溶解　溶解的量很小，仅占血液中 CO_2 的总量的 5% 左右。

（2）化学溶解　化学结合的 CO_2 主要是碳酸氢盐和氨基甲酸血红蛋白。

从组织扩散入血的 CO_2 首先溶解于血浆，一小部分溶解的 CO_2 缓慢地和水结合生成碳酸，碳酸又解离成碳酸氢根和 H^+，H^+ 被血浆缓冲系统缓冲。碳酸氢盐形式是血液运输 CO_2 的主要形式，占运输总量的 70%～80%。溶解的 CO_2 也与血红蛋白的游离氨基反应，形成氨基甲酸血浆蛋白，形成的量极少，占总量的 7%，且动静脉血中的含量相同，表明它对 CO_2 的运输不起作用。

这两种化学结合运输方式反应都是可逆的，决定反应方向的是毛细血管两侧的 CO_2 分压差。在组织处 CO_2 被结合；在肺泡处 CO_2 被释放。

四、呼吸系统的功能调节

呼吸的正常节律及适应性变化是通过神经系统和体液因素的调节而实现的。

（一）呼吸中枢与呼吸节律

呼吸中枢是指中枢神经系统内产生和调节呼吸运动的神经细胞群。分布在大脑皮质、间脑、脑桥、延髓和脊髓等部位。其中延髓是基本的呼吸中枢，其余各级中枢通过影响它来调节呼吸运动。

1. 脊髓呼吸运动神经元

脊髓颈胸段有呼吸运动神经元，无自动节律活动能力，受上位脑中枢的控制。其发出膈神经支配膈肌，发出肋间神经支配肋间肌。

2. 延髓呼吸中枢

延髓呼吸神经元分吸气神经元和呼气神经元，它们发出纤维到脊髓的有关神经元并影响它们的活动。实验证明，破坏动物的延髓，其呼吸立即停止；破坏延髓以上的脑组织，能保持节律性呼吸运动，但表现为喘吸式呼吸，说明正常的节律性呼吸有赖于更高位的中枢调控。

3. 脑桥呼吸中枢

动物实验证明，脑桥上 1/3 处有呼吸调整中枢，它能使吸气及时转向呼气，保持呼吸节律的正常。

4. 其他高位中枢

① 下丘脑对呼吸有调节作用，表现为体温升高时，下丘脑体温调节中枢受刺激，导致呼吸加快。

② 大脑皮质对呼吸有调节作用，如人可有意识地控制呼吸深度和频率等。

（二）呼吸的反射性调节

呼吸运动可因机体受到各种刺激而发生反射性地加强或者受到抑制。但调节呼吸运动最重要的反射却是来自呼吸道和肺部本身的刺激、呼吸肌本体感受性刺激以及血液中化学成分改变的刺激。

1. 肺牵张反射

由于肺的扩张或缩小引起的反射性呼吸变化，称为肺牵张反射。

吸气时，当肺扩张到一定程度时，分布在支气管和细支气管平滑肌中的肺牵张感受器受到牵拉的刺激，使之兴奋，产生冲动，经迷走神经传至延髓，使吸气切断机制兴奋，抑制吸气，发生呼气，这种反射称为肺扩张反射或吸气抑制反射。

呼气时，肺缩小，对肺牵张感受器刺激减弱，冲动产生减少，解除对吸气的抑制，再次吸气，这种反射称为肺缩反射或吸气兴奋反射。正常人平静呼吸时，该反射不明显。

2. 化学性调节

血液中的 CO_2 和 H^+ 浓度的增加及 O_2 分压下降，可刺激化学感受器，引起呼吸中枢活动增强，以维持血中 O_2 分压、CO_2 分压和 pH 的相对恒定。

（1）CO_2 对呼吸的影响　CO_2 是调节呼吸运动最重要的体液因子。呼吸中枢对血液中的 CO_2 浓度极为敏感。当血液中 CO_2 浓度增高时，可引起呼吸加深、加快，使肺通气量增大；当血液中 CO_2 浓度降低时，呼吸中枢活动减少，引起呼吸减弱。当 CO_2 浓度过高时，将对中枢神经系统起麻痹作用，抑制呼吸。由此可见，CO_2 不仅调节着呼吸运动，同时也是维持呼吸中枢正常兴奋性所必需的。

CO_2 对呼吸的影响通过两条途径：一是直接刺激呼吸中枢；一是兴奋颈动脉体和主动脉体的外周化学感受器。以前者为主。

（2）H^+ 浓度对呼吸的影响　血液中 H^+ 浓度增加，刺激外周化学感受器，使呼吸加强，通气量增大。因 H^+ 不易通过血脑屏障，故对中枢影响小。

（3）缺 O_2 对呼吸的影响　吸入气中 O_2 含量下降到 10% 左右，血液中 O_2 分压下降到 8kPa 以下时，可刺激颈动脉体和主动脉体的外周化学感受器，反射性地兴奋呼吸中枢，引起呼吸增强。缺 O_2 对延髓呼吸中枢的直接作用是抑制。

轻度缺 O_2 时，对外周化学感受器的作用强于对呼吸中枢的抑制，表现为呼吸加强；严重缺 O_2 时，对呼吸中枢的抑制强于对外周化学感受器的作用，表现为呼吸停止。

3. 防御性呼吸反射

当呼吸道黏膜受到有害刺激时，会产生对机体有保护作用的反射活动，称为防御性呼吸反射，主要表现有喷嚏反射和咳嗽反射。

（1）喷嚏反射　当刺激性气体或机械性刺激作用于鼻腔黏膜时，将引起喷嚏反射。打喷嚏时，悬雍垂下降，舌压向软腭，气体从鼻腔冲出，以清除鼻腔中异物。

（2）咳嗽反射　当刺激作用于咽、喉、气管和支气管等处的黏膜时，引起咳嗽反射。咳嗽时，先是短促或深吸气，继而关闭声门，腹肌和肋间内肌有力收缩，使肺内压明显增高，然后声门突然开放，肺泡内气体快速呼出，将呼吸道的异物或分泌物等排出。咳嗽反射具有清洁、保护和维持呼吸道通畅的作用。

复习与思考

1. 简述呼吸系统的组成。
2. 肺通气的动力和阻力及其相互关系如何？
3. 气体是怎样进行交换和运输的？
4. 何谓肺牵张反射，其生理意义如何？
5. 说明血液中 $[CO_2]$、$[H^+]$、$[O_2]$ 发生变化时对呼吸的调节作用。

第二节　常见疾病

由于大气污染、吸烟、工业的发展导致理化因子、生物因子的吸入以及人口年龄老化等因素，使近年来呼吸系统疾病发病率明显增加，肺结核发病率虽有所控制，但近年又有增高趋势，免疫低下及肺部感染等疾病发病率也日渐增多，对我国人民健康危害很大，其防治任务还很重。

一、急性上呼吸道感染

急性上呼吸道感染是鼻腔、咽或喉部急性炎症的概称，是呼吸道最常见的一种传染病，常见病因为病毒，少数由细菌引起。患者不分年龄、性别、职业和地区。感冒又称万病之源，不仅具有较强的传染性，还容易引起肺炎、中耳炎、急性鼻窦炎等，少数患者还可能于病情好转后发生急性肾炎、风湿病或心肌炎等并发症，对劳动生产影响较大。所以感冒久而不愈或高热时，应及时去医院诊治。

【病因和发病机制】　急性上呼吸道感染约有 $70\%\sim80\%$ 由病毒引起。主要有流感病毒（甲型、乙型、丙型）、副流感病毒、呼吸道合胞病毒、腺病毒、鼻病毒、埃可病毒、柯萨奇病毒、麻疹病毒、风疹病毒等。细菌感染可直接或继病毒感染后发生，以溶血性链球菌多见，其次为流感嗜血杆菌、肺炎链球菌和葡萄球菌等，偶见革兰阴性杆菌。

当受凉、淋雨、过度疲劳等诱发因素使全身或呼吸道局部防御功能降低时，原已存在于上呼吸道或从外界侵入的病毒或细菌可迅速繁殖，引起本病。尤其是老幼体弱或有慢性呼吸道疾病者，更易罹患。

【临床表现】　根据病因不同，临床表现可有不同的类型，各类型之间无明显界限。

（1）普通感冒　俗称"伤风"，又称急性鼻炎或上呼吸道卡他，以鼻咽部卡他症状为主要表现，主要由病毒感染引起，起病急。症状有全身不适、畏寒、鼻塞、喷嚏、流清水样鼻涕及咽痛。一般无发热及全身症状，或仅有低热、不适、轻度畏寒和头痛。检查可见鼻腔黏膜充血、水肿、有分泌物，咽部轻度充血。如无并发症，一般经 5～7 天痊愈。

（2）病毒性咽炎和喉炎　急性病毒性咽炎由鼻病毒、腺病毒、流感病毒等引起。临床表现有咽部发痒和灼热感，疼痛不持久也不突出。当有吞咽疼痛时，常提示有链球菌感染。急性喉炎多为流感病毒、副流感病毒及腺病毒等引起，临床特征为声嘶、讲话困难、咳嗽时疼痛，常有发热。体检可见喉部水肿、充血、局部淋巴结轻度肿大和触痛，可闻及喘息声。

（3）疱疹性咽峡炎　常由柯萨奇病毒等引起。临床表现为明显咽痛、发热、病程多为1周。体检可见咽充血，软腭、咽、腭扁桃体表面有灰白色疱疹及浅表溃疡，周围有红晕。多于夏季发作，多见于儿童，偶见于成人。

（4）咽结合膜热　主要由病毒引起。临床表现有发热、咽痛、畏光、流泪、咽及结合膜明显充血。病程一般4～6天，常发生在夏季。

（5）急性咽-扁桃体炎　多由溶血性链球菌引起，其次为肺炎球菌、葡萄球菌等引起。起病急，明显咽痛、畏寒、发热，体温可达39℃以上。检查可见咽部明显充血，腭扁桃体肿大、充血、表面有黄色点状渗出物，颌下淋巴结肿大、压痛，肺部无异常体征。

【诊治要点】

1. 诊断

根据病史、流行情况及典型的临床表现，可作出诊断。病因诊断较为复杂，首先要区别病毒感染和细菌感染，然后进一步明确病毒或细菌的类别。病毒感染患者白细胞计数正常或稍低，粒细胞无核左移现象。

2. 治疗

上呼吸道病毒感染目前尚无特殊抗病毒药物，以对症处理、休息、忌烟、多饮水、保持室内空气流通、防治继发细菌感染为主。

（1）对症治疗　可选用含有解热镇痛及减少鼻咽充血和分泌物的抗感冒复合剂或中成药，如对乙酰氨基酚（扑热息痛）、双酚伪麻片、银翘解毒片等。

（2）抗菌药物治疗　是上呼吸道感染的主要治疗措施。如有细菌感染，可根据病原菌选用敏感的抗菌药物。经验用药常选青霉素、第一代头孢菌素、大环内酯类或氟喹诺酮类。

【预防保健】　目前无感冒预防疫苗。一般的预防措施是避免过劳和睡眠不足。入浴后和睡前不要进食寒冷物。坚持有规律的适合个体的体育活动，增强体质，劳逸适度，生活规律，是预防上呼吸道感染最好的方法。注意呼吸道患者的隔离，防止交叉感染。流行季节室内用食醋5～10ml/m³加水稀释1倍，关闭门窗，以温火加热熏蒸，每天1次，连用3次；或用中草药预防，如板蓝根、野菊花、桑叶等。

附1　慢性鼻炎

慢性鼻炎是鼻腔黏膜及黏膜下的慢性炎症。通常将慢性鼻炎分为慢性单纯性鼻炎、慢性肥厚性鼻炎和萎缩性鼻炎三种，其中以慢性单纯性鼻炎最常见，它主要是急性上呼吸道感染治疗不彻底、迁延复发而引起的。其主要症状是间歇性或交替性鼻阻塞，活动后鼻塞减轻，疲劳时、寒冷时或夜间卧位时加重。

【临床表现】

（1）鼻塞　慢性单纯性鼻炎为间歇性、交替性，常在运动后或吸入温湿空气后减轻，遇寒冷时加重。侧卧时，居下侧之鼻腔阻塞，上侧通气良好。慢性肥厚性鼻炎时鼻塞较重，多为持续性。

（2）多涕　常为黏液性。小儿因长期鼻涕刺激鼻前庭和上唇，使局部皮肤变红，发生湿疹或毛囊炎。鼻涕向后流入咽部，则出现咽喉不适、多痰等症状。

【诊治要点】

1. 诊断

根据间歇性或两侧交替性鼻阻塞的特点，伴有嗅觉减退、头晕、头痛和说话鼻音加重的症状，以及呈现一定量的黏液性鼻涕等，即可作出初步诊断。

2. 治疗

对于慢性单纯性鼻炎一般采用局部治疗和全身治疗相结合的综合措施。

（1）西药　本病的西药治疗主要是针对鼻塞的对症治疗，一般选用1%麻黄碱滴鼻液，每日3次，每次2~3滴。鼻塞较严重者则可采用冷冻、激光、封闭、硬化剂等方法。

（2）中成药　鼻炎片、辛夷鼻炎片等。

【预防保健】

① 首先要消除病因，戒除烟酒，注意饮食卫生和环境卫生，避免粉尘长期刺激。防止伤风感冒。

② 注意锻炼身体，提高机体免疫力。

③ 可从夏季开始，逐步锻炼、适应，坚持一年四季用冷水洗脸、洗脚，以提高机体对冷空气的耐受能力，减少着凉感冒。

④ 积极治疗急性鼻炎，每遇感冒鼻塞加重，不可用力抠鼻，以免引起鼻腔感染。

⑤ 避免局部长期使用麻黄碱滴鼻。慢性单纯性鼻炎鼻黏膜光滑、有弹力，对血管收缩药敏感；而慢性肥厚性鼻炎一般因黏膜肥厚，对血管收缩药不敏感，故即使滴麻黄碱后鼻塞亦无明显减轻，且会引起嗅觉障碍、头痛、记忆力减退，并有可能造成"药物性鼻炎"。

附2　流行性感冒

流行性感冒简称流感，是由流感病毒引起的经飞沫传播的急性呼吸道传染病。传染性强，每年可发生国际性流行。临床表现以上呼吸道症状轻而发热与全身中毒症状较重为特点。

【病原学】　流感病毒呈球形，含单股RNA。根据内部及外部抗原结构不同，分为A、B、C三类。A型流感病毒可感染多种动物，为人类流感的主要病原。还有H1型（前苏联型）、H2（亚洲型）、H3（中国香港型）。流感病毒的最大特点是易发生变异，当变异形成新的流行株时，人群对之不再具有免疫力，即出现新的暴发流行。流行季节为秋、冬、初春。

流感病毒不耐热，对紫外线及常用消毒剂均很敏感。但对干燥及寒冷有相当耐受力，能在真空干燥下或−20℃下长期保存。

【流行病学】

（1）传染源　流感患者及隐性感染者。

（2）传播途径　主要通过空气飞沫传播，病毒存在于患者或隐性感染者的呼吸分泌物中。通过咳嗽、说话、打喷嚏散播至空气中，病毒在空气中可保持30min，易感者吸入后即能感染。传播速度取决于人群拥挤程度。

（3）人群易感性　普遍易感，这取决于人体的抗病能力。病后对同型病毒有一定的免疫力，但维持时间不长。

（4）流行特征　一般发生于冬季，主要发生在人群聚集的地方，起始较急，于2~3周内病例达高峰，一次流行持续约6~8周，流行后人群重新获得一定的免疫力。

【发病机制】　流感病毒经呼吸道吸入后，侵犯纤毛柱状上皮细胞，并在此复制繁殖，引起上呼吸道症状，并在上皮细胞变性坏死后随呼吸道分泌物排出体外。同时亦可向下侵犯气管、支气管、肺泡。患者在此基础上极易并发细菌感染。

【临床表现】　潜伏期为1~2天，症状通常较重。典型的症状为起病急骤，有高热、寒战、头痛、腰痛、肌肉酸痛、关节痛、全身不适。并伴有较轻的鼻塞、流涕、咽痛、干咳等上呼吸道症状。少数病例可有呕吐、腹泻等胃肠道症状。发热一般3~5天后消退。但部分免疫功能低下的患者可并发病毒性肺炎及细菌性肺炎，以及中毒性休克、心肌炎、心包炎，并出现相应症状和体征。

【诊治要点】

1. 诊断

当未出现流感流行时，散发病例不易诊断。流感流行时，临床较易诊断。如短时间出现较多数量的相似患者，呼吸道症状较轻而全身中毒症状较重，再结合流行病学资料，可基本确诊。病毒分离、特异性抗体的检测虽可确定诊断，但需较长时间，对临床诊断意义不大，仅具流行病学调查的价值。

2. 治疗

（1）一般治疗　注意休息，多饮水，宜进食易消化的食物，做好口腔、鼻腔护理。

（2）对症治疗　如降温、吸氧等。

（3）对因治疗　抗病毒治疗，可选用利巴韦林、金刚烷胺等。病程较长或合并细菌感染者，可合用抗生素。

【预防保健】　流感流行时，应尽可能隔离患者，加强环境消毒，减少公众集会，以防止疫情进一步扩散。对易感人群，可于每年秋季进行预防接种，主要接种流感疫苗。流行期间，对易感人群尚未发病者，可给予金刚烷胺等药物预防。居室要注意通风，每天用紫外线消毒或乳酸熏蒸。注意锻炼身体，提高机体免疫力。

二、慢性支气管炎

慢性支气管炎是指气管、支气管黏膜及周围组织的慢性非特异性炎症。临床上以咳嗽、咳痰或伴有喘息及反复发作的慢性过程为特征。病情呈缓慢进展，常并发阻塞性肺气肿甚至肺动脉高压、肺源性心脏病。它是一种严重危害人民健康的常见病，尤以老年人多见。

【病因和发病机制】　慢性支气管炎病因、发病机制较复杂，迄今尚未明了。普遍认为有关因素如下。

（1）大气污染　刺激性烟雾、有害气体对支气管黏膜造成损伤，为细菌入侵创造了条件。

（2）吸烟　吸烟能使支气管上皮细胞纤毛受损，支气管杯状细胞增生，支气管黏膜充血、水肿，支气管痉挛。这些均有利于细菌在支气管生长繁殖。

（3）感染　感染是慢性支气管炎发生、发展的重要因素。病因多为病毒和细菌。病毒有鼻病毒、流感病毒等。细菌有肺炎链球菌、流感嗜血杆菌等。

（4）过敏因素　喘息型慢性支气管炎往往有过敏史。过敏反应可使支气管收缩或痉挛、组织损害和炎症反应，继而发生慢性支气管炎。

（5）其他　除上述主要因素外，尚有机体内在因素参与慢性支气管炎的发生。如自主神经功能失调、老年人呼吸道防御功能下降、营养因素、遗传因素等。

【临床表现】

1. 症状

多缓慢起病，病程较长，反复急性发作而加重。主要症状有难愈的顽固性咳嗽、咳痰。上下楼和快速行走时呼吸困难（气短、喘息）。痰为黏液性（黏性强，顽固性白色痰），量不一定。早晨起床后有少量痰，一天中甚至有一杯以上。细菌感染时，为黄色或绿色的脓痰。有发热。长期慢性支气管炎时，增加心脏负担，特别易引起老年人心功能不全。开始症状轻微，如吸烟、接触有害气体、过度劳累、气候变化或受凉感冒后，则引起急性发作或加重。

2. 体征

慢性支气管炎早期可无异常体征，有时在肺部可听到散在的干性或湿性啰音，以背后下肺部为多，常于咳嗽后减少或消失，啰音的多少和部位不恒定。慢性喘息型支气管炎发作时，可听到哮鸣音和呼气延长，缓解后消失。当出现肺气肿时，可见胸部呈桶状，前后径增大，肋间隙增宽，呼吸活动减弱。并发肺部感染时肺部啰音可增多。当缺氧明显时，可见口唇、指（趾）甲发绀。

3. 临床分型、分期

（1）分型　可分为单纯型和喘息型。单纯型主要表现为反复咳嗽、咳痰两项症状。喘息型则除反复咳嗽、咳痰外，还伴有明显的喘息症状，并经常或反复出现哮鸣音。

（2）分期　根据病情可将慢性支气管炎分为三期。

① 急性发作期。指1周内出现脓性或黏液脓性痰，痰量明显增加，伴有体温升高等炎症表现；或1周内"咳"、"痰"、"喘"症状任何一项明显加剧。

② 慢性迁延期。患者有不同程度的"咳"、"痰"、"喘"、"炎"症状，迁延达1月以上者。

③ 临床缓解期。指患者经治疗或自然缓解，症状基本消失，或偶有轻微咳嗽和少量痰液，保持2个月以上者。

【诊治要点】

1. 诊断

①慢性、反复发作咳嗽、咳痰或伴喘息，每年发病持续3个月，连续2年或以上；②并排除其他心、肺疾病（如肺结核、肺尘埃沉着病、哮喘、支气管扩张症、肺癌、心脏病、心力衰竭等）时，可作出诊断。③如每年发病持续不足3个月，而有明确的客观检查依据（如X线、呼吸功能等），亦可诊断。

2. 治疗

目的在于消除症状，防止肺功能进一步恶化，促进患者康复。治疗措施依临床具体情况而异。

（1）急性发作期及慢性迁延期的治疗

① 控制感染。视感染的主要致病菌和严重程度或根据病原菌药物敏感试验选用抗菌药物。常用的有青霉素、红霉素、氨基糖苷类、氟喹诺酮类、头孢菌素类等。

② 祛痰镇咳。本病不宜单用镇咳药物，因痰液不能咳出，反可加重病情。用祛痰药促进痰液排出，有利于感染控制。常用药物有氯化铵合剂、溴已新等。中成药也有一定疗效。

③ 解痉平喘。喘息型慢性支气管炎有喘息症状时常需用解痉平喘药，如氨茶碱、沙丁胺醇（舒喘灵）等。亦可用抗生素加祛痰药和平喘药进行雾化吸入，起到加强局部消炎及稀释痰液的作用。

（2）缓解期治疗　加强锻炼，增强体质，提高免疫功能。加强个人卫生，避免各种诱发因素的接触和吸入。

【预防保健】戒烟。注意保暖，避免受凉，预防感冒。改善环境卫生，做好个人劳动保护，消除和避免有害气体对呼吸道的影响。指导患者锻炼身体，增强身体素质，提高机体抗病能力。

三、支气管哮喘

支气管哮喘是由嗜酸粒细胞、肥大细胞和T淋巴细胞等多种炎症细胞参与的慢性变态反应性气道炎症。这种炎症使易感者对各种激发因子具有气道高反应性，并引起气道缩窄。临床表现为反复发作带有哮鸣音的呼气性呼吸困难，持续数分钟至数小时，可自行或经治疗后缓解，严重者可持续数日或数周。长期反复发作，可并发慢性支气管炎和阻塞性肺气肿。本病发病率约占人口的1%～3%，可发生在任何年龄，但半数以上在12岁前起病，许多患者病程长达十几年至几十年。40%左右的患者有家族史。近年来，全球许多国家和地区哮喘的患病率和病死率均呈逐渐上升趋势。

【病因和发病机制】

（1）病因　支气管哮喘的病因和发病原理较为复杂，尚未完全明了。大多认为是与多基因遗传有关的疾病，同时受遗传因素和环境因素的双重影响。

目前，哮喘的相关基因尚未完全明确，但有研究表明，存在与气道高反应性、IgE调节和特异性反应相应的基因，这些基因在哮喘的发病中起着重要作用。

环境因素主要包括某些激发因素，包括吸入物如尘螨、药粉、真菌、动物毛屑、二氧化硫、氨气等；感染如细菌、病毒、寄生虫等；食物如鱼、虾、蟹、蛋类、牛奶等；药物如普萘洛尔、阿司匹林等；气候变化、运动、妊娠等都可能是哮喘的激发因素。

（2）发病机制　哮喘的发病机制十分复杂。近年来发现，支气管哮喘是一种慢性变态反应性气道炎症。外源性过敏原可使嗜酸粒细胞、淋巴细胞、中性粒细胞、巨噬细胞等炎症细胞聚集到气道，活化并释放出许多炎性介质，使气道上皮破坏、微血管渗漏、黏膜水肿、腺体分泌增加，导致气道高反应性，呈迟发相哮喘反应，比速发相哮喘反应更为重要。

【临床表现】　典型的支气管哮喘大多有季节性，日轻夜重，常常与吸入外源性过敏原有关，具有"三性"，即喘息症状的反复发作性、发病时肺部哮鸣音的弥漫性和气道阻塞的可逆性；发作时的症状和体征可以自行缓解或应用支气管扩张药后缓解。

（1）症状　为发作性伴有哮鸣音的呼气性呼吸困难或发作性胸闷和咳嗽，严重者被迫采取坐位呈端坐呼吸，甚至张口抬肩的呼吸。干咳或咯大量白色泡沫痰，甚至出现发绀等。哮喘症状可在数分钟内发作，经数小时至数天，可用支气管扩张药或自行缓解。某些患者在缓解数小时后可再次发作或在夜间及凌晨发作。有些青少年，其哮喘症状表现为运动时出现胸闷和呼吸困难（运动性哮喘）。

（2）体征　胸部呈过度充气状态，有广泛的哮鸣音，呼气音延长。但轻度哮喘或非常严重的哮喘发作时哮鸣音可不出现。心率增快、胸腹反常运动和发绀常出现在严重哮喘患者中。

【诊治要点】

1. 诊断

根据典型发作的临床表现，即反复发作性、带有哮鸣音的呼气性呼吸困难，可自行缓解，并对支气管解痉药治疗有良好反应者，诊断并不困难。也可借助血常规、呼吸功能检查、胸部X线帮助确诊。但病因诊断比较复杂和困难，病因诊断对本病的防治有重要的指导意义。

2. 治疗

目的主要是控制哮喘症状，减少发作，提高生活质量。

（1）去除病因　过敏原或其他病因已查明者应避免接触病因，治疗呼吸道感染，无法避免过敏原者可采取脱敏治疗。

（2）控制发作　常用的支气管解痉药有 β_2 受体兴奋药，如丙基肾上腺素、沙丁胺醇、环克仑特罗等；茶碱类如氨茶碱、二羟丙茶碱；M受体阻药如异丙基阿托品等。可联合用药。上述药物无效、哮喘发作顽固者可加用糖皮质激素如泼尼松等。重症患者应静脉注射或静脉滴入支气管解痉药，并加用糖皮质激素。缺氧者给氧。有呼吸道感染者同时加用抗生素。哮喘持续时间较长者，在平喘、吸氧、抗感染治疗同时应注意补充液体，纠正酸碱失衡和处理并发症。

【预防保健】　锻炼身体，增强体质，增强御寒能力。避免精神忧郁和精神激动。去除诱因，避免接触过敏原，戒烟，去除体内慢性感染灶，增强机体免疫功能，进行脱敏治疗，降低机体对过敏原的特异反应。非特异性免疫疗法如注射哮喘菌、核酪或转移因子。药物预防常用色甘酸钠吸入，酮替芬或曲尼斯特口服，有保护肥大细胞溶酶体膜、阻止生物活性递质释放的作用，可防止哮喘发作。

四、肺炎

肺炎是指肺实质的炎症，多种感染性和非感染性因素均可引起肺炎。肺炎按炎症的解剖部位可分为大叶性肺炎、小叶性肺炎和间质性肺炎；按病因可将其分为感染性和由理化因素、免疫损伤、过敏及药物所致的肺炎。常见的感染性肺炎又可分为细菌性、病毒性、支原体性和真菌性等，其中以细菌性肺炎最常见，约占80%。

（一）肺炎球菌肺炎

肺炎球菌肺炎是由肺炎球菌（或称肺炎链球菌）所引起的，约占院外感染性肺炎的半数。肺段或肺叶呈急性炎性实变，临床以高热、寒战、咳嗽、血痰及胸痛为特征。起病通常急骤，近年来因抗生素的广泛使用，致使症状及起病方式均不典型。

【病因和发病机制】 肺炎球菌为革兰阳性球菌，成对或成短链状排列。其致病力在于菌体外由高分子多糖体组成的荚膜，具有抗吞噬作用，毒力强。

当人体免疫功能正常时，肺炎球菌是寄居于口腔及鼻咽部的一种正常菌群，并不致病，只有在人体抵抗力、免疫力下降时，细菌才经上呼吸道吸入肺部，在肺泡内繁殖。当感染毒力较强的细菌时，病变可迅速发展成整个肺叶的实变。其典型的病理变化过程可分为充血期、红色肝变期、灰色肝变期、消散期，该四个阶段的炎症改变常同时存在于同一病变区域内。但在当今抗生素广泛使用的时代，这些典型病理改变的发展程序已不多见。很多患者炎症集中在支气管周围，呈段性肺炎或片状的支气管肺炎改变。少数患者由于抵抗力低、细菌毒力强及治疗不及时，可发生菌血症，造成远处播散灶，如脑膜炎、关节炎、心肌炎、乳突炎等。

【临床表现】

（1）症状 病前常有受凉、淋雨、疲劳、醉酒、病毒感染史，大多有数日上呼吸道感染的前驱症状。起病多急骤，高热、寒战，体温通常在数小时内升至39～40℃，高峰在下午或傍晚，或呈稽留热，脉率随之增速。患者感全身肌肉酸痛，患侧胸部疼痛，可放射到肩部或腹部，咳嗽或深呼吸时加剧。痰少，可带血或呈铁锈色，胃纳锐减，偶有恶心、呕吐、腹痛或腹泻，易被误诊为急腹症。

（2）体征 患者呈急性病容，面颊绯红，鼻翼扇动，皮肤灼热、干燥，部分患者口角及鼻周有单纯疱疹。肺部有肺实变体征，患侧呼吸运动减弱，语颤增强，叩诊呈浊音或实音，听诊呼吸音减低，有支气管呼吸音及湿啰音。病变累及胸膜时，局部胸壁可有压痛，并可听及胸膜摩擦音。

【诊治要点】

1. 诊断

根据典型症状与体征，参合血常规、胸部X线检查，易作出初步诊断。年老体衰、继发于其他疾病或呈灶性肺炎改变者，临床表现常不典型，需认真加以鉴别。病原菌检测是确诊本病的主要依据。

2. 治疗

主要的治疗原则为选用有效的抗菌药物控制感染。

（1）一般支持疗法 卧床休息，注意保暖，补充足量的蛋白质、热量及维生素。鼓励多饮水，一般每天1～2L，必要时可静脉补液。

（2）抗菌药物治疗 一经诊断即予以抗生素治疗，不必等细菌培养及药物敏感试验结果。各型肺炎球菌对青霉素均敏感，根据病情严重程度可用肌内注射或静脉滴注。青霉素过敏者，可用红霉素、林可霉素、氟喹诺酮类等。重症者可改用第一代或第二代头孢菌素静脉注射。抗菌药物疗程通常为5～7天，或于热退后3天后，或静脉用药改为口服再维持数天。

（3）对症治疗 高热者可用物理降温或退热处理，咳嗽剧烈者可用镇咳化痰药。有气急、发绀等缺氧症状者，可给予吸氧。对烦躁不安、谵妄、失眠者酌用地西泮或水合氯醛，禁用抑制呼吸的镇静药。

【预防保健】 应向患者介绍肺炎的基本知识。平时注意锻炼身体和摄取适当的营养，增强机体的抵抗力。要避免受凉、淋雨、疲劳、醉酒等诱发因素，防治上呼吸道感染。目前已研究成功的多型组合的纯化荚膜抗原疫苗，可使肺炎球菌肺炎发病率显著降低，可推荐用于易感人群。

（二）肺炎支原体肺炎

肺炎支原体肺炎是指肺炎支原体引起的急性呼吸道感染伴发的肺炎。约占各种原因引起的肺炎的 10%。多发生于 5～25 岁的儿童和青年。秋、冬季节较多见，呈局部流行或散发。症状一般较轻，可自愈或经抗生素治愈。

【病因和发病机制】 肺炎支原体是能在无细胞培养基上生长的最小的微生物之一。它主要侵犯呼吸系统，由口、鼻分泌物经空气飞沫传播。以咽炎、支气管炎为主，少数向下延伸到肺引起肺炎。病原体通常存在于纤毛上皮之间，吸附于宿主呼吸道上皮细胞表面，抑制纤毛活动并破坏上皮细胞。肺炎支原体的致病性可能与患者对病原体或其代谢产物的过敏反应有关。

【临床表现】

（1）症状 通常起病较缓慢，乏力、咽痛、咳嗽、发热、食欲缺乏、肌痛等。咳嗽多为阵发性刺激性呛咳，咳少量黏液。发热可持续 2～3 周，体温恢复正常后可能仍有咳嗽。偶伴有胸骨下疼痛。儿童可并发中耳炎和鼓膜炎。

（2）体征 儿童可有颈淋巴结肿大，少数有斑丘疹、红斑。胸部体征一般不明显，可有呼吸音减低和干湿啰音。并发胸膜炎时有胸膜摩擦音或胸腔积液的体征。

【诊治要点】

1. 诊断

本病的诊断需综合临床症状、X 线表现及血清学检查结果等，直接检测标本中肺炎支原体抗原可用于临床早期快速诊断。培养分离出肺炎支原体虽对诊断有决定性意义，但其检出率较低，技术条件要求高，所需时间长。血清学试验有一定参考价值。

2. 治疗

大环内酯类抗生素，如红霉素，仍是肺炎支原体感染的首选药物。罗红霉素、阿奇霉素的效果亦佳，且不良反应少。青霉素或头孢菌素类抗生素无效。对剧烈呛咳者，应适当给予镇咳药。若继发细菌感染，可根据痰病原学检查，选用针对性的抗生素治疗。

【预防保健】 本病由患者的飞沫传染，故应避免接近患者，其余见肺炎球菌肺炎。

五、肺结核

肺结核是结核杆菌引起的慢性呼吸系统传染病。结核杆菌侵入人体，可累及全身各个器官而引起相应病变，分别冠以不同的名称，总称为结核病，但以肺结核最为多见。

咳痰排菌患者为其重要的传染源。人体感染结核菌后不一定发病，当抵抗力降低或细胞介导的变态反应增高时，方可引起临床发病。本病的基本病理特征为渗出、干酪样坏死及其他增殖性组织反应，可形成空洞。除少数起病急骤外，临床上多呈慢性过程。表现为低热、消瘦、乏力等全身症状与咳嗽、咯血等呼吸系统表现。若能及时诊断，合理治疗，大多可获临床痊愈。

【病因和发病机制】

1. 结核杆菌

结核杆菌是细菌的一种，属于分枝杆菌，致病型主要为人型，牛型较少见。因涂片染色具有抗酸性，故亦称抗酸杆菌。对外界环境抵抗力较强，在阴湿处能生存 5 个月以上；但烈日下暴晒 2h，接触 5%～12%甲酚皂溶液 2～12h，接触 70%酒精 2min 或煮沸 1min，即可被杀灭。

结核杆菌在繁殖过程中，由于基因突变而产生耐药称原始耐药菌，较长时间或不规则应用抗结核药物等可致继发耐药菌的产生。复治患者中很多为继发耐药病例。发生耐药的后果必然是近期治疗失败或远期复发。因此避免与克服细菌耐药是结核病化学治疗成功的关键。

2. 感染途径

呼吸道感染是肺结核的主要感染途径，飞沫感染为最常见的方式。传染源主要是排菌的肺结核患者的痰液。健康人吸入患者咳嗽、打喷嚏时喷出的带菌飞沫，或随地吐的痰干燥后散布于空气中的结核杆菌，即可引起肺部感染。感染的次要途径是经消化道进入体内。其他感染途径，如经皮肤、泌尿生殖系统等，均很少见。

3. 人体的反应性

（1）保护性免疫 人体对结核杆菌的免疫有两种：一是先天性免疫，属非特异性，相对较弱；二是后天性免疫，为接种卡介苗或经过结核菌苗感染后获得，具有特异性，相对较强，主要是细胞免疫。

（2）变态反应 结核杆菌入侵人体后 4～8 周，身体组织对结核杆菌及其代谢产物所产生的敏感反应称为变态反应。属迟发型（Ⅳ型）变态反应。结核病的许多病理变化，如病灶部位的炎症性渗出、干酪样坏死、液化与空洞形成，都和变态反应有密切关系。

（3）免疫与变态反应的关系 结核杆菌菌体的多肽、多糖复合物与其免疫反应有关，而其蜡质及结核蛋白则与变态反应有关。引起两者的抗原成分不同，但免疫与变态反应常同时存在。免疫对人体起保护作用，而变态反应则通常伴有组织破坏，对细菌亦不利。人体感染结核杆菌后是否发病，主要取决于入侵结核杆菌的数量和毒力、机体的免疫力和机体的变态反应这三个因素。

【临床类型】 1998 年我国将结核病分为下列五型。

① 原发型肺结核（Ⅰ型），包括原发综合征及胸内淋巴结结核。

② 血型播散型肺结核（Ⅱ型）。

③ 继发型肺结核（Ⅲ型），是肺结核中的一个主要类型，可以出现多种病理改变。

④ 结核性胸膜炎（Ⅳ型），有结核性干性胸膜炎、结核性渗出性胸膜炎、结核性脓胸。

⑤ 其他肺外结核（Ⅴ型），如骨结核、结核性脑膜炎、肠结核等。

【临床表现】 肺结核的临床表现多种多样，大部分患者可无症状，而在胸部 X 线检查时被发现。部分患者可因低热或长期咳嗽、咯血等症状而就诊时被发现。老年肺结核患者易被长年慢性支气管炎的症状所掩盖。

1. 症状

（1）全身症状 表现为午后低热、乏力、食欲减退、消瘦、盗汗等。若肺部病灶进展播散，常呈不规则高热。妇女可有月经失调或闭经。

（2）呼吸系统症状

① 咳嗽、咳痰。通常为干咳或带少量黏液痰。继发感染时，痰呈黏液脓性。

② 咯血。约 1/3 患者有不同程度咯血，痰中带血多因炎性病灶的毛细血管扩张所致；中等量以上咯血则与小血管损伤或来自空洞的血管瘤破裂有关。有时硬结钙化的结核病灶可因机械性损伤血管或合并支气管扩张症而大咯血。大咯血时可发生失血性休克或血块阻塞大气道引起窒息。

③ 胸痛。当病灶炎症波及壁层胸膜时，相应部位的胸壁可出现刺痛。

④ 呼吸困难。慢性重症肺结核时，呼吸功能减退，常出现渐进性呼吸困难，甚至缺氧、发绀。如并发气胸或大量胸腔积液时，则可有急骤发生的严重的呼吸困难。

2. 体征

病变范围小或位于组织深部，可无异常体征。若范围大，则患侧呼吸运动减低，叩诊呈浊音，听诊呼吸音降低或可闻及湿啰音。肺部病变发生广泛纤维化或胸膜增厚时，则病侧胸廓下陷，肋间隙变窄，气管向患侧移位，叩诊呈浊音，对侧有代偿性肺气肿体征。

【诊治要点】

1. 诊断

凡因症状就诊者，结合接触史、既往史、临床表现、X线检查、痰菌检查、结核菌素试验等，不难确立诊断。

2. 治疗

（1）一般治疗　注意休息与营养，对肺结核的治疗起辅助作用。

（2）抗结核化学药物治疗（简称化疗）　对控制结核病起决定性作用，合理化疗可使病灶内细菌消灭，最终达到痊愈。

① 化疗原则。对活动性结核病必须坚持早期、联用、适量、规律和全程使用敏感药物的原则。所谓早期主要指早期治疗患者，一旦发现和确诊后立即给药治疗；联合是指根据病情及抗结核药的作用特点，联合两种以上药物，以增强与确保疗效；适量是指根据不同病情及不同个体规定不同给药剂量；规律即患者必须严格按照化疗方案规定的用药方法，有规律地坚持治疗，不可随意更改方案或无故随意停药，亦不可随意间断用药；全程乃指患者必须按照方案所定的疗程坚持治满疗程。

② 适应证。活动性肺结核患者，即有结核中毒症状、痰菌阳性、X线病灶正在进展或好转阶段的患者。

③ 抗结核药物。目前常用的抗结核药物有 10 余种，大致可分为全杀菌药（如异烟肼、利福平）、半杀菌药（如链霉素、吡嗪酰胺）、抑菌药（如乙胺丁醇）。

（3）对症治疗

① 中毒症状。在有效抗结核治疗 1～2 周内多可消失，通常不必特殊处理。病情严重、有高热可大量胸腔积液者，可在使用足量、有效抗结核药物的基础上适当加用肾上腺糖皮质激素，以减轻炎症及过敏反应，促进渗液吸收，减少纤维组织形成及胸膜粘连。

② 咯血。少量咯血适当应用镇静药、镇咳药及卡巴克洛等止血药。中等量以上咯血应选用有效止血药，如垂体后叶素。大咯血者应防止发生窒息并可给予小量输血，反复大咯血不能控制时，可经纤维支气管镜检查发现出血部位后直接采用有效方法止血，必要时对病变局限又无禁忌证者手术切除病变肺叶或肺段。

（4）手术治疗　外科手术已较少用于肺结核的治疗。复治的单侧纤维厚壁空洞，经长期内科治疗未能使痰菌转阴的患者；或单侧的毁损肺伴支气管扩张症，已丧失功能并有反复咯血或继发感染者，可考虑手术治疗。

（5）胸腔穿刺抽液　渗出性胸膜炎积液较多时，应及早抽出，以减轻压迫症状，防止纤维蛋白沉着而致胸膜粘连。

【预防保健】

（1）预防　控制传染源、切断传染途径及增强免疫力、降低易感性等，是控制结核病流行的基本原则。卡介苗可保护未受感染者，使受感染后不易发病，即使发病也易愈合。有效化学治疗对已患病者，能使痰菌较快转阴，但在其转阴之前，尚须严格消毒隔离，避免传染。因此，抓好发现患者、正确治疗与接种卡介苗等均对结核病的预防有重要意义。

（2）健康教育　向患者介绍肺结核的基本知识，要求患者合理用药、定期复查、合理安排休息、加强营养以增强对结核病的抵抗能力。还要向患者和家属宣传消毒隔离的重要性，教会具体方法，杜绝随地吐痰，与人共餐时要使用公筷，以防传染。

复习与思考

1. 什么是急性上呼吸道感染？常见病因有哪些？如何防治急性上呼吸道感染？
2. 慢性鼻炎分哪几类？
3. 流行性感冒的病原体是什么？有何特点？怎样预防流行性感冒的进一步扩散？
4. 慢性支气管炎主要临床表现是什么？如何治疗？
5. 支气管哮喘的发生与哪些因素有关？应如何治疗？
6. 引起肺炎的常见病因有哪些？
7. 肺结核有哪些临床类型？其化疗原则是什么？

第七章
消化系统

第一节 解剖生理

一、消化系统的组成

消化系统由消化管和消化腺两大部分组成（图7-1）。消化管包括口腔、咽、食管、胃、小肠、大肠和肛门。小肠分为十二指肠、空肠、回肠。大肠包括盲肠、阑尾、升结肠、横结肠、降结肠、乙状结肠、直肠和肛管。临床上通常把从口腔到十二指肠的这部分管道称上消化道，空肠以下的部分称下消化道。消化腺包括口腔大唾液腺、肝、胰和消化管壁内的小腺体（如唇腺、颊腺、舌腺、食管腺、胃腺、肠腺等），均借排出管道将分泌物排入消化管腔内。

二、消化系统的形态结构

（一）消化管的基本组织结构

消化管（除口腔外）各段的结构基本相同，其管壁由内至外分为黏膜层、黏膜下层、肌层和外膜（浆膜）四层（图7-2）。

1. 黏膜层

由上皮、固有层和黏膜肌层组成。上皮衬在管腔内表面。在上皮深面为结缔组织构成的固有层，内含血管、神经、淋巴组织及腺体。黏膜肌层为一薄层平滑肌，收缩时可改变黏膜的形态。具有保护、吸收和分泌功能。

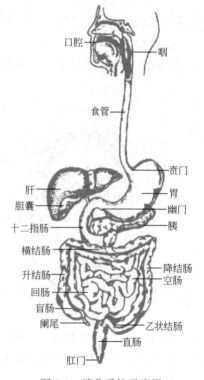

图7-1 消化系统示意图

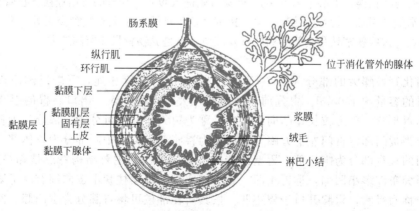

图7-2 消化管的一般结构图

2. 黏膜下层

由疏松结缔组织构成，内含较大的血管、淋巴管和神经丛，使黏膜具有一定的移动性。

3. 肌层

除口腔、咽、食管上段及肛门外括约肌属于骨骼肌（横纹肌），其余各段消化管均由平滑肌组成。肌纤维排列为内环行、外纵行两层。在消化管各段的交界处，环形平滑肌增厚形成括约肌，对内容物进出有控制和调节作用。消化管壁的平滑肌受自主神经的支配。交感神经使消化管平滑肌的紧张性降低，产生舒张；而副交感神经使消化管的平滑肌紧张性增强，产生收缩。

4. 外膜

由薄层结缔组织构成，位于消化管的最外层。在胃肠管的外膜则是浆膜，由单层扁平上皮（间皮）构成，其表面光滑并能分泌少量的浆液，可减少胃肠运动时的相互摩擦。

（二）消化管各段的解剖

1. 口腔

口腔是消化管的起始部，其前端为唇，两侧壁为颊，下壁为口腔底（软组织和舌），上壁（顶）为腭（前三分之二为硬腭，后三分之一为软腭）（图7-3）。软腭后缘正中有乳头状突起称腭垂，也称悬雍垂，其两侧各有两条弓形黏膜皱襞，前者为腭舌弓，后者为腭咽弓。前、后两皱襞的凹陷内有卵圆形的腭扁桃体，属淋巴组织。软腭后缘、两侧的腭舌弓及舌根共同围成咽峡，此为口腔与咽的连通处。整个口腔内表面由黏膜覆盖。口腔内还有牙，牙是人体内最坚硬的器官，嵌于上、下颌骨的牙槽内。牙对食物能进行机械加工，对语言、发音亦有辅助作用。口腔内的舌有协助咀嚼、搅拌食物、吞咽、感受味觉并辅助发音的功能。

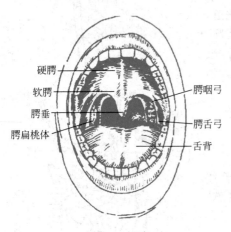

硬腭
软腭
腭垂
腭扁桃体
腭咽弓
腭舌弓
舌背

图7-3 口腔

2. 咽

咽是一个上宽下窄、前后略扁的漏斗形肌性管道，长约12cm，位于鼻腔、口腔的后方。上方的顶接颅底，下方与食管相连。咽从上向下分别与鼻腔、口腔和喉相通，因此咽可分为鼻咽部、口咽部和喉咽部。

3. 食管

食管是一条前后略扁的肌性管状器官，是消化管最狭窄部分，全长约为25～30cm。食管上端平第6颈椎处与咽相连，下端平第11胸椎处穿过膈进入腹腔，与胃的贲门连接。食管有三个狭窄处：第一狭窄处位于咽与食管交接处，第二狭窄处位于食管与左主支气管交叉处，第三狭窄处为食管穿经膈处。这些狭窄处是食管肿瘤的好发部位，也是异物较易滞留的地方。

4. 胃

胃是消化管最膨大的部分（图7-4）。上端以贲门与食管相连，下端以幽门连接十二指肠。成人胃的容量约1500ml。胃分前、后两壁，大、小弯，入、出口。胃的上缘较短，凹向右上方称胃小弯。下缘较长，凸向左下方，称为胃大弯。胃可分为四部分：近食管处是胃的入口部分为贲门部，贲门左上方膨出的部分为胃底部，胃的中间部分为胃体部。胃体下界与幽门之间的狭窄部分为幽门部。胃壁的结构也分四层，其主要结构特点是黏膜层和肌层。胃黏膜表面分布许多小凹陷，称胃小凹。胃小凹底部的单层柱状上皮向固有层下陷，形成许多管状腺，称为胃腺，胃腺开口于胃小凹。按其所在部位可将胃腺分为贲门腺、幽门腺及胃底腺。胃底腺由三种细胞构成（图7-5）。

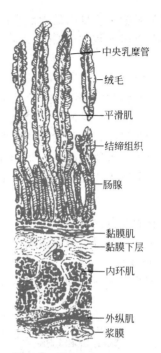

图 7-5 胃底组织及胃底腺

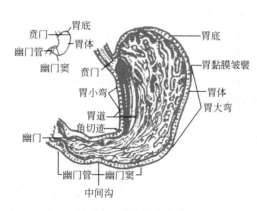

图 7-4 胃的形态分布

（1）壁细胞（盐酸细胞）　壁细胞的胞体较大，呈卵圆形，核呈圆形，胞质呈嗜酸性，其功能为合成与分泌盐酸及内因子。盐酸有助消化的作用，内因子能促进维生素 B_{12} 的吸收。

（2）主细胞（胃酸细胞）　主细胞数量多，细胞呈柱状，核呈圆形，胞质呈嗜碱性，其功能主要是分泌无活性的胃蛋白酶原。胃蛋白酶原在盐酸的作用下变为具有活性的胃蛋白酶，参与分解蛋白质。

（3）黏液颈细胞　矮柱状，核较扁。分泌黏液，对胃黏膜起屏障作用。胃的肌层比较发达，分为内斜行、中环行和外纵行三层。在幽门处环行肌增厚形成幽门括约肌，有控制和调节食糜通过的作用。

5. 小肠

小肠是消化食物和吸收营养物质的最主要部位，是消化管最长的一段。成人小肠全长5～7m，上端起自幽门，下端接续盲肠，分为十二指肠、空肠和回肠三部分。十二指肠长约25cm，呈"C"形环绕胰头，十二指肠分为上部、降部、水平部和升部四部分，其中降部的后内侧壁上有一突起，称为十二指肠乳头，周围有环形平滑肌围绕，称为肝胰壶腹（Oddis 括约肌），是胆总管和胰腺管的共同开口处；空肠、回肠迂曲盘旋于腹腔中下部，由肠系膜固定于腹后壁。小肠壁的结构特点主要表现在小肠黏膜（图7-6）。小肠黏膜层和黏膜下层向肠腔突起形成许多环形皱襞，皱襞上有许多绒毛，绒毛表面的柱状上皮细胞又伸出许多细小的微绒毛。小肠皱襞、绒毛和微绒毛等结构的存在，可使小肠黏膜表面积约增加 600 倍，可达 200m^2 左右，扩大了吸收面积。绒毛中轴为结缔组织，内含淋巴毛细管，也称中央乳糜管，这是脂肪微粒吸收的主要途径。此外，绒毛内尚有毛细血管网，这是水溶性物质吸收的主要途径。绒

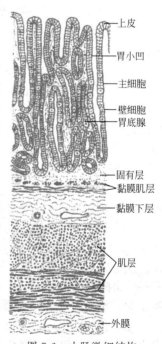

图 7-6　小肠微细结构

毛周围沿长轴平行排列的平滑肌束，可使绒毛做伸缩运动，利于营养物质的吸收和输送。

小肠黏膜上皮向黏膜内凹陷形成的管状腺，称为小肠腺，小肠腺分泌呈弱碱性的小肠液。

6. 大肠

大肠是消化管的下段，全长 1.5m，全程围绕于空肠、回肠的周围，可分为盲肠、阑尾、结肠（升结肠、横结肠、降结肠、乙状结肠）、直肠和肛管。大肠的主要功能为吸收水分、维生素和无机盐，并将食物残渣形成粪便，排出体外。在回肠进入盲肠的开口处有回盲瓣，有防止盲肠内容物倒流入回肠的作用。在回盲瓣的下方约 2cm 处，有阑尾腔的开口。阑尾多位于右髂窝内，但变化较大，形如蚯蚓，长约 6～8cm。见图 7-7。

（三）消化腺的基本组织结构

消化腺是分泌消化液的腺体。主要有唾液腺、肝和胰，属管外腺；还有存在于消化管壁内的胃腺和肠腺等，属管内腺；它们分泌的消化液均进入消化管。

1. 唾液腺

唾液腺有三对：腮腺、下颌下腺和舌下腺（图 7-8）。

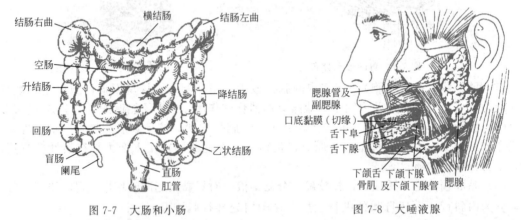

图 7-7 大肠和小肠　　　　　　　　图 7-8 大唾液腺

（1）腮腺　腮腺略呈三角菱形，位于耳前下方，其腺管开口正对上颌第二磨牙颊黏膜处。

（2）下颌下腺　略呈卵圆形，位于下颌骨体的内面，腺管开口于舌下阜。

（3）舌下腺　呈扁长杏核状，位于口腔底黏膜下面。腺管开口于舌下阜。

唾液由唾液腺分泌，正常成人每日约分泌 1～1.5L，其中水分占 99%，其他有黏蛋白、唾液淀粉酶、溶菌酶等有机物和 Na^+、K^+、Cl^- 等无机离子，唾液具有清洁口腔、湿润食物以及促进食物消化的作用。

2. 肝

肝是人体最大的腺体，也是体内最大的消化腺和重要的代谢器官，肝的主要功能是分泌胆汁，以促进脂肪的消化和吸收，许多药物的代谢及解毒都在肝内进行。

（1）肝的位置和形态　成人肝重男性为 1154～1447g，女性为 1029～1379g，约占体重的 1/40～1/50。主要位于右季肋部及右上腹部，其下界的右侧与肋弓一致，正常时不易触及。肝呈楔形，质软。肝上面隆凸贴于膈，被纵行的镰状韧带分为左、右两叶，肝下面凹凸不平，中间的横沟称肝门，有门静脉、肝动脉、脉管、淋巴管和神经出入。肝门的右前方有胆囊窝，容纳胆囊。肝门的右后方有下腔静脉通过（图 7-9、图 7-10）。

（2）肝的结构　肝表面大部分覆盖一层浆膜，浆膜的结缔组织深入肝内，将肝实质分隔成许多肝小叶。肝小叶是肝结构和功能的基本单位（图 7-11）。

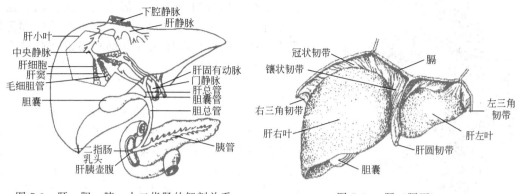

图 7-9　肝、胆、胰、十二指肠的解剖关系　　　　图 7-10　肝（膈面）

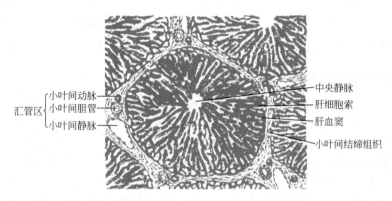

图 7-11　肝小叶的结构

在肝小叶中央贯穿一条纵行的中央静脉，肝细胞以中央静脉为中心向四周呈放射状排列。肝细胞体积较大，代谢旺盛，有合成血浆蛋白、分泌胆汁、解毒等功能。相邻两肝细胞之间形成胆小管，与小叶间胆管相通，接受肝细胞分泌的胆汁，并将胆汁输入小叶间胆管。几个肝小叶相邻的区域内含少量结缔组织，其中有小叶间动脉、小叶间静脉及小叶间胆管通过，称为汇管区。

（3）肝的血液循环及输胆管道

① 肝的血液循环。入肝的血管为门静脉和肝固有动脉，出肝的为肝静脉。门静脉把从消化管吸收的营养物质输入肝内，由肝细胞合成脂蛋白、血浆蛋白、糖原等。肝固有动脉的血液中含有丰富的氧。上述两种血管的血液进入肝脏，与肝细胞进行物质交换后汇入中央静脉，最后汇集成肝静脉，出肝后注入下腔静脉。

② 输胆管道。肝细胞不断分泌胆汁进入胆小管，再流入小叶间胆管，许多小叶间胆管逐渐汇合成左、右肝管出肝门，出肝后的左、右肝管合成一条肝总管，肝总管与胆囊管合成胆总管，开口于十二指肠乳头。胆汁可由此流入十二指肠。有些药物（如红霉素）经肝作用后由胆汁排泄，临床上利用这一特点来治疗肝胆系统感染性疾病。

3. 胰

胰是人体第二大消化腺。

（1）胰的位置和形态　胰呈长棱柱状，质地柔软，呈灰红色，长 17～20cm，重 82～117g。位于胃后方，横卧于腹后壁，分为头、颈、体、尾四部分（图 7-9）。

（2）胰的结构　胰实质由外分泌部和内分泌部组成（图 7-12）。外分泌部由腺泡和导管组成。腺泡分泌胰液，由导管排出，胰液中含有淀粉酶、脂肪酶、蛋白酶等多种消化酶，有分解消化蛋白质、脂肪和糖类的作用。由腺泡分泌的胰液汇入胰管，胰管经胰头穿出，与胆

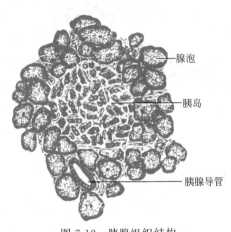

腺泡

胰岛

胰腺导管

图 7-12　胰腺组织结构

总管汇合共同开口于十二指肠乳头。胰的内分泌部位于外分泌部的腺泡之间，由大小不等的腺细胞团组成，称为胰岛。胰岛主要分泌胰岛素和胰高血糖素，参与调节糖代谢。

（四）腹膜的基本组织结构

腹膜是一层薄而光滑的浆膜，衬覆于腹腔及盆腔的内面及其脏器的表面。覆盖于腹腔及盆腔内面的称腹膜壁层，覆盖于脏器表面的称腹膜脏层。壁、脏两层互相移行，形成潜在性囊状间隙即为腹膜腔。正常时腹膜可分泌少量浆液，能减少器官活动时的相互摩擦。

腹膜腔在男性是密闭的，在女性则通过输卵管腹腔口及生殖管道与体外相通。腹膜具有固定脏器、分泌、吸收和修复等功能。

三、消化系统的生理功能

消化系统的主要功能是消化食物，吸收营养成分。消化系统将食物分解为可吸收成分的过程，称为消化。被消化的小分子营养物质、水、无机盐等通过消化管黏膜进入血液和淋巴的过程，称为吸收。食物的消化有两种方式：机械消化和化学消化。机械消化主要是通过消化管平滑肌的舒缩活动来完成的。在机械消化过程中，食物只发生了物理性状的变化，无分子结构的改变。化学消化是由消化腺分泌的消化液中各种消化酶的作用来完成的，消化酶能将蛋白质、脂肪、糖类等不能被直接吸收的大分子物质分解成可被吸收的小分子物质，在化学消化中，食物发生了质的变化。在整个消化过程中，机械消化与化学消化同时进行，它们相互配合，共同协调地完成对食物的消化作用。

（一）机械消化

1. 消化管平滑肌的一般特性

消化管除食管上段肌肉及肛门外括约肌是骨骼肌外，其余部分都由平滑肌组成。它具有以下特征。

（1）兴奋性较低　消化管平滑肌的兴奋性较骨骼肌低，其收缩的潜伏期、收缩期和舒张期都比骨骼肌长。

（2）富有伸展性　消化管平滑肌能适应需要做很大的伸展，使胃及肠管能接受和贮存较多的食物。

（3）紧张性　消化管平滑肌经常保持微弱的持续收缩状态，即紧张性。使胃及肠管能保持一定的形状和位置。平滑肌的各种收缩活动都是在紧张性基础上产生的。

（4）自动节律性　消化管平滑肌离体后在适宜的条件下，仍能进行缓慢的节律性舒缩运动。但与心肌相比，其收缩较为缓慢，节律也不如心肌规则。

（5）对一些理化刺激较为敏感　消化管平滑肌对电刺激不敏感，但对化学、温度、机械牵拉等刺激很敏感。消化管内容物的牵拉以及温度和化学刺激能引起消化管平滑肌的强烈收缩和舒张。

2. 消化管的运动

（1）口腔的运动

① 咀嚼。咀嚼是由各咀嚼肌有顺序地协调收缩完成的，它是复杂的反射动作。咀嚼能将大块的食物进行切割和磨碎，使食物与唾液充分混合，形成食团，便于吞咽。并能反射性

地引起胃肠运动及消化液的分泌。

② 吞咽。吞咽是指食物由口腔经咽和食管进入胃的过程，也是复杂的反射性活动。吞咽可分三期：第一期，食团由口腔到咽部；第二期，食团由咽部到达食管上段；第三期，食团由食管进入胃。

吞咽是由食管的蠕动完成的。蠕动是指平滑肌有顺序的收缩和舒张引起的一种向前推进的波形运动。在食团的上方为收缩波，在食团的下方则为舒张波，舒张波和收缩波不断向下移动，将食团逐渐推入胃内（图7-13）。蠕动是消化管推送内容物的一种基本的运动方式。

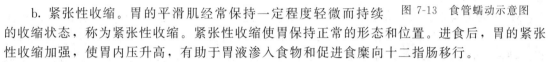

收缩波
食团
舒张波

（2）胃的运动

① 胃运动的形式及作用

a. 容受性舒张。咀嚼和吞咽动作可反射性地引起胃底和胃体部肌肉松弛，使胃内压降低，便于容纳和贮存食物，称容受性舒张。

b. 紧张性收缩。胃的平滑肌经常保持一定程度轻微而持续的收缩状态，称为紧张性收缩。紧张性收缩使胃保持正常的形态和位置。进食后，胃的紧张性收缩加强，使胃内压升高，有助于胃液渗入食物和促进食糜向十二指肠移行。

图 7-13　食管蠕动示意图

c. 蠕动。食物进入胃约5min后蠕动开始，蠕动波从胃体中部开始，向幽门方向推进。蠕动波的频率约3次/min，通常每次蠕动波到达幽门时，可将1～3ml食糜推入十二指肠。胃的蠕动还可使胃液与食物充分混合形成食糜，以利于进行化学性消化。

② 胃排空。食物由胃排入十二指肠的过程称为胃排空。排空的速度与食物性状及其化学成分有关。流体食物排空快，固体食物排空慢；糖类食物排空快，蛋白质次之，脂类食物的排空最慢。一般混合食物的排空时间约4～6h。

胃排空的动力主要来自胃运动所形成的胃与十二指肠间的压力差，凡是能使胃运动增强的因素，都能使胃排空加快。胃排空是间断进行的，当酸性食物由胃排入十二指肠时，可刺激十二指肠壁的感受器通过传入神经而反射性地抑制胃的运动，使胃排空暂停，这一反射称为肠胃反射。

③ 呕吐。呕吐是指胃及十二指肠内容物经口腔强力驱出的动作。呕吐是一种复杂的反射活动，呕吐中枢位于延髓。颅内压增高，可直接刺激该中枢，引起呕吐。在呕吐中枢附近存在一个特殊的化学感受区，某些催吐药通过刺激该化学感受区再兴奋呕吐中枢引起呕吐。机械的、化学的刺激作用于咽部、胃、肠管、胆总管、泌尿生殖器官等处的感受器，都能引起呕吐，此外，视器和内耳前庭器官的感受器受到异常刺激也可引起呕吐。呕吐是一种具有保护意义的防御反射。通过呕吐可清除消化管中的有害物质，因此临床上常用催吐的方法抢救药物或食物中毒的患者。

（3）小肠的运动

① 紧张性收缩。小肠平滑肌的紧张性收缩是小肠其他运动进行的基础。当小肠紧张性收缩降低时，肠腔易扩张，肠内容物的混合和推进减慢。相反，肠内容物的混合和推进加快。

② 分节运动。小肠的分节运动是一种以环行肌为主的节律性收缩与舒张运动。食糜所在的一段肠管，环形肌在许多点同时收缩，把食糜分割成若干节段，随后，原来的收缩处舒张，而舒张处收缩，使原来的食糜节段分为两半，而邻近的两半则合拢，形成一个新的节段，如此反复进行（图7-14）。分节运动在空腹时几乎不存在，进食后逐渐增强。小肠的分节运动使食糜与消化液充分混合，便于进行化学性消化，并使食糜与肠壁紧密接触，为吸收创造良好的条件。

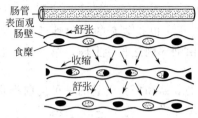

肠管
表面观
肠壁
舒张
食糜
收缩
舒张

图7-14 小肠的分节运动示意图

③ 蠕动。小肠的蠕动能将食糜向大肠的方向推送，它可发生在小肠的任何部位。一般蠕动传播的速度较慢，每次蠕动只能把食糜推进一个短距离，其意义在于使经过分节运动作用的食糜向前推进，到达一个新肠段，再开始分节运动。除一般蠕动外，在小肠内还存在一种推进速度快、传送距离远的蠕动形式，称为蠕动冲，蠕动冲可把食糜从十二指肠一直推向小肠末端，甚至到达大肠。此外，在十二指肠和回肠末段，有时可出现与蠕动方向相反的逆蠕动，使食物在该肠段停留时间延长。

在回肠末端与盲肠的交接处，环行肌增厚，称为回盲括约肌，平时它保持轻度收缩状态，蠕动波到达回肠末端时，回盲括约肌便舒张，内容物即进入大肠。当内容物充满盲肠、刺激盲肠黏膜时，回盲括约肌又收缩。

（4）大肠的运动及排便

① 大肠的运动。大肠亦有分节运动和蠕动等运动形式，但运动少而缓慢，致使食物残渣停留在大肠达10h以上，这有利于大肠对水、盐的吸收和粪便的暂时贮存。此外，大肠还有一种快速而有力的蠕动，称为集团蠕动。通常从横结肠开始，使内容物推至降结肠或乙状结肠甚至直肠。集团蠕动一般见于进食后，食糜进入十二指肠，由十二指肠-结肠反射引起。

② 排便。进入大肠的食物残渣，其中水分被大肠黏膜吸收，其余成分在肠内经细菌的发酵腐败作用，加上大肠分泌的黏液、脱落的上皮细胞排泄的盐类、粪胆素及大量的细菌形成粪便。

当粪便被推入直肠时，刺激直肠壁的压力感受器，经盆神经和腹下神经传入脊髓腰骶段的初级排便中枢，再传至大脑皮质产生便意。大脑皮质能随意控制排便反射活动。如条件允许，则由大脑皮质发放下行冲动，通过盆神经引起降结肠、乙状结肠和直肠收缩，肛门内括约肌舒张，同时阴部神经的传出冲动减少，肛门外括约肌舒张，使粪便排出体外。如果条件不允许，则由大脑皮质发出冲动，抑制脊髓初级排便中枢的活动，中止排便动作。但若经常有意控制排便，就会提高排便中枢神经元的阈值，降低排便中枢的敏感性，使粪便在肠内停留时间过久，水分被吸收过多而变干、变硬，不易排出，导致便秘。

（二）化学消化

化学消化是通过消化腺分泌的消化液中各种消化酶的作用来完成的。人每天由消化腺分泌的消化液总量约6～8L，主要由各种消化酶、水和电解质组成。下面分别介绍各种消化液的成分及作用。

1. 唾液

（1）唾液的性质和成分　唾液是由口腔内的三对唾液腺分泌的，为无色无味近中性的液体（pH为6.6～7.1）。成人每日分泌量为1.0～1.5L，其中水分占99%，此外含有黏蛋白、唾液淀粉酶、溶菌酶等有机物和钠、钾、钙的氯化物等无机物。唾液中的黏蛋白使唾液具有黏稠的性质。

（2）唾液的作用　①湿润与溶解食物，使食物易于吞咽，并引起味觉。②清洁和保护口腔，它可清除口腔中的残余食物。当有害物质进入口腔时，它可起中和、冲洗和清除有害物质作用。唾液中的溶菌酶还有杀菌作用。③唾液中的淀粉酶可使淀粉分解，转变为麦芽糖。④唾液还具有排泄功能，体内一些物质，如碘、铅和汞等物质都可随唾液排出。

2. 胃液

（1）胃液的性质　胃液是无色透明呈酸性的液体，pH为0.9～1.5，正常成人每天分泌量为 1.5～2.5L。

（2）胃液的主要成分及作用　胃液的成分主要有盐酸、胃蛋白酶原、黏液、内因子等。

① 盐酸。胃液中的盐酸也称胃酸，是由壁细胞分泌的。

盐酸的主要作用是：a. 激活无活性的胃蛋白酶原，使之转变为有活性的胃蛋白酶，并提供酸性环境，增加胃蛋白酶的活性。b. 抑制和杀灭随食物进入胃内的细菌。c. 盐酸进入小肠后还能促进胰液、胆汁和小肠液的分泌。d. 盐酸所提供的酸性环境有利于小肠对铁和钙的吸收。e. 盐酸可使食物中的蛋白质变性，易于消化。由此可见，盐酸对人体消化功能具有重要意义。但若盐酸分泌过多，对胃和十二指肠黏膜有侵蚀作用，是溃疡病的发病原因之一。

胃黏膜既具有防止 H^+ 从胃腔侵入黏膜内的作用，又有防止 Na^+ 从黏膜内透出的作用，称为胃黏膜屏障。该屏障使胃黏膜与胃腔间保持很高的 H^+ 浓度梯度，使胃黏膜不易受到胃酸的直接作用。

② 胃蛋白酶原。由胃底腺的主细胞分泌。刚分泌出来时没有活性，在胃酸或已活化的胃蛋白酶的作用下转变为有活性的胃蛋白酶。胃蛋白酶可将食物中的蛋白质分解为䏡和䏕及少量的多肽和氨基酸。它只有在酸性较强的环境中才能发挥作用，其最适 pH 为 2.0。

③ 黏液。胃的黏液是由胃黏膜表面上皮细胞、胃底腺的黏液细胞以及贲门腺和幽门腺共同分泌的，主要成分是糖蛋白。由于糖蛋白的存在，使黏液具有较高的黏滞性和形成凝胶的特性。同时具有润滑作用，可减少粗糙食物对胃黏膜的机械性损伤。

胃的黏液与胃黏膜分泌的 HCO_3^- 一起，构成了"黏液-碳酸氢盐屏障"（胃黏液屏障），主要作用是有效阻止胃腔中的 H^+ 向胃黏膜扩散，并能中和 H^+，防止胃酸和胃蛋白酶对胃黏膜的侵蚀。大量饮酒可破坏这种保护作用。

④ 内因子。由胃底腺的壁细胞分泌，是一种不耐热的糖蛋白，与食物中的维生素 B_{12} 结合形成复合物后，一方面保护维生素 B_{12} 免遭蛋白水解酶的破坏，另一方面可促进维生素 B_{12} 在回肠的吸收。维生素 B_{12} 是促进红细胞成熟的物质，若吸收障碍，将产生巨幼红细胞贫血。若缺乏内因子，可影响维生素 B_{12} 的吸收。

3. 胰液

（1）胰液的性质　胰液是由胰腺的腺泡细胞所分泌的，它是无色透明的碱性液体，pH 为 7.8～8.4。成人每日的分泌量为 1～2L。

（2）胰液的主要成分及作用

① 碳酸氢盐。碳酸氢盐能中和由胃进入十二指肠的胃酸，使肠黏膜免受强酸的侵蚀，并为小肠内各种消化酶的活动提供最适 pH 环境。

② 胰淀粉酶。胰淀粉酶能将淀粉水解为麦芽糖和葡萄糖。最适 pH 值为 6.7～7.0。

③ 胰脂肪酶。是消化脂肪的主要消化酶，能将甘油三酯分解为脂肪酸、甘油一酯和甘油。最适 pH 值为 7.5～8.5。

④ 胰蛋白酶和糜蛋白酶。胰液中含有无活性的胰蛋白酶原和糜蛋白酶原。胰蛋白酶原进入小肠后，在十二指肠黏膜分泌的肠致活酶的作用下，转变为具有活性的胰蛋白酶。胰蛋白酶又可使糜蛋白酶原转变为有活性的糜蛋白酶。胰蛋白酶和糜蛋白酶都能分解蛋白质为䏡和䏕。两者共同作用时，可使蛋白质分解为小分子的多肽和氨基酸。

胰液含有的消化酶的种类很多，是消化能力最强的消化液，是消化脂肪和蛋白质的主力。当胰液分泌障碍时，将出现消化不良，食物中的蛋白质和脂肪不能被完全消化和吸收，但糖的消化和吸收一般不受影响。

4. 胆汁

（1）胆汁的性质和成分　胆汁是由肝细胞分泌的，在非消化期，胆汁贮存于胆囊内。当进食时，胆汁由肝及胆囊大量排出，经胆总管进入十二指肠。正常成人每日分泌量为 0.8～1L。新鲜的胆汁是一种金黄色、苦味的液体，称为肝胆汁。贮存在胆囊内的胆汁因水分和碳酸氢盐被吸收而浓缩，使其成为深绿色黏稠液体，称胆囊胆汁。胆汁中不含消化酶，主要含有胆盐、胆色素、胆固醇、卵磷脂和多种无机盐。胆汁的消化作用是通过其中的胆盐来实现的。

（2）胆盐的作用　①激活胰脂肪酶，促进胰脂肪酶对脂肪的分解作用。②促进脂肪的乳化，减低脂肪的表面张力，使脂肪乳化成微滴，增加脂肪与胰脂肪酶的接触面积，有利于脂肪的消化。③胆盐可与脂肪的分解产物脂肪酸、甘油一酯等结合，形成水溶性复合物（混合微胶粒），从而促进脂肪分解产物的吸收，同时也促进脂溶性维生素的吸收。当胆道阻塞、胆汁排出障碍时，不但可造成脂肪的消化吸收障碍，也可引起脂溶性维生素的缺乏。④排入小肠后的胆汁，大部分被吸收返回肝，其中的胆盐能促进胆汁的自身分泌。

5. 小肠液

（1）小肠液的性质和成分　小肠液是由十二指肠腺和小肠腺分泌的。正常成人每日分泌量约 1～3L。小肠液呈弱碱性，pH 值为 7.6。小肠液中除含肠致活酶外，还含有水、电解质、黏液以及免疫球蛋白。

（2）小肠液的作用　小肠液中的肠致活酶可激活胰蛋白酶原，使之变为有活性的胰蛋白酶，从而促进蛋白质的消化。其他的消化酶如麦芽糖酶、肽酶、蔗糖酶等均存于小肠黏膜上皮细胞内，所以营养物质被吸收入小肠上皮细胞后，可再继续对它们进行消化。

6. 大肠液

大肠内含有丰富的大肠腺，能分泌碱性黏稠的液体，pH 值为 8.3～8.4。其主要作用在于其中的黏液，它可保护肠黏膜和润滑大便。

（三）吸收

1. 吸收的部位、机制及途径

（1）吸收的部位　在口腔和食管内，由于食物停留时间短，未被充分消化，所以基本上不被吸收。但有些药物如硝酸甘油等含在舌下，可通过口腔黏膜被吸收。胃的吸收能力很小，仅能吸收酒精和少量的水分。大肠的吸收能力也很有限，主要是吸收水分和盐类。小肠是吸收的最主要部位。在小肠内，糖类、蛋白质和脂肪的消化产物以及水和无机盐等主要在十二指肠和空肠被吸收，维生素 B_{12} 和胆盐主要在回肠被吸收。

小肠之所以成为三大营养物质吸收的主要部位，主要因为它具备了许多有利条件：①小肠最长，约 5～7m，而且由于小肠黏膜环形皱襞、绒毛和微绒毛的存在，使小肠黏膜的表面积增大，有利于营养物质的充分吸收。②小肠绒毛内部有丰富的毛细血管、毛细淋巴管、平滑肌和神经丛等结构。平滑肌的收缩和舒张可使绒毛做伸缩运动和来回摆动，以加速血液和淋巴液的回流，有助于吸收（图7-15）。③食物在小肠内已消化为可被吸收的小分子物质，利于吸收。④食物在小肠内停留时间长，约 3～8h，这就保证了充分的吸收时间。

（2）吸收的途径和机制　各种营养物质通过肠黏膜上皮细胞或细胞间质进入血液和淋巴液。糖和蛋白质的分解产物以及水和电解质直接进入血液。脂肪的吸收经由淋巴和血液两条途径。通过肠黏膜上皮细胞膜的转运机制，包

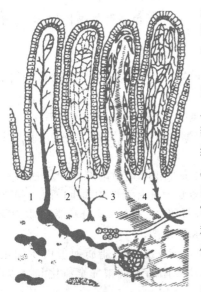

图 7-15　绒毛结构

1—静脉；2—动脉及毛细血管；
3—毛细淋巴管；4—神经丛

括单纯扩散、易化扩散、主动转运、入胞和出胞等方式。

2. 几种主要营养物质的吸收

（1）糖类的吸收　糖类食物只有分解为单糖时才能被小肠黏膜上皮细胞所吸收。小肠内的单糖主要是葡萄糖，占80％，而果糖和半乳糖较少。单糖的吸收是消耗能量的主动转运过程，其吸收途径是血液。

（2）蛋白质的吸收　蛋白质吸收的主要形式是氨基酸。蛋白质被分解为氨基酸后，由小肠主动吸收入血液，目前在小肠壁上已确定出三种主要的转运氨基酸的特殊载体系统。分别转运中性氨基酸、酸性氨基酸或碱性氨基酸。实验证明，小量的食物蛋白质可完整进入血液，但无营养意义；相反，它们常可作为抗原而引起过敏反应或中毒反应，对人体不利。

（3）脂肪的吸收　脂类的消化产物包括甘油、脂肪酸、甘油一酯和胆固醇等，其中的短链脂肪酸、中链脂肪酸是水溶性的，可直接进入血液，长链脂肪酸、甘油一酯和胆固醇等不溶于水，而胆盐有亲水性，所以它们必须先与胆盐结合，形成水溶性复合物，通过覆盖在小肠绒毛表面的非流动水层才能到达微绒毛上。在这个部位，胆固醇、甘油一酯、长链脂肪酸逐渐从混合微胶粒中释放出来，进入肠上皮细胞，胆盐则被留在肠腔内，长链脂肪酸及甘油一酯在肠上皮细胞内重新合成为甘油三酯，并与细胞中的载体蛋白结合成乳糜微粒，经由淋巴管再进入血液循环（图7-16）。

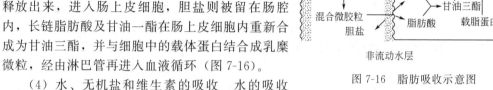

图7-16　脂肪吸收示意图

（4）水、无机盐和维生素的吸收　水的吸收靠渗透作用。Na^+主动吸收后，使肠上皮细胞内渗透压增高，于是水被吸收。小肠对无机盐的吸收速度不同。一价的碱性盐如钠盐、钾盐、铵盐的吸收很快；多价的镁盐、铁盐、钙盐的吸收则很慢；与钙结合而形成沉淀的盐如硫酸盐、草酸盐、磷酸盐等，则不能被吸收。钙盐只有在溶解状态下才能被吸收。此外，维生素D可促进钙的吸收。

维生素包括水溶性维生素与脂溶性维生素两种。水溶性维生素以扩散的方式在小肠上段被吸收，而脂溶性维生素必须与胆盐结合形成水溶性复合物经扩散而被吸收。

四、消化系统的功能调节

消化器官各部位的活动在神经和体液两方面的共同调节下互相配合，成为一个完整的统一体，使消化器官的活动适应人体的需要。

（一）神经调节

1. 消化器官的神经支配及其作用

消化器官除口腔、咽、食管上段及肛门外括约肌为骨骼肌，受躯体神经支配外，其余均受交感神经和副交感神经的双重支配。此外，从食管中段至肛门的大部分消化管壁内还存在壁内神经丛。

胃肠道受交感神经和副交感神经双重支配（图7-17）。副交感神经兴奋时能促进胃肠运动，使其紧张性增强，蠕动加快，括约肌舒张，因而胃的排空和肠内容物的推进速度加快；各种消化液的分泌量增多有利于进行化学性消化；还可使胆囊收缩，Oddi括约肌舒张，胆汁排出量增多。交感神经兴奋时，抑制胃肠运动，使其紧张性降低，蠕动减弱或停止，括约肌收缩，因而胃的排空延缓，肠内容物推进的速度减慢，交感神经兴奋还可使消化液的分泌量减少，并可抑制胆囊的运动和Oddi括约肌收缩，减少胆汁的排出。

交感神经与副交感神经的作用是对立统一的，当交感神经兴奋性增强时，副交感神经的

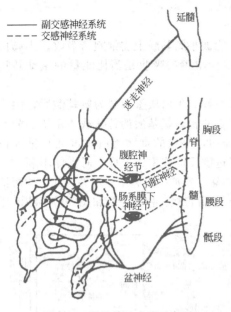

图 7-17 胃肠神经支配示意图

—— 副交感神经系统
---- 交感神经系统

延髓
迷走神经
胸段
脊
腹腔神经节
内脏神经
肠系膜下神经节
髓
腰段
骶段
盆神经

活动则减弱；相反，当副交感神经的兴奋性增强时，交感神经的活动则减弱。

2. 消化器官活动的反射性调节

调节消化器官活动的中枢存在于延髓、下丘脑和大脑皮质等处。消化活动的反射性调节包括条件反射和非条件反射。

（1）非条件反射　食物对口腔的机械、化学刺激作用于口腔内各种感受器，反射性地引起唾液再分泌。食物对胃肠的刺激作用于胃肠壁内的感受器，反射性地引起胃肠运动和各种消化液的分泌。当肠内容物堆积时，又能反射性地使胃肠运动减弱，胃排空延缓，通过这些反射使消化器官各部分的活动相互影响，密切配合，更好地完成消化功能。

（2）条件反射　食物的形状、色泽、气味以及有关食物的语言，都能反射性地引起胃肠运动和消化腺的分泌，为食物的消化做好充分准备。但如果食物的外观较差或人的情绪抑郁以及进食环境不良，均可引起食欲低下、消化吸收活动减弱，这些影响是通过高级神经活动而实现的。

（二）体液调节

消化器官的体液调节主要是指胃肠道激素的作用。在胃肠道的黏膜内既有多种外分泌腺，又有许多内分泌细胞，由内分泌细胞分泌的激素称为胃肠激素。胃肠激素在化学结构上都是由氨基酸残基组成的肽类，其中一些在中枢神经内亦有分布，这些双重分布的肽类称"脑-肠肽"。现将几种主要胃肠激素的作用分述如下。

1. 促胃液素

由幽门部和十二指肠黏膜的 G 细胞分泌。迷走神经兴奋，蛋白质消化产物作用于胃幽门部黏膜，均可引起促胃液素的释放。其主要作用是促进胃液的分泌，使盐酸的分泌量增加，对胰液、胆汁也具有刺激分泌作用；并且能促进胃肠运动，使胃排空加快。

2. 促胰液素

由小肠上段黏膜中的 S 细胞分泌。在盐酸及蛋白质分解产物作用下，促进促胰液素的释放。其主要作用是促进胰液及胆汁中水和碳酸氢盐的分泌，但能抑制胃酸分泌和胃运动。

3. 缩胆囊素

由十二指肠黏膜和空肠黏膜的 I 细胞分泌。食物中蛋白质、脂肪的消化产物作用于小肠黏膜，促进 I 细胞释放缩胆囊素。其主要作用是引起胆囊收缩、Oddi 括约肌舒张，促进胆汁排放，促进胰液中各种酶的分泌，促进胰腺外分泌组织生长，并使小肠运动增强。

4. 抑胃肽

由十二指肠和空肠黏膜的 K 细胞分泌的。脂肪及其分解产物作用于 K 细胞，引起抑胃肽的释放，其主要作用是抑制胃液分泌及胃运动，但能促进胰岛素的释放。

此外，组胺对胃酸的分泌也有影响。正常情况下，胃黏膜释放少量组胺，通过局部弥散与邻近胃黏膜的壁细胞上的 H_2 受体结合，促进胃酸分泌。西咪替丁（H_2 受体阻滞药）可阻断壁细胞与组胺的结合，减少胃酸的分泌，所以可用于治疗消化性溃疡。

复习与思考

1. 名词解释：消化、吸收、胃排空、胃黏膜屏障、黏液-碳酸氢盐屏障、胃肠激素。

2. 简述消化管各段的主要运动形式和作用。

3. 简述胃肠激素的主要生理作用。

4. 简述消化管的一般组织结构。

5. 说明胃液、胰液、胆汁和小肠液的主要成分和作用。

6. 说明糖、脂肪和蛋白质的主要吸收方式和途径。

7. 胰液对脂肪和蛋白质的消化作用为什么最强？

8. 说明胆汁的产生及排出途径。

第二节 常见疾病

消化系统疾病主要包括食管、胃、肠与肝、胆、胰等器官的疾病。病变既可局限于本系统，也可累及全身或其他系统，而全身性或其他系统的疾病和精神神经因素亦可引起消化系统的疾病和症状。因此，在学习消化系统疾病时，要经常注意局部与整体的关系。

一、口腔及其黏膜疾病

（一）牙痛

牙痛可以由多种疾病引起，因此，牙痛不是一种病，而是一个常见症状。它可能由于牙髓炎、牙周炎、牙本质过敏或龋齿等疾病因素刺激牙神经所致。中医认为牙痛是由于外感风邪、肾虚火旺、胃火炽热、虫蚀牙齿等原因引起的。

【诊治要点】

1. 诊断

牙痛的诱因多种多样，冷、热、酸、甜、咬牙等可引起或加重疼痛，急性牙髓炎患者出现自发性疼痛。疼痛的性质因人而异，可以是隐痛、剧痛、间断痛、持续痛、放射痛等。有的患者还会出现牙周组织甚至痛侧颜面部肿胀，伴有发热、全身不适。

2. 治疗

首先要找出病因并积极治疗，对于疼痛症状用下列药物消除。

（1）西药　索米痛片、布洛芬等。

（2）中成药　芎菊上清丸、牙痛散、止痛冰硼散、牙痛一粒丸等。

【预防保健】

① 多食清胃火及清肝火的食物，如南瓜、西瓜、芹菜、萝卜等。

② 忌酒及热性动火食物和过硬食物，少吃过酸、过冷、过热食物，保持大便通畅。

③ 注意口腔卫生，养成"早晚刷牙，饭后漱口"的良好习惯。

④ 发现牙病及时治疗。

⑤ 睡眠前不宜食用含糖及淀粉类食物。

（二）慢性牙周炎

慢性牙周炎是一种最常见的牙周病，是持续龋齿、牙髓炎造成牙根前端部分化脓引起的病变。该病在35岁以后患病率明显增高，有成人牙周炎之称。牙周炎除侵犯牙龈外，还侵犯牙周膜、牙槽骨、牙骨质等全部牙周组织。病程多为渐进性，可长达十年或数十年。

【诊治要点】

1. 诊断

本病常见于成年人，一般先有牙龈炎史，对应的牙根尖的牙龈红肿、出血，牙袋形成，甚至溢脓，牙槽骨破坏，咀嚼无力，牙齿移位或松动，咬合、叩击牙齿时特别痛，部分患者有口臭。

病变可发生在一颗牙、一组牙或全口牙。另外还有颌下淋巴结肿大、压痛及头痛、发热等症状。

2. 治疗

菌斑、牙石等局部刺激因素是本病的主因，因此，该病的治疗原则是以局部治疗为主、全身治疗为辅。疼痛较重时在局部周围进行冷敷，口服抗生素和镇痛药，待炎症控制后可拔牙或清理牙髓使牙髓腔保持清洁。

（1）西药　甲硝唑含漱剂、氯己定、复方氯己定等。

（2）中成药　黄连上清丸等。

【预防保健】

① 要积极治疗其他慢性疾病。

② 保持口腔卫生，做到早晚刷牙、饭后漱口。

③ 注意选择合适的牙刷，使用正确的刷牙方法。

④ 宜吃软质和易消化、营养丰富的食物，不吃刺激性食物。

（三）慢性牙龈炎

慢性牙龈炎是牙龈病中最常见、最普遍的一种疾病。一般自觉症状较轻，常不被人们所重视，以至于病变可向深部牙周组织发展，成为慢性单纯性牙周炎。

【诊治要点】

1. 诊断

在刷牙、咬水果或进食时牙龈出血，有时会有发痒、发胀、疼痛感，牙龈肿胀，龈缘变厚，表面呈鲜红色或暗红色。

2. 治疗

轻度的牙龈炎可以通过改善口腔卫生治愈，牙石较多者应该到医院做洁牙，药物治疗同牙周炎相似，同时还可试用下列药物。

（1）西药　维生素C、高锰酸钾含漱液、双氧水、呋喃西林溶液等。

（2）中成药　可服用牛黄解毒片。

【预防保健】

① 注意口腔卫生，每日早晚刷牙（用软毛刷），饭后用淡盐水漱口。

② 宜吃易消化、营养丰富、含维生素C多的食物，如蔬菜、水果等。

③ 注意调节生活节奏，学会适度地放松自己，保持良好的心态。

（四）口腔黏膜溃疡

口腔溃疡俗称口疮，是一种最常见的具有周期性反复发作的口腔黏膜溃疡性损害。多发于青壮年，女性稍多于男性。主要特征是溃疡面的形成和明显的烧灼样疼痛，病程具有自限性，一般7～10天可自愈。

【诊治要点】

1. 诊断

口腔黏膜充血、水肿，并有圆形或椭圆形溃疡面，黄豆或豌豆大小，灼疼明显，反复发作，有自限性。根据这些特点即可作出诊断。

2. 治疗

可选用下列药物。

（1）西药　华素片、溶菌酶、口疮宁膜等。

（2）中成药　冰硼散、口腔溃疡散等。

【预防保健】　患该病时，有些普通食物不能吃，因为咀嚼和进食时，触及病灶会引起疼痛。因此应吃软的、水分多的、无刺激性、表面光滑、美味且营养价值高的食物。

① 经常多吃蔬菜，以补充维生素 C 并保持大便通畅。

② 适当调节生活节奏，使精神放松、愉快。

③ 用莲子 30g、白萝卜 250g，一起煮服；或用莲子心 3g，开水泡代茶饮。

④ 坚持用浓茶漱口，可以促进溃疡面的愈合。

（五）口臭

口臭大致分为自觉、他觉和两者兼有三类，是指自己嗅出和/或他人闻到口中出来的臭秽气味。常因胃肠积热，口腔疾病，如龋齿、坏死性牙龈炎、牙周炎、牙周脓肿、牙石等引起。此外，还见于某些慢性病，如慢性咽喉炎、副鼻窦炎、慢性萎缩性胃炎、消化不良、糖尿病等。口臭虽然不是一种疾病，但它会引起食欲降低、惧怕与人交谈，而且往往是某种疾病的先兆，应积极对待。

【诊治要点】

1. 诊断

通过味觉和/或嗅觉感受到气味异常即可作出诊断。此外，某些异常味道有时还提醒我们要对身体的某些疾病给予关注，如：尿臭味见于肾功能衰竭，烂苹果味见于糖尿病酮症酸中毒，蒜臭味见于有机磷农药中毒，口酸常见于胃炎和胃十二指肠溃疡，口甜多见于消化道功能紊乱及糖尿病，口苦多见于肝胆疾病，口辣常见于高血压、更年期综合征、神经官能症及长期低热者，口咸常见于口腔溃疡、慢性肾炎及咽喉炎等。

2. 治疗

首先治疗原发性疾病，而后辅以消除口臭的方法。每日早餐和晚饭后 3min，用锌剂牙膏刷牙。取茶叶数片或生香菜少许，放在口中慢慢咀嚼，反复 1～2 次，可暂时消除口臭。对食用大蒜所产生的口臭，含服牛奶或白糖效果较好。平时可以含服西瓜霜、咽立爽、口臭清等。必要时还可选用下列药物。

（1）西药　可选用甲硝唑片。

（2）中成药　保和丸、三黄片等。

【预防保健】

① 注意口腔卫生，早晚刷牙，饭后漱口。

② 莲子心 3g，开水冲泡，凉后饮用。

③ 应多食蔬菜、水果，保持大便通畅。

④ 少食荤腥、油腻、煎炸食品，不宜食用大蒜、韭菜、洋葱，禁止睡前吃东西。

二、消化性溃疡

消化性溃疡简称溃疡病，是指发生在胃与十二指肠的慢性溃疡，因溃疡的发生和发展与胃酸、胃蛋白酶的消化作用有关，故称为消化性溃疡。其溃疡的黏膜缺损超过黏膜肌层。

消化性溃疡是人类的常见病，约有 10% 的人口一生中患过此病，男女老幼均可得病，绝大多数病例在 20～55 岁。临床上十二指肠溃疡较胃溃疡多见，两者之比约 3∶1。其发作有明显的季节性，大多在秋冬和冬春之交。

【病因和发病机制】　消化性溃疡的发生是由于对胃、十二指肠黏膜有损害作用的侵袭因素与黏膜自身防御-修复因素之间失去平衡的结果。是由多种病因所致的疾病，患者之间的病因、发病机制可能并不相同，只是临床表现相似而已。

（1）幽门螺杆菌感染　近年来发现幽门螺杆菌感染是引起消化性溃疡的主要原因。幽门螺杆菌感染改变了黏膜侵袭因素与防御因素之间的平衡。幽门螺杆菌在胃窦黏膜中释放尿素酶，分解尿素产生氨，使局部 pH 值增高，刺激 G 细胞分泌促胃液素，刺激壁细胞分泌过多胃酸，致黏膜炎症，损伤胃黏膜发生溃疡。

（2）胃酸和胃蛋白酶 消化性溃疡的最终形成是由于胃酸-胃蛋白酶对组织自我消化所致，其中胃酸的作用更加受到重视，胃蛋白酶在高酸环境下有消化胃肠黏膜的作用。因此有"没有酸，便没有溃疡"之说。

（3）药物因素 非甾体抗炎药、糖皮质激素等。

（4）精神因素 长期精神紧张可引起大脑皮质兴奋和抑制过程失调，皮质下中枢功能紊乱，引起自主神经功能失调，导致胃肠壁平滑肌痉挛、血管收缩，使局部营养不良，黏膜的屏障作用遭到破坏。另外，在自主神经功能失调、迷走神经功能亢进的状况下，胃酸、胃蛋白酶和促胃液素的分泌增加也是消化性溃疡的重要病因。

（5）其他 遗传因素，胃、十二指肠运动异常，吸烟，饮酒，喝浓茶、浓咖啡，高盐饮食，病毒感染等均易引起消化性溃疡。

【临床表现】 临床表现不一，部分患者可无症状，或以出血、穿孔等并发症作为首发症状。多数患者以上腹痛为主要症状，并有如下特点：①慢性过程；②周期性发作；③节律性疼痛。

1. 症状

（1）慢性过程 常反复发作，一般少则几年，多则十余年甚至几十年。

（2）周期性发作 在患病过程中多出现发作期与缓解期相互交替，发作与诱因有关，如精神紧张、过度疲劳、饮食不当及服用与溃疡发病有关的药物。并常有季节性，初秋至次年早春为好发季节。

（3）节律性疼痛 典型的胃溃疡疼痛常在餐后 0.5h 出现，历时 1～3h 逐渐消失，直到下次进餐后再重复上述节律，即进食—疼痛—缓解的规律。典型十二指肠溃疡的疼痛为空腹痛和夜间痛，疼痛多发生于餐后 2～3h，进食或服抗酸药才能缓解，即形成疼痛—进食—缓解的规律。疼痛发生的机制：①胃酸对溃疡面的刺激；②溃疡及其周围组织的炎症、水肿，使局部肌张力增高、肌肉痉挛以及局部神经末梢敏感性增高。

（4）疼痛的范围 较局限，胃溃疡疼痛多在剑突下正中或偏左，十二指肠溃疡疼痛则多在上腹部或偏右处。

（5）疼痛的性质、程度 可为隐痛、钝痛、灼痛或胀痛，但也可仅有饥饿样不适感。

（6）其他症状 嗳气、反酸、恶心甚至呕吐等。食欲一般无改变，但胃溃疡患者可有畏食，导致进食少而消瘦；十二指肠溃疡患者，由于进食可缓解疼痛，进食较多，体重可增加。

2. 体征

溃疡活动时剑突下及脐以上可有一固定而局限的压痛点，缓解时无明显体征。

【诊治要点】

1. 诊断

典型的慢性周期性发作和节律性上腹部疼痛是诊断消化性溃疡的主要线索。但有溃疡症状者不一定患有消化性溃疡，而相当一部分消化性溃疡患者的上腹痛常不典型，更有一部分患者可无疼痛症状，确诊需要依靠 X 线钡餐检查和纤维胃镜检查。

2. 治疗

消化性溃疡在不同的患者病因不尽相同，发病机制亦各异，所以应对每一病例分析其可能涉及的致病因素及病理生理，给以适当治疗。

（1）一般治疗 生活要有规律，注意劳逸结合；避免过度劳累和精神紧张；进餐要定时，忌辛辣、过冷、过咸等食物及浓茶、浓咖啡等饮料；如有烟酒嗜好者应戒除。

（2）药物治疗

① 根除幽门螺杆菌。目前主要采用三联疗法方案，即一种质子泵抑制药或一种胶体铋

剂加两种抗菌药，组成三联疗法。

常用药物有奥美拉唑、兰索拉唑、枸橼酸铋钾三种药中选一种。克拉霉素、阿莫西林、甲硝唑三种药物中选两种。

② 抑制胃酸分泌药物

a. H_2受体阻滞药：阻断组胺与壁细胞膜上的 H_2 受体结合，抑制壁细胞泌酸。常用药物有西咪替丁、雷尼替丁、法莫替丁、尼扎替丁等。

b. 质子泵抑制药：作用于 H^+-K^+-ATP 酶，使其不可逆地失去活性，导致壁细胞内的 H^+ 不能转移至胃腔中而抑制胃酸分泌。常用药物有奥美拉唑、兰索拉唑、潘托拉唑、拉贝拉唑等。

c. 碱性抗酸药：有中和胃酸、缓解溃疡疼痛的较好的效果。如氢氧化镁、氢氧化铝及其复方制剂。

③ 保护胃黏膜治疗。如硫糖铝、枸橼酸铋钾、米索前列醇等。

④ 抗胆碱能药。能阻断胃部迷走神经节后纤维释出乙酰胆碱，使胃酸分泌减少，又能解除平滑肌痉挛，缓解疼痛。常用药物有颠茄合剂、复方颠茄片、阿托品、山莨菪碱等。

（3）手术治疗　由于内科治疗的进展，目前仅限少数并发症者。若大量出血经内科紧急处理无效、急性穿孔、瘢痕性幽门梗阻、内科治疗无效的顽固性溃疡、癌变者应尽快进行手术。

【预防保健】　养成良好的生活饮食习惯，生活要有规律，注意劳逸结合，戒烟限酒。对已患本病者，不但在发作期要积极治疗，也要使其掌握本病的知识，努力发现和消除发病因素。食物应富含营养、易消化、忌高盐、刺激性食物、浓茶、浓咖啡，进餐应规律，充分细嚼。慎用非甾体抗炎药、糖皮质激素，坚持规则用药，定期门诊随访。

三、慢性胃炎

胃炎是指各种病因引起的胃黏膜炎症。病变可以是弥漫性的，也可以局限于胃窦或胃体部分，按发病缓急分为急性胃炎和慢性胃炎两大类型。

慢性胃炎是指胃黏膜的慢性炎症表现，以淋巴细胞和浆细胞的浸润为主，中性粒细胞、嗜酸粒细胞也可存在，但量少。根据病变的深浅，慢性胃炎可分为慢性浅表性胃炎和慢性萎缩性胃炎，如果按病变的解剖部位，主要分为慢性胃体炎（A 型胃炎）和慢性胃窦炎（B 型胃炎）两类。

【病因和发病机制】　并未完全阐明。主要病因有如下方面。

（1）幽门螺杆菌感染　近年来有人从 $80\%\sim90\%$ 慢性胃炎患者的胃黏膜中发现幽门螺杆菌，目前认为幽门螺杆菌是慢性胃炎最主要的病因。幽门螺杆菌能长期定居于胃窦处。其尿素酶能分解尿素产生 NH_3，既能保持细菌周围的中性环境，又能损伤上皮细胞膜；其空泡毒素蛋白能使上皮细胞受损；其细胞毒素相关基因蛋白能引起强烈的炎症反应；其菌体胞壁还可作为抗原产生免疫反应。这些因素长期存在导致胃黏膜的慢性炎症。

（2）免疫因素　在胃体胃炎患者的胃液、胃黏膜和血清中可找到壁细胞抗体、内因子抗体。因为壁细胞损伤后其能作为自身抗原刺激机体产生壁细胞抗体和内因子抗体，终致壁细胞数减少，胃酸分泌减少乃至缺失，以及维生素 B_{12} 吸收不良，导致巨幼红细胞贫血。

（3）十二指肠液反流　由幽门括约肌松弛等因素造成的十二指肠液反流，因其内的胆汁、胰液和肠液等都会削弱胃黏膜屏障功能，导致胆汁反流性胃炎。长期吸烟者，可助长十二指液反流引起胃窦炎。

（4）其他因素　口、咽、鼻部的慢性感染病灶，其细菌和毒素随吞咽入胃；老年人胃黏膜的退行性变；胃腔内 H^+ 浓度明显增高；长期大量饮烈性酒、食物过于粗糙、喜食酸辣调料、饮食无度或服用某些药物如水杨酸盐、保泰松、吲哚美辛等均可使胃黏膜受损。

【临床表现】

（1）症状　病程迁延，大多数患者无明显症状，部分患者有阵发性或持续性上腹部不适或烧灼感，偶有上腹部剧痛者。可表现为上腹饱胀不适，以进餐后为甚，食欲缺乏、嗳气、反酸、恶心、呕吐、烧灼感、无规律性的腹痛等。少数患者可有上消化道出血，一般为少量出血。慢性胃体炎可出现明显厌食和体重减轻，可伴有贫血。在有典型巨幼红细胞贫血时，可出现舌炎、舌萎缩和周围神经病变。

（2）体征　大多无明显体征，有时出现上腹部轻压痛。

【诊治要点】

1. 诊断

由于病史和临床表现无特异性，确诊主要靠纤维胃镜及胃黏膜活组织检查。幽门螺杆菌检测、胃液分析对诊断本病也有一定帮助。

2. 治疗

（1）消除病因

① 根治幽门螺杆菌感染。方案很多，如一种胶体铋剂或质子泵抑制药加上若干抗菌药。常用三联疗法，即胶体次枸橼酸铋120mg，4次/天，连服2～4周；阿莫西林500mg，4次/天，连服2周；甲硝唑250mg，3次/天，连服2周。疗效可达90%以上。

② 处置胆汁反流。胆汁反流明显者可用铝碳酸镁、氢氧化铝凝胶、硫糖铝等来吸附。还可服用胃动力药，如多潘立酮、甲氧氯普胺等，增强胃蠕动。

③ 其他。有烟酒嗜好者，应嘱戒除；饮食应避免粗糙、浓烈香辛和过热，以减轻对胃黏膜的刺激。多吃新鲜蔬菜、水果，尽可能少吃或不吃烟熏、腌制食物，减少食盐的摄入量。

（2）对症治疗　胃酸缺乏者，饭前可服用稀盐酸、胃蛋白酶合剂。伴巨幼红细胞贫血者可注射维生素 B_{12}。胃酸较高者可用抗酸药和 H_2 受体阻滞药。胃黏膜有肠化和不典型增生者，可给予维生素 C、维生素 E、叶酸、β-胡萝卜素及锌、硒等微量元素，定期做胃镜检查随访。

【预防保健】　加强饮食卫生，不食生、冷、过烫、过硬、辛辣、不洁食物；不吸烟、酗酒；进餐要定时定量、细嚼慢咽，营养合理搭配；慎用对胃黏膜有刺激性的药物。

四、胆道感染和胆结石

胆道感染和胆结石是最常见的胆道疾病，并互为因果，两者往往同时存在。

（一）胆结石

胆结石包括发生在胆囊和胆管的结石，是常见病、多发病。胆结石按组成成分的不同，分为三类：胆固醇结石、胆色素结石、混合性结石。胆固醇结石组成成分以胆固醇为主，多数位于胆囊内。胆色素结石组成成分以胆色素为主，多数位于胆管内。混合性结石由胆固醇、胆色素、钙盐等多种成分构成，既可发生于胆囊内，也可发生在胆管内。

【病因和发病机制】

（1）胆囊结石　主要为胆固醇结石或以胆固醇为主的混合性结石。其形成的基本因素是：①胆汁的成分和理化性质发生了改变，导致胆汁中的胆固醇呈过饱和状态，易于沉淀析出和结晶而形成结石；②胆汁中可能存在一种促成核因子，可分泌大量的黏液糖蛋白，促使成核和结石形成；③胆囊收缩力弱，胆囊内胆汁淤滞。

（2）胆管结石　分原发性胆管结石和继发性胆管结石。原发性胆管结石系指在胆管内形成的结石，主要为胆色素结石或混合性结石，多与胆道感染有关。继发性胆管结石为胆囊结石排至总胆管所致，主要为胆固醇结石。胆管结石按所在部位的不同可分为肝外胆管结石和肝内胆管结石。

【临床表现】

（1）胆囊结石　部分患者可终生无症状。有症状的胆囊结石患者主要表现为：①胃肠道症状。多于进食油腻食物后，出现上腹部隐痛不适、饱胀、嗳气、呃逆等。②胆绞痛。是典型表现，疼痛位于上腹部或右上腹部，呈阵发性，可向肩胛部和背部放射，多伴恶心、呕吐。多在饱餐、进食油腻食物或睡眠时发生。③Mirizzi综合征。是指持续嵌顿和压迫胆囊颈部或壶腹部的较大结石，可引起肝总管狭窄和胆囊胆管瘘，以及反复发作的胆囊炎、胆管炎及梗阻性黄疸。④其他。继发胆囊积液、胆总管结石、胆源性胰腺炎、胆囊癌等。

（2）肝外胆管结石　平时无症状，当结石阻塞胆囊并继发感染时，其典型的临床表现为Charcot三联征，即腹痛、寒战、高热和黄疸。①腹痛。发生在剑突下及右上腹，并向右肩背部放射，呈阵发性发作或持续性绞痛阵发性加剧，常伴恶心、呕吐。②寒战、高热。体温可达39～40℃。为结石阻塞胆管并继发感染，感染逆行扩散至全身所致。③黄疸。胆管梗阻后即可出现黄疸。

（3）肝内胆管结石　合并胆外胆管结石时，其临床症状与胆外胆管结石相似。未合并胆外胆管结石时，可多年无症状或仅有肝区和胸背胀痛不适，如发生梗阻或感染则可出现寒战、高热，但一般不会出现明显黄疸。

【诊治要点】

（1）诊断　症状和体征均可提供诊断线索，但确诊需借助X线、B超、CT等影像学检查。

（2）治疗　有症状和/或并发症的胆囊结石，应及时行胆囊切除术。肝外胆管结石及肝内肝管结石也以手术疗法为主，通过手术可取出结石，解除胆道狭窄和梗阻，去除感染病灶，建立和恢复通畅的胆汁引流。也可用一些消炎利胆类中药辅助治疗。

（二）胆道感染

胆道感染是临床常见病，按发病部位可分为胆囊炎和胆管炎，按发病急缓和病程经过可分为急性、亚急性、慢性炎症。

【病因和发病机制】

（1）急性胆囊炎和慢性胆囊炎　胆囊梗阻、继发细菌感染所致。结石等可突然阻塞胆囊管或胆囊颈，嵌顿的结石也可直接损伤受压部位的黏膜引起炎症，此时细菌可逆行或经血液循环或淋巴途径进入胆囊，引起急性胆囊炎发作，如急性胆囊炎反复发作将转化成慢性胆囊炎。

（2）急性胆管炎与慢性胆管炎　胆管结石、胆道蛔虫、胆管狭窄、肿瘤等引起胆管梗阻，继发细菌感染所致。如反复发作将转化为慢性胆管炎。

【临床表现】

（1）急性胆囊炎　典型过程表现为突发性右上腹阵发性绞痛，常于饱食后或进食油腻食物后或在夜间发作。疼痛常放射至右肩部、背部。常有发热。体检右上腹可有压痛、反跳痛和肌紧张。

（2）慢性胆囊炎　症状、体征常不典型。

（3）急性胆管炎　典型表现为Charcot三联征，体检右上腹可有压痛、反跳痛、肌紧张，有时可有肝区叩痛，并可扪及肿大的胆囊。

（4）慢性胆管炎　症状、体征常不典型。

【诊治要点】

（1）诊断　根据病史、临床表现，可为诊断提供有益线索，但确诊往往需提供B超、

CT 等影像学检查。急性胆囊炎和急性胆管炎时白细胞总数常升高，中性粒细胞比例往往上升。

（2）治疗　急性胆囊炎和慢性胆囊炎往往在用抗生素控制病情后，择期行胆囊切除较好。急性胆管炎和慢性胆管炎的治疗原则是：①手术解除胆道梗阻；②用足量有效的抗生素控制感染。

【预防保健】　注意个人卫生，积极防治蛔虫病，养成良好的饮食习惯。教育患者忌油腻，避免暴饮暴食。如有胆道结石，应尽早手术治疗。

五、病毒性肝炎

病毒性肝炎是由多种肝炎病毒引起的，以肝脏炎症和坏死病变为主的一组传染病。临床上主要以乏力、食欲减退、恶心、呕吐、肝肿大、肝功能损害等表现为特征，部分患者有黄疸和发热，亦可表现为无症状感染。按病原分类，目前已确定的病毒性肝炎共有五型，其中甲型和戊型主要表现为急性肝炎，乙型、丙型、丁型主要表现为慢性肝炎并可发展为肝硬化和肝细胞癌。

【病原学】　甲型肝炎病毒、乙型肝炎病毒、丙型肝炎病毒、丁型肝炎病毒、戊型肝炎病毒、庚型肝炎病毒、输血传播病毒。其中乙型肝炎病毒、输血传播病毒属 DNA 病毒，其余均为 RNA 病毒。

【流行病学】

（1）甲型肝炎　由甲型肝炎病毒（HAV）引起。

① 传染源。患者和隐性病毒感染者。患者在起病前 2 周和起病后 1 周从粪便中排出的甲型肝炎病毒最多，但至起病后 30 天仍有少数患者从粪便中排出甲型肝炎病毒。

② 传播途径。主要经消化道传播，即粪-口传播。

③ 流行情况。以秋冬季为发病高峰，以学龄前儿童多见。发病前曾有与甲肝患者密切接触、共同生活、共用餐具、饮用污染的水或食物。或发病前曾进食毛蚶、蛤蜊、牡蛎、螃蟹等水产品。

（2）乙型肝炎　由乙型肝炎病毒（HBV）引起。

① 传染源。主要是慢性患者和无症状的病毒携带者。乙型肝炎病毒存在于他们的血液乃至许多分泌物中，如汗液、唾液、乳汁、尿液、精液等。

② 传播途径。a. 血液传播，即通过乙型肝炎病毒阳性的血液或血液制品传播；b. 母婴传播，即通过胎盘、分娩、产后喂奶等传播；c. 密切接触传播，即通过感染者的唾液、精液、尿液、阴道分泌物传播，尤其是性接触传播。

③ 流行特征。无季节性，多呈散发，常有家庭聚集现象。

（3）丙型肝炎　由丙型肝炎病毒（HCV）引起。

① 传染源。急性丙型肝炎患者中 50% 以上转为慢性，因而慢性患者是主要传染源。

② 传播途径。与乙型肝炎相似，但主要通过输血而获得。

③ 流行情况。无明显季节性，多见于成人，与血液及血液制品接触较多的人（如外科医生、血友病患者、血液透析者）易患丙型肝炎。

（4）丁型肝炎　常发生在乙型肝炎感染的基础上，因此其流行病学特征与乙型肝炎相似。

（5）戊型肝炎　流行病学特征同甲型肝炎。

【发病机制】　均未完全明了，乙型肝炎的发病机制尤为复杂。但一般认为，各种病毒性肝炎的肝细胞损害均与免疫应答导致肝细胞损害有关，各种不同的临床类型及转归与机体的免疫状态有密切的关系。

【临床表现】

1. 潜伏期

甲型肝炎潜伏期为5～45天；乙型肝炎潜伏期为30～180天；丙型肝炎潜伏期为15～150天；戊型肝炎潜伏期为10～70天；丁型肝炎潜伏期尚未确定，可能相当于乙型肝炎的潜伏期。

2. 临床分类

肝炎病毒感染可按临床表现分为急性肝炎、慢性肝炎、重型肝炎、淤胆型肝炎等类型。

（1）急性肝炎 根据有无黄疸又可分为急性黄疸型肝炎和急性无黄疸型肝炎。

① 急性黄疸型肝炎。以甲型肝炎和戊型肝炎多见，临床表现阶段性较为明显，可分为三期，总病程约2～4个月。

a. 黄疸前期。起病急，患者以乏力和消化道症状（厌食、厌油、恶心、呕吐、肝区痛、腹泻）最突出；至本期末尿色逐渐加深；少数患者有畏寒、发热、头痛等症状。

b. 黄疸期。自觉症状好转，但尿色加深，继而巩膜、皮肤出现黄疸，部分患者皮肤瘙痒，可有大便颜色变浅、心动过缓等梗阻性黄疸表现。肝大，有压痛及叩击痛，部分患者有轻度脾肿大。肝功能明显异常。

c. 恢复期。黄疸消退，症状减轻，肝、脾回缩，肝功能逐渐恢复正常。

② 急性无黄疸型肝炎。可发生于五型病毒性肝炎中的任何一种。以乙型肝炎和丙型肝炎多见，此型比黄疸型肝炎多。是一种轻型肝炎，由于无黄疸而不易被发现。

（2）慢性肝炎 仅见于乙型肝炎、丙型肝炎、丁型肝炎。按病情程度可分为轻度慢性肝炎、中度慢性肝炎、重度慢性肝炎。

① 轻度慢性肝炎（慢性迁延性肝炎）。急性肝炎迁延半年以上，病情较轻，症状不明显。肝功能显示血清转氨酶反复或持续升高。肝活检仅有轻度肝炎病理改变，病程迁延可达数年。

② 中度慢性肝炎。病程超过半年，消化道、神经系统症状明显，肝肿大、质地中等以上，可伴有蜘蛛痣、肝掌、毛细血管扩张或肝病面容，进行性脾肿大，肝功能持续异常，伴肝外器官损害、自身抗体持续升高等特征。肝活检有轻型慢性活动性肝炎的病理改变。

③ 重度慢性肝炎。病情较重，症状和体征明显而持续。还具有早期肝硬化的肝活检病理改变与临床上代偿期肝硬化的表现。

（3）重型肝炎 所有五型肝炎病毒感染均可导致重型肝炎，虽发生率极低，但病死率甚高。可分为急性、亚急性、慢性三型。

① 急性重型肝炎（暴发型肝炎）。发病多有诱因，如起病后未适当休息、营养不良、嗜酒、妊娠、感染等。起病10天内黄疸迅速加深，肝脏迅速缩小，有出血倾向，迅速出现肝性脑病，全病程在3周以内。患者大多数于数天内因肝功能衰竭、脑水肿或脑疝、严重出血、肝肾综合征而死亡。

②亚急性重型肝炎（亚急性肝坏死）。其表现与急性重症肝炎相似，但发展较慢，病程较长，易发展为坏死后肝硬化。

③慢性重型肝炎（慢性肝炎亚急性肝坏死）。表现同亚急性重型肝炎，但有慢性活动性肝炎或肝硬化病史、体征及肝功能损害。

（4）淤胆型肝炎（毛细胆管炎型肝炎）。主要表现为肝内梗阻性黄疸，持续时间长，自觉症状轻，肝大明显，皮肤瘙痒，大便呈灰白色，血清胆红素明显升高，以直接胆红素为主。大多可恢复，少数可发展为胆汁性肝硬化。

【诊治要点】

1. 诊断

根据流行病学资料、临床表现、肝炎病毒标记物检测、肝功能检查基本可确诊。

2. 治疗

目前缺乏特效治疗方法。各型肝炎治疗原则均以充分休息、营养为主，辅以适当药物，避免饮酒、过劳和损害肝脏药物。肝功能衰竭患者可试用肝移植。

（1）一般治疗

① 休息。急性肝炎早期应卧床休息，直至症状基本消失再逐渐起床活动。重型肝炎应绝对卧床休息。

② 饮食治疗。急性肝炎、慢性肝炎患者宜进清淡、低脂、高维生素、易消化的半流质或软食，病情好转后，给予高热量、高蛋白质和高维生素的食物。重型肝炎患者给予低盐、低脂、低蛋白、高糖饮食。

（2）药物治疗　急性肝炎可用护肝药物配合治疗，慢性肝炎可采用抗病毒药、免疫调节药、护肝药物治疗。

① 护肝药物。主要有维生素 B、维生素 C、维生素 K、维生素 E；叶酸、葡醛内酯、垂盆草、肝达片、强力宁注射液、肝炎灵注射液、小柴胡冲剂、人血清白蛋白等。

② 抗病毒药。膦甲酸钠、利巴韦林；干扰素；核苷类似物如拉米夫定、阿昔洛韦；阿糖腺苷及衍生物如单磷酸阿糖腺苷。

③ 免疫调节药。特异性转移因子、免疫核糖核酸、胸腺肽、胸腺素等。

【预防保健】　①积极控制传染源。隔离患者，管理病毒携带者。②切断传播途径。注意饮食卫生，管好水源、粪便，注意输血卫生，使用一次性注射用具。③保护易感人群。甲型肝炎患者的接触者可输入人血清或胎盘球蛋白以防止发病。新生儿和暴露于 HBV 的易感者可输入抗 HBV-IgG；易感人群还可接种甲肝疫苗、乙肝疫苗。④教育患者严格遵守肝炎隔离制度，积极治疗，不得从事餐饮业、保育员等工作，不得献血。

六、痔疮

肛肠痔瘘病俗称痔疮，是人类特有的常见病、多发病。据有关普查资料表明，肛门直肠疾病的发病率为 59.1%，痔占所有肛肠疾病中的 87.25%，而其中又以内痔最为常见，占所有肛肠疾病的 52.19%。男女均可得病，女性的发病率为 67%，男性的发病率为 53.9%，以女性的发病率为高；任何年龄都可发病，其中 20～40 岁的人较为多见，并可随着年龄的增加而逐渐加重，故有"十人九痔"之说。

【病因和发病机制】　其发病原因颇多，久坐、久站、劳累等使人体长时间处于一种固定体位，从而影响血液循环，使盆腔内血流缓慢和腹内脏器充血，引起痔静脉过度充盈、曲张、隆起、静脉壁张力下降而引起痔疮是发病的重要原因之一。若运动不足，肠蠕动减慢，粪便下行迟缓或因习惯性便秘，从而压迫静脉，使局部充血和血液回流障碍，引起痔静脉内压升高，静脉壁抵抗力降低，也可导致痔疮发病率增高。据临床观察及统计普查结果分析，不同职业患者中的患病率有显著差异，临床上机关干部、汽车司机、售货员、教师的患病率明显较高。

【临床表现】　常见症状是"血、脱、痛"，即便血、脱出、坠痛。

（1）便血　是内痔早期主要症状，有喷射状出血、点滴出血、手纸带血等，血色鲜红。外痔不会引起出血。

（2）脱出　是中晚期内痔的主要症状，主要原因为内痔痔核结节增大，使黏膜及黏膜下层与肛层分离，排便时，内痔结节可下降到齿状线以下，游离于肛管之外。

（3）坠痛　可为痛性外痔的主要症状，内痔无炎症时不痛，内痔感染、嵌顿和绞窄性坏死也常导致剧烈的坠痛。

此外，晚期内痔反复脱出，可引起肛门括约肌松弛和分泌物增多，致使肛缘常潮湿不洁，出现瘙痒和湿疹，严重时还可引起摩擦痛和痒痛。内痔出血还可引起贫血，头晕、倦怠乏力、精力不佳、食欲缺乏、大便干燥等是贫血的常见症状。

内痔根据曲张的严重程度可以分四级。

第一级：患者有静脉曲张，但状况不明显；痔疮由外表看不出来，完全包在肛门内部。

第二级：患者的肛门静脉明显曲张，痔疮有时会掉出来，在肛门外面，但自己会缩回去。

第三级：患者的痔疮大部分时间都掉出来，在肛门外面，必须用手才能把外吐的肛门推进去。

第四级：患者的痔疮突出肛门外面，推不回去。

【诊治要点】

1. 诊断

（1）内痔早期的症状不明显，以排便间断出鲜血为主，不痛，无其他不适，中晚期则有排便时痔脱出、流黏液、发痒和发作期疼痛，外痔可看到肛缘的痔隆起或皮赘，以坠胀疼痛为主要表现。混合痔兼有二者的特征。

（2）指诊　肛门指诊可触及痔结节。

（3）肛门镜检查　可看清痔的部位、大小、形态等，是诊断痔疮的基本方法。

2. 治疗

依各人严重程度而选择不同的治疗方法，通常来说，痔疮的治疗可分为非手术疗法及外科疗法两种。非手术疗法所指的是饮食及药物治疗，这种疗法对痔疮本身的疗效并不大，主要目的只是在防止恶化及减轻症状。

（1）非手术治疗　目前较常使用的为硬化剂注射、橡皮圈结扎等。此治疗法是以橡皮圈结扎痔核根部，阻断血流，使痔核在结扎后 10 天左右自动干枯脱落，其优点是既不需要手术也不需要麻醉，在门诊时通过肛门镜便可以做，接受治疗后不需住院，且较少有疼痛现象发生，追踪治疗约每隔 2 周复诊一次。

（2）药物治疗　主要作用为促进肛门周围血液循环，以减轻疼痛为主，使用的有肛门栓剂、肛门软膏及软便剂。

（3）手术切除痔疮　对有经验的医生而言，手术是简单、安全而有效的，是最彻底的治疗方法，绝对不会引起大便失禁等后遗症。主要用于病情比较严重或经过非手术治疗而症状未有改善的患者，目前常用的手术切除法为痔疮环状切除术。

（4）食物疗法　我们都知道，痔疮的形成与饮食习惯有相当程度的关联，甚至可以说是不良的饮食所导致的，因此可以通过平时所摄取的食材来进行痔疮症状的治疗与改善，下面就提供数项由食物的选择来治疗痔疮的参考：①多摄食纤维或纤维素含量高的食物。②禁食烈酒、浓咖啡和辣椒。③忌长期食用精细粮食。④多摄食具有润肠通便凉血的凉性蔬菜和水果类食品，如香蕉、梨、柿饼、绿豆、藕、鲜荸荠、丝瓜、全麦谷类等。

【预防保健】　俗话说"少年得痔大不幸"，讲的是罹患痔疮的痛苦，万一真的患了痔疮，应该掌握日常生活中的预防保养之道。

① 多吃水果蔬菜、麸皮麦片和全麦面包。用餐进食要定时定量，少食辛辣、刺激性食物。饮食上应多补充水分及纤维素，但必须严格控制盐分的摄取。

② 咖啡、可乐、啤酒等具有刺激性的饮料，尽可能不要食用过量。多喝水或水果蔬菜汁，每天至少八大杯，有助于软化大便。

③ 控制体重以减轻下肢的负担；同时不要提拿重物。

④ 固定排便的时间，最多坐在马桶上 5～10min，切记不可带书报进厕所阅读。排便时勿过度施力，保持肠内通畅及避免便秘。如厕后，切记要以不含刺激性及化学成分的卫生纸

来擦拭，而且力量不可过大。

⑤ 如果患部很痒，千万不可直接以手抓痒止痒，避免伤及静脉管壁使病情恶化。可以用凡士林涂抹肛门处，以润滑肛门。切记勿久站、久坐工作，必要时要随时注意调节变换体位。可屈膝蹲坐在温水中，促进患部的血液循环，帮助静脉收缩，缓解不适感。

⑥ 孕妇发生痔疮的概率极高，最好每 4～6h 侧身躺 20min 左右，以减轻下半身重量血管的压力。

⑦ 未经医师指示，不要使用塞剂。

七、细菌性痢疾

细菌性痢疾简称菌痢，是由一些病原菌感染所引起的痢疾样病变。主要病变为结肠黏膜弥漫性炎症。其主要临床表现是腹痛、腹泻、里急后重和黏液脓血便，伴有发热及全身中毒症状，严重者有感染性休克和/或中毒性脑病。一般数日即愈，少数患者病程迁延不愈，成为慢性或反复发作。发病率高，常于夏秋季发病。

【病原学】 主要有志贺菌属、侵袭性大肠杆菌、空肠弯曲菌等。其中以志贺菌属（又称痢疾杆菌）为最常见病原菌。

志贺菌属为革兰阴性的无鞭毛杆菌，在培养基上易生长，在外界环境中生存力强，在瓜果、蔬菜、污染物上可生存 1～2 周，但对理化因素抵抗力弱，对各种化学消毒剂均很敏感。志贺菌属可产生内毒素和外毒素，引起全身毒血症等临床表现。

【流行病学】

(1) 传染源 为菌痢患者及带菌者，其中非典型患者及带菌者由于症状轻或无症状而易被忽略，故在流行病学的意义更大。

(2) 传播途径 通过消化道传染。传染源排出的粪便若污染食物、饮水、食具，或通过苍蝇、蟑螂为媒介污染食物或食具，经口感染。夏秋季节如果食物或水源被严重污染，可引起暴发或流行。

(3) 易感性 普遍易感，由于各血清型之间无交叉免疫，故易再感染。

(4) 流行特征 全年均可发病，但夏秋季多发。发病率以儿童最高，其次为中青年。

【发病机制】 志贺菌属进入人体是否发病，取决于细菌数量、致病力和人体抵抗力。胃酸、肠道正常菌群对志贺菌属的感染均有拮抗作用。如免疫力低下，细菌侵入后在肠黏膜上皮细胞和固有层中繁殖，引起肠黏膜炎症反应和固有层小血管循环障碍，即发生腹痛、腹泻、脓血便。志贺菌属释放内毒素、外毒素，内毒素可引起发热及毒血症状，外毒素可引起肠黏膜细胞坏死。

【临床表现】 潜伏期数小时至 7 天，多数为 1～2 天。

1. 急性菌痢

(1) 普通型 起病急、畏寒、发热，体温 39℃，继而出现腹痛、腹泻、里急后重，大便每日十多次至数十次，量少，初为水样或黄色糊状，后转为黏液脓血便，左下腹压痛及肠鸣音亢进，病程约 1 周。

(2) 轻型 全身毒血症症状和肠道症状均较轻，病程约 3～7 天。

(3) 中毒型 儿童多见。可能是特异性体质对内毒素敏感而产生强烈的变态反应，血中儿茶酚胺等多种血管活动物质增加，从而使全身小血管痉挛引起微循环障碍所致。临床上以严重毒血症状、休克和中毒性脑病为主，表现为突然高热、反复惊厥、不同程度意识障碍，迅速出现休克和呼吸衰竭，肠道症状多不明显或轻。

2. 慢性菌痢

急性菌痢病程迁延超过 2 个月病情未愈者即转为慢性菌痢，可分为三型。

（1）**慢性迁延型**　表现为长期反复出现腹痛、腹泻，大便常有黏液、脓血，伴营养不良症状。

（2）**急性发作**　有慢性菌痢史，因进食生冷食物、受凉等诱因引起急性发作，出现腹痛、腹泻及脓血便，但发热及全身毒血症症状多不明显。

（3）**慢性隐匿型**　有痢疾病史，症状不明显，间歇排菌，大便培养有痢疾杆菌生长，乙状结肠镜检查肠黏膜有炎症甚至溃疡等病变。

【诊治要点】

1. 诊断

典型病例根据流行病学资料、临床症状、大便检查及培养可确诊，中毒型病例难以诊断，应及时用直肠拭子采便或盐水灌肠取便送检以确诊。

2. 治疗

（1）急性菌痢

① 一般治疗。消化道隔离至临床症状消失，粪便培养两次阴性。卧床休息，给予营养丰富、易消化的食物。

② 对症治疗。如有失水可补液，有酸中毒可纠酸，发热者用物理方法或解热镇痛药退热。有休克症状时应用抗休克疗法等。

③ 病原治疗。由于药物的广泛应用，耐药菌株逐渐增多，故用药时应参考当前菌株的药敏感情况选择。常用药物有环丙沙星、诺氟沙星、左氧氟沙星、甲硝唑、庆大霉素等。

（2）慢性菌痢

① 一般治疗。注意休息，避免过度劳累与紧张，进食富营养、易消化、少渣、无刺激的食物。

② 病原治疗。进行细菌药物敏感试验，联合应用两种不同类型的有效抗菌药物，疗程适当延长，必要时使用2~3个疗程。

【预防保健】　患者应及时隔离、彻底治疗至粪便培养阴性。加强饮水、食物、粪便的卫生管理，养成良好的卫生习惯，加强锻炼，改善营养，提高机体抗病能力。

复习与思考

1. 慢性牙周炎有哪些主要临床表现？

2. 说出口腔黏膜溃疡的诊治要点。

3. 目前认为慢性胃炎最主要的病因是什么？如何消除其病因？

4. 什么是消化性溃疡？引起消化性溃疡的主要原因是什么？

5. 消化性溃疡患者在日常生活中应注意哪些问题？

6. 治疗消化性溃疡常用哪些类型的药物？

7. 什么是急性胰腺炎？有哪些治疗措施？

8. 急性阑尾炎的主要临床表现有哪些？一旦确诊，最好的治疗手段是什么？

9. 胆结石包括哪些类型？主要的治疗措施是什么？

10. 目前确定的肝炎病毒有几型？哪些主要引起急性肝炎？哪些主要引起慢性肝炎？它们主要以什么方式进行传播？

11. 说出急性菌痢的临床表现及病原治疗。

第八章

泌尿系统

第一节　解剖生理

泌尿系统由肾、输尿管、膀胱和尿道组成（图8-1）。其主要功能是通过尿的生成，清除血液中的代谢产物及多余的水分和无机盐，对保持人体内环境的相对稳定有重要作用。

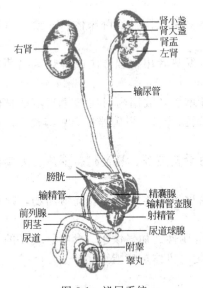

图 8-1　泌尿系统

一、泌尿器官的形态结构

（一）肾

1. 肾的形态、位置和结构

肾是实质性器官，左右各一，两肾的形态、大小、重量大致相同，其大小约为 11cm × 6cm × 2.5cm，重 100～150g。肾形似蚕豆，前面较凸，朝向前外侧；肾的后面较平，紧贴腹后壁上部。肾的内侧缘中部凹陷称肾门，是血管、淋巴管、神经和肾盂出入肾的门户。肾门向肾内部凹陷而成的腔隙称肾窦。

肾位于腹膜后脊柱两侧。左肾上端平第 11 胸椎，下端与第 2 腰椎齐平。右肾上方与肝相邻，位置比左肾低半个到一个椎体，上端平第 12 胸椎，下端平第 3 腰椎（图8-2）。在竖脊肌的外侧缘与第 12 肋之间的部位称为肾区（脊肋角），在有些肾疾病患者，叩击或触压此处还可引起疼痛。

2. 肾的剖面结构

从肾的冠状剖面上（图8-3），肉眼可见肾实质分为皮质和髓质两个部分。皮质位于浅层，富含血管，呈红褐色。肾髓质位于深部，色淡，呈锥体形，叫肾锥体，锥体的尖端钝圆叫肾乳头。肾乳头被漏斗状的肾小盏包绕，肾形成的尿经肾乳头上的小孔流入肾小盏内。数个肾小盏合成一个肾大盏，再由肾大盏合成一个扁漏斗状的肾盂。肾盂下接输尿管。见图8-4。

3. 肾的微细结构

肾实质主要由大量泌尿小管构成，其间有血管、淋巴管、神经和少量结缔组织。泌尿小管是尿形成的结构，包括肾单位和集合管两部分。

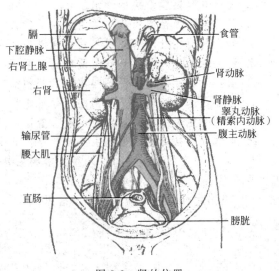

图 8-2　肾的位置

120 药用医学基础

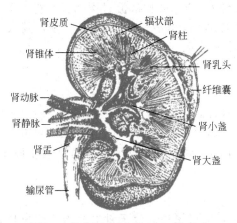

图 8-3　肾的冠状剖面（左、前面观）

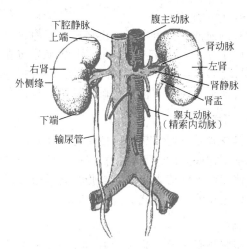

图 8-4　肾与输尿管（前面）

（1）**肾单位**　是肾的基本功能单位，它与集合管共同完成泌尿功能。人的两侧肾约有170 万～240 万个肾单位，每个肾单位包括肾小体和肾小管部分（图 8-5）。

① 肾小体。包括肾小球和肾小囊两部分。肾小球是一团毛细血管网，其峡谷端分别与入球小动脉和出球小动脉相连。肾小球的包囊称为肾小囊。它有两层上皮细胞，内层（脏层）紧贴在毛细血管壁上，外层（壁层）与肾小管壁相连；两层上皮之间的腔隙称为囊腔，与肾小管管腔相通。血浆中某些成分通过肾小球毛细血管网向囊腔滤出；滤出时必须通过肾小球毛细血管内皮细胞、基膜和肾小囊脏层上皮细胞，这三者构成滤过膜。

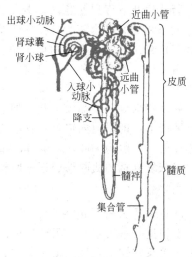

图 8-5　肾单位模式图

② 肾小管。由近球小管、髓袢和远球小管三部分组成。近球小管包括近曲小管和髓袢降支粗段。髓袢由髓袢降支和髓袢升支组成；前者包括髓袢降支粗段（也是近球小管的组成部分）和降支细段；后者是指髓袢升支细段和升支粗段（也是远球小管的一部分）。远球小管包括髓袢升支粗段和远曲小管。远曲小管末端与集合管相连。

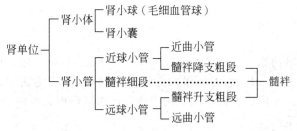

（2）**集合管**　不包括在肾单位内，但在功能上和远球小管密切相关，它在尿生成过程中，特别是在尿液浓缩过程中起着重要作用，每一集合管接受多条远曲小管运来的液体。许多集合管又汇入乳头管，最后形成的尿液经肾盏、肾盂、输尿管而进入膀胱，由膀胱排出体外。

4. 肾的血液循环

肾的血液供应很丰富。正常成人安静时每分钟有1200ml血液流过两侧肾，相当于心输出量的1/5～1/4。其中约94%的血液分布在肾皮质层，5%～6%分布在外髓，其余不到1%供应内髓，通常所说的肾备注量主要指肾皮质血流量。

肾血流量的调节包括肾血流量的自身调节和神经体液调节。

（二）输尿管

输尿管是一对细长的肌性管道，左右各一，自肾盂起始后，首先沿腹后壁下行，再沿盆腔侧壁至盆底，向内下斜穿膀胱壁，开口于膀胱。输尿管壁有较厚的平滑肌层，可节律性蠕动，使尿液不断流入膀胱，当膀胱充满尿液后，由于膀胱内压力升高，将输尿管末段压扁，从而保证尿液不能逆流。

（三）膀胱

膀胱是暂时贮存尿液的肌性囊。上连输尿管，下接尿道。位于骨盆腔内。前为耻骨联合，后方在男性有精囊腺、输精管和直肠，在女性有子宫和阴道。成人膀胱空虚时，膀胱顶不超过耻骨联合上缘。幼儿的膀胱位置比成年人高，几乎完全位于腹腔内，随着年龄的增长，膀胱逐渐下降到盆腔内。老年人因盆底肌的托载能力减弱，所以位置较低。膀胱的形状、大小和壁的厚薄随所贮存的尿量而变化，一般成人容量约为300～500ml。膀胱在空虚时呈三棱锥体形，其尖朝向前上方，底向后下方，在充盈时呈卵圆形。膀胱底的内面，有左、右输尿管的开口和一个尿道内口。3个口的连线之间为三角区，不论充盈或空虚时，此区黏膜光滑、无皱襞，称膀胱三角，是肿瘤和结核的好发部位。

膀胱壁由黏膜、黏膜下膜、肌膜和外膜组成。肌膜主要是纵横交错的平滑肌束叫逼尿肌，膀胱下口即尿道内口处有发达的环行平滑肌叫尿道内括约肌。当尿液在膀胱内充盈到一定程度时（一般为300～400ml），逼尿肌受到牵张而收缩，括约肌松弛引起排尿，尿液排空后，又恢复到括约肌收缩、逼尿肌松弛的贮尿状态。

（四）尿道

尿道是排尿管道的最后一段，由膀胱下口（尿道内口）开始，末端直接开口于体表。男、女尿道有很大不同。男性尿道既是排尿路，又是排精路，它和男性生殖器官的前列腺、阴茎等关系密切。女性尿道短而宽直，是一条独立的肌性管，由尿道内口起始，向前下方穿过盆底的尿生殖膈后，以尿道外口开口于阴道前庭。在穿过尿生殖膈处，有横纹肌性的括约肌环绕。

二、尿的生成和释放

（一）尿量和尿的理化性质

1. 尿量

正常人每昼夜尿量约为1000～2000ml，平均1500ml。每昼夜尿量长期超过2500ml，称为多尿；持续在100～500ml，称为少尿，持续低于100ml，称为无尿；多尿会因为水分的大量丢失而引起脱水；少尿或无尿会因代谢产物在体内堆积而影响内环境的相对稳定，特别是无尿，后果更加严重。

2. 尿的理化性质

新鲜尿液呈透明、淡黄色。尿的颜色来自尿色素，并受某些食物和药物的影响，如服用大量胡萝卜素、维生素 B_2 时，尿呈亮黄色。病理情况下尿的颜色也会发生相应的改变，如血尿、血红蛋白尿、胆红素尿、乳糜尿等。

尿的比重与所含溶质成正比，并受年龄、饮水量和出汗的影响。正常情况下为1.010～1.025。大量饮水时，比重可低于1.003；缺水时，比重可高于1.030。尿的比重与肾对尿的浓缩和稀释功能有关，因此尿比重的检查可以作为了解肾功能的指标之一。

正常尿一般呈酸性，pH值为5.0～7.0。尿的酸碱度受食物和新陈代谢产物的影响。富有蛋白质的饮食，在体内产生硫酸盐、磷酸盐较多，尿为酸性。富有蔬菜或水果的食物，其中的有机酸根在体内氧化，生成二氧化碳和水，进而转变为碳酸氢盐而排泄，故尿呈碱性。

3. 尿的化学成分

尿液中水分约占95％～97％，溶质约占3％～5％，其中包括有机物和无机物两大类。有机物中以非蛋白氮为主，如尿素、肌酐、尿酸、马尿酸等；无机物主要为电解质，如Na^+、Cl^-、SO_4^{2-}、$H_2PO_4^-$、K^+和NH_4^+等。正常尿中含有微量的蛋白质和葡萄糖，但用一般检验难以测出，故可忽略不计。若查出尿中有葡萄糖时，称为糖尿，多见于糖尿病患者。尿中蛋白含量增加，称蛋白尿，多见于肾炎患者。

(二) 尿的生成过程

尿的生成包括三个过程：肾小球的滤过；肾小管和集合管的重吸收；肾小管和集合管的分泌和排泄。

1. 肾小球的滤过功能

肾小球的滤过是尿生成的起点。由于肾小球结构类似滤过器，肾小球毛细血管血压又较高，血液流经肾小球时，血浆成分除大分子蛋白质外，其余的水分、小分子溶质（包括少许分子量小的蛋白质）可以滤入肾小囊中，形成肾小球滤液。其滤液是尿的前身，称为原尿。原尿的成分与去蛋白质的血浆相似，见表8-1。

表8-1 血浆、原尿和终尿成分比较 /(g/dl)

成　分	血浆	原尿	终尿
水	90～93	99	95～97
蛋白质	7～9	（微量）	—
葡萄糖	0.1	0.1	—
尿素	0.03	0.03	2
尿酸	0.002	0.002	0.05
肌酐	0.001	0.001	0.15
氯化物	0.37	0.37	0.6
钠	0.32	0.32	0.35
钾	0.02	0.02	0.15
氨	0.0001	0.0001	0.14

肾小球滤过功能主要取决于滤过膜通透性和肾小球的有效滤过压。

（1）滤过膜及其通透性　滤过膜有大小不等的孔道，血浆中小分子物质极易通过所有孔道，分子量较大的物质不能通过小的孔道，相对分子质量为70000左右的血浆蛋白的滤过量就极少了。白蛋白（相对分子质量为69000），在滤液中的浓度只有血浆的0.2％。分子量超过白蛋白的球蛋白和纤维蛋白原则完全不能滤过。另外肾小球的滤过还与滤过物质所带电荷有关，近来发现滤过膜的结构中都覆盖有带负电荷的唾液蛋白对血浆中带负电荷的蛋白质有相斥作用，因此不能滤过。

（2）有效滤过压　形成肾小球有效滤过压的因素与组织液生成的因素相似，即使滤液生成的动力是肾小球毛细血管血压和肾小囊内胶体渗透压；阻止滤过的力量是血浆胶体渗透压和肾小囊内压。由于滤波中蛋白质含量极低，肾小囊内胶体渗透压可忽略不计。因此，有效滤过压＝肾小球毛细血管压－（血浆胶体渗透压＋肾小囊内压）。

与其他器官的毛细血管相比，肾小球毛细血管血压较高，平均为 6.0kPa（45mmHg）。肾小球毛细血管内血浆胶体渗透压，其数值入球端为 2.7kPa（20mmHg）；出球端可上升到 4.7kPa（35mmHg）。这是由于滤出的是水和晶体物质，而使血浆蛋白浓度增加的缘故。囊内压约为 1.3kPa（10mmHg）。据以上数据有效滤过压可计算如下：

$$入球端为 \quad 6.0-(2.7+1.3)=2.0kPa$$
$$出球端为 \quad 6.0-(4.7+1.3)=0kPa$$

这表明，原尿主要在入球端的毛细血管内生成。

正常人每天生成的原尿为 180L，而排出尿量只有 1.5L，原尿和终尿在质和量上都有很大的差别。这些差别的产生是与肾小球和集合管的重吸收和分泌功能分不开的。

2. 肾小管和集合管的重吸收功能

原尿流经肾小管时，其中某些成分被肾小管上皮细胞转运重新进入血液的过程，称为重吸收。

重吸收方式有主动重吸收和被动重吸收两种。主动重吸收指肾小管上皮细胞能逆电化学梯度，将小管液中的某些物质转运到小管外的组织液中去的过程。主动重吸收要消耗能量，如葡萄糖、氨基酸、Ca^{2+} 都是被肾小管主动重吸收的。被动重吸收是指小管液中的水和某种物质顺电化学梯度从肾小管腔通过小管上皮细胞被转运到小管外组织液中去的过程，不直接消耗能量。如 Cl^-、水和尿素主要是通过这种方式重吸收的。

正常情况下，原尿流经肾小管、集合管时，葡萄糖、氨基酸几乎全部重吸收，氯化钠和水则大部分被重吸收，而尿素、肌酸、肌酐等代谢产物则不被重吸收。这说明肾小管、集合管的重吸收是有选择性的，而且肾小管各段和集合管的结构不尽相同，其重吸收功能也各有特点。其中，近球小管的重吸收能力最强。营养物质如葡萄糖、氨基酸、蛋白质、维生素等几乎全部在近球小管被重吸收。无机离子，如 Na^+、K^+、Ca^{2+}、Cl^- 以及无机磷、尿素、尿酸等绝大部分也被近球小管重吸收。其他各段小管主要是重吸收部分 Na^+、Cl^- 或 HCO_3^-、水及尿素等。以下是几种主要物质的重吸收。

（1）水分　原尿中的水分 99％以上被重吸收，仅 1％排出。水的重吸收有两种情况：一种是在近球小管伴随着溶质的吸收而重吸收的，其中占重吸收水的 60％～70％，与体内水多少无关，是必需重吸收。另一种是在远曲小管和集合管。受血管升压素的影响而重吸收的，是调节性重吸收。当机体缺水时，重吸收量就增多；反之，重吸收量就减少，从而调节了体内水的平衡。若调节性重吸收量稍有改变，即使只减少 1％，则尿量也将成倍增长。

（2）Na^+、Cl^- 的重吸收　Na^+ 重吸收有利于维持细胞外液 Na^+ 浓度和渗透压的相对恒定，其重吸收量达 99％以上。经 Na^+ 泵主动重吸收，Cl^- 和水也随之被动重吸收。

（3）K^+ 的重吸收　绝大部分被近球小管重吸收，尿中排出的 K^+ 是由远曲小管和集合管分泌的。

（4）葡萄糖、氨基酸的重吸收　正常情况下，葡萄糖、氨基酸在近端小管被全部重吸收。

肾小管的重吸收是有一定限度的。当血浆中某物质的浓度过高，使滤液中该物质的含量超过肾小管重吸收的限度时，尿中便出现该物质。我们把某种物质开始在尿中出现时该物质在血浆中的浓度称为该物质的肾阈值。例如，血糖浓度在正常范围内，滤液中的葡萄糖全部被肾小管重吸收。血糖浓度如超过 160～180mg％，尿中开始出现葡萄糖（糖尿），这一血糖浓度即葡萄糖的肾阈值，称为肾糖阈。

影响重吸收的因素主要有小管液中溶质浓度及肾小球滤过率。

3. 肾小管和集合管的分泌和排泄功能

尿中有些成分是由肾小管和集合管上皮细胞分泌或排泄到管腔中去的。由小管上皮细胞经过新陈代谢，将所产生的物质送入管腔的过程，称为分泌；由小管上皮细胞直接将血浆中的某些物质送入管腔的过程，称为排泄。二者难以严格区分，一般统称为分泌。

（1）H^+的分泌　正常人血浆 pH 值之所以能保持在一定范围内，与肾排 H^+ 的作用有密切关系。H^+ 来源于血液中和小管上皮细胞代谢产生的 CO_2。CO_2 和水在肾小管上皮细胞内碳酸酐酶（CA）的催化下生成碳酸（H_2CO_3），而 H_2CO_3 又解离成 H^+ 和 HCO_3^-，H^+ 被主动分泌入小管腔中，HCO_3^- 仍留在细胞内。H^+ 的分泌造成了小管内外电荷的不平衡。所以在分泌 H^+ 的同时，小管液中的 Na^+ 向上皮细胞内弥散，形成 H^+-Na^+ 交换。经过交换，弥散入上皮细胞的 Na^+ 与 HCO_3^- 一起被转运回血液。这样每分泌一个 H^+ 就可以吸收一个 Na^+ 和一个 HCO_3^-，补充血浆碱储-碳酸氢钠含量。这就是肾小管和集合管的排酸保碱作用，对维持体内酸碱平衡起决定作用。而分泌入管腔的 H^+ 则与小管液中的 HCO_3^- 结合成 H_2CO_3，H_2CO_3 再分解成水和 CO_2，CO_2 又能迅速弥散入小管上皮细胞内。

肾小管各段和集合管上皮细胞都有分泌 H^+ 的作用。不同的是远曲小管和集合管不仅分泌 H^+，还分泌 K^+。K^+ 可以和小管液中的 Na^+ 进行交换。所以除 H^+-Na^+ 交换外，还有 K^+-Na^+ 交换。在 H^+、K^+ 与 Na^+ 的交换中，H^+、K^+ 之间存在着竞争现象。

（2）NH_3 的分泌　远曲小管和集合管上皮细胞利用谷氨酰胺以及一些氨基酸脱氨生成 NH_3。NH_3 是脂溶性物质，容易通过细胞膜扩散进入管腔，并在管腔内与 H^+ 结合成 NH_4^+。NH_4^+ 与小管液中强酸盐（如 NaCl）的负离子（如 Cl^-）结合成铵盐（如 NH_4Cl），随尿排出体外。而强酸盐的正离子（如 Na^+）可以通过 H^+-Na^+ 交换返回小管上皮细胞，与 HCO_3^- 结合成 $NaHCO_3$ 被转运回血液。因此，NH_3 的分泌与 H^+ 的分泌有密切的关系。机体内酸性代谢产生增多时，分泌 H^+ 和生成 NH_3 的作用都加强。NH_3 的分泌不仅有利于 H^+ 的排出，同时促进了 $NaHCO_3$ 的重吸收。

（3）K^+ 的分泌　原尿中的 K^+ 基本上在近球小管已被重吸收，终尿中的 K^+ 都是由远曲小管和集合管分泌的。K^+ 的分泌与 Na^+ 的主动重吸收有密切关系，有了 Na^+ 的主动重吸收方有 K^+ 的分泌。这一现象，称为 K^+-Na^+ 交换。鉴于上述 H^+-Na^+ 交换存在着竞争，因此 H^+-Na^+ 交换增多时，K^+-Na^+ 交换将减少，这是值得注意的。例如在酸中毒的情况下，肾泌 H^+ 增多，势必影响 K^+ 的排出，导致血 K^+ 的浓度升高，出现高血钾现象。

（4）其他物质的排泄　一些物质不仅可以经肾小球滤过，也能由肾小管上皮细胞排出，如肌酐、对氨基马尿酸等。也有些进入体内的物质主要是由肾小管上皮细胞排出的，如青霉素、酚红等。

（三）肾脏泌尿功能的调节

肾脏泌尿功能的调节是指机体对肾小球的滤过作用和肾小管、集合管的重吸收和分泌作用的调节。

1. 对肾小球滤过作用的调节

主要是通过肾血流量的调节实现的。肾血流量的调节在于能满足肾脏泌尿机能的需要，又能与全身血液循环的调节相配合。肾脏依靠自身调节来维持肾血流量的相对稳定，以保证正常泌尿功能的完成；依靠神经和体液调节以适应紧急情况下机体血液重新分配的需要。

2. 肾小管和集合管作用的调节

（1）血管升压素

血管升压素是由下丘脑神经元合成的，其主要作用是增加远曲小管和集合管上皮细胞对水的通透性，从而增加了水的重吸收，使尿液浓缩，尿量减少。血浆晶体渗透压的升高和循环血量的减少，是引起血管升压素释放的有效刺激。

（2）醛固酮　醛固酮是肾上腺皮质球状带分泌的一种类固醇激素。其主要作用是促进远曲小管和集合管对 Na^+ 的主动重吸收和 K^+ 的排出。所以醛固酮具有保钠、排钾的作用。在重吸收 Na^+ 的同时，必然伴有 Cl^- 和水的重吸收，因而增加了细胞外液量。醛固酮的分泌受肾素-血管紧张素-醛固酮系统和血 K^+、血 Na^+ 浓度的调节。

① 肾素-血管紧张素-醛固酮系统　血管紧张素Ⅱ和血管紧张素Ⅲ都能刺激肾上腺皮质球状带合成和分泌醛固酮。由于血液中血管紧张素Ⅲ的浓度较低，血管紧张素Ⅱ对醛固酮的分泌起主要作用。因此，肾素、血管紧张素和醛固酮之间构成了相互关联的功能系统。

② 血 K^+ 和血 Na^+ 浓度。血 K^+ 浓度升高或血 Na^+ 浓度降低时，特别是血 K^+ 浓度升高，可以直接刺激肾上腺皮质球状带分泌醛固酮，促使远曲小管和集合管重吸收血 Na^+，排出血 K^+，以维持血 K^+ 和血 Na^+ 的正常浓度。

（四）尿的输送、贮存和排放

尿的生成是连续不断的过程。进入肾盂的尿液，在压力差及肾盂收缩的作用下，被送入输尿管。再经输尿管的周期性蠕动，输入膀胱贮存。膀胱排尿是间歇的，只有膀胱内的尿液达到一定量时，才能引起排尿反射。

1. 尿的输送与贮存

输尿管是输送尿液的肌性管道，受交感神经和副交感神经双重支配，并有感觉神经传入。随着尿液的生成，输尿管大约每分钟收缩 3 次。收缩是肌源性的，起自肾盂，以蠕动波的形式向膀胱推进，并能克服膀胱内压力，将尿液挤入膀胱。由于输尿管斜插入膀胱底部肌层，可以起到瓣膜的作用，防止膀胱内尿液反流回输尿管。

膀胱有贮存尿液和排出尿液两方面的功能。随着膀胱的充盈，膀胱壁的紧张性会相应降低，使膀胱内压不致升高。一般情况下，膀胱内尿量达 100～150ml 时，才有充盈感觉；达 150～260ml 时，开始产生尿意；当尿量增加到 400～500ml 时，膀胱内压开始明显升高；尿量增加到 700ml 时，逼尿肌会出现节律性收缩，但仍能有意识地控制排尿。如果尿量继续增多，则将出现明显的痛感，并不得不排尿。

2. 排尿

膀胱周期性的排空是由自主神经和躯体神经共同参加的复杂的反射活动。膀胱平滑肌和膀胱内括约肌都受盆神经和腹下神经支配，膀胱外括约肌受阴部神经支配，这些神经都包含有运动纤维和感觉纤维。排尿的初级中枢在脊髓骶部，并受大脑皮质中枢的控制。当膀胱贮尿达一定程度时（如积尿 250～450ml 时），内压显著上升，膀胱被动扩张，刺激膀胱壁内牵张感受器，冲动沿盆神经感觉纤维传入，引起脊髓骶段的排尿中枢兴奋，冲动再沿盆神经运动纤维传出，从而引起膀胱逼尿肌强有力的收缩。当尿液进入后尿道时，又有传入冲动经盆神经传至脊髓排尿中枢，反射性地抑制阴部神经元，使其传出冲动减少，故外括约肌松弛，于是尿液排出。逼尿肌开始收缩时，又刺激了膀胱壁内牵张感受器，反射性地使逼尿肌进一步收缩，一直持续到尿液排空为止。

此外，在排尿时还伴有提肛肌、会阴肌的松弛和膈肌、腹肌的收缩。前者可以缩短尿道和减少阻力；后者能增加腹内压与膀胱内压，以加速尿的排出。脊髓排尿反射的初级中枢经常受大脑皮质的调节，而且阴部神经又直接受意识支配，所以排尿可随意控制。小儿的大脑皮质发育尚未完善，对初级中枢的抑制能力较弱，不仅排尿次数增多，且有夜间遗尿。

排尿或贮存尿任何一方面发生障碍，均可出现排尿异常。当膀胱有炎症或机械性刺激（如结石）时，可致排尿次数增多，这种现象称为尿频；若腰骶部脊髓中枢损伤，排尿反射将不能实现，可致膀胱充满尿液而不能排出；这种现象称为尿潴留。如脊髓排尿中枢与大脑皮质失去联系时（如外伤），排尿便失去了随意控制，这种现象称为尿失禁。

复习与思考

1. 名词解释：肾单位、近球小体、滤过屏障、有效滤过压、肾小球滤过率、肾糖阈、渗透性利尿、少尿。

2. 说出泌尿系统的组成。

3. 简述肾的微细结构。

4. 叙述尿的生成过程。

5. 说明影响尿生成的因素。

6. 血管升压素、醛固酮在调节机体水、钠平衡中有何作用？

7. 临床上常见的排尿异常有哪些？

第二节　常见疾病

一、慢性肾小球肾炎

慢性肾小球肾炎（简称慢性肾炎），是一组多由原发性肾小球疾病所导致的疾病，是肾功能衰竭前的进展阶段。临床表现为蛋白尿、血尿、水肿和高血压。

【病因和发病机制】　仅有少数慢性肾炎是由急性链球菌感染后肾炎直接迁延而来的，或临床痊愈若干年后重新出现慢性肾炎。绝大多数慢性肾炎是由各种原发性肾小球疾病，如系膜增生性肾炎、毛细血管内皮增生性肾炎、膜性肾炎等发展所致的。

本病发病机制一方面是原有疾病的免疫炎症损伤继续发展，另一方面是促进肾损害的非免疫因素的作用。其中肾小球血流动力学改变是肾小球疾病不断进展的主要原因，其次，病程中的高血压也可引起肾小球硬化性损伤。高蛋白饮食可以加重肾小球结构损害。

【临床表现】　慢性肾炎表现可多种多样，病程长短不一，发展迅速者可在起病后数月或数年内进入尿毒症阶段；病程长者可在20～30年内处于相对稳定或缓慢进展状态。慢性肾炎的表现如下。

（1）全身症状　疲乏无力、腰痛、食欲缺乏等。

（2）水肿　多以肾病型最重。主要因血浆蛋白降低、血浆胶体渗透压降低及水钠潴留引起。

（3）高血压　多数呈持续性升高，舒张压升高较明显。可引起肾小动脉硬化和肾血流量减少，进而使肾素分泌增多，激活血管紧张素Ⅰ，使血压更高，形成恶性循环，同时随肾缺血加重，肾功能进一步减退，使病情恶化。

（4）贫血　主要原因是蛋白质大量丢失，肾实质破坏，使肾促红细胞生成素分泌减少；有毒物质在体内滞留，一方面使红细胞生成减少，另一方面使红细胞破坏增多。

（5）眼底改变　视网膜动脉细窄、迂曲、反光增强，有动静脉交叉压迹及絮状渗出等表现。

根据临床特点不同，慢性肾炎分以下四种亚型：普通型、肾病型、高血压型及急性发作型。但慢性肾炎表现复杂，有时不能明确分型。

慢性肾炎常见并发症为：①高血压，贫血，动脉硬化引起的心脏损害，如心脏扩大、心律失常、心力衰竭。②由于免疫功能低下及营养和代谢紊乱，易合并感染。

【诊治要点】

1. 诊断

凡病史在1年以上的水肿、高血压及尿改变，均应考虑本病的可能性。但首先应排除继发性肾小球疾病（如系统性红斑狼疮性肾炎、过敏性紫癜肾炎、痛风性肾病等）及遗传性肾炎等才能确诊本病，并注意与慢性肾盂肾炎、肾病综合征、高血压病、高血压病性肾炎以及急进性肾炎鉴别。

2. 治疗

对慢性肾小球肾炎目前尚缺乏有效的治疗方法。尤其当肾小球破坏达到一定程度时，难以阻止疾病进展。因此主要是对症治疗，同时采用限制饮食中蛋白质或通过应用血管紧张素转换酶抑制药治疗，使肾小球高灌注、高压和高滤过状态得到一定改善，少数有免疫活动者可继续应用激素、免疫抑制药等药物。

（1）休息与饮食 症状明显时应卧床休息。当尿中仅有少量蛋白质且无明显症状时，可开始轻工作。水肿及高血压明显时应给予低盐饮食；肾功能有障碍者应限制蛋白质摄入量，给予低蛋白 [0.5～0.8g/（kg·d）]、高质量蛋白（含大量必需氨基酸）及低磷饮食，以防止肾小球硬化。

（2）对症治疗

① 利尿。对水肿患者多选用氢氯噻嗪，或呋塞米、氨苯蝶啶或螺内酯（安体舒通）等。

② 降压。高血压的主要原因是钠、水潴留，大部分患者经休息、限盐和利尿药的应用均可得到控制。如效果不满意可加用抗高血压药，如钙通道阻滞药硝苯地平，或盐酸肼屈嗪（肼苯达嗪）、甲基多巴等扩张小动脉的药物。对较顽固的高血压还可加用抑制肾素-血管紧张素系统活性的药物，如卡托普利（巯甲丙脯酸）或盐酸普萘洛尔（心得安）。对慢性肾炎高血压患者，降压不宜过快、过低，以免影响肾血流量。

（3）激素及免疫抑制药的应用

① 糖皮质激素。对抑制免疫反应，减少炎症反应，降低肾小球基底膜的通透性，消除尿蛋白，抑制醛固酮和血管升压素的分泌等均有较好的作用。

② 免疫抑制药。可协同激素治疗。常用的有环磷酰胺、盐酸氮芥等。由于此类药物可抑制骨髓功能引起中毒性肝损害，故应慎重使用。

【预防保健】 应积极防治急性肾炎，避免过度劳累、受凉、感冒及各种感染，清除体内各种病灶，忌用或慎用对肾有损害的药物。由于慢性肾炎肾功能损害速度有明显的个体差异，可随访监测每一个患者肾功能损害的速度。

二、尿路感染

尿路感染是致病菌入侵尿路引起的感染性炎症。属临床常见病、多发病，在感染性疾病中居第二位。好发于妇女、女婴及老年男性。本病分为上尿路感染（输尿管炎和肾盂肾炎）和下尿路感染（膀胱炎和尿道炎），大多数上尿路感染伴下尿路感染。尿路感染也是尿毒症的常见病因之一。

【病因和发病机制】

（1）致病菌 大多数致病菌都可以引起尿路感染，其中 60%～80% 为革兰阴性杆菌，以大肠杆菌最常见。致尿路感染型大肠杆菌与患者粪便中分离出的细菌同属一种血清型，具有一种特殊的 P 菌毛，能与泌尿道上皮细胞表面的相应受体结合而发生黏附，避免了尿液对其冲洗，进而在局部生长繁殖引起感染。多见于初次尿路感染无症状性菌尿或无并发症的患者。再感染者、有并发症者及尿道插管后尿路感染者多由变形杆菌、产气杆菌、铜绿假单胞菌等引起。糖尿病及使用糖皮质激素、免疫抑制药的患者可发生白色念珠菌、新型隐球菌等尿路感染。全身性疾病引起的金黄色葡萄球菌败血症可导致尿路感染。早期感染多由单一病菌引起，若在尿路梗阻、结石和先天性异常等情况下可发生混合菌感染。

（2）感染途径 细菌侵入尿路的途径主要有两条：①上行感染，此为引起尿路感染的主要途径。致病菌由尿道口上行至膀胱，引起膀胱炎，再经输尿管上行至肾盂和肾间质，引起肾盂肾炎。②血行性感染，在败血症以及各种病灶引起的菌血症时，细菌经血流首先侵犯肾皮质，继而到达肾盂造成感染。

（3）易发因素　在正常情况下，尿路对致病菌有清除和抑制作用，但在一些不利因素影响下机体将失去防卫能力而致病。如：①尿路梗阻。当肾及输尿管结石、泌尿道肿瘤、前列腺肥大时可引起尿潴留，使细菌繁殖而造成感染。妊娠子宫压迫输尿管、肾盂积水、肾下垂等，可因尿液排泄不畅而诱发感染。②泌尿系统畸形或功能异常。如肾脏发育不全、多囊肾等，膀胱输尿管反流，可增加感染机会而发病。③尿道插管以及器械检查。在导尿、膀胱镜检查、尿路手术时可引起局部黏膜损伤，同时可将尿道口附近的细菌带入膀胱或上尿路导致感染。④女性尿道短且直而宽，尿道括约肌作用较弱，尿道口与肛门口接近。月经期外阴部污染、阴道炎、宫颈炎等妇科疾病，妊娠期、产后性生活时的性激素变化等，均为尿路感染的易发因素，故成年女性发病率为男性时8～10倍。⑤机体抵抗力下降。糖尿病、慢性、肾炎、高血压、慢性腹泻、长期使用肾上腺皮质激素等均可使人体抵抗力减弱，尿路感染发生率增高。

【临床表现】

1. 膀胱炎

急性膀胱炎一般多无明显全身症状，常表现为尿频、尿痛、尿急、排尿困难、下腹部不适等膀胱刺激症状。有时可伴有肉眼血尿。频发性膀胱炎可因复发和重新感染所致。膀胱刺激症状可轻可重，也可持续存在。

2. 急性肾盂肾炎

尤以育龄妇女发病多见。起病急骤，因炎症轻重程度不周，临床表现有较大差异，主要表现为：

（1）全身症状　即高热、寒战，体温多在39℃以上，热型不定，以弛张热型较多见。伴头痛、全身酸痛、乏力、食欲下降、恶心、呕吐等。

（2）泌尿系统症状　绝大多数患者有腰痛或肾区不适，多为钝痛或酸痛，程度不一。少数患者可有腹部绞痛，沿输尿管向膀胱方向放散。体检有上输尿管点（腹直肌外缘平脐处）或腰肋点（腰大肌外缘与第12肋骨交叉处）压痛，肾区叩痛阳性。患者常有膀胱刺激症状，尤其在上行感染时，可出现在全身症状之前。

（3）儿童表现特点　泌尿系统症状多不明显。起病时除高热等全身症状外，常有惊厥和抽搐。多见厌食、呕吐、消化不良、腹泻等非特征性症状。少数出现无症状性菌尿和体重增长缓慢，或可出现尿失禁、遗尿、腹痛、腰痛等。

急性肾盂肾炎经及时治疗，1～3日症状可消失。有些可在数日后症状自行缓解，但菌尿持续阳性，以后易复发；少数患者可因机体抵抗力差、不利因素存在、致病菌毒性强或为耐药菌株等，使病情进展或迁延不愈。

3. 慢性肾盂肾炎

约半数以上患者有急性病史，急性发作时表现与急性肾盂肾炎相似，但症状较轻且不典型。当炎症广泛损害肾实质时，可因肾缺血出现高血压，也可伴有水肿等表现。有些患者无尿路感染症状或仅有低热、乏力等一般症状，同时尿细菌培养反复阳性且为同一菌株，称为隐匿型慢性肾盂肾炎。病程中菌尿可自行转为阴性，但大多数会再次出现菌尿，同样可损害肾实质，应积极治疗。

【诊治要点】

1. 诊断

（1）膀胱炎　根据膀胱刺激症状、尿检查改变、多无全身症状等特点可确诊膀胱炎。但要与某些情况相鉴别：①尿道炎时也常有膀胱刺激症状，但不适感仅限于尿道，症状在排尿时明显。②男性患者有前列腺炎时常可伴发尿路感染而出现症状。但患者常感会阴、直肠、腰骶部、腹股沟及耻骨上部疼痛，排尿末可见少量乳白色黏液从尿道口流出，直肠指诊可触及前列腺肥大，明显压痛。③尿道综合征患者也有反复发作的膀胱症状，但尿细菌检查阴性，易于鉴别。

（2）急性肾盂肾炎　可根据全身表现、泌尿系统症状、尿中白细胞计数增多、尿细菌阳性等而确定诊断。但应注意以下情况：①少数患者仅有高热而膀胱症状不明显，应与各种发热性疾病伴有蛋白尿相鉴别。②腹痛、腰痛明显者应与胆囊炎、阑尾炎、盆腔炎等鉴别。经反复尿检查，结合各种有关疾病的表现特点，一般可明确诊断。

（3）慢性肾盂肾炎　对于具有长期尿路感染史、细菌尿、尿中有白细胞或管型的典型病例，诊断较易。对症状不典型者，需详细询问病史，经反复尿常规检查和尿细菌培养结果加以综合判断。对隐匿型病例主要依靠尿细菌计数确定诊断。对有肾脏形态或功能改变者也可作出诊断。慢性肾盂肾炎需与高血压病、肾结核及慢性肾小球肾炎鉴别。

2. 治疗

（1）一般治疗　鼓励患者多饮水，保持每日尿量在 1500ml 以上，从而促使细菌和炎性渗出物迅速排出。有发热等全身感染症状者应卧床休息。可服用碳酸氢钠以碱化尿液，减轻膀胱刺激症状，并增强氨基糖苷类抗生素、青霉素、红霉素及磺胺类药物的疗效。积极寻找和治疗诱发因素。

（2）抗感染治疗

① 膀胱炎。急性单纯性膀胱炎可给予单一抗菌药治疗，如复方磺胺甲噁唑、氨苄西林钠、阿莫西林（羟氨苄青霉素）。频发性膀胱炎的治疗，应根据尿培养及药敏报告选择抗菌药物。

② 急性尿路感染。初发者可选用复方磺胺甲噁唑（复方新诺明），也可用头孢氨苄或阿莫西林或喹诺酮类药物。病情较急重者可用氧氟沙星或氨苄西林钠。上述药效欠佳者或慢性肾盂肾炎急性发作者可选用头孢曲松（菌必治）等药物。目前主张联合用药，且 10～14 日为一疗程，在尿常规恢复正常后继续用药 3～5 天，此后每周查尿一次，2～3 次均为阴性时认为临床治愈。

③ 慢性尿路感染。抗菌药物种类和剂量与急性期基本相同。一般多主张联合应用两种药物如氧氟沙星、氨苄西林钠；铜绿假单胞菌感染时可选用羧苄西林钠、呋苄西林等，顽固者可用阿洛西林（苯咪唑青霉素）、奈替米星（乙基西梭霉素）、头孢他啶等治疗。疗程较急性肾盂肾炎长，一般用 2 周后停药 1 周，复查尿细菌培养。如无尿路梗阻等不利因素，经 2～3 个疗程，尿细菌多可转为阴性。此时应用复方磺胺甲噁唑、吡哌酸等维持治疗，以抑制尿细菌生长；若尿细菌不转阴，应长期抑菌治疗。对出现肾功能不全者，宜选用无肾毒性抗感染药物治疗。

【预防保健】

① 保持尿路清洁，如多饮水、勤排尿等。

② 注意阴部卫生，妇女在月经期、妊娠和分娩期更应重视。

③ 积极治疗体内感染灶，以排除尿路感染因素。

④ 严格无菌导尿，在导尿后给予抗菌药物可预防感染。

三、尿石症

尿石症又称为尿路结石，包括肾结石、输尿管结石、膀胱和尿道的结石。由于肾和输尿管的结石与膀胱和尿道的结石在发病年龄、性别、病因及结石成分上有差别，而在临床表现上又各有偏重，因此，将肾和输尿管结石合称为上尿路结石，膀胱与尿道结石称为下尿路结石。

【病因和发病机制】 目前认为，尿路结石的成因主要与自然环境、种族遗传、代谢异常（高尿钙、高草酸尿等）、营养与饮食习惯（小儿母乳不足、高动物蛋白、高精制糖等）、泌尿系疾病、某些疾病与用药（甲状旁腺功能亢进症、截瘫长期卧床、维生素 D 过量等）因素有直接的关系。

【临床表现】

（1）疼痛　大部分患者出现腰痛或腹部疼痛。较大的结石，在肾盂或肾盏内压迫、摩擦或引起积水，多为患侧腰部钝痛或隐痛，常在活动后加重；较小的结石，在肾盂或输尿管内移动和刺激，引起平滑肌痉挛而出现绞痛，这种绞痛常突然发生，疼痛剧烈，如刀割样，沿患侧输尿管向下腹部、外阴部和大腿内侧放射。有时患者伴有面色苍白、出冷汗、恶心、呕吐，严重者出现脉弱而快、血压下降等症状。疼痛常阵发性发作，或可因某个动作疼痛突然终止或缓解，遗有腰腹部隐痛。如输尿管末端结石，尚可引起尿路刺激症状。疼痛以后，有的患者可从尿内排出小的结石，对诊断有重要意义。

（2）血尿　由于结石直接损伤肾和输尿管的黏膜，常在剧痛后出现镜下血尿或肉眼血尿，血尿的严重程度与损伤程度有关。

（3）脓尿　肾和输尿管结石并发感染时尿中出现脓细胞，临床可出现高热、腰痛，有的患者被诊断为肾盂肾炎，做尿路 X 线检查时才发现结石。

（4）其他　结石梗阻可引起肾积水，检查时能触到肿大的肾脏。肾区轻微外伤后可因体检时发现肿大的肾脏而误诊为肾脏严重创伤。结石同时堵塞两侧上尿路或孤立肾时，常发生肾功能不全甚至无尿，有的患者尚可出现胃肠道症状、贫血等。

上尿路结石临床主要表现为突然发作的阵发性刀割样疼痛，向腰或下腹部、大腿内侧、会阴部放射，恶心呕吐，同时可出现血尿、感染和梗阻引起的肾积水。下尿路结石主要特征是尿频、尿急，尿痛，为结石造成的膀胱刺激征。合并急性感染时症状更为明显。

【诊治要点】

1. 诊断

目前通过病史（典型的肾绞痛、血尿或排石史）、体征（肾区压痛、叩击痛，输尿管走行区压痛等）诊断是不困难的。但只诊断出结石是不够的，还要明确结石的部位、大小、数目、双侧肾功能的情况、有无合并感染以及结石的成因。因此 X 线平片、IVU（排泄性 X 线尿路造影，静脉尿路造影）、膀胱镜及逆行肾盂造影等可作为诊断的辅助手段。右侧肾结石应注意与胆道疾病引起的绞痛及急性阑尾炎的腹痛相鉴别。

2. 治疗

本病治疗主要是缓解剧烈疼痛后，处理紧急情况，而后再选择治疗方案。

（1）大量饮水　大量饮用开水，不仅增加尿量起到冲洗尿路、促进结石向下移动的作用，而且还可稀释尿液，减少晶体沉淀。

（2）常做跳跃活动，或对肾下盏内结石行倒立体位及拍击动作，也有利于结石的排出。

（3）解痉止痛，缓解肾绞痛　常用药物为哌替啶及阿托品。

（4）对尿培养有细菌感染者，选用敏感染物积极抗感染。对体内存在代谢紊乱者，应积极治疗原发疾病以及调节尿的酸碱度。

（5）体外冲击波碎石　对具体患者的治疗，应根据患者年龄、结石大小、部位等，采用相应的碎石参数及辅助措施，以获得满意效果。以往的经皮穿刺肾取石或碎石术几乎已被这一方法所取代。

（6）手术疗法　结石引起尿流梗阻已影响肾功能或经非手术疗法无效、无体外冲击波碎石条件者，应考虑手术治疗。如肾输尿管切开取石术甚至肾切除术等。

【预防保健】

① 婴儿期要防止母乳不足，儿童期要防止高动物蛋白、高精制糖及富含草酸食物过量摄入。

② 患泌尿系统感染性疾病，应及时治疗，争取早日痊愈。

③ 继发结石，应积极治疗原发病症。

④ 平时多饮水，多参加体育活动。

⑤ 发现有腰部疼痛、尿液浑浊或偶见血尿等情况，应及时就诊检查。

四、慢性肾功能不全

慢性肾功能不全是指各种原因引起的慢性进行性肾实质损害，进而出现的氮质血症、代谢紊乱和各系统受累等一系列临床症状的综合征。临床表现分为四期。

（1）肾功能代偿期　一般无临床症状。

（2）氮质血症期　表现为轻度贫血和夜尿增多。

（3）肾功能衰竭期（尿毒症早期）　有贫血、明显的消化道症状，可有轻度代谢性酸中毒、钙代谢异常。

（4）肾功能衰竭终末期（尿毒症晚期）　一般出现各种尿毒症系统症状，水、电解质紊乱和酸碱平衡失调的表现。

【病因和发病机制】　各种慢性肾脏疾病都可导致肾功能不全。其中以肾小球肾炎最多见，心血管疾病如高血压次之，也可由其他泌尿系统疾病、先天性异常因素及糖尿病引起。

尿毒症发生与血中的有毒物质蓄积有关，其中包括蛋白质代谢产物，如尿素、肌酐、尿酸等；胍类代谢产物，尤其是甲基胍以及酚类、胺类、吲哚等；由肾脏降解并排泄的某些激素、多肽等中分子物质等。

由肾功能不全发展为尿毒症的过程，通常用"健存"肾单位学说来解释，即部分肾单位破坏、功能丧失时，"健存"的肾单位发生代偿性肥大，以增加肾小球滤过量，同时流经肾小管的原尿量也相应增加，使肾功能得以代偿。随着病情进展，"健存"肾单位逐渐减少，终致肾功能失代偿，发生尿毒症。

【临床表现】　慢性肾功能不全早期临床上仅有原发病的症状，但在应激情况下因肾功能突然恶化而出现尿毒症症状，当应激因素去除后可恢复其原症状。病情进展至尿毒症时，有以下典型症状。

1. 代谢障碍

（1）尿量改变　随肾功能减退，夜尿增多。早期因浓缩功能减退，患者出现多尿、口渴、等渗尿。由于吐、泻，加之摄水减少，可发生脱水。肾功能进一步减退，肾单数目减少，当水负荷加大时，不能及时排出水而出现尿量减少甚至少尿或无尿，进而发生水肿。

（2）低钠血症以及钠潴留　尿毒症患者对钠的调节能力降低，由于肾小管回吸收钠减少，过分限制食盐摄入，腹泻丢失碱性肠液，利尿药排钠等因素，可引起低钠血症，当血钠在 130mmol/L 以下时，会出现疲乏无力、表情淡漠、厌食。严重时恶心、呕吐、血压下降。钠摄入过多或在一些肾小球疾病中可较早出现钠潴留表现，如水肿、高血压，严重时可发生心力衰竭。

（3）低钾血症及高钾血症　较急性肾功能不全时少见。一般血钾偏低多见，除与厌食、腹泻、排钾利尿、限制钾摄入有关外，还与酸中毒促使细胞钾外逸和细胞膜 Na^+-K^+-ATP 酶活性降低使细胞内钾量减少有关。主要表现肌力减退、肢体瘫痪、胃肠道麻痹、尿潴留、反射减退、心律失常，严重时心搏骤停等。高钾血症主要发生在创伤、手术、麻醉、输血、酸中毒加重或一次摄入钾过多时，因患者对高钾血症较正常人耐受性高，故多无症状。少数人可有肌肉软弱或感觉异常，严重者出现心搏骤停。

（4）高磷血症、低钙血症及高镁血症　因排磷减少，导致血磷升高。磷从肠道代偿性排出时与钙结合，影响了钙的吸收；加之患者营养不良使血浆蛋白降低，进而蛋白结合钙量减少等均可造成低钙。但由于常伴有酸中毒使游离钙降低不多，故一般不出现低钙性抽搐，而多发生在纠正酸中毒的补碱过程中。尿毒症时，由于排镁能力降低，且酸中毒使镁从细胞内转至细胞外可造成高镁血症，抑制心脏。一般与高钾血症同时发生。

（5）代谢性酸中毒　尿毒症时酸性代谢产物潴留，肾小管生成氨和排泌氢离子的功能及回收重碳酸盐的能力降低，慢性腹泻所致肠液丢失等，均可引起酸中毒。表现为软弱无力、感觉迟钝、呼吸深长甚至进入昏迷状态、血 pH 下降等。

（6）糖、蛋白质、脂肪、内分泌代谢及免疫功能障碍　①尿毒症时，由于组织对胰岛素敏感性降低及血中存在胰岛素拮抗物，患者糖耐量降低，肾清除胰岛素减少，使患者出现自发性低血糖。②慢性肾功能衰竭时呈负氮平衡，可出现低蛋白血症及氨基酸比例改变。③由于脂蛋白分解减少，相应的酶活性下降，使患者出现高脂血症。④多种激素因在肾或肾外降解减少，分泌增多，使其水平增高，另一些激素由于相反的原因水平减低，均可出现相应的表现。⑤患者外周淋巴细胞数减少，使免疫功能降低。

2. 心血管系统表现

（1）高血压　既可以是原有高血压的持续进展，也可在肾功能衰竭过程中出现。主要原因为水、钠潴留，还可与肾素活性增高、血管张力增强、尿毒症毒素、前列腺素分泌减少等因素有关。收缩压和舒张压均上升，程度轻重不等。

（2）纤维素性心包炎　发生率超过 50%，但有明显症状者不多。患者可有胸痛，卧位及深呼吸时加重。主要的形成因素是代谢异常、废物或尿素积聚、尿酸沉积、容量负荷过度、感染、抗体形成、甲状旁腺素水平增高等。

（3）心力衰竭　容量性负荷过度是最主要的因素，同时与高血压、心肌病、心律失常、严重贫血有关。

3. 造血系统表现

贫血是尿毒症患者常见症状，并随肾功能进一步减退而加重。主要原因为肾脏产生促红细胞生成素减少，血中存在抑制促红细胞生成的物质，潴留的代谢产物损害红细胞膜使其寿命缩短，营养不良造成铁、叶酸和蛋白质不足，继发感染等。由于尿毒症时血小板功能差，易被破坏，加之毛细血管脆性增加等，容易发生出血，如皮下瘀斑、鼻衄、牙龈出血、黑便等较常见。

4. 消化系统表现

食欲下降、恶心、呕吐是尿毒症的首发症状，且随病情的进展而加重。晚期患者可出现口臭或有氨味，口腔黏膜溃疡，腮腺肿大，上消化道大出血等。

5. 神经系统表现

早期有乏力、头晕、头痛、记忆力减退、失眠等症状，进而出现淡漠、意识障碍、四肢麻木或无意识运动，晚期出现幻觉、谵妄、惊厥、木僵、昏迷。原因很多，其中与甲状旁腺激素增多引起的脑细胞内钙离子浓度上升有密切关系。

6. 呼吸系统表现

酸中毒可出现呼吸深长。严重者可发生尿毒症性肺水肿、肺炎，部分患者可有胸膜炎或胸腔积液。主要原因与肺毛细血管通透性增强、左心功能减退及水潴留有关。

7. 运动系统表现

晚期尿毒症患者由于高磷低钙血症，可导致继发性甲状旁腺功能亢进症，造成骨质钙化障碍。幼年患者可发生肾性佝偻病；成年患者则出现尿毒症性骨病，如纤维性骨炎、骨软化症、骨质疏松、骨硬化症等。

8. 皮肤表现

主要为皮肤干燥、脱屑、色素沉着。由于尿素从汗腺排出凝成尿素霜，刺激皮肤引起瘙痒。

9. 其他

由于营养不良及免疫功能低下，患者易发生感染。以肺和尿路感染常见。

【诊治要点】

1. 诊断

根据实验室检查结果和典型多系统损害可作出诊断。

2. 治疗

（1）饮食管理　主要为低蛋白饮食加必需氨基酸疗法，同时应注意限制磷，补充钙和维生素。维持水平衡，每日摄入水量为前一日出量加 500ml。

（2）及时纠正水、电解质紊乱和酸碱平衡失调　失水者可补液，但不能过多过快。严重水肿者常用呋塞米（速尿）或给予 20％山梨醇。失水常伴低钠，可口服钠盐。多尿者可有低钾，应注意补钾。酸中毒者可给予碳酸氢钠，血钙过低时可给葡萄糖酸钙。高磷者常用氢氧化铝凝胶或碳酸钙治疗。治疗过程中要注意高钠诱发的心力衰竭。

（3）对症治疗　①恶心、呕吐不能进食者，可用甲氧氯普胺（胃复安）或盐酸氯丙嗪。②发生心力衰竭时，应选用快速短效的洋地黄制剂，以减少蓄积中毒。③对中度以上高血压应及时使用盐酸肼屈嗪、甲基多巴等抗高血压药。④贫血者应适量补充铁剂、叶酸，同时可用氯化钴，以刺激产生促红细胞生成素。⑤有精神神经症状者应适当给予镇静药和安眠药物；抽搐时用苯妥英钠治疗。⑥有肾性骨病发生时，应口服钙剂并加用 1,25-二羟胆骨化醇（罗钙全）。

（4）控制感染　应使用适当的抗生素防治感染。禁用或慎用肾毒性药物，并注意血钠和血钾浓度，减少电解质紊乱。

（5）透析疗法　是晚期尿毒症患者维持生命的有效方法，已广泛应用于临床。

（6）肾移植　目前肾移植后患者 2 年存活率已达 70％～90％。

【预防保健】　应积极防治急性肾炎，避免过度劳累、受凉、感冒及各种感染，清除体内各种病灶，忌用或慎用对肾有损害的药物。由于慢性肾炎肾功能损害速度有明显的个体差异，可随访监测每一个患者肾功能损害的速度。

复习与思考

1. 慢性肾炎的基本临床特点是什么？

2. 治疗慢性肾炎主要有哪些措施？

3. 引起尿路感染的病原体主要有哪些？如何使用抗菌药物治疗尿路感染？

4. 什么是尿路结石？有哪些主要治疗措施？

5. 什么是慢性肾衰竭？主要有哪些临床表现？

第九章
神经系统

人体的各个器官、系统在神经系统的统一调节和控制之下，相互制约、相互协调，维持机体内部的动态平衡，使机体成为一个完整的统一体，并使机体适应外界环境而生存。因此，神经系统在机体一切活动中起着主导作用。

第一节　解剖生理

一、神经系统的组成

按形态结构，神经系统由中枢神经系统和周围神经系统组成，中枢神经系统包括脑和脊髓，周围神经系统包括与脑相连的脑神经和与脊髓相连的脊神经。见图9-1。

依照神经分布的对象不同，又可分为躯体神经和内脏神经。支配体表、骨、关节和骨骼肌的神经称为躯体神经，分布于内脏平滑肌、心肌和腺体的神经称为内脏神经，又称自主神经。

神经系统的基本结构单位是神经元，它具有接受刺激和传导兴奋的功能。见图9-2。

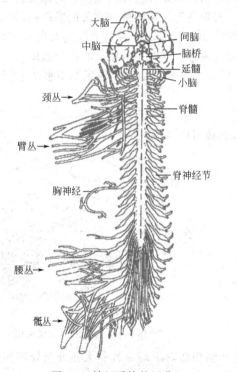

图9-1　神经系统的区分

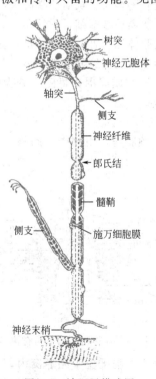

图9-2　神经元模式图

在中枢神经和周围神经中，神经元的胞体和轴突因所在部位和编排方式的不同而给予不同术语名称。

神经系统的常用术语如下。

（1）灰质　位于中枢部，由神经元的胞体及树突集中形成的暗灰色结构。被覆于大脑、小脑表面的灰质又称皮质。

（2）白质　位于中枢部，由神经纤维聚集而成，呈亮白色结构。

（3）神经核　位于中枢部，由形态和功能相似的神经元胞体聚集而成的团块。

（4）神经节　位于周围部，由神经元的胞体聚集在一起构成，多呈结节状。

（5）神经束　位于中枢部，起止和功能相同的神经纤维聚集而成的束。

（6）神经　位于周围部，由神经纤维聚集而成的条索状结构，外由结缔组织被膜包裹。

（7）网状结构　位于中枢部，神经纤维纵横交织成网，灰质团块散在其中，是灰质和白质相混杂的结构。

（8）神经丛　位于周围部，一些神经分支互相连接，或神经纤维交织成网状形成的结构。

二、神经系统的形态结构

（一）中枢神经系统

1. 脊髓

脊髓位于椎管内，呈前后略扁的圆柱形。上端通过枕骨大孔与脑相连，下端呈圆锥状。脊髓两侧的前方、后方分别组成 31 对前根和后根，前根与后根在椎间孔处合并成为脊神经。脊神经共 31 对，每对脊神经所连的一段脊髓，称一个脊髓节段。

在脊髓的横切面上，可见到中央有一蝴蝶形的灰质，灰质的周围称为白质（图 9-3）。蝶形的灰质纵贯脊髓全长。灰质前端膨大，称前角，内含运动神经元的胞体，其轴突组成前根，支配骨骼肌；灰质后端窄细，称后角，后角内主要聚集着与传导感觉有关的联络神经元，接受由后根传入的躯体和内脏的感觉冲动；在脊髓胸段和上腰段，前后角之间还有向外突出的侧角，内含交感神经节前神经元的细胞体，其轴突加入前根，支配平滑肌、心肌和腺体。

白质位于灰质周围，每侧可分为前索、侧索、后索三个索。各索都由多个上行或下行的神经束组成。

2. 脑

脑位于颅腔内，由脑干、间脑、小脑和端脑组成（图 9-4）。

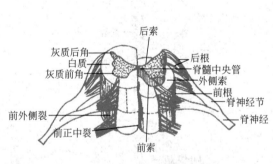

图 9-3　脊髓内部构造与脊神经

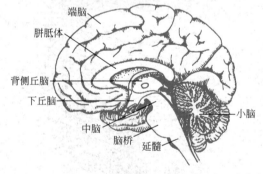

图 9-4　脑的正中矢状切面

（1）脑干　脑干位于颅后窝内，上端与间脑相接，下端在枕骨大孔处与脊髓相连，背侧与小脑相连。脑干自下而上可分为延髓、脑桥、中脑三部分。脑干内部由灰质、白质和网状结构构成。脑干的灰质被白质分割成许多团块，称为脑神经核。脑干白质中有重要的上行、下行传导束。脑干的网状结构和中枢神经系统各部分有着广泛的联系和重要的功能。

（2）小脑　位于延髓和脑桥的背侧。小脑两侧较为膨大，称为小脑半球，中间较窄的部分如蜷曲的蚯蚓，称小脑蚓。小脑的外表为灰质，内部是白质，在白质内还藏有灰质核团。根据发生、功能和纤维联系，可将小脑分为三叶：绒球小结叶（古小脑），位于小脑下面；

小脑前叶（旧小脑），位于小脑上面前部；小脑后叶（新小脑），占小脑的大部分。

（3）间脑　位于中脑前上方，两大脑半球之间，大部分被大脑半球所掩盖，并与两半球紧密连接。间脑中间有一矢状位的腔隙，称为第三脑室。间脑主要分为丘脑和下丘脑。

丘脑位于间脑的背部，是一对卵圆形的灰质块。下丘脑位于丘脑的前下方（图9-4），由前向后包括视交叉、灰结节、一对卵圆形隆起的乳头体以及灰结节向下移行的漏斗和其下端的垂体（属内分泌腺）。下丘脑内含有多个核团，主要有视上核和室旁核。视上核和室旁核能分泌升压素和催产素，经下丘脑-垂体束输送到神经垂体，由神经垂体释放于血液。下丘脑是皮质下自主神经的高级中枢，与内脏活动有密切关系。

（4）端脑　包括左、右大脑半球，是中枢神经最高级的部分。左、右大脑半球由胼胝体相连。半球表面凹凸不平，布满深浅不同的沟或裂，沟与沟之间的隆起称大脑回。每侧半球借三条沟（中央沟、外侧沟和顶枕沟）为界分为5个叶，即中央沟以前、外侧沟以上的额叶，外侧沟上方、中央沟和顶枕沟之间的顶叶，顶枕沟后方的枕叶，外侧沟下方的颞叶以及深藏在外侧沟内的叶（图9-5）。

在大脑半球上外侧面，中央沟前方有中央前回，是发动对侧半身骨骼肌随意运动的最高中枢，称为躯体运动中枢。中央沟后方有中央后回，接受来自对侧半身的深、浅感觉冲动，称为感觉中枢。在颞叶上有颞横回，接受来自两耳的听觉冲动，称为听觉中枢。在枕叶内侧面的脑回为视觉中枢。在大脑半球内侧面，环绕胼胝体有扣带回、海马旁回和其前端向后返曲的部分称钩，因它们位于大脑半球和间脑交界处的边缘，故合称边缘叶。边缘叶再加上与其密切联系的皮质下结构（如杏仁体、下丘脑、丘脑前核群等）共同组成边缘系统，它与内脏活动、情绪和记忆有密切关系，故又有"内脏脑"之称（图9-6）。

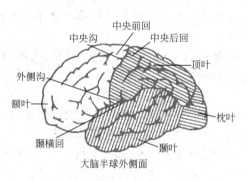

图9-5　大脑的外侧面

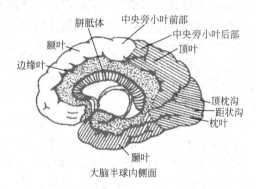

图9-6　大脑的内侧面

大脑半球也是由灰质和白质构成的。灰质主要在脑的表层，称为大脑皮质。在大脑半球的基底部，包埋于白质中的灰质团块，称基底核，包括尾状核、豆状核和杏仁体（杏仁核）等。豆状核和尾状核又合称为纹状体。

大脑半球的深部是白质，称大脑髓质。其中神经束可分为三种：①连合纤维，是连接左、右大脑半球的横行神经纤维，如胼胝体；②联络纤维，是联络同侧大脑半球各叶或各回的纤维；③投射纤维，是连接大脑皮质和皮质下结构的上、下行纤维。

3. 脑和脊髓的被膜、脑脊液及血脑屏障

（1）脑和脊髓的被膜　脑和脊髓的外面包有三层膜，由外向内依次是硬膜、蛛网膜和软膜。硬膜致密而坚韧，包被于脑的部分称硬脑膜，包被于脊髓的部分称硬脊膜。蛛网膜薄而透明。蛛网膜与软膜之间的间隙称蛛网膜下腔，隙内充满脑脊液。软膜薄而透明，紧贴脑和脊髓的表面，并伸入脑的沟裂内。软膜富含血管，有营养作用。软脑膜及其血管突入脑室形成脉络丛，脉络丛能产生脑脊液。

（2）脑脊液　脑脊液是一种无色透明的液体，充满于脑室和蛛网膜下腔内，具有保护、营养及维持颅内压的作用，并有运走代谢产物的功能。如脑脊液循环途径受阻，可引起脑积水。见图 9-7。

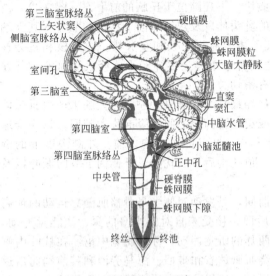

图 9-7　脑脊液循环示意图

（3）血脑屏障　在中枢神经系统内，毛细血管内的血液与脑组织之间，具有一层选择性通透性作用的结构，这层结构称血脑屏障。其结构基础是：毛细血管的内皮、毛细血管的基膜和神经胶质细胞突起形成的胶质膜。血脑屏障可阻止有害物质及许多大分子物质进入脑组织，维持脑细胞内环境的相对稳定，以实现其生理功能。

（二）周围神经系统

1. 脊神经

共 31 对，包括颈神经 8 对、胸神经 12 对、腰神经 5 对、骶神经 5 对和尾神经 1 对。每对脊神经均由前根和后根在椎间孔处合并而成。脊神经的前根是运动性的，后根是感觉性的，所以脊神经属混合神经，含有四种不同性质的神经纤维。脊神经躯体感觉纤维分布于皮肤和运动系统，将皮肤的浅部感觉和肌肉、关节的深部感觉冲动传入中枢；脊神经内脏感觉纤维分布于内脏、心血管和腺体，传导来自这些结构的感觉冲动。脊神经躯体运动纤维分布于骨骼肌，支配其运动，脊神经内脏运动神经纤维支配平滑肌、心肌的运动和腺体的分泌。

脊神经出椎间孔后，立即分为前、后两支。脊神经后支一般均比其相应的前支细而短，向后穿行分布于枕、项、背、腰和骶臀部的深肌层和皮肤。前支除胸神经前支外，均相互交织成神经丛。

（1）颈丛　由第 1～4 颈神经前支组成，主要分支是膈神经，膈神经为混合性神经，它的运动纤维支配膈肌的运动；感觉纤维分布于胸膜、心包及膈下面中央部的腹膜。

（2）臂丛　臂丛由第 5～8 颈神经前支和第 1 胸神经前支大部分组成，主要分支有：①正中神经和尺神经，支配前臂屈肌群、手肌及手部皮肤；②桡神经，支配上臂肱三头肌和前臂的全部伸肌及皮肤。

（3）胸神经前支　胸神经前支共有 12 对，除第 1 对大部分参加臂丛，第 12 对下部分参加腰丛外，其余均不成丛。第 1～11 对分别行于两肋之间，称肋间神经；第 12 对位于第 12 肋的下方，故称肋下神经。上 6 对肋间神经分支支配肋间肌、胸壁皮肤和壁胸膜；下 5 对肋间神经和肋下神经向前下行进入腹壁，分支支配腹壁肌、皮肤和壁腹膜。

（4）腰丛　由第 12 胸神经前支一部分、第 1～3 腰神经前支及第 4 腰神经前支一部分共同组成，主要分支为股神经，支配大腿前肌群及皮肤与小腿内侧皮肤。

（5）骶丛　由第 4、第 5 腰神经、骶神经和尾神经的前支组成，位于盆腔内。其最重要的分支为坐骨神经，它是全身最粗大的神经。坐骨神经分为胫神经和腓总神经，前者分布于小腿后面及足底的肌肉和皮肤，后者分布于小腿前外侧及足背的皮肤和肌肉。

2. 脑神经

共 12 对，与脑相连，主要分布于头面部，其中第 X 对迷走神经还分布到胸腔、腹腔脏器。按照各脑神经所含的纤维成分，可分为运动神经、感觉神经和混合神经。12 对脑神经的名称、分布区及主要功能见表9-1。

表 9-1　脑神经

名　称	性质	核的位置	连接的脑部	分布及功能
嗅神经（Ⅰ）	感觉	大脑半球	端脑	鼻腔上部黏膜，嗅觉
视神经（Ⅱ）	感觉	间脑	间脑	视网膜，视觉
动眼神经（Ⅲ）	运动	中脑上丘	中脑	眼的上直肌、下直肌、内直肌和下斜肌，调节眼球运动；上睑提肌，瞳孔括约肌使瞳孔缩小以及睫状肌调节晶状体凸度
滑车神经（Ⅳ）	运动	中脑下丘	中脑	眼上斜肌，使眼球转向下外方
三叉神经（Ⅴ）	混合	脑桥中部	脑桥	咀嚼肌运动；脸部皮肤、上颌黏膜、角膜等的浅感觉，舌前2/3一般感觉
展神经（Ⅵ）	运动	脑桥中下部	脑桥	眼外直肌，使眼球外转
面神经（Ⅶ）	混合	脑桥中下部	脑桥	面部表情肌运动；舌前2/3黏膜的味觉；泪腺、颌下腺、舌下腺的分泌
前庭蜗神经（Ⅷ）	感觉	脑桥及延髓	延髓、脑桥	内耳蜗管柯蒂器的听觉；椭圆囊、球囊斑及三个半规管壶腹脊的平衡功能
舌咽神经（Ⅸ）	混合	延髓	延髓	咽肌运动；咽部感觉、舌后1/3味觉和一般感觉、颈动脉窦的压力感受器和颈动脉体的化学感受器的感觉
迷走神经（Ⅹ）	混合	延髓	延髓	咽喉肌运动和咽喉部感觉；心脏活动；支气管平滑肌以上的消化道平滑肌的运动和消化腺体分泌
副神经（Ⅺ）	运动	延髓	延髓	胸锁乳突肌，使头转向对侧；斜方肌，提肩
舌下神经（Ⅻ）	运动	延髓	延髓	舌肌的运动

3. 自主神经

自主神经是指分布于内脏、心血管和腺体的神经。因其管理内脏并参与调节人体的新陈代谢活动，故又称内脏神经或植物性神经。自主神经分为内脏运动神经和内脏感觉神经。内脏运动神经支配平滑肌、心肌的运动和腺体的分泌；内脏感觉神经将来自内脏、心血管等处的感觉冲动传入中枢，通过反射调节内脏、心血管等器官的活动。

（1）内脏运动神经　内脏运动神经与躯体运动神经一样，都受大脑皮质和皮质下各级中枢的控制和调节。但内脏运动神经和躯体运动神经在分布范围、形态结构和功能活动上有所不同。其主要区别如下。

① 躯体运动神经分布于骨骼肌，受意识支配。而内脏运动神经分布于平滑肌、心肌和腺体，在一定程度上不受意识的支配。

② 躯体运动神经自脑干或脊髓发出后，不交换神经元直接到达骨骼肌。而内脏运动神经自脑干或脊髓发出后，到达所支配的器官前，必须在自主神经节内更换神经元，即需两个神经元。第一个神经元（胞体）位于脑干或脊髓内，它发出的轴突称节前神经纤维，第二个神经元（胞体）位于自主神经节内，它发出的轴突称节后神经纤维。

③ 躯体运动神经只有一种纤维成分，内脏运动神经则有交感和副交感两种纤维成分，而且大多一起支配同一器官。

交感神经的低级中枢位于脊髓胸1～腰3节段的灰质侧角内。侧角内的神经元即节前神经元，它发出的轴突即节前神经纤维。与交感神经相连的神经节称交感神经节，交感神经节内的神经元即节后神经元，其轴突称节后神经纤维。

副交感神经的低级中枢位于脑干的副交感核与脊髓骶部第2～4节段的骶副交感核。副交感神经的节前神经纤维起自这些核的神经元；副交感神经的节后神经元位于其所支配的器官附近或器官壁内的副交感神经节内。

交感神经和副交感神经同属内脏运动神经，往往共同支配同一器官，构成内脏器官的双重神经支配。由于交感神经节位于脊柱两旁或前方，距所支配的器官较远；而副交感神经节位于所支配的器官附近或器官壁内，因此，交感神经的节前神经纤维短、节后神经纤维长，而副交感神经则刚好相反，其节前神经纤维长、节后神经纤维短。

（2）内脏感觉神经　体内各内脏器官除有交感神经和副交感神经支配外，还有丰富的感觉神经分布。内脏感觉神经元的胞体位于某些脑神经节和脊神经节内，其树突分布于各器官，其轴突随脊神经后根进入脊髓，或随脑神经进入脑干。内脏感觉神经传入的神经冲动，部分参与完成内脏反射，如排尿反射和排便反射等，另一部分经脑干传至大脑皮质，产生内脏感觉。内脏器官的一般活动不引起主观感觉；强烈的内脏活动则可产生内脏感觉，如内脏平滑肌痉挛性收缩可引起剧痛，此时可用阿托品等解痉药止痛。

三、神经系统的生理功能

（一）中枢神经活动的一般规律

神经系统发挥任何一种调节功能都不可能由一个神经元单独完成，至少由两个或更多的神经元相互联系共同协调来完成。突触则成为神经元之间互相接触并传递信息的结构基础。

1. 突触

在电镜下观察，突触由突触前膜、突触间隙和突触后膜三部分构成。突触前神经元轴突末梢分支末端膨大，形成突触小体。突触小体内有大量突触小泡，其中已存着高浓度的神经递质。突触小体面对突触后神经元的膜称突触前膜。突触后神经元面对突触小体的胞体或突起的细胞膜称为突触后膜，其上有能与相应递质结合的受体。突触前膜和突触后膜之间约有20nm的间隙，称突触间隙。

当突触前神经元的兴奋传到轴突末梢时，引起突触前膜发生去极化，使突触前膜对 Ca^{2+} 的通透性增加，Ca^{2+} 内流促使突触小泡向突触前膜移动。通过出泡作用，将小泡内的递质释放到突触间隙中，递质迅速与突触后膜上的特异受体结合，引起突触后神经元的活动改变。

如果突触小泡释放的是兴奋性递质，与受体结合后，提高了突触后膜对 Na^+、K^+、Cl^- 特别是 Na^+ 的通透性，使 Na^+ 内流，从而引起局部去极化，称为兴奋性突触后电位（EPSP）。当这种局部电位达到阈电位水平时，便可激发突触后神经元呈现兴奋效应。

当突触小泡释放抑制性递质时，则提高突触后膜对 K^+、Cl^- 特别是 Cl^- 的通透性，使 Cl^- 内流，引起局部超极化，此称为抑制性突触后电位（IPSP）。突触后膜的超极化，使突触后神经元呈现抑制效应。

2. 神经递质

由突触前神经元轴突末梢释放的传递信息的化学物质称为神经递质。据其存在的部位可分为中枢神经递质和外周神经递质。

（1）中枢神经递质

① 乙酰胆碱。乙酰胆碱是中枢神经系统内分布很广又很重要的递质，参与人体的感觉、运动、觉醒、睡眠、学习与记忆等多种功能活动。

② 单胺类。包括多巴胺、去甲肾上腺素与5-羟色胺。多巴胺主要由中脑黑质合成，沿黑质-纹状体纤维上行达纹状体贮存，主要起抑制作用。目前认为，黑质-纹状体多巴胺递质系统与帕金森病有关。去甲肾上腺素递质系统主要参与大脑皮质的兴奋、觉醒和睡眠活动的调节。5-羟色胺递质系统主要参与情绪及睡眠等生理功能。

③ 氨基酸类。中枢神经系统内的部分氨基酸是神经递质。其中谷氨酸主要分布于大脑皮质和感觉传入系统，起兴奋作用；甘氨酸、γ-氨基丁酸在脊髓、小脑和大脑皮质均有分布，起抑制作用。

④ 肽类。肽类递质主要有 P 物质、内啡肽、脑啡肽、下丘脑调节性肽等，它们总称为神经肽。

（2）外周神经递质　主要有乙酰胆碱（ACh）和去甲肾上腺素（NA）。凡末梢以释放乙酰胆碱为递质的神经纤维称为胆碱能纤维。包括交感神经和副交感神经的节前神经纤维，副交感神经的节后神经纤维和支配汗腺、骨骼肌血管的小部分交感神经节后纤维，以及躯体运动神经纤维。凡末梢以释放去甲肾上腺素为递质的神经纤维称为肾上腺素能神经纤维，包括大部分交感神经节后神经纤维。近年来在胃肠中还发现了以释放嘌呤类或肽类物质为递质的神经纤维，称为嘌呤能或肽能神经纤维。

（3）递质的合成、释放与失活　乙酰胆碱是由胆碱和乙酰辅酶 A 在胆碱乙酰化酶的催化下在胞浆中合成的，然后由小泡摄取并贮存。去甲肾上腺素的合成是在胞浆内，在酪氨酸羟化酶的催化下合成多巴，多巴再经氨基酸脱羧酶作用生成多巴胺，然后被小泡摄取，在泡内经多巴胺 β-羟化酶催化形成去甲肾上腺素。多巴胺能神经元合成多巴胺的过程与去甲肾上腺的前两步过程相同，但因其小泡内不含多巴胺 β-羟化酶，因此，多巴胺被小泡摄取后就贮存其中。γ-氨基丁酸是谷氨酸经谷氨酸脱羧酶作用生成的。

递质合成后，贮存于小泡内，当神经冲动到达神经末梢时促发递质的释放。

递质的失活指递质作用于突触后膜发挥生理作用后被迅速分解或转移而终止作用的过程。乙酰胆碱发挥作用后，被存在于突触后膜或效应器细胞膜上的胆碱酯酶作用，迅速分解为胆碱和乙酸而失去作用。去甲肾上腺素发挥作用后，大部分被突触前膜重摄入轴浆，其余部分被效应器细胞内的儿茶酚胺氧化酶和单胺氧化酶所破坏或被肝、肾所破坏。

（4）神经递质的受体　神经递质必须与相应的受体结合才能发挥作用。某些药物能与受体结合并产生与递质相似的生理效应，称之受体激动药或递质拟似药；还有些药物亦能与受体结合，但不能产生生理效应，从而妨碍递质与受体结合而不能发挥其作用，这些药物称为受体阻滞药。

① 胆碱受体。能与乙酰胆碱结合发挥生理效应的受体称胆碱受体。按分布和效应不同又可为两类：毒蕈碱受体（M 受体）和烟碱型受体（N 受体）

a. 毒蕈碱受体。分布于副交感节后神经纤维所支配的效应器细胞膜上。乙酰胆碱与之结合所产生的效应称为毒蕈碱样作用（M 样作用），表现为瞳孔括约肌、支气管和胃肠平滑肌、膀胱逼尿肌收缩，消化腺分泌，心脏活动抑制，骨骼肌血管舒张，汗腺分泌等。阿托品是 M 受体阻滞药，可阻断乙酰胆碱的 M 样作用。M 型受体大多属突触后受体，但突触前膜上也存在 M 受体。有人将突触后 M 受体称 M_1 型，而把突触前 M 受体称为 M_2 型。

b. 烟碱型受体。分布于自主神经突触后膜上的称为 N_1 受体，分布于骨骼肌终板膜上的称 N_2 受体。乙酰胆碱与之结合所产生的效应称为烟碱样作用（N 样作用），表现为肌肉震颤、心动过速、血压升高。

② 肾上腺素能受体。能与儿茶酚胺类物质（肾上腺素、去甲肾上腺素等）相结合的受体。它可分为两类，即 α 肾上腺素能受体（α 受体）和 β 肾上腺素能受体（β 受体）。儿茶酚胺与 α 受体结合产生的效应以兴奋为主，如血管收缩、子宫收缩、括约肌收缩、瞳孔散大等，也有抑制性的，如小肠平滑肌舒张。儿茶酚胺与 β 受体结合后对平滑肌产生抑制效应，如血管、子宫、小肠、支气管平滑肌舒张，但对心肌起兴奋作用。

③ 其他受体。除胆碱受体和肾上腺素受体外，还有多巴胺受体、5-羟色胺受体、γ-氨基丁酸受体、甘氨酸受体、阿片受体等。这些受体还可分为多种亚型，并分别有相应的受体阻滞药。

（二）神经系统的感觉功能

来自外界和机体内部的刺激分别被各类感受器作为其适宜刺激而感受，并将这些刺激转换为感觉神经冲动，传入脊髓后沿着特定的神经通路上传，经过一些突触，最后到达大脑皮质的各个感觉区域，引起相应的感觉。

1. 感觉传导路

感觉分为躯体感觉、内脏感觉、视觉、听觉、嗅觉和味觉等。躯体感觉又有浅感觉和深感觉之分。痛、温、触、压觉为人体浅感觉，其传导通路称浅感觉传导路。肌、肌腱、关节的感觉（位置觉、运动觉、振动觉）及皮肤的精细触觉（辨别两点距离、物体纹理粗细等）为人体深感觉（本体感觉），其传导通路称深感觉传导路。

2. 感觉投射系统

人体除嗅觉外的各种感觉传导路都要在丘脑内更换神经元，然后再投射到大脑皮质。因此，丘脑是感觉纤维的总转换站，同时也能对感觉进行粗略的分析与综合。丘脑向大脑皮质的投射分为特异投射系统和非特异投射系统两种。

各种感觉纤维（嗅觉除外）经脊髓和脑干上传到丘脑的感觉接替核（包括腹后核、内侧膝状体、外侧膝状体等）换元后，再发出纤维投射到大脑皮质的特定感觉区，引起特异的感觉，并激发大脑皮质发放传出神经冲动。每种感觉的传导投射路径都是专一的，其外周感受区域与大脑皮质感觉区之间具有点对点的投射关系，故称为特异投射系统。

感觉传导路的纤维经过脑干时，发出许多侧支，与脑干网状结构的神经元发生突触联系，经多次换元抵达丘脑的核群，再由此发出纤维弥散地投射到大脑皮质的广泛区域，这一投射途径不产生特异的感觉，但可维持和改变大脑皮质的兴奋状态。由于它不具有点对点的投射关系，失去了原先具有的专一、特异传导功能，所以是不同感觉的共同上传途径，故称为非特异投射系统。实验还发现，脑干网状结构内存在有上行唤醒作用的功能系统，因此将这一系统称为脑干网状结构上行激动系统。若这一系统受损，即可导致昏睡不醒。

3. 大脑皮质的感觉分析功能

不同的感觉在大脑皮质有不同的定位区。中央后回是躯体感觉的主要投射区域，枕叶内侧面距状沟上下两缘是视觉的投射区域，听觉代表区分布在颞横回和颞上回，嗅觉冲动投射于皮质边缘叶的前底部区域，味觉投射区在中央后回头面部感觉投射区的下侧。

4. 痛觉

疼痛是人体受到伤害性刺激时所产生的一种复杂的感觉，常伴有不愉快的情绪和防御反应。剧烈的疼痛还可引起休克，因此，认识疼痛的产生及其规律具有重要意义。

（1）痛觉感受器与痛觉的产生　一般认为，痛觉感受器是广泛存在于各组织器官中的游离神经末梢，当人体的器官组织受到各种伤害性刺激时，局部就会释放出某些致痛物质，如K^+、H^+、组胺、5-羟色胺、缓激肽、前列腺素等，这些致痛物质引起游离神经末梢去极化，从而发放痛觉冲动传向中枢，引起痛觉。痛觉分为快痛和慢痛两种。快痛又称刺痛，其特点是定位明确，痛觉形成迅速，去除刺激后疼痛很快消失。慢痛又称灼痛，其特点是定位不甚明确，痛感强烈难忍，形成较缓慢。慢痛常伴有情绪、心血管和呼吸等方面的反应。

（2）内脏病与牵涉痛　内脏病与皮肤病相比有下列特点：①缓慢、持久、定位不精确、对刺激分辨能力差，产生内脏病时不易清楚指出疼痛的部位，对病的性质也难以描述；②内脏对切割、针刺等刺激不敏感，而对机械牵拉、缺血、炎症等刺激敏感。

某些内脏疾病，常引起体表部位发生疼痛或疼痛过敏现象，称为牵涉痛。例如，心绞痛患者常感到心前区、左肩和左上臂疼痛；阑尾炎患者感到脐周和上腹部疼痛等。

（三）神经系统的躯体运动功能

机体的运动功能，从简单的膝反射到复杂的随意运动，都是在中枢神经系统的调节下进行的。躯体运动的最基本中枢在脊髓，最高级中枢在大脑皮质。

1. 脊髓的躯体运动功能

脊髓调节躯体运动是以反射方式进行的，主要反射如下。

（1）屈肌反射与对侧伸肌反射　当一侧肢体皮肤受到伤害性刺激时，引起受刺激一侧肢体的屈肌收缩（伸肌舒张），肢体屈曲。这种反射称为屈肌反射。该反射可使肢体及时离开伤害性刺激，具有保护性意义。如果受到的伤害性刺激较强，则在本侧肢体屈曲的同时，对侧肢体出现伸直的反射活动，此称为对侧伸肌反射。其生理意义在于，对侧肢体的伸直可以支持体重，维持身体平衡。

（2）牵张反射　骨骼肌受到外力牵拉而伸长时，通过支配的神经，可反射性地引起受牵拉的肌肉收缩，此称为牵张反射。它可分为肌紧张和腱反射两种类型。

① 肌紧张。指缓慢而持久地牵拉肌肉时发生的牵张反射。其表现为被牵拉的肌肉轻度而持续地收缩，使骨骼肌维持一定的紧张性而不被拉长。这可能是同一肌肉内的不同肌纤维交替收缩的结果，因而不易疲劳。人体的肌紧张主要表现在伸肌，其生理意义在于对抗重力牵引、维持躯体姿势，同时也是其他复杂运动的基础。

② 腱反射。快速牵拉肌腱时引起的牵张反射称为腱反射。例如叩击膝部髌骨下的股四头肌肌腱，使其受到牵拉时，则引起股四头肌收缩，使膝关节前伸，称为膝跳反射。腱反射的减弱或消失，提示该反射弧传入通路、传出通路、脊髓反射中枢的损害；而腱反射的亢进，则提示高级中枢的病变。

上述两种牵张反射的反射弧基本相似。其感受器是位于肌梭中央部分的螺旋状感受器，其效应器是梭外肌纤维。当肌肉受到牵拉时，螺旋状感受器兴奋，冲动经肌梭传入纤维到达脊髓，引起 α 运动神经元兴奋，经 α 纤维传出，使其支配的梭外肌纤维收缩。

2. 脑干对肌紧张的调节

脑干对肌紧张的调节，主要是通过脑干网状结构易化区的下行易化作用和抑制区的下行抑制作用实现的。正常情况下，脑干网状结构下行易化作用和下行抑制作用保持着协调平衡，其中又以下行易化作用稍强，从而维持正常的肌紧张。在动物实验中发现，如在中脑上、下丘之间切断脑干，动物会出现四肢伸直、头尾昂起、脊柱挺硬等伸肌过度紧张的现象，称为去大脑僵直。它的发生是因为切断了大脑皮质、纹状体等部位与脑干网状结构抑制区的联系，从而使抑制区活动减弱而易化区活动相对增强，肌紧张亢进，造成了僵直现象。

3. 小脑的躯体运动功能

小脑的主要功能是维持躯体平衡、调节肌紧张和协调骨骼肌的随意运动。根据进化的先后，小脑分为古小脑、旧小脑和新小脑。古小脑主要功能是调节身体的平衡，如此区损伤，患者会出现身体平衡障碍，而随意运动无明显困难。旧小脑与调节肌紧张有关，它对肌紧张既有易化作用又有抑制作用，这可能是通过脑干网状结构的易化区和抑制区而实现的。人类古小脑损伤后，主要表现为肌紧张降低，即易化作用减弱，造成肌无力症状。新小脑是指后叶接脑桥纤维部分。新小脑的功能是协调随意运动，使各种精巧运动能准确地进行。新小脑受损者可出现随意运动的力量、方向及准确度异常，动作不是过度就是不及，行走摇晃，步态不稳。这种新小脑损伤后的动作性协调障碍，称为小脑性共济失调。

4. 基底神经节的躯体运动功能

基底核各部分之间有广泛的神经纤维联系，其中纹状体被认为是皮质下控制躯体运动的重要中枢，它与随意运动的稳定、肌紧张的调节、本体感觉传入信息的处理等都有关系。基底核病变的临床表现可分为两类：一类是运动过多而肌紧张降低，如舞蹈病；另一类是运动过少而肌紧张增强，如帕金森病（又称震颤麻痹）。

5. 大脑皮质对躯体运动的调节

（1）大脑皮质的主要运动区　大脑皮质的某些区域与躯体运动有直接的关系，这些区域称为运动区。人的运动区位于大脑皮质中央前回和中央旁小叶前部。运动区有以下特征：①交叉性支配，即一侧皮质运动区支配对侧躯体的骨骼肌，但头面部肌肉的支配大多受双侧皮质运动区控制；②功能定位精细，呈倒置安排，但头面部代表区的内部安排仍是正立分布的；③运动代表区的大小与运动的精细复杂程度呈正相关。除中央前回外，在皮质内侧面还有运动辅助区，它对躯体运动的支配是双侧性的。

（2）锥体系和锥体外系的功能　大脑皮质运动区的功能是通过锥体系和锥体外系的协同活动完成的。

① 锥体系。是管理骨骼肌随意运动的传导路。该通路一般由上、下两级神经元组成。上运动神经元的胞体位于大脑皮质中央前回，下运动神经元的胞体位于脑干的脑神经运动核或脊髓前角内。锥体系包括皮质核束和皮质脊髓束。锥体系的主要功能是传达大脑皮质运动区的指令，以管理全身骨骼肌的随意运动。

② 锥体外系。是指除锥体系以外的所有下行控制骨骼肌运动的传导通路。锥体外系的主要功能是调节肌紧张和协调肌群之间的活动。

（四）神经系统对内脏活动的调节

1. 交感神经与副交感神经系统的功能

内脏器官一般都接受交感神经和副交感神经双重支配，但少数器官只有交感神经支配。在具有双重支配的器官中，交感神经和副交感神经对其作用往往具有拮抗的性质。具体表现见表 9-2。

表 9-2　自主神经递质的受体分布和效应

效应器		受体类型	效应	受体类型	效应
眼	瞳孔开大肌	α	收缩(扩瞳)		
	瞳孔括约肌			M	收缩(缩瞳)
	睫状肌	β	舒张(晶状体变平)	M	收缩(晶状体变凸)
心脏	窦房结	β₁	心率加快		心率减慢
	传导系统		传导加快	M	传导减弱
	心肌		收缩加强		收缩减弱
血管	冠状血管		收缩 舒张	M	舒张
	脑血管		收缩	M	舒张
	骨骼肌血管		收缩		
			舒张	M①	舒张
	皮肤、腹腔内脏血管		收缩 舒张		
支气管	平滑肌	β₂	舒张	M	收缩
	腺体			M	分泌
胃肠道	胃平滑肌	β₂	舒张	M	收缩
	小肠平滑肌	α₂	舒张	M	收缩
		β₂	舒张		
	括约肌	α	收缩	M	舒张
	唾液腺		分泌	M	分泌
	胃腺			M	分泌
膀胱	逼尿肌	β	舒张	M	收缩
	括约肌	α	收缩	M	舒张
子宫	平滑肌(有孕时)	α			
	平滑肌(无孕时)	β₂			
汗腺	一般汗腺	α	分泌	M①	分泌
	掌心部位的汗腺				

① 为交感胆碱能节后纤维递质的受体。

2. 脊髓对内脏活动的调节

脊髓是某些内脏反射的初级中枢。通过由脊髓发出的交感神经和副交感神经调节部分内脏活动。例如排尿、排便、出汗和血管运动反射等。

3. 脑干对内脏活动的调节

脑干中有许多重要的内脏活动中枢。延髓是维持生命活动的中枢所在部位，如心血管运动、呼吸运动等，其基本反射中枢都位于延髓。如延髓被压迫或受损伤，可立即引起呼吸、心跳等生命活动停止，造成死亡。此外，中脑内有瞳孔对光反射中枢。

4. 下丘脑对内脏活动的调节

下丘脑是大脑皮质下调节内脏活动的较高级中枢。下丘脑不仅可以调节内脏活动，而且能把内脏活动与人体的其他生理过程联系起来，使内脏活动与其他生理过程得以协调。下丘脑的主要功能有：

① 水平衡的调节。人体通过渴感提醒身体需要摄水，而排水主要通过肾完成。下丘脑控制摄水的区域在下丘脑外侧区，若此区受到破坏，饮水量明显减少；而刺激该区某些部位，则可引起饮水增多。下丘脑控制排水的功能主要是通过视上核与室旁核分泌的血管升压素来实现的。目前认为，下丘脑控制摄水的区域与视上核、室旁核在功能上有联系，两者互相协同，调节着水平衡。

② 对体温的调节。下丘脑前部存在对温度变化敏感的神经元，是温度的感受部分。下丘脑后部在温度感受部分的作用下，能发放传出冲动，从而调节人体的产热与散热过程。因此，下丘脑被认为是调节体温的基本中枢。

③ 对情绪反应的影响。下丘脑与情绪反应有密切的关系。例如，在间脑水平以上切除大脑的猫，可出现一系列交感神经系统活动亢进的现象，如毛发竖立、呼吸加快、心跳加速、血压升高、瞳孔扩大、张牙舞爪等，好似发怒样，称为"假怒"现象。

④ 对生物节律的控制。下丘脑视交叉上核的神经元具有日周期节律活动，该核团是体内日周期节律控制中心。

⑤ 对垂体及其他内分泌功能的调节详见第十一章。

5. 大脑皮质对内脏活动的调节

大脑皮质与内脏活动关系密切的结构是边缘系统和新皮质的某些区域。边缘系统包括边缘叶以及与其密切相关的皮质和皮质下结构（图 9-8）。刺激边缘系统不同部位引起的内脏活动变化很复杂，如血压可以升高或降低，呼吸可加快或减慢，胃肠运动可加强或减弱，瞳孔可以扩大或缩小等。但刺激与这些活动有关的初级中枢所引起的反应则比较单纯而肯定。

这说明，边缘系统可能通过促进或抑制各初级中枢的活动来调节内脏的功能活动，它是内脏活动的更高级中枢。此外，边缘系统也参与情绪反应、记忆活动以及觉醒与睡眠等。

（五）脑的高级功能

脑不仅是产生感觉、调节躯体运动和内脏活动的高级部位，而且还有记忆、思维、语言、睡眠和觉醒等更为复杂的高级功能。这些高级功能主要属于大脑皮质活动。条件反射是大脑皮质活动的基本形式。

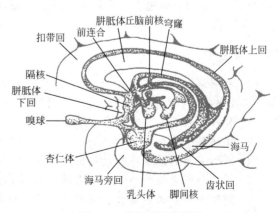

图 9-8 边缘系统结构图

1. 条件反射

条件反射是人体在生存过程中，在非条件反射的基础上，在一定条件下形成的一种反射活动。条件反射形成的基本条件是无关刺激与非条件刺激在时间上的结合，这个过程称为强化。条件反射的形成，使人体能够对数量无限的各种环境变化的刺激产生适应性反应，从而大大提高人体在复杂多变的环境中的适应能力。这也是人类与动物独立生存的基本条件。

2. 人类大脑皮质活动的特征

人类通过长期的生产劳动和社会活动，大脑皮质得到高度发展，产生了语言和思维功能。大脑皮质活动的特征是具有两个信号系统活动和语言功能。

（1）第一信号系统和第二信号系统　条件反射是一种信号活动，引起条件反射的刺激是信号刺激。信号的种类、数目繁多，可分第一信号和第二信号，前者是具体信号，后者是抽象信号，它们是以所表示的含义来发挥刺激的。对第一信号发生反应的大脑皮质功能系统称为第一信号系统，为人类和动物所共有；对第二信号发生反应的大脑皮质功能系统称为第二信号系统，为人类所特有。

第二信号系统是在第一信号系统活动的基础上建立的，是人类区别于动物的主要特征。

（2）大脑皮质的语言中枢　人类大脑皮质的语言功能有一定的代表区，也称功能定位（图9-9）。额下回后部为运动语言区，损伤时患者能听懂别人的语言，但自己却不会讲话，此为运动失语症。额中回后部为书写语言区，损伤时患者能听懂别人的讲话，看懂文字，自己会说话，手的功能也正常，但却丧失了书写的功能，此为失写症。额上回后部为听觉语言区，损伤时则会出现能讲话、能写字、看懂文字，也能听到别人发言，但是不懂别人讲话的内容，此为感觉失语症。角回为视觉语言区，损伤时患者视觉正常，但看不懂文字的含义，此为失读症。

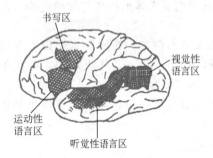

图9-9　大脑皮质语言代表区

以上关于脑皮质语言功能区常集中在一侧大脑半球，称为语言中枢的优势半球。习惯用右手的人，其优势半球在左侧，因此，当左侧大脑皮质有关语言功能的区域受损，引起上述语言功能的障碍。习惯用左手的人，语言中枢大多位于右半球，但也有在左半球者。优势半球现象说明人类两侧大脑半球的功能是不对称的。这种不对称性还表现在以左半球为优势半球者，其右侧大脑半球对空间的辨认，深度知觉、触觉的认识，音乐欣赏分辨等非语词性认识功能占优势。但这种优势是相对的，因为左半球也有一定的非语词性认识功能，而右半球也有一定的语言功能，而且两侧大脑半球还可通过其间的连合纤维在功能上发生联系。

复习与思考

1. 名词解释：灰质、白质、神经核、神经节、锥体系、锥体外系、血脑屏障、神经递质、自主神经。
2. 脊髓的内部结构有哪些？
3. 简述脑干的内部结构。
4. 阐述突触的基本结构及突触传递的基本过程。
5. 阐述外周递质的种类和传出神经纤维的分类。
6. 阐述外周受体的类型、分布及递质与受体结合产生的效应。
7. 简述条件反射的形成及其生理意义。

第二节　常见疾病

一、帕金森病

帕金森（Parkinson）病又称震颤麻痹，是发生于黑质和黑质纹状体通路的神经系统变性疾病。

【病因和发病机制】　病因尚不明，目前多数研究者倾向于帕金森病的病因是年龄老化、环境毒素的接触或遗传易感性共同作用的结果，即中年以后，对环境毒素易感的个体，在接触到毒素后，因其解毒功能障碍，出现亚临床的黑质损害，随着年龄的增长而加重，黑质多巴胺能神经元渐进性不断死亡变性，纹状体多巴胺递质显著减少，最终失代偿出现帕金森病的临床症状。另外也可因脑血管病（如腔隙梗死）、药源性（如服用酚塞嗪类或丁酰苯类抗精神病药等）、中毒（一氧化碳、锰、汞等）、脑炎、脑外伤、脑肿瘤和基底节钙化等继发性引起。神经细胞内蛋白质的异常聚集被认为可能是引起帕金森病的关键性因素。

【临床表现】　本病多发生在50岁以后，有家族史者发病年龄较轻，病情呈缓慢进行性加重，临床以静止性震颤、肌张力增高、运动迟缓和姿势障碍等为主要表现。

震颤多自一侧上肢手部开始，呈节律性搓丸样动作。震颤大多数在静止状态时出现，随意活动时减轻，情绪紧张时加剧，入睡后则消失。

全身肌肉紧张度均增高。随意运动始动困难、动作缓慢和活动减少。患者翻身、起立、行走、转弯都显得笨拙缓慢，穿衣、梳头、刷牙等动作难以完成，写字时笔迹颤动或越写越小，称书写过小征。走路缓慢，步伐碎小，脚几乎不能离地，行走失去重心，往往越走越快呈前冲状，不能即时停步，称慌张步态。行走时因姿势反射障碍，缺乏上肢应有的协同运动。

另外患者汗液、唾液及皮脂分泌过多，常有顽固性便秘等自主神经功能障碍以及近记忆力减退等智能障碍。

【诊治要点】　如果一个人有了静止性震颤、僵直和运动迟缓中的任何两个症状，同时排除了其他帕金森综合征的临床症状，服用左旋多巴制剂后症状改善明显，在临床上可以诊断为帕金森病。但要真正诊断帕金森病需要脑组织的病理诊断，在脑组织的切片中能找到帕金森病的特异性病理指标——路易氏体。现在还没有一种仪器或化验检查可以诊断帕金森病，在临床上医生让患者进行的一些检查，如脑的CT扫描或者磁共振成像，主要是为了排除其他一些能导致帕金森综合征的疾病。

治疗帕金森病的药物有以下几类：抗胆碱能药，如安坦；抗组胺药物，如苯海拉明、金刚烷胺；左旋多巴，如美多巴、息宁；多巴胺受体激动药，如溴隐亭；单胺氧化酶B抑制药和儿茶酚胺氧位甲基转移酶抑制药。

症状局限于一侧或一侧症状相对较重，经药物治疗无效或难以忍受药物副作用，而年龄相对较轻的患者可采用手术疗法。

【预防保健】　患者应注意营养，宜食低脂、高蛋白饮食，并预防感冒。避免精神刺激，保持环境安静，以免加重震颤。防止便秘，鼓励患者多做腹肌运动，促进肠蠕动。

二、精神分裂症

精神分裂症是以基本个性改变，思维、情感、行为的分裂，精神活动与环境的不协调为主要特征的一类最常见的精神病。

【病因和发病机制】　病因很复杂，目前尚未完全阐明。本病可能由以下因素导致：遗传因素；内分泌因素；孤僻、敏感、害羞、好幻想、逻辑性思维差等个性特征；环境因素和社会心理因素。

【临床表现】 精神分裂症的临床症状十分复杂多样，但都具有特征性的思维和知觉障碍，情感、行为不协调和脱离现实环境等表现。

（1）思维联想障碍 思维联想过程缺乏连贯性和逻辑性。其特点是患者在意识清醒的情况下，思维联想散漫或分裂，缺乏具体性和现实性。交谈时可表现对问题的回答不切题，对事物叙述不中肯，使人感到不易理解，称为"思维松弛"。严重时，言语支离破碎，即"破裂性思维"，甚至个别语句之间也缺乏联系，称"词的杂拌"。有时患者可在无外界原因影响下，思维突然中断或涌现出大量思维并伴有明显不自主感，称强制性思维。

（2）情感障碍 情感迟钝淡漠，情感反应与思维内容以及外界刺激不配合，是精神分裂症的重要特征。

（3）意志活动障碍 患者的活动减少，缺乏主动性，行为变得孤僻、被动、退缩，即意志活动减退。

（4）幻觉和感知觉综合障碍 幻觉见于半数以上的患者，有时可相当顽固。最常见的是幻听，主要是言语性的幻听。感知综合障碍在精神分裂症并不少见。人格解体在精神分裂症有一定特点，如患者感到脑袋离开了自己的躯体，丧失了体重，身体轻得好像能吹得起来，走路时不感到下肢的存在等。

（5）妄想 原发性妄想在本病出现的频率并不高，但在诊断上有重要意义，也是本病的特征性症状。这种妄想发生突然，完全不能用患者当时的处境和心理背景来解释。继发性妄想常发生于幻觉基础之上。

（6）紧张综合征 此综合征最明显的表现是紧张性木僵，患者缄默不动，违拗或呈被动性服从，并伴有肌张力增加。

精神分裂症的患者一般没有意识障碍，妄想、幻觉和其他思维障碍一般都在意识清楚的情况下发生。

【诊治要点】 诊断主要依据临床特点。具备下述①或②或③可诊断为精神分裂症。①至少存在下述中的两条：妄想，突出的幻觉，每天存在，连续12个月；思维破裂或明显的思维松弛；紧张性行为；情感平淡或不迫切。②各种奇特的妄想。③突出的听幻觉，具有评论或辩论的性质。

由于目前对精神分裂症的病因和发病机制还不明确，因此，治疗也只是对症治疗。药物治疗原则：从小剂量开始，递增至疗效满意的治疗量，持续1个月左右再渐减至维持剂量，通常维持治疗半年以上。常用的抗精神病药物有氯丙嗪、舒必利、氯氮平等。

【预防保健】 精神分裂症只要认真治疗，注意修养，是可以治好的。患者的家属和同事也应该尊重和体谅患者。嘲笑、歧视和戏弄患者，都是不道德的行为，应该坚决制止。

三、脑栓塞

脑栓塞是指因异常的固态、液态、气态物体（被称作栓子）沿血液循环进入脑动脉系统，引起动脉管腔闭塞，导致该动脉供血区局部脑组织的坏死。

【病因和发病机制】 最常见的栓子来源于心脏，约有 $14\%\sim48\%$ 的风湿性心脏病患者会发生脑栓塞；心肌梗死、心内膜炎、心房颤动、心脏手术时易诱发本病；非心源性栓子见于大动脉粥样硬化斑脱落、外伤骨折或气胸、潜水或高空飞行减压不当、分娩等。

【临床表现】 起病急，部分患者有短暂意识模糊、头痛、抽搐，较大动脉闭塞后数日内发生的继发性脑水肿可使症状恶化并导致意识障碍，严重脑水肿还可引起致命性的脑疝的危险。出现对侧偏瘫、偏身麻木、讲话不清等突然发生的局源性神经功能缺损症状。

【诊治要点】 患者出现上述临床症状，且颅脑 CT 检查阴性或符合血管分布的单部位或多部位脑组织低密度或颅脑磁共振成像见符合血管分布的缺血或水肿性病源可确诊。

脑栓塞的治疗原则是：

① 对心脏病、高血压、糖尿病、动脉粥样硬化等原发病的治疗。

② 抗凝治疗。

③ 血管扩张药。

④ 降血脂，降低血黏度。

⑤ 血管手术，切除血管内膜和硬化斑或血管扩张成形术。

⑥ 对症治疗（脑水肿等）及合并症（感染等）的治疗。

【预防保健】 对于已明确诊断为风湿性心瓣膜病、人工换瓣术后、冠心病伴心房颤动、颈动脉等大动脉粥样硬化等疾病者，应选择性给予华法林、阿司匹林、双嘧达莫、苯磺唑酮、藻酸双酯钠、噻氯匹定等药物长期服用，可较有效地预防脑栓塞的发生和再发。

病情稳定后，在医生的指导下尽早适度进行瘫痪肢体等神经功能缺损的康复锻炼，树立恢复生活自理的信心，配合医疗和康复工作，争取早日恢复，由于神经功能损害后的恢复有其自然规律，肌肉力量、感觉、语言等功能障碍的恢复快慢依脑损害的严重程度不同而异，大多数在病后 2 周至半年内逐渐恢复，患者、家属必须了解这些知识，从而树立起战胜疾病、恢复自我的耐心、信心和毅力。

复习与思考

1. 帕金森病有哪些临床表现？治疗可选用些药物？

2. 脑栓塞的临床表现和治疗原则有哪些？

第十章

感觉系统

感觉器官简称感官，由感受器和其附属器共同构成。感受器能把感受到的刺激转化为神经冲动，经感觉神经传入大脑皮质的相关区域，产生相应的感觉。人体的主要感觉器官包括视器、前庭蜗器、皮肤等。

第一节　解剖生理

一、感觉系统的组成

视觉器官即眼，由眼球和附属器两部分组成（图10-1）。眼球由眼球壁和眼球的内容物构成。眼球壁由外向内依次分为眼球纤维膜、眼球血管膜和视网膜、眼球内容物包括房水、晶状体和玻璃体。眼附属器包括眼睑、结膜、泪器、眼外肌和眶脂体等。

前庭蜗器又称耳，分外耳、中耳和内耳三部分（图10-2）。

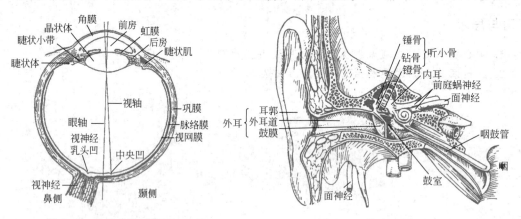

图 10-1　眼球的水平切面　　　　图 10-2　前庭蜗器

皮肤被覆于身体表面，总面积为 $1.5\sim2.0\text{m}^2$。皮肤由表皮和真皮组成，借皮下组织与深部的组织相连，皮肤内有毛、指（趾）甲、皮脂腺和汗腺，它们是由表皮衍生的皮肤附属器（图10-3）。

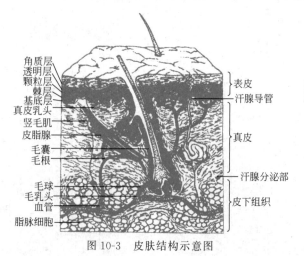

图 10-3　皮肤结构示意图

二、感觉系统的形态结构

（一）眼

1. 眼球

眼球近似球形，位于眼眶的前半部，眼球后面借视神经与脑相连，眼球前面有上、下眼睑保护。

（1）眼球壁　由外向内依次分为眼球纤维膜、眼球血管膜和视网膜。

① 眼球纤维膜。眼球的最外层，由坚韧的致密结缔组织构成。前 1/6 为透明的角膜，后 5/6 为乳白色不透明的巩膜。眼球的外层具有保护眼球内部组织、维持眼球形状的作用，透明角膜还有屈光作用。角膜与巩膜相交接处的深面有一环形的巩膜静脉窦，又称许氏（Schlemm）管，向外通过静脉将房水运出球外，向内与前房相通。

② 眼球血管膜。自前向后分为虹膜、睫状体和脉络膜三部分，具有遮光、供给眼球营养的功能。

a. 虹膜。是眼球血管膜的最前部分，位于晶状体前，周边与睫状体相连接。中央有一圆孔，称瞳孔。虹膜有环行的瞳孔括约肌（受副交感神经支配）和放射状的瞳孔开大肌（受交感神经支配），能调节瞳孔的大小。瞳孔可随光线的强弱而改变其大小，称瞳孔对光反射。虹膜主要是调节进入眼内的光线。

b. 睫状体。前接虹膜根部，后与脉络膜相连，是眼球血管膜的中间部分。睫状体的主要功能是产生房水。睫状体内有睫状肌，参与调节晶状体的屈光力。当睫状肌收缩时，晶状体借助于本身的弹性变凸，屈光力增加，可看清近处的物体。

c. 脉络膜。脉络膜占眼球血管膜的后 2/3。脉络膜血管丰富，起着营养视网膜外层、晶状体和玻璃体等的作用。另外还含有丰富的色素，有遮光作用。

③ 视网膜。眼球壁的最内层，是一层透明的薄膜。视网膜是由色素上皮层和视网膜感觉层组成。视网膜色素上皮层的主要作用是贮存并传递视觉活动必需的物质如维生素 A 等以及能维持视网膜内环境的稳定。视网膜感觉层的细胞又可分为三层：最外层为光感受器细胞（视杆细胞和视锥细胞），中间层主要是双极细胞，最内层为神经节细胞。

（2）眼球内容物　包括房水、晶状体和玻璃体。特点是透明、无血管、具有一定的屈光作用，保证光线通过。

① 房水。无色透明的液体，由睫状体的上皮细胞产生。房水从后房经瞳孔进入前房，然后经虹膜角膜角进入巩膜静脉窦，最后进入巩膜表层的睫状前静脉而归入全身血液循环。房水除了有屈光作用外，还有营养角膜、晶状体和玻璃体，运走代谢产物，维持正常眼内压的作用。如房水回流受阻，则眼内压升高，视力受损，称为青光眼。

② 晶状体。位于虹膜、瞳孔之后，玻璃体之前，是一个双凸透镜状的富于弹性的透明体。晶状体外层是富有弹性但无细胞的透明薄膜，完整地包绕在晶状体周围，称囊膜。晶状体透明、无血管、具有弹性，借助于睫状肌、悬韧带的作用改变其屈光力而具有调节作用。随着年龄的增加，晶状体变硬、弹性减弱而导致调节作用减退，出现老视。当代谢障碍或囊膜受损时，晶状体就变浑浊，形成白内障而影响视力。

③ 玻璃体。为透明、无血管、无神经、具有一定弹性的胶体，充满于晶状体与视网膜之间，具有屈光作用，玻璃体充满眼球后 4/5 的玻璃体腔内，起着支撑视网膜和维持眼内压的作用。

2. 眼附属器

（1）眼睑　眼球前面的屏障。主要生理功能是保护眼球，防止损伤。可分为上睑和下睑，上、下眼睑之间的裂隙为睑裂。眼睑的外侧角叫外眦，内侧角叫内眦。眼睑的游离边缘有排列整齐的睫毛，睫毛根部的皮脂腺称为睫毛腺。眼科常见病睑腺炎（麦粒肿）即为睫毛腺发炎肿胀所形成。上、下睑游离边缘靠近内眦的地方各有一个乳头状隆起，中央有一小孔称上、下泪小点，泪小点为泪小管的开口。在内眦角与眼球之间有一个结膜形成的皱襞，呈半月状，称半月皱襞。此皱襞与内眦皮肤之间被围成一个低陷区，此处称为泪湖。

（2）结膜　为一层薄而透明的黏膜组织，覆盖在眼睑后面和眼球前面，分睑结膜、球结膜、穹窿部结膜。

（3）泪器　由泪腺和泪道构成。泪道包括泪小管、泪囊和鼻泪管。泪液自泪腺分泌进入结膜囊，依靠眨眼运动和泪小管虹吸作用，向内眦汇集于泪湖，而后入泪点，通过泪道流至鼻腔，由鼻黏膜吸收，另有一部分泪液则随暴露部分而蒸发。泪液除具有湿润眼球作用外，还具有清洁和灭菌作用。当有刺激时，大量泪液分泌可冲洗和排除微小异物。

（4）眼外肌　附着于眼球外部的肌肉，每眼各有六条，即上直肌、下直肌、内直肌、外直肌和上斜肌、下斜肌。这六条肌肉相互协作共同完成眼球的正常运动。眼外肌发生麻痹可使眼球偏斜。

（5）眶脂体　填充于眼眶内的脂肪组织，具有支持眼球，对眼球起弹性垫的作用。

（二）前庭蜗器

1. 外耳

包括耳郭、外耳道、鼓膜三部分。

（1）耳郭　除耳垂由脂肪和结缔组织构成外，其余由弹性软骨组成，表面覆有软骨膜和皮肤。

（2）外耳道　为一弯曲管道，成人平均长度约 2.5～3.5cm。分软骨部和骨部，软骨部居于外，占全长的 1/3，骨部居于外耳道内侧 2/3。整个外耳道覆盖皮肤，仅软骨部的皮下组织有毛囊、皮脂腺及耵聍腺，故易感染而患耳疖。耵聍腺构造与汗腺类似，能分泌耵聍。

（3）鼓膜　位于外耳道与中耳之间，为椭圆形、灰白色的半透明薄膜。

2. 中耳

包括鼓室、咽鼓管等。

（1）鼓室　为鼓膜和内耳外侧壁之间的空腔，内耳的外壁上有 2 个孔，上方的称为前庭窗，下方的称为蜗窗，皆由薄膜封闭。鼓室内有听骨、肌肉、韧带和神经。三块听骨，即锤骨、钻骨和镫骨构成听骨链，各听骨之间靠活动关节连接，用来传导声波。

（2）咽鼓管　是沟通鼻咽腔和鼓室的管道，是中耳通气引流之唯一通道，也是中耳感染的主要途径。咽鼓管的鼻咽端开口在静止状态时是闭合的，当张口、吞咽、歌唱或打呵欠等动作时开放，空气乘机进入鼓室，以保持鼓室内外的气压平衡。

3. 内耳

又称迷路，位于颞骨岩部内，外有骨迷路，内有膜迷路。膜迷路内含内淋巴液，膜迷路与骨迷路间含外淋巴液，外淋巴液与内淋巴液互不相通，外淋巴液经耳蜗导水管与脑脊液相通，内淋巴液由耳蜗螺丝旋韧带的血管纹所分泌。

（1）骨迷路　由耳蜗、前庭和半规管所组成。耳蜗形似蜗牛壳，为螺旋样骨管。前庭呈椭圆形，居骨迷路中部，前接耳蜗，后接三个半规管。半规管为三个互相垂直的半环形的骨管，位于前庭的后上方。

（2）膜迷路　形状与骨迷路相同，骨耳蜗内有膜蜗管，骨前庭内有椭圆囊和球囊，骨半规管内有膜半规管。蜗管为膜性螺旋管，内含内淋巴液。椭圆囊和球囊均在骨前庭内，囊内各有一个囊斑，其构造相同，囊斑为重力和直线加速度运动平衡的外周感受器。膜迷路由支柱细胞和感觉毛细胞的神经上皮所组成。

（三）皮肤

1. 皮肤的结构

（1）表皮　表皮是皮肤的最外层，主要由角化的复层扁平上皮构成。上皮细胞之间有丰富的游离神经末梢。表皮可分为五层，由浅向深依次为角质层、透明层、颗粒层、棘层和基底层，后两层合称生发层。该五层表皮的基底层由一层矮柱状或立方形的基底细胞组成，基底细胞有活跃的分裂能力，新生的细胞向浅层移动，分化成表皮其余几层的细胞；棘细胞层位于基底层上面，细胞已失去分裂能力向角化阶段发展；颗粒层由棘细胞层转化而来；透明层由颗粒层转化而成，细胞界限及细胞核、细胞器已消失；角质层为表皮的表层，由已角化的细胞形成，这些已完全角化的死细胞，其表层不断脱落，即日常所说的皮屑。

表皮由基底层到角质层的结构变化，即是细胞逐渐生成角蛋白和角化的过程。

表皮是皮肤的重要保护层，角质层细胞干硬，胞质内充满角蛋白，细胞膜增厚，因而角质层的保护作用尤为明显，它对多种物理性和化学性刺激具有很强的耐受力，能阻止异物和病原体侵入，并能防止体内水分的丢失。

另外，在表皮中还分散存在一些其他细胞，如黑（色）素细胞、郎格汉斯细胞和梅克尔细胞。黑素细胞能生成黑色素，黑色素为棕黑色物质，是决定皮肤颜色的一个重要因素。由于细胞中黑素颗粒的大小和含量的差别，并由于黑素细胞合成色素的速度不同，决定了不同种族和个体不同部位皮肤颜色的差异。黑色素能吸收和散射紫外线，可保护表皮深层的幼稚细胞不受辐射损伤。郎格汉斯细胞能识别、结合和处理侵入皮肤的抗原，并把抗原传送给 T 细胞，是皮肤免疫功能的重要细胞，在对抗侵入皮肤的病毒和监视表皮癌变细胞方面及在排斥移植的异体组织中起重要作用。梅克尔细胞可能与神经末梢一起构成触觉感受器。

（2）真皮　真皮位于表皮深面，由致密结缔组织构成，与表皮牢固相连。真皮又分为乳头层和网状层，两者之间无清楚的分界。乳头层内除含有丰富的毛细血管外，还含感觉神经末梢、触觉小体，皆为皮肤接受刺激的感受器。网状层在乳头层下方，较厚，是真皮的主要组成部分。有许多弹性纤维，使皮肤有较大的韧性和弹性。此层内有许多血管、淋巴管以及汗腺、毛囊和皮脂腺等。

2. 皮肤的附属器

（1）毛发　人体表面，除手掌、足底等处外，均有毛发分布。毛发可分为毛干和毛根两部分，伸到皮肤之外的毛称毛干，长在皮肤内的称毛根。毛根包在由上皮细胞和结缔组织组成的毛囊内，毛囊有丰富的感觉神经末梢，能敏锐地感受触觉等刺激。毛囊底部的上皮细胞不断分裂增殖而使毛根不断生长，毛干也随之增长。毛和毛囊斜长在皮肤内，在它们与皮肤表面呈钝角的一侧，有一束平滑肌连接毛囊和真皮，称竖毛肌。竖毛肌受交感神经支配，收缩时使毛竖立，皮肤呈鸡皮状。

（2）皮脂腺　皮脂腺多位于毛囊及竖毛肌之间，是一种泡状腺，由一个或几个囊状的腺泡与一个共同的短导管构成。腺细胞在逐渐变大的过程中，胞质中形成越来越多的小脂滴，最后，腺细胞解体，连同脂滴一起排出，即为皮脂。皮脂经很短的导管排入毛囊。毛囊开口于皮肤表面，皮脂经毛囊可排出体外，有柔润皮肤和杀菌的作用。皮脂腺的分泌受雄激素和肾上腺皮质激素控制。在青春期分泌旺盛，当皮肤腺开口阻塞时，则形成粉刺。

（3）汗腺　汗腺为管状腺，由分泌部和导管部构成。分泌部位于真皮深部或皮下组织内，管道盘曲成团。导管部由真皮深部上行，穿过表皮，开口于皮肤表面的汗孔。汗腺遍布于全身的皮肤中，但不同部位皮肤内的汗腺数目有明显差别，以手掌和足底处汗腺最多。分布于腋下、乳晕、阴部等处的汗腺较大称大汗腺，分泌物为较黏稠的乳状液，经细菌分解后可发出特别的臭味，由腋下发出的臭味俗称狐臭。

（4）指（趾）甲　指（趾）甲由甲体和其他几部分组织组成。长在指（趾）末节背面的外露部分称甲体，为坚硬透明的长方形角质板。甲体下面的组织称甲床，甲体近侧部埋入皮肤内称甲根，甲根的基底层细胞分裂活跃，称为甲母质，为指（趾）甲的生长点。指（趾）甲受损或拔除后，如甲母质保留，指（趾）甲仍能再生。

三、感觉系统的生理功能

（一）眼的视觉功能

眼的视觉功能包括眼的折光成像过程及视网膜的感光细胞将物像转化为视神经冲动的

过程。

眼的折光成像原理与凸透镜成像的基本原理相似。来自 6m 以外的物体光线一般近似于平行光线，无须通过眼的调节活动，经眼的折光系统折射后，无须调节正好聚焦于视网膜上，形成一个清晰的倒立实像。过远或过近物体发出的光线须经过人眼的调节作用才能将物像聚焦在视网膜上。

眼的调节包括晶状体凸度的改变、瞳孔的变化以及双眼球的会聚。当看近物时，模糊的视觉形象传至大脑皮质视觉区后，可引起下行冲动到达中脑动眼神经副交感核，经睫状神经传至睫状肌，使其收缩，则连接晶状体的睫状小带松弛，晶状体借弹性回缩而变凸，屈光力增强。因此，近物的光线经折射后仍可聚焦于视网膜上，形成清晰的物像。物体距眼球越近，晶状体变凸程度越大，屈光力越强。反之，视远物时，晶状体凸度变小，屈光力也变小。瞳孔的大小可随物体的改变而出现相应的变化，在看近物时，双侧瞳孔缩小，看远物时，双侧瞳孔散大。瞳孔的大小还可随光线的强弱而改变，强光刺激可使瞳孔缩小，暗光时瞳孔散大。此外，看近物时，还会发生双眼眼球同时向鼻侧会聚，称为眼球会聚，以利于形成清晰的物像。

视网膜的光感受器细胞受到光线照射，接受刺激后发生化学变化产生膜电位改变，并形成神经冲动通过双极细胞传到神经节细胞，神经节细胞的轴突汇集在一起形成视神经，神经冲动最后通过视神经到达大脑枕叶视觉中枢产生视觉。

（二）前庭蜗器的生理功能

1. 听觉功能

声波经外耳道到达鼓膜，鼓膜发生相应的振动时，三块听小骨连串运动，使镫骨的底部在前庭窗上摆动，继而前庭窗膜振动，冲击耳蜗内的外淋巴，引起基底膜和内淋巴振动，使毛细胞位置发生变化，毛细胞受到刺激而兴奋，产生相应的电位变化而引起蜗神经产生传入冲动，经几级神经元的传导最后到达大脑皮质颞叶的听觉中枢而产生听觉。

2. 平衡功能

前庭器是感受人体运动状态以及所处空间位置的感受器。内耳中的椭圆囊、球囊和三个膜半规管均含有感受性毛细胞。当人体头的位置改变、直线变速运动或旋转变速运动时，皆引起前庭器的内淋巴液流动，刺激毛细胞而兴奋，产生神经冲动，沿前庭神经传入中枢，引起对机体所处空间位置及变速运动的感觉，同时还可反射性地引起身体姿势的改变，以保持身体的平衡。

前庭器受到异常刺激或其功能发生障碍时，常引起恶心、呕吐、眩晕等症状，称为前庭自主神经性反应。有人前庭功能过于敏感，受到轻微刺激就产生不适反应，严重时称为晕动病，如晕车、晕船等。

（三）皮肤的生理功能

1. 保护作用

皮肤包裹全身，是保护机体的重要屏障，皮肤结构紧密，完整的皮肤使病原微生物很难侵入，角质层及脂肪酸使皮肤呈酸性，还能抑制细菌和霉菌的生长。

2. 吸收作用

皮肤可吸收一些油脂及挥发性液体，对水及各种水溶性化学物质吸收少，但当皮肤损伤或发炎时，其吸收能力增强，因此，在使用外用药时，应注意药物的浓度，以免吸收过多而引起不良反应。有些毒物如有机磷，也可通过皮肤吸收而引起中毒，需注意防护。

3. 分泌与排泄作用

汗腺及皮脂腺具有分泌和排泄作用，汗液的排泄不仅排出大量水分，而且有部分氯化钠、尿素、尿酸与其他盐类等也随之排出。因此，在炎热天气下大量出汗时，除应补充水分外，还应适当补充一定的电解质。

4.调节体温作用

人体代谢产生的热量大部分通过皮肤散于体外。在高温环境中，汗液的排泄和蒸发是机体散热的主要方式。

5.感觉功能

皮肤中存在很多神经末梢和多种感受器，可感受外界的复杂变化及各种刺激，而引起痛、温、触、压等感觉，使人体出现相应的反射，尤其是损伤性刺激引起的痛觉，使人体产生防御性反射，是人体重要的保护性反射。

6.再生功能

正常情况下，皮肤表皮细胞不断死亡脱落，又由生发层细胞不断增殖而得到补充。皮肤受损伤后，其再生过程和修复时间因受损的面积和深度而有很大的差别。一般小而浅的损伤，由于表皮细胞的迁移和增殖，数天就能愈合，修复后不留瘢痕。如损伤伤及真皮深部或皮下组织时，其再生过程则较长，创伤处成纤维细胞增殖和毛细血管生长，形成肉芽组织，随后伤口周围的表皮细胞增殖并迁移到伤口处，参与表皮再生。最后伤口处全由新生的表皮覆盖，逐渐形成正常的表皮。肉芽组织也渐由致密结缔组织替代即瘢痕。如创伤面积大，常需在伤面移植皮肤，以协助修复。

复习与思考

1. 说明眼球的结构及各结构的主要功能。
2. 说明房水的循环途径和生理作用。
3. 简述耳的结构及功能。
4. 皮肤的各层结构如何？有哪些主要功能？

第二节 常见疾病

一、眼部感染

（一）结膜炎

结膜衬在眼睑背面（睑结膜或睑板部结膜），伸展于眼球和眼睑之间的空间（穹窿部结膜）并覆盖在巩膜上直至角膜为止（球结膜）。球结膜和睑结膜均弥漫性充血则为典型的结膜炎。

【病因和发病机制】 结膜炎分为感染性和非感染性两大类，由细菌、病毒引起的感染性结膜炎最为常见，有一定传染性。

【临床表现】 通常患眼有异物感、怕光、流泪、分泌物增多等症状。细菌性结膜炎充血以接近两眦部更为明显，在角膜缘周围则不明显，分泌物为黏液性或脓性。病毒性结膜炎约经5~12天的潜伏期后出现症状，有水样分泌物，还可在睑结膜出现结膜滤泡，通常一眼先开始，然后双眼出现症状。

【诊治要点】 病毒性结膜炎一般不需要治疗，通常1~3周可以自愈。细菌性结膜炎可用氯霉素、诺氟沙星、四环素、醋酸可的松等滴眼液或眼药膏局部应用。

【预防保健】 细菌性、病毒性结膜炎都是高度接触传染的，接触患者后必须彻底消毒。加强个人卫生，不要用手或衣袖揉擦眼睛，手帕、毛巾应单独使用。

（二）沙眼

【病因和发病机制】　沙眼是由沙眼衣原体引起的慢性传染性眼病，感染后的潜伏期为5～12天，常侵犯两眼。

【临床表现】　患者眼部有摩擦感，畏光流泪，有少量分泌物，表现为眼结膜充血，结膜有天鹅绒样的乳头肥大及水泡样的滤泡增生，在透明的角膜上可出现沙眼血管翳，从上向下发展呈垂帘状，这是沙眼特有的临床表现。

【诊治要点】　沙眼的治疗原则上以局部用药为主，最常用0.1％利福平眼药水、氯霉素眼膏、金霉素眼膏等。连续3～6个月，治疗时间较长，患者需要耐心和坚持，沙眼是可以治好的。

【预防保健】　沙眼更重要的还在于预防感染，进行卫生宣传教育，提倡良好的卫生习惯。平时不要用手揉眼睛，不要用别人的毛巾和脸盆洗脸，要经常洗手、剪指甲。

（三）流行性出血性结膜炎

流行性出血性结膜炎（AHC）又称急性出血性结膜炎（俗称红眼病），是近30年来世界暴发流行的一种新型急性病毒性眼病。

【病因和发病机制】　本病病原为微小核糖核酸病毒科中的新型肠道病毒70型（EV70）或柯萨奇病毒A24型变种（CA24v）。这两种病毒对紫外线、氧化剂、高温干燥敏感，临床诊疗中用75％酒精消毒是最可靠的消毒方法。EV70和CA24v两种病毒引起的急性出血性结膜炎临床表现基本相同。

【临床表现】　潜伏期很短，多数在接触传染源后24h内双眼同时或先后发病。有明显眼刺激症状，怕光、流泪、沙砾样异物感。眼睑轻度肿胀，结膜高度充血。该病初期常见睑结膜、球结膜下针尖大小的点状出血及角膜上皮点状剥脱，严重者出血融合弥漫，可遍及全部球结膜而呈鲜红色。眼分泌物为水性，耳前淋巴结肿大，有压痛。急性出血性结膜炎患者一般无全身症状，少数患者有发热、咽痛等上感症状。本病自然疗程1～2周，视力无损害，角膜无基质浸润，一般无后遗症，但有个别病例在结膜炎后出现下肢运动麻痹等神经系统症状。

【诊治要点】　AHC发病急，传播快，因此必须及时诊断。我国已采用肠道病毒70型原型株病毒免疫鼠，以间接免疫荧光法做AHC的快速诊断。

目前尚无有效的药物治疗，病期休息有利于隔离与康复。抗生素、磺胺药对本病无效，抗生素滴眼剂（0.25％氯霉素、0.3％庆大霉素）仅用于预防继发的细菌感染。基因工程干扰素滴眼剂有广谱抗病毒作用，可用于重症治疗及密切接触者预防感染。中药金银花、野菊花、板蓝根、桑叶、薄荷等热熏敷或提取液滴眼可缓解症状。

【预防保健】　急性出血性结膜炎高度传染性及人群普遍易感是其暴发流行的主要原因，发现后必须隔离患者，隔离期至少7～10日，患者使用的物品须严格消毒。平时要养成良好的个人用眼卫生，养成勤洗手、不揉眼、分巾、分盆的卫生习惯。

（四）角膜炎

各种原因导致的角膜炎症反应通称为角膜炎。

【病因和发病机制】　角膜炎的致病原因有：全身传染性疾病如结核、梅毒等；局部角膜被细菌、病毒、真菌感染；物理或化学的眼外伤；全身维生素A缺乏导致的营养不良等。

【临床表现】　角膜炎的主要表现是视力模糊、畏光、流泪、疼痛、角膜周围充血，严重者角膜浑浊，眼内分泌物增多。

【诊治要点】　一旦确诊，则需针对不同的病因给予不同的早期治疗。如常见的单纯疱疹病毒性角膜炎可选用抗病毒药物，如碘苷、阿糖胞苷、病毒唑、阿昔洛韦等对于疱疹病毒有明显的抑制作用；如有角膜损伤破皮，可以给予抗生素眼药水至破皮痊愈。

【预防保健】　角膜炎需重视预防，如避免长时间配戴隐形眼镜，尤其不可戴着过夜，因为会导致角膜上皮细胞因缺氧而水肿，容易脱落造成破皮。

二、白内障

白内障是眼睛内晶状体发生浑浊由透明变成不透明，阻碍光线进入眼内，从而影响了视力。初期浑浊对视力影响不大，而后逐渐加重，明显影响视力甚至导致失明。

【病因和发病机制】　引起白内障的原因是多方面的，除外伤性白内障、放射性白内障、先天性白内障等有比较明显的病因外，白内障的形成可能有多方面的因素。常见的老年性白内障发病机制迄今尚未完全揭示，可能与年龄老化、紫外线长期过度照射、遗传因素、营养不良等有关。在我国经调查证实，高原地区以及阳光辐射较多的地区，白内障的发病率相对增高。这是因为长期暴露在阳光下受到紫外线的照射，紫外线可影响晶状体的氧化-还原过程，使晶状体蛋白质发生变性、浑浊形成白内障。另外，临床上常见的糖尿病、半乳糖血症、甲状腺功能减退症等也都可引起白内障。

【临床表现】　白内障的主要症状是进行性、无痛性视力减退。

【诊治要点】　可通过裂隙灯检查了解白内障的性质、部位和浑浊程度。

在白内障发展阶段，经常验光和更换眼镜有助于维持视力。当视力减退而妨碍必要的活动时或因眩光而丧失劳动力者可进行白内障手术。

白内障摘出术现在最常用的是白内障超声乳化术。系采用超声在眼内粉碎中央的硬核，然后再反复吸除软的皮质小片，最后再植入人工晶状体，以替代晶状体摘出后丧失的光学聚焦力。白内障超声乳化术的切口最小，能使患者愈合的时间最快。

【预防保健】　眼科医师建议在阳光下戴防紫外线的眼镜或太阳眼镜。

三、青光眼

青光眼是以眼压增高为主要特征的一种眼病。眼压是眼球内容物对眼球内壁的压力，正常眼压为 $1.47 \sim 2.79 \mathrm{kPa}$（$11 \sim 21 \mathrm{mmHg}$），当眼压升高（一般认为超过 24mmHg）超过了眼球内部组织，尤其是视网膜和视神经的承受能力时，就会造成视力下降，视野缩小，最后导致失明。由于本病急性发作时瞳孔区可显示绿色的反光，所以叫青光眼。

【病因和发病机制】　青光眼在我国的发病率和致盲率都很高。青光眼可根据房水排出障碍的机制而分为开角型青光眼和闭角型青光眼。

（1）开角型青光眼　前房角是开放的，大都是宽角，其发病原因可能是由于小梁网、巩膜静脉窦或房水静脉出现变性或硬化，导致房水排出系统阻力增加。开角型青光眼房水排出阻力主要在于许氏管本身，管腔变窄、进行性萎缩闭塞，使房水流出阻力增加，是导致眼压升高的主要原因。

（2）闭角型青光眼　又可分为急性和慢性两种。急性闭角型青光眼是老年人常见眼病之一。一般认为该病与血管神经的稳定性有关。闭角型青光眼的急性发作，往往出现在情绪波动，如悲伤、愤怒、精神刺激、用脑过度、极度疲劳、气候突变以及暴饮暴食等情况下，血管神经调节中枢发生故障致使血管舒缩功能失调，睫状体毛细血管扩张，血管渗透性增加，房水增多，后房压力升高，并在有解剖因素的基础上，睫状体充血水肿使房角阻塞加重，眼压急剧升高，导致青光眼的发作。

另一方面，也可根据病因学分为原发性青光眼或继发性青光眼。

【临床表现】　闭角型青光眼多发于 40 岁以上的中老年女性，急性发作时表现为视物模糊或视力突然消失，剧烈头痛，恶心、呕吐；眼睑肿胀，结膜充血，角膜浑浊，瞳孔散大，内映绿色；眼压迅速升高，用手按摸眼球有坚硬感；部分患者出现可重复性旁中心暗点或鼻侧阶梯等视野改变。开角型青光眼好发于 20～50 岁的男性，自觉症状不明显，眼压升高不稳定，眼压升高时伴有雾视、眼胀痛、眼疲劳等，随着病情发展，眼压持续升高，视力逐渐减退，视野相应缩小。

【诊治要点】 对青光眼必须做全面的眼部检查才能作出正确诊断和及时治疗。检查包括前房角镜检查、眼压测定、视野检查以及最重要的视盘检查。仅仅根据眼压做青光眼的筛选测试，其敏感性、特效性和可靠的预测价值均极低。

青光眼造成的视力丧失是不能恢复的，药物、激光或手术治疗的目的是要稳定眼压以防止青光眼的视神经和视野损害。青光眼往往首先用药物治疗，如毛果芸香碱、毒扁豆碱、乙酰唑胺、噻吗洛尔等西药或石斛夜光丸等中成药，也可试用激光治疗。如果这些治疗失败，则可施行手术。开角型青光眼的手术有激光小梁切除术、防护性滤过术（在巩膜做一定厚度的造口，使房水经此通道排出眼外，而在结膜下集中形成一个滤过泡）等。激光周边虹膜切开术是闭角型青光眼的决定性疗法。

【预防保健】

① 保持良好的心态，愉快豁达，防止情绪上的大起大落。

② 饮食不要过量无度，饮水应少量多次，不宜饮用咖啡和浓茶，少吃刺激性强的食物。

③ 视觉环境要保持明亮，读书、写字或看电视时间不宜过长，时常闭目或远眺片刻。

④ 要定时用药，不要随意停药或换药，同时要坚持定期到医院复查，为青光眼争取一个较好的预后。

四、屈光异常

屈光异常就是指近视、远视、散光、屈光参差等不正常的屈光状态。

（一）近视

来自 5m 以外的平行光线进入眼内后，经屈光间质的折光作用聚焦于视网膜前，则为近视眼。

【病因和发病机制】 近视眼的病因在于遗传和环境两个方面。现已发现 20 多个与近视眼有关的基因，另外近距离长期用眼能明显提高近视眼的发病率。好发于少年儿童的调节性近视（假性近视），就是由于长时间阅读，不注意用眼卫生，使睫状肌持续收缩，形成痉挛状，使晶状体悬韧带放松，晶状体屈光度增加，形成近视。

【临床表现】 近视眼主要是远视力逐渐下降，视远物模糊不清，近视力正常，但高度近视常因屈光间质浑浊和视网膜、脉络膜变性引起，其远视力、近视力都不好，有时还伴有眼前黑影浮动。另外患者有眼胀、眼痛、头痛、视物有双影虚边等自觉症状。中度以上近视患者可能形成外斜视、眼底改变、眼球突出等症状。

【诊治要点】 近视患者治疗主要是配戴凹透镜，亦可配戴角膜接触镜或做角膜放射状切开。假性近视，视力波动大，下降快，提高亦快，经一段时间休息能自行好转，用睫状肌麻痹药（如 1％阿托品）后视力能提高或恢复，眼轴、眼底等检查在正常范围。

【预防保健】 避免过近用眼及视近时间过长，养成良好的阅读姿势，调整合适的照明方式，保证合理的饮食。

（二）远视

来自 5m 以外的平行光线入眼内后，经屈光间质的折光作用聚焦于视网膜后，则为远视眼。

【病因和发病机制】 轴性远视是眼轴较短而能光力正常，主要是因为眼球轴发育过短所致，如先天性小眼球。屈光性远视是指眼轴正常而眼的屈光较弱，常见于扁平角膜、晶状体全脱位或无晶状体眼。

【临床表现】 轻度的远视，可以前调节代偿，远视力、近视力可保持正常。重度远视或因年龄增加调节力减弱，远视力、近视力均有不同程度的减退，而且近视力比远视力更差。长时间近距离工作，调节过度可产生视疲劳，其症状是视蒙、眉弓胀痛、眼胀痛，甚至恶心呕吐，闭目休息后症状减轻或消失。由于调节而致过多集合，诱发内斜视。中度以上远视，可见视盘比正常小，边界模糊，色泽红润。

【诊治要点】 远视的治疗为放瞳验光，配戴凸透眼镜。学龄前儿童有小于＋2屈光度的远视，属生理状态，不需矫治。如伴有内斜的，应戴镜矫治，还可防止弱视。成年人的远视，如视力正常可不需矫治。随年龄增加，出现视力减退或出现视力疲劳症状，则需配镜矫治。

（三）散光

【病因和发病机制】 散光是由于角膜表面不平整，晶状体曲度异常造成折光不一致，使外界光线在视网膜上不能同时聚集，导致视物变形、模糊。

【临床表现】 患者不论借助眼的调节作用还是移动被看目标与眼距离，均得不到清晰的物像。多数散光患者均有远视力、近视力模糊和视疲劳，也可出现前额痛和斜颈。

【诊治要点】 散光可通过配戴眼镜来矫正。

（四）屈光参差

屈光参差是指两眼屈光度相差2个屈光度以上。

【临床表现】 屈光参差明显的患者因两眼视网膜物像大小不等而引起融合困难，破坏了双眼单视，严重的屈光参差病例可因不用或主动抑制屈光不正严重的眼而导致弱视。更严重者可出现弱视性斜视，即使戴镜后仍不能保持立体视觉。

【诊治要点】 有屈光参差的患者，一定要散瞳验光，检查配戴适宜度数的眼镜。如果屈光参差较重者，应配角膜接触镜或做角膜屈光手术治疗。

五、中耳炎

【病因和发病机制】 耳分为外耳（包括耳郭、外耳道）、中耳和内耳，中耳通过咽鼓管开口于鼻咽部侧壁。中耳、咽鼓管和鼻咽部的黏膜相互移行，在绝大多数情况下，细菌通过咽鼓管进入中耳腔，引起鼓室黏膜充血、水肿，黏膜上皮坏死，渗出液由血清样逐渐变成脓性。急性中耳炎一般诱因比较明显，起病较急，可伴有发热、乏力等全身症状，如果治疗不及时、不彻底，则大多可转为慢性。慢性中耳炎按患病时间和病变特点，又可分为单纯型、脓疡型和胆脂瘤型三种。单纯型间断性流脓，一般无臭味，听力减退较轻；脓疡型持续性流脓，带臭味，听力减退较重；胆脂瘤型持续性流脓，带腐臭味，可出现耳鸣、眩晕。

【临床表现】 急性化脓性中耳炎诊断要点是持续性严重耳痛、耳漏、听力下降和全身症状。耳深部剧痛或跳痛为早期症状；听力下降及耳鸣随病情加重而逐渐出现；耳漏是鼓膜自行穿孔后自耳内流出的液体，其性质先是血样的，继之为血清样，最后成为脓性。全身症状轻重不一，幼儿可出现发热（高达40.5℃），怠倦乏力，恶心、呕吐和腹泻。如果急性炎症消退后2～3个月，仍继续流脓，应考虑慢性中耳炎，它的特点是鼓膜穿孔，反复耳漏，时多时少，迁延多年。

【诊治要点】 化脓性中耳炎的药物治疗包括全身治疗和局部治疗。治疗原则是去除病因，控制感染，清除病变组织，改善局部症状。在急性期，要及时、正确、足量地使用抗生素，必要时到医院静脉滴注，防止转化为慢性中耳炎。常用的西药有环丙沙星、复方磺胺甲噁唑、氧氟沙星滴耳液、氯霉素甘油滴耳液等，中成药有双料喉风散、穿心莲片等。

【预防保健】

① 注意休息，加强锻炼，增强抵抗力，预防上呼吸道感染。

② 鼓膜穿孔未愈时禁止游泳。

③ 擤鼻涕时不要双侧同时用力，应一侧在前、另侧在后。

④ 在给婴儿喂奶、喂水时，不宜使婴儿处于平卧位，以免发生呛咳或呕吐，使奶或水经咽鼓管进入中耳。

⑤ 用1％的麻黄碱或10％弱蛋白银滴鼻，促使咽鼓管通畅，以利于引流。

⑥ 及时控制全身感染病灶。

六、晕动症

【病因和发病机制】 当人们乘坐汽车、火车、飞机、轮船旅行时，由于显著的颠簸或剧烈升降、旋转，人体位置也随着频繁变化，其变化程度甚至超过某些人平衡器官的适应能力，使内耳前庭神经功能出现暂时紊乱，再加上旅途行进中视觉、嗅觉受到不良刺激以及内脏受到颠动等因素，从而引起晕动症。

【临床表现】 眩晕、疲惫、冒冷汗、恶心、呕吐等。

【预防保健】 晕动病应以预防为主。凡第一次外出旅行乘交通工具的、曾有过晕动病史的、第一次漂洋过海的及神经过敏的人，在出发前一定要保持心情愉快，并可在下列药物中选服一两种：茶苯海明（晕海宁、乘晕宁）、氯苯甲嗪（敏可静）、东莨菪碱、地西泮、复方颠茄片等，在启程前半小时服1片，3～4h后再服1片。如是长途行驶，可每日服3次，每次1片。还可在太阳穴涂些驱风油、风油精、清凉油或戴一个涂有这些药剂的口罩。

七、湿疹

湿疹是一种常见的皮肤炎性皮肤病，以皮疹损害处具有渗出潮湿倾向而得名。该病病程迁延难愈，易复发。

【病因和发病机制】 湿疹是发生在皮肤的一种迟发型变态反应。

【临床表现】 根据发病过程中的皮损表现不同，湿疹可分为急性、亚急性和慢性三种类型。急性湿疹的损害多形性，初期为红斑，自觉灼热、瘙痒。继之在红斑上出现散在或密集的丘疹或小水疱，搔抓或摩擦之后，搔破而形成糜烂、渗液面。发病时间较长或治疗后急性炎症减轻、皮损干燥、结痂、鳞屑，而进入亚急性期。慢性湿疹是由急性、亚急性反复发作不愈演变而来的，或是开始时即呈现慢性炎症，常以局限于某一相同部位经久不愈为特点，表现为皮肤逐渐增厚，皮纹加深、浸润、色素沉着等。主要自觉症状是剧烈瘙痒。

【诊治要点】 目前西医对湿疹尚无特效疗法，多采用对症治疗。主要以内服抗组胺药物、外用洗剂、软膏等依临床皮损表现不同而定。

【预防保健】 本病常发生于具有过敏体质的个体，因此应尽量避免易导致过敏的各类物品。

八、皮癣

癣是最常见的皮肤病，主要是指发生在表皮、毛发、指（趾）甲的浅部真菌病。

【病因和发病机制】 各类真菌感染。

【临床表现】

（1）头癣 系发生于头部皮肤和毛发的浅部真菌病，常见的有黄癣，俗称"癞痢头"。

发生于头皮部，起初皮损为丘疹或脓疱，以后干燥结痂，颜色淡黄。痂可蔓延扩大，大小如黄豆或更大。痂周边稍稍隆起，中央略呈凹陷，其间有毛发贯穿，系由黄癣菌、皮脂、鳞屑以及尘埃等组成。这是黄癣的重要特征，对诊断有帮助。该病此时具有较强传染性，需要隔离治疗。相邻的痂可互为融合，形成大片灰黄色厚痂，若刮去结痂，其下可呈潮红湿润面或浅在性溃疡，如不医治可破坏毛囊，愈后遗留萎缩性瘢痕。患者自觉症状痒。

（2）体癣　除去头部、掌跖、腹股沟、阴性部和甲以外，人体表面光滑皮肤感染皮肤癣菌所发生的皮肤病统称为体癣。体癣多见于儿童和青少年。皮疹起始为红斑或丘疹，随后损害渐渐呈远心性向四周扩展，病灶中央有自愈倾向，日久成为环形。环的边缘稍为比邻近正常皮肤高起，该处症状较明显，其上有小丘疹、水疱或鳞屑附着。有时，环形中央又可出现皮疹，新的皮损也渐渐扩大成环形，如此陆续发生而形成多层同心环。本病皮损大小有差别，数目也不定，以1～2个或数个居多，全身泛发较少见，且分布也不对称。但如果患者有免疫缺陷病或长期使用皮质激素和免疫抑制药时，皮疹有可能出现全身播散状分布。体癣患者自觉症状甚痒，搔抓之后可并发细菌感染。

（3）足癣　系致病真菌感染足部所引起的最常见浅部真菌病，我国民间称之脚气或湿气。本病好发于趾间，尤其是第三、四趾缝。这同上述部位皮肤密切接触、潮湿、不通气、汗蒸发较差有关。患者自觉剧痒。

（4）手癣　是发生于掌面的浅部真菌病，与祖国医学"鹅掌风"表现雷同。可以是原发，但是多数是从足癣自身传染而来的。

（5）甲癣　是甲部感染皮肤癣菌所致的，俗称灰指甲，表现为甲颜色和形态异常，多呈灰白色，且失去光泽，甲板增厚显著，表面高低不平。其质松碎，甲下常有角蛋白及碎屑沉积。有时，甲板可与甲床分离。

【诊治要点】　癣的治疗一般以酮康唑内服，外用咪唑类药如硫康唑、咪康唑、肟康唑、益康唑、酮康唑及克霉唑等制成的1%～2%霜剂。

【预防保健】　要控制传染病菌的带菌者，切断传染途径。对传染源要采取有效措施，包括早期发现、早期诊断和治疗等。要动员和教育群众，讲究卫生及改正不良习惯，应避免共用卫生用具，如毛巾、拖鞋等，勤换鞋袜、内衣裤。

九、皮炎

【病因和发病机制】　常见的有虫咬皮炎和接触性皮炎。虫咬皮炎是被虫类叮咬，接触其毒液或虫体的粉毛而引起的皮炎。常见的害虫有跳蚤、虱类、刺毛虫、蚊子、蜂等。接触性皮炎是皮肤或黏膜接触某些药品后，在接触部位新发生的急性炎症。

【临床表现】

（1）虫咬皮炎　患者得了虫咬皮炎后，局部红肿、丘疹、风团或瘀点，表面可出现水疱及大疱，皮损中心可见叮咬痕迹，自觉刺痛、灼痛、奇痒。

（2）接触性皮炎　由于接触的性质、浓度、接触方法（式）及个体反应不同，发生的接触性皮炎形态、范围及严重程度也不相同。轻症局部出现红斑、淡红色或鲜红色、稍有水肿，或有针尖大小丘疹密集；重症时红斑肿胀明显，在此基础上多数有丘疹、水疱、糜烂、渗液和结痂。自觉症状大多有痒、烧灼感或肿痛感，少数严重病例可有全身反应，如发热、畏寒、头痛、恶心。

【诊治要点】

（1）虫咬皮炎　可选用抗组胺药物如氯苯那敏（扑尔敏）、西替利嗪或炉甘石洗剂等治疗。

（2）接触性皮炎　治疗原则：首先应去除病因，病因去除后可在数日或1～2周内治愈，其次可选用抗组胺药物或中成药三黄丸、清解片等。对水疱、大疱性皮损可抽出浆液，有糜烂、渗出时应遵医嘱给予湿敷溶液和湿敷垫，应注意消毒。

【预防保健】 避免各种外界刺激、搔抓、烫洗等。

复习与思考

1. 说出结膜炎及沙眼的防治要点。
2. 说出急性化脓性中耳炎的诊断要点及预防措施。
3. 如何预防白内障和近视眼？
4. 防治皮癣有哪些措施？

第十一章
内分泌系统

一、内分泌系统的组成

内分泌系统是神经系统以外的一个重要的调节系统，包括弥散神经内分泌系统和固有内分泌系统。其功能是将体液性信息物质传递到全身各细胞，发挥其对远处和相近的靶细胞的生物作用，参与调节机体各器官的新陈代谢、生长发育和生殖活动，保持机体内环境的平衡和稳定。

弥散神经内分泌系统可分为中枢部和周围部，前者包括下丘脑-垂体和松果体细胞；后者包括分散在胃肠道、肺、脑、心肌、泌尿生殖道、血管、血液等处散在的内分泌细胞。

固有内分泌系统是由无导管腺组成的固有内分泌器官构成，包括垂体、甲状腺、甲状旁腺、肾上腺、胰岛、性腺、松果体和胸腺等（图 11-1）。其分泌物激素是高效能生物活性物质，可以透过毛细血管壁或血窦的壁经血液循环运送到全身特定的靶器官而发挥作用。

二、激素

内分泌腺或散在的内分泌细胞所分泌的高效能生物活性物质，称为激素。激素可通过多种途径到达靶组织细胞发挥作用：①大多数激素经血液运输至远距离的靶细胞发挥作用，称为远距分泌；②有些激素经组织液扩散到邻近的细胞而发挥作用，称为旁分泌；③由神经细胞分泌的激素，称为神经激素，神经激素可通过神经轴突内的轴浆流动运送至神经末梢释放，作用于所连接的组织，称为神经分泌。见图11-2。

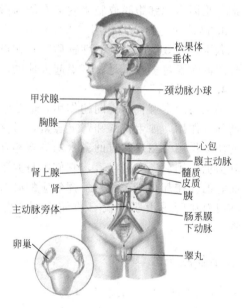

松果体
垂体
颈动脉小球
甲状腺
胸腺
心包
腹主动脉
肾上腺
髓质
皮质
胰
肾
主动脉旁体
肠系膜下动脉
卵巢
睾丸

图 11-1　内分泌腺

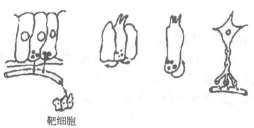

靶细胞

(a)远距分泌　　　(b)旁分泌　(c)自分泌　(d)神经分泌

图 11-2　激素的递送方式

（一）激素的分类

激素按其化学性质可分为两大类：一类是类固醇激素，如肾上腺皮质激素和性激素；另一类是含氮激素，包括蛋白质类、多肽类（如胃肠激素、甲状旁腺激素、胰岛素等）、胺类（如肾上腺素、去甲肾上腺素、甲状腺激素等）。含氮激素除甲状腺激素外，均易被消化酶破坏，作为药物使用时一般不宜口服。类固醇激素不容易被消化酶破坏，可口服使用。

（二）激素作用的一般特性

1. 信息传递作用

激素可以作为一种化学信使，在细胞与细胞之间进行信息传递，不论是哪种激素，它对靶组织的生理生化过程只能起到加强（兴奋）或减弱（抑制）的调节作用。在这些作用中，激素既不能增添成分，也不能提供热量。

2. 作用的特异性

某种激素能选择性地作用于某些器官（包括内分泌腺）和组织、细胞，称为激素作用的特异性。激素作用的对象分别称为该激素的靶器官、靶腺体、靶细胞。靶细胞之所以能识别激素，是因为靶细胞膜或胞浆内存在能与激素发生特异性结合的受体。

3. 高效能生物放大作用

激素是高效能的生物活性物质，它在血液中含量甚微，但发挥作用却很大。若某内分泌腺分泌的激素过多或不足，可引起人体的功能或代谢明显异常。

4. 相互作用

不同的激素有各自不同的作用，但是它们却是互相联系、互相影响的。有些激素具有相互增强的作用，如生长素和肾上腺素，虽然它们的作用环节不同，但均能升高血糖，称为激素的协同作用。相反，有的激素却具有相互拮抗的作用。如胰岛素的降血糖作用与肾上腺素的升血糖作用。还有些激素，它们本身并不能直接引起所作用器官或细胞的某些生理效应，然而它的存在却是另一激素发挥效应的必备条件，这称为激素的允许作用。例如，糖皮质激素本身对血管平滑肌并没有收缩作用，但缺乏它时，去甲肾上腺素的缩血管作用则难以发挥。

三、下丘脑与垂体

（一）垂体的位置、形态与结构

垂体位于颅底的垂体窝内，以漏斗连于下丘脑。垂体是一个卵圆形小体，呈浅红色，成年人的垂体约豌豆大，重约0.6g。垂体包括腺垂体和神经垂体两部分（图11-3）。腺垂体主要由腺细胞构成，神经垂体由神经纤维构成。

下丘脑与腺垂体及神经垂体的联系非常密切。下丘脑与腺垂体之间通过垂体门脉系统发生功能联系。下丘脑与神经垂体之间通过下丘脑垂体束而发生功能联系（图11-4）。

（二）下丘脑-腺垂体系统

1. 下丘脑与腺垂体的结构和功能联系

（1）下丘脑促垂体区和下丘脑调节肽　凡是能分泌神经肽或肽类激素的神经内分泌细胞称为肽能神经元。下丘脑的肽能神经元主要分泌9种肽类物质，主要作用是调节腺垂体的活动，因此称为下丘脑调节肽。其中有5种已分离纯化称为激素，其余4种称为因子，其结构及作用见表11-1。

（2）垂体门脉系统　垂体上动脉从基底动脉环发出后其分支在正中隆起和漏斗柄处形成第一级毛细血管网，然后汇集成若干小静脉沿垂体柄下行，进入腺垂体后再次分支形成第二

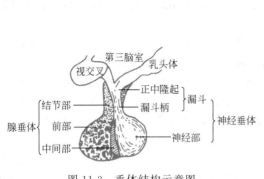

图 11-3　垂体结构示意图

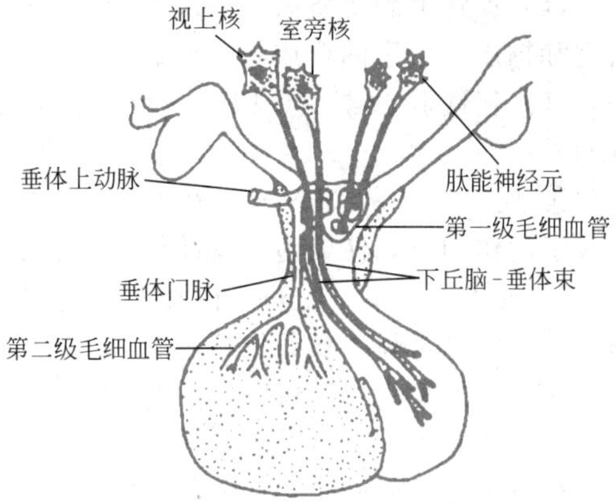

图 11-4　下丘脑-腺垂体系统示意图

表 11-1　下丘脑调节肽及其作用

名　称	化学结构	作　用
促甲状腺激素释放激素(TRH)	3 肽	促甲状腺激素↑、催乳素↑
促肾上腺皮质激素释放激素(CRF)	41 肽	促肾上腺皮质激素↑
促性腺激素释放激素(GnRH)	10 肽	促卵泡激素↑、黄体生成素↑
生长素释放激素(GHRH)	44 肽、40 肽、37 肽	生长素↑
生长抑素(GIH)	14 肽	生长素↓、促肾上腺皮质激素↓
（生长素释放抑制激素）		
		促甲状腺激素↓、催乳素↓
		促卵泡激素↓、黄体生成素↓
催乳素释放因子(PRF)	未定	催乳素↑
催乳素释放用制因子(PRIF)	未定	催乳素↓
促黑激素释放因子(MRF)	未定	促黑激素↑
促黑激素释放抑制因子(MIF)	未定	促黑激素↓

级毛细血管网，这套血管系统称为垂体门脉系统（图 11-4）。垂体门脉系统的作用是把下丘脑分泌的调节肽输送至腺垂体，调节腺垂体分泌细胞的活动。

2. 腺垂体分泌的激素

腺垂体是体内重要的内分泌腺，共分泌 7 种激素，均属于蛋白质或肽类。

（1）生长素（GH）　生长素的生理作用是促进生长发育及物质代谢。

① 促进生长发育。促进氨基酸进入细胞，增加蛋白质合成；促进软骨和骨细胞的增长繁殖。在幼年时期，如果生长素分泌过多，则生长发育过度，身体异常高大，称为巨人症；如果生长素分泌过少，则生长迟缓，身体矮小，称为侏儒症。如果成年后生长素分泌过多，由于长骨骨骺已闭合，只能使扁骨及短骨异常增生，出现手大、指粗、鼻高、下颌突出等，称为肢端肥大症。

② 对代谢的影响。生长素能促进蛋白质合成，并能促进体内脂肪分解，使血中游离的脂肪酸增多，同时加强脂肪酸的氧化，产生酮体，导致血中脂肪酸和酮体增加；生长素对糖代谢的影响随剂量不同而不同，生理水平的生长素能促进胰岛素分泌，加强细胞对葡萄糖的利用，但过量的生长素则抑制糖的氧化利用，使血糖升高，引起垂体性糖尿病。

（2）催乳素（PRL）　催乳素是由 199 个氨基酸组成的蛋白质，可使发育完全且具有泌乳条件的乳腺分泌乳汁。

（3）促甲状腺激素（TSH）　促甲状腺激素是一种糖蛋白，它可促进甲状腺增生和甲状腺激素的合成与分泌。

（4）促肾上腺皮质激素（ACTH）　促肾上腺皮质激素属于多肽类，可促进肾上腺皮质增生和糖皮质激素的合成与释放。

（5）促性腺激素（GTH）　促性腺激素有两种：促卵泡激素（FSH）和黄体生成素（LH）。

① 促卵泡激素（FSH）。在女性，它能够促进卵泡的生长、发育、成熟，并在小量黄体生成素的作用下，使卵泡分泌雌激素。在男性，促卵泡激素能促进精子的生成。

② 黄体生成素（LH）。在女性。它与促卵泡激素共同作用，促进卵泡分泌雌激素并排卵，还能促进黄体生长并维持其存在。在男性，它能促进睾丸间质细胞分泌雄激素。

（6）促黑激素（MSH）　促黑激素是多肽，其作用是促进黑素细胞合成黑色素，加深皮肤与毛发的颜色。

3. 下丘脑-腺垂体系统分泌功能的调节

（1）下丘脑对腺垂体的调节　下丘脑的调节肽通过垂体门脉作用于腺垂体，控制腺垂体多种激素的分泌。凡具有兴奋作用的称释放激素（因子），凡具有抑制作用的称释放抑制激素（因子）。

（2）靶腺激素对下丘脑-腺垂体系统的反馈性调节　腺垂体分泌促激素作用于甲状腺、肾上腺、性腺，使其分别分泌甲状腺激素、糖皮质激素和性激素。这些靶腺激素在血中的浓度改变时，对下丘脑分泌相应释放激素（因子）和腺垂体分泌的相应促激素都有反馈作用，多为负反馈，从而使血中的靶腺激素水平维持相对恒定（图11-5）。

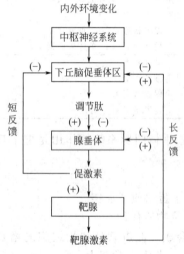

图11-5　下丘脑-腺垂体分泌调节

（三）下丘脑-神经垂体系统

1. 下丘脑与神经垂体的结构与功能联系

神经垂体内的血管升压素和催产素是由下丘脑的视上核和室旁核合成的，合成后先沿着下丘脑-垂体束的神经纤维输送到神经垂体内贮存起来。需要时，再释放入血液发挥作用。

2. 神经垂体释放的激素

（1）血管升压素（ADH）　血管升压素又称抗利尿激素，能促进肾小管对水的重吸收，使尿量减少（详见第八章）。当分泌减少时能引起尿量增多，称为尿崩症。在超过生理剂量时，可使全身的血管收缩，使血压升高，但由于它对冠状动脉有收缩作用，减少心的血液供应，因此一般不作为升压药。

（2）催产素（OXT）　催产素的主要作用是促进子宫收缩，特别是妊娠晚期的子宫对催产素的敏感性更高，有助于分娩，也有助于减少产后出血。OXT还可作用于乳腺周围的肌上皮细胞，使其收缩，促进贮存于乳腺中的乳汁排出，并能维持乳腺分泌乳汁。

四、甲状腺

（一）甲状腺的位置、形态和结构

甲状腺位于颈前区，甲状软骨的下方，气管上端的两侧，呈"H"形，分为左、右两叶，中间以峡部相连（图11-6）。正常成人甲状腺重20～30g，血管丰富，呈红棕色，质较软。其表面有纤维结缔组织被膜，并伸入甲状腺实质将腺组织分为许多小叶。小叶主要由大小不等的腺泡及间质组成。腺泡由单层立方上皮围成，中间为腺泡腔，其内充满胶质（图

11-7)。胶质的主要成分为甲状腺球蛋白，是甲状腺上皮细胞的分泌物。在甲状腺的腺泡之间或甲状腺腺泡上皮细胞之间有腺泡旁细胞（图11-7），能分泌降钙素。

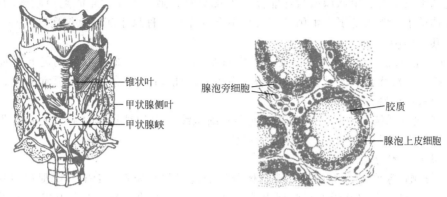

图 11-6　甲状腺的位置　　　　　　图 11-7　甲状腺的组织结构

（二）甲状腺激素

1. 甲状腺激素的合成和贮存

甲状腺腺泡上皮细胞能合成和分泌甲状腺激素，包括甲状腺素，又称四碘甲腺原氨酸（T_4）和三碘甲腺原氨酸（T_3）两种。它们均为酪氨酸的碘化物。在腺体和血液中，T_4 含量占绝大多数，但 T_3 的生物活性比 T_4 强约 5 倍。

合成甲状腺激素的主要原料为碘和甲状腺球蛋白。甲状腺球蛋白由甲状腺腺泡上皮细胞合成，碘则主要由食物供给。甲状腺首先通过主动转运方式将肠吸收入血液的碘摄入腺泡上皮细胞，摄入细胞的碘先经氧化作用转变为活化碘。活化碘将甲状腺球蛋白分子中的酪氨酸转化为单碘酪氨酸（MIT）和双碘酪氨酸（DIT）。随后，1 分子 MIT 与 1 分子 DIT 缩合成 1 分子的 T_3，或者 2 分子的 DIT 缩合成 1 分子的 T_4，它们附在甲状腺球蛋白分子上，贮存于腺泡腔中。

2. 甲状腺激素的分泌与运输

甲状腺激素的分泌是在促甲状腺素作用下，先是腺泡腔内的甲状腺球蛋白进入腺泡上皮细胞内，与溶酶体融合形成吞噬体。然后在溶酶体蛋白水解酶作用下，T_3、T_4 由甲状腺球蛋白分子中分离出来，释放入血。

3. 甲状腺激素的生理作用

甲状腺激素的主要作用是促进人体的新陈代谢，维持正常的生长发育。

（1）促进新陈代谢

① 能量代谢。甲状腺激素能促进大多数组织细胞的氧化过程，使人体耗氧量及产热量增加，提高能量代谢水平。甲状腺功能亢进症时，患者的产热增加，基础代谢率增高。甲状腺功能减退症时，患者的产热减少，基础代谢率降低。

② 糖代谢。甲状腺激素能促进小肠对葡萄糖的吸收和肝糖原的分解，因此，甲状腺激素有升高血糖的趋势，但它同时能促进外周组织对糖的利用，又有降低血糖的作用。甲状腺功能亢进症的患者吃糖稍多即可出现高血糖甚至糖尿。

③ 脂肪代谢。甲状腺激素可促进脂肪的分解氧化和胆固醇的合成，但更主要的是它能促进胆固醇转化为胆酸排出。因此甲状腺功能亢进症患者，血中胆固醇偏低；甲状腺功能减退症患者，血中胆固醇增高，易患动脉粥样硬化。

④ 蛋白质代谢。在生理剂量时，甲状腺激素能促进蛋白质合成，大剂量时反而促使蛋白质分解，特别是骨骼肌的蛋白质大量分解，以致患者消瘦无力。甲状腺激素减少时，蛋白

质合成减少，也出现肌肉无力，但组织间的黏蛋白增多，结合大量水分，出现黏液性水肿。

（2）促进生长发育　甲状腺激素能促进人体的生长发育，特别是骨骼系统、神经系统及生殖系统的生长发育。甲状腺激素还能促进生长素的分泌。如在幼年时期甲状腺功能减退，将出现身体矮小、智力低下、生殖器官发育不全等症状，称呆小症或克汀病。

（3）其他作用

① 对神经系统。甲状腺激素能提高神经系统的兴奋性，因此甲状腺功能亢进症患者常有性情急躁、喜怒无常、失眠多梦等症状。甲状腺功能减退症患者常有感觉迟钝、行为迟缓、嗜睡等兴奋性降低的表现。

② 对心血管系统。甲状腺激素能促进心肌细胞终池内的钙离子释放，使心肌收缩力增强、心率加快、心输出量增大、外周血管扩张。

4. 甲状腺激素分泌的调节

（1）下丘脑-腺垂体-甲状腺轴　腺垂体分泌的促甲状腺激素（TSH）能促进甲状腺分泌 T_3、T_4，而 TSH 的分泌又受下丘脑促甲状腺激素释放激素的控制。当血中 T_3、T_4 浓度增高时，可抑制 TSH 的分泌，TSH 又可抑制下丘脑分泌促甲状腺激素释放激素（TRH），使甲状腺分泌的 T_3、T_4 减少。反之，当血中 T_3、T_4 浓度下降时，又可促进 TSH 和 TRH 的分泌，进而使血中 T_3、T_4 浓度升高。T_3、T_4 就是通过这种反馈调节维持相对稳定的（图 15-5）。

（2）甲状腺的自身调节　甲状腺可适应食物中碘含量的变化，以调节腺泡摄取和浓缩碘的能力，这是一种自身调节功能。当食物中碘含量过多时，腺细胞有机碘含量增加，此时，甲状腺摄取碘的能力受抑制，对 TSH 的反应性降低，因此甲状腺激素的合成和分泌不致过多。相反，当食物中碘含量不足时，甲状腺的摄碘能力增强，对 TSH 敏感性提高，使 T_3、T_4 的合成与释放不致减少。

五、甲状旁腺

1. 形态与结构

人体有两对甲状旁腺，其形状为椭圆形小球，总重量为 100mg，通常埋于甲状腺两侧叶的后缘内，左右上下各一。见图 11-8。

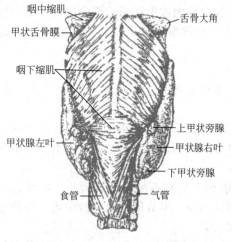

2. 甲状旁腺分泌的主要激素

甲状旁腺分泌甲状旁腺素（PTH），是调节血钙水平的最重要的激素，它能动员骨钙入血使血钙升高，还能促进远球小管对钙的重吸收，也使血钙升高，同时还抑制近球小管对磷的重吸收，使血磷降低。

调节 PTH 的最重要的因素是血钙浓度，血钙下降使其分泌增加，而血钙上升则使其分泌减少。

图 11-8　甲状腺和甲状旁腺（后面）

图中标注：咽中缩肌、舌骨大角、甲状舌骨膜、咽下缩肌、上甲状旁腺、甲状腺左叶、甲状腺右叶、下甲状旁腺、食管、气管

六、胰岛

（一）胰岛的形态与结构

胰岛是散在于胰腺腺泡之间的许多细胞团，像海洋中的小岛一样，故称胰岛。人体胰腺中约有 10 万～100 万个胰岛，但仅占胰腺总体积的 1％～2％。胰岛主要有 A 细胞和 B 细胞。A 细胞占 20％，分泌胰高血糖素；B 细胞占 60％～70％，分泌胰岛素。

胰岛受自主神经的支配。交感神经和副交感神经末梢都直接分布于胰岛细胞。

（二）胰岛分泌的主要激素

1. 胰岛素

胰岛素是含有 51 个氨基酸的小分子蛋白质，1965 年我国生化学家在世界上首次成功地合成了具有高度生物活性的结晶胰岛素，为我国的医药事业作出了巨大贡献。

（1）胰岛素的生理作用　胰岛素的主要作用是调节糖代谢，同时也调节脂肪和蛋白质代谢。

① 调节糖代谢。胰岛素的主要作用是降低血糖。一方面它能促进组织细胞摄取和利用葡萄糖，加速葡萄糖合成肝糖原和肌糖原，促进血糖转化为脂肪，增加血糖的去路；另一方面它还能抑制糖原的分解，抑制糖异生，减少血糖的来源。当胰岛素分泌不足时，则组织利用葡萄糖的能力下降，糖原分解加快，血糖就会升高，当血糖浓度超过肾糖阈时，尿中可排出葡萄糖，引起糖尿病。

② 调节脂肪代谢。胰岛素能促进肝合成脂肪，并能促进葡萄糖转化为脂肪贮存起来。胰岛素还能抑制脂肪酶的活性，减少脂肪的分解。胰岛素分泌不足时，将出现脂肪代谢紊乱，脂肪分解代谢加强，血脂升高并生成大量酮体，严重时引起酮血症和酸中毒。血脂的明显升高将引起心脑血管的严重并发症。

③ 调节蛋白质代谢。胰岛素能促进细胞摄取氨基酸，促进蛋白质的合成，并能抑制蛋白质的分解，因而能促进人体的生长及组织的修复。

此外，胰岛素还能促进钾离子进入细胞内，使血钾降低。

（2）胰岛素分泌的调节

① 血糖浓度的影响。胰岛素的分泌主要受血糖浓度的调节。当血糖浓度升高时，胰岛分泌胰岛素增加，使血糖降低。反之则胰岛素分泌减少，使血糖回升，从而维持血糖浓度相对恒定。此外，血中氨基酸、脂肪酸、酮体浓度升高也促进胰岛素的分泌。

② 激素的影响。体内许多激素都能直接或间接地影响胰岛素的分泌。如胰高血糖素、糖皮质激素、生长素以及甲状腺激素可通过升高血糖而促进胰岛素的分泌，而肾上腺素、去甲肾上腺素则能抑制胰岛素的分泌。

③ 神经调节。迷走神经兴奋可引起胰岛素分泌增加；交感神经则抑制胰岛素分泌。

2. 胰高血糖素

（1）胰高血糖素的生理作用　胰高血糖素能促进肝糖原分解及糖的异生，使血糖明显升高，还能促进脂肪分解，使酮体增多。胰高血糖素可使氨基酸迅速进入肝细胞，脱去氨基，异生为糖。对蛋白质有促进分解和抑制合成的作用。

（2）胰高血糖素分泌的调节

① 血糖浓度的影响。血糖浓度是调节胰高血糖素分泌的主要因素。血糖浓度降低时，胰高血糖素分泌增加；血糖浓度升高时，其分泌减少。

血中氨基酸增多，既能促进胰岛素分泌，又能促进胰高血糖素的分泌，这对防止低血糖有一定的生理意义。

② 神经调节。交感神经兴奋时可促进胰高血糖素分泌；迷走神经则抑制其分泌。

七、肾上腺

肾上腺位于肾的上方，左、右各一，左侧是半月形，右侧呈三角形。见图 11-9。肾上腺的实质分为两部分，外层为皮质，占大部分；内层为髓质，占小部分。

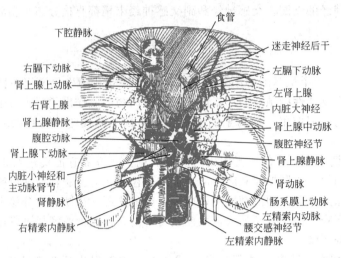

图 11-9　肾上腺

（一）肾上腺皮质

1. 肾上腺皮质的组织结构

由外向内可将肾上腺皮质分为三层（图 11-10）：最外层为球状带，球状带的腺细胞排列成球形，主要分泌盐皮质激素；束状带位于皮质中间，其腺细胞排列成索，分泌糖皮质激素；最内层靠近髓质的为网状带，腺细胞排列不规则，主要分泌糖皮质激素和少量性激素。肾上腺皮质分泌的三类激素都属类固醇激素。

2. 肾上腺皮质激素的作用

（1）糖皮质激素的作用　人体糖皮质激素以皮质醇（氢化可的松）为主，仅有少量的皮质酮，它的主要作用和调节如下。

① 对物质代谢的作用。在糖代谢方面，糖皮质激素能促进肝的糖异生，增加肝糖原储备。同时还能抑制外周组织细胞对糖的利用，因而使血糖呈上升趋势。因而糖尿病患者要慎用或禁用糖皮质激素。

在脂肪代谢方面，糖皮质激素对不同部位脂肪的作用不同，它可使四肢脂肪组织分解，而面部和躯干脂肪合成增多，出现所谓"向心性肥胖"。肾上腺皮质功能亢进症或长期大量应用糖皮质激素，可出现面圆、背厚、四肢消瘦的特殊体征。

在蛋白质代谢方面，糖皮质激素能促进肝外组织的蛋白质分解，特别是肌肉组织。因此当糖皮质激素分泌过多或长期使用时，可引起肌肉萎缩无力、生长停滞、皮肤变薄等症状。

② 在"应激反应"中的作用。当人体突然受到出血、创伤、冷冻、饥饿、疼痛、感染、惊恐等不同的有害刺激时，均可出现血中 ACTH 浓度的急剧增高和糖皮质激素的大量分泌，

图 11-10　肾上腺微细结构

这一现象称为"应激反应"。通过应激反应，改变人体的物质代谢和能量代谢，可增强人体对有害刺激的抵抗能力，对维持生命起重要作用。此外，大量的糖皮质激素还有抗炎症、抗过敏、抗中毒等药理作用。

③ 对其他组织器官的作用。对血细胞，糖皮质激素能增强骨髓的造血功能，使血中红细

胞和血小板数量增加；动员附着在小血管壁的中性粒细胞入血，使血中中性粒细胞增多；抑制淋巴细胞 DNA 合成，使淋巴细胞减少；促进巨噬细胞系统吞噬嗜酸粒细胞，使其减少。

对血管，糖皮质激素是维持正常人体血压所必需的因素，它能使肾上腺素和去甲肾上腺素的降解减慢，并能提高血管平滑肌对去甲肾上腺素的敏感性，使血管保持正常的紧张性。

对胃肠，糖皮质激素能促进胃酸和胃蛋白酶原的分泌，溃疡病患者应慎用或禁用。

对中枢神经系统，小量的糖皮质激素能使人体产生欣快感，大剂量则出现思维不集中、烦躁不安以及失眠等现象。此外，糖皮质激素也具有盐皮质激素的作用，但较弱。

（2）盐皮质激素的作用　盐皮质激素的主要作用是调节水盐代谢。在这类激素中以醛固酮为代表（详见第八章）。当盐皮质激素分泌减少时，可引起低血钠、高血钾、脱水和循环衰竭等现象。此外，盐皮质激素也兼有糖皮质激素的作用，只是作用比较弱。

（3）性激素的作用　肾上腺皮质网状带分泌少量的性激素，有雄激素和雌激素。肾上腺皮质瘤患者，除糖皮质激素和盐皮质激素分泌增多外，雄激素也会增加，在女性，就会出现男性化的病理状态。

3. 肾上腺皮质激素的分泌调节

（1）糖皮质激素分泌的调节　糖皮质激素的分泌受腺垂体分泌的促肾上腺皮质激素（ACTH）的直接调节，而 ACTH 的分泌又受下丘脑分泌的促肾上腺皮质激素释放激素（CRH）的控制。同时，ACTH 的分泌又受血中糖皮质激素的负反馈调节。当血中糖皮质激素浓度过高时，可通过长反馈抑制下丘脑和腺垂体分泌 CRH 和 ACTH。ACTH 也可通过短反馈抑制下丘脑分泌 CRH。

由于糖皮质激素浓度升高能抑制下丘脑和腺垂体分泌 CRH 和 ACTH，故长期大量使用糖皮质激素时，可使肾上腺皮质逐渐萎缩。若突然停药，使体内糖皮质激素骤然下降，引起医源性肾上腺皮质功能不全，造成严重后果。所以对长期大量使用糖皮质激素类药物的患者，要逐渐减量停药，不宜骤停。

（2）盐皮质激素的分泌调节　盐皮质激素的分泌主要受肾素-血管紧张素-醛固酮系统的调节（详见第五章）。此外，血钾升高或血钠降低可以直接作用于球状带，促进其分泌。

（二）肾上腺髓质

1. 肾上腺髓质的组织结构

肾上腺的髓质与皮质网状带交接处参差不齐、界限不清。髓质的腺细胞较大，呈多边形，围绕血窦排列成团或不规则的索网状（图 11-10）。腺细胞内有许多易被铬盐染成棕黄色的颗粒，故亦称嗜铬细胞，它能分泌肾上腺素和去甲肾上腺素，两者都是儿茶酚胺类的激素。

2. 肾上腺髓质激素

肾上腺髓质与交感神经系统组成交感-肾上腺髓质系统，髓质激素的作用与交感神经紧密联系，难以分开。

（1）肾上腺髓质激素的作用　肾上腺素与去甲肾上腺素对心血管和平滑肌的作用相似，但也有差别（表 11-2）。

表 11-2　肾上腺髓质激素的主要作用比较

项　目	肾上腺素	去甲肾上腺素
心脏	加强加快,输出量增加	作用弱(反射性减慢)
血管	皮肤、腹腔血管收缩;骨骼肌、冠状血管舒张	冠状血管舒张,其他血管收缩
外周阻力	变化不大	明显增加
血压	升高(收缩压为主)	明显增高(舒张压为主)
平滑肌	支气管平滑肌舒张,胃、肠道平滑肌舒张	作用弱

下面主要讨论肾上腺髓质激素对代谢和神经系统的作用。

① 对代谢的作用。肾上腺素与去甲肾上腺素均能使肝糖原分解为葡萄糖，释放入血，故均有升高血糖作用。肾上腺素与去甲肾上腺素都能激活脂肪酶，加速脂肪分解，使血中脂肪酸升高。以上作用以肾上腺素的作用较强。此外，两者均能增加组织的耗氧量及产热量。

② 对神经系统的作用。肾上腺素与去甲肾上腺素均能提高神经系统的兴奋性，使人体处于警觉状态，反应灵敏，有利于人体应付各种紧急状态。

（2）肾上腺髓质激素分泌的调节

① 肾上腺髓质受交感神经节前纤维的支配，交感神经兴奋可促使肾上腺髓质激素分泌。当人体处于紧急情况时（如运动、失血、创伤、寒冷、恐惧等），可引起交感神经的广泛兴奋，同时肾上腺髓质大量分泌。它们作为一个整体动员起来，使人体应付各种紧急情况，通常称为应激反应。表现为心跳加快加强、心输出量增多、血压上升、骨骼肌血管舒张、全身血液重新分配，保证各重要器官得到充分的血液供应，还可以使肝糖原、脂肪分解加强，血糖升高，以适应人体在应激情况下对能量的需要。

② 除交感神经外，ACTH 和糖皮质激素对肾上腺髓质的分泌也有促进作用。

复习与思考

1. 名词解释：内分泌系统、激素、激素的允许作用。
2. 简述激素作用的一般特征。
3. 简述甲状腺激素和降钙素的主要作用。
4. 说明甲状腺激素的主要作用。
5. 说明肾上腺皮质激素的生理功能。
6. 说明生长素的主要功能。
7. 说明垂体后叶激素的主要功能。
8. 胰岛素分泌减少会出现糖尿，为什么？
9. 肾上腺皮质分泌激素的种类及其作用。
10. 想一想，能使血糖升高的激素有哪些？

第二节　常见疾病

内分泌系统通过分泌激素参与人体生理、生化功能的调节，同神经系统、免疫系统相互配合和调控，使全身各器官系统的活动协调一致，共同担负起机体的代谢、生长、发育、生殖、运动、衰老等生命现象。如内分泌功能失调，机体的生理、生化功能将出现一系列紊乱，产生各种病态。内分泌系统疾病相当常见，可表现为功能减低、功能亢进、激素敏感缺陷。

一、甲状腺功能亢进症

甲状腺功能亢进症（简称甲亢），是由多种原因导致的甲状腺激素分泌过多而引起的临床综合征。本病起病缓慢，可发生于任何年龄，但以 20～40 岁的女性发病率高。其病因复杂，可分为甲状腺性甲亢、垂体性甲亢、伴瘤综合征和绒毛膜促性腺激素相关性甲亢、医源性甲亢、暂时性甲亢。其中以甲状腺性甲亢类的毒性弥漫性甲状腺肿最为常见。

【病因和发病机制】　病因复杂，尚未完全阐明。一般认为主要是在遗传的基础上因精神刺激、感染等因素诱发自身免疫反应所致，是一种自身免疫性疾病。其结果导致甲状腺合成并释放大量甲状腺激素，引起甲亢。

【临床表现】　本病起病缓慢，病情轻重不一，典型的表现有甲状腺激素分泌过多综合征、甲状腺肿、眼征。

（一）甲状腺激素分泌过多综合征

（1）高代谢综合征　患者常有疲乏无力、怕热多汗、皮肤温暖潮湿、低热、消瘦等。由于甲状腺激素分泌过多，加速糖、脂肪、蛋白质的代谢和氧化，产热增加，散热加速所致。

（2）神经兴奋性增高　神经过敏、容易激动、情绪烦躁、失眠、思想不集中、记忆力减退，有时有幻觉、躁狂等精神症状。可有手、眼睑、舌震颤，腱反谢亢进等。

（3）心血管系统　即心悸、胸闷、气短、心动过速，心率常在 90～120 次/min，休息和睡眠时心率仍快，为本症的特征之一。体检时有时还可发现心尖区第一心音亢进、心律失常、收缩压升高、舒张压下降等。晚期可发生甲亢性心脏病，甚至出现心力衰竭。为甲状腺激素直接作用于心肌以及周围血管系统，使循环系统活动增加所致。

（4）消化系统　食欲亢进、多食、消瘦、排便增加，重者可有肝肿大、肝功能异常，偶有黄疸。因消化吸收不良、营养不良、免疫功能失调所致。

（5）运动系统　肌群萎缩、软弱、无力、行动困难、周期性瘫痪。患者尚可有骨质疏松、脱钙、骨痛等症状。可能因甲状腺激素的作用，机体的蛋白质能量代谢呈负平衡，钾异常分布，血钾过低所致。

（6）生殖系统　女性常有月经减少、闭经，男性阳痿。因性激素代谢加快所致。

（7）血液系统　可发生贫血、白细胞减少、血小板降低，患者可出现紫癜或溶血。

（二）甲状腺肿大

大多数患者有程度不同的、弥散性、对称性甲状腺肿，随吞咽动作上、下移动。在肿大的甲状腺左、右叶的上、下可扪及震颤，闻及血管杂音，为诊断本病的重要体征。

（三）眼征

为甲亢的特征性表现。分为两种类型。

（1）良性突眼（干性突眼、非浸润性突眼）　主要表现为：①眼球向前突出；②眼裂增宽，角膜上缘外露；③上睑挛缩，下视时眼睑不能随眼球相应下移，上视额纹不明显；④两眼看近物时，眼球辐辏不良，呈凝视征。上述眼征主要为交感神经兴奋和甲状腺素的β肾上腺素能样作用致眼外肌和提上睑肌张力增高所致，经治疗后可恢复，预后良好。

（2）恶性突眼（水肿性突眼、浸润性突眼）　较少见，除上述眼征更明显外，常伴有眼睑肿胀肥厚，结膜充血水肿；眼球明显突出、活动受限，严重者眼球固定。患者感眼内有异物感、眼部胀痛、畏光、流泪、复视、视野缩小及视力下降等。角膜外露可形成溃疡或全眼球炎，甚至失明。主要因眼眶肌自身免疫反应所致。

（四）甲状腺危象

是甲亢恶化的表现，其发生是由于甲状腺激素分泌量骤增，大量释放入血，机体内环境紊乱、肾上腺皮质长期负担过重，应激时发生功能不全所致，早期表现为原有甲亢症状加重，继而有高热、心率快（140～240 次/min），可伴心房颤动、心房扑动、大汗、呕吐、腹泻、烦躁、嗜睡、昏迷、休克、心力衰竭，是甲状腺功能亢进症死亡的重要原因。

【诊治要点】

1. 诊断

本病根据病史、临床表现、甲状腺功能检查、甲状腺激素测定、甲状腺扫描、B超等即可确诊。

2. 治疗

（1）一般治疗　注意休息、补充足够的热量和营养。给予高热量、高蛋白、高B族维生素。

（2）对症治疗　如使用镇静药、β受体阻滞药等。

（3）甲状腺功能亢进症的治疗　包括药物治疗、放射性碘治疗、手术治疗。其中，药物治疗方法最广泛，但治愈率仅50%左右。其余二者均为创伤性措施，治愈率较高，但也有一些缺点。

① 抗甲状腺药物治疗。常用硫脲类（如甲硫氧嘧啶、丙硫氧嘧啶）和咪唑类（甲巯咪唑、卡比马唑）。其作用机制相同，均可抑制甲状腺素的合成。

② 放射性^{131}I治疗。利用甲状腺高度摄取和浓集碘的能力及^{131}I释放出β射线对甲状腺的毁损效应，破坏滤泡上皮而减少甲状腺素的分泌，也可抑制甲状腺内淋巴细胞的抗体生成，加强疗效。

③ 手术治疗。甲状腺次全切除术的治愈率可达70%以上，但可引起多种并发症，如创口出血、感染、甲状腺危象、暂时性或永久性甲状旁腺功能减退症、甲状腺功能减退症等。

【预防保健】　积极宣传甲亢的基本知识和防治要点。合理安排工作和休息，保持良好的心态。积极减轻患者承受的精神压力，注意饮食营养，补充高热量、高蛋白、高B族维生素。坚持治疗，定期复查。

二、糖尿病

糖尿病是由多种病因引起的以高血糖为特征的代谢紊乱，是由于胰岛素分泌和/或作用缺陷，引起糖、脂肪、蛋白质及水、电解质等代谢紊乱所致。久病可引起多系统损害，病情严重或应激时可发生急性代谢紊乱，如酮症酸中毒、高渗性昏迷等，危及患者生命。糖尿病是常见病、多发病，以40岁以上发病率高，其患病率正随着人民生活水平的提高、人口老龄化、生活方式的改变而增加。

根据1997年糖尿病协会提出的建议分类如下。

（1）1型糖尿病　胰岛B细胞破坏，引起胰岛素绝对缺乏。

（2）2型糖尿病　以显著的胰岛素抵抗伴相对胰岛素不足，到显著的胰岛素分泌不足伴胰岛素抵抗。

（3）其他特殊类型糖尿病　如B细胞功能遗传性缺陷、胰岛素作用遗传性缺陷、胰腺外分泌疾病、内分泌病、药物或化学品所致糖尿病、感染、免疫介导糖尿病等。

（4）妊娠糖尿病。

【病因和发病机制】　糖尿病的病因和发病机制较为复杂。在不同类型糖尿病之间，其病因不尽相同，即使在同一类型的糖尿病中，也存在一定的差异。但目前公认的有关因素有：①在遗传上存在易感基因，并有环境因素相互作用；②胰腺病毒感染破坏胰岛B细胞；③自身免疫或感染后的免疫反应破坏胰岛B细胞；④某些细胞上胰岛素受体异常，受体数目减少，对胰岛素不敏感；⑤拮抗胰岛素激素作用，如胰岛B细胞分泌胰岛素减少，A细胞分泌胰高血糖素过多，导致相互调节作用失调；⑥其他如肥胖、妊娠等，均可诱发糖尿病。

【临床表现】

1. 代谢紊乱综合征

①典型表现为"三多一少"症状，即多尿、多饮、多食和体重减轻。血糖升高因渗透性利尿引起多尿，因多尿使水排出过多而多饮，患者因糖利用障碍，导致脂肪、蛋白质分解而使体重减轻，为补偿损失的糖分，常易饥而多食。②皮肤瘙痒。③视力模糊，因高血糖改变眼内渗透压所致。

2. 反应性低血糖

有的2型糖尿病患者进食后胰岛素分泌高峰延迟，餐后3~5h血浆胰岛素水平不适当地升高，引起反应性低血糖。

3. 并发症和/或伴发病

（1）酮症酸中毒　其诱因多为感染、创伤、饮食不当、胰岛素不足或治疗中断等。早期为原有糖尿病症状加重、酸中毒时，出现恶心、呕吐、烦渴、尿量显著增加、呼吸深快。后期因严重失水和电解质紊乱，表现为尿少、皮肤黏膜干燥、脉搏细弱、血压下降、出现嗜睡，最终昏睡。因糖利用障碍、脂肪分解加速、大量脂肪酸在肝经 β-氧化产生大量乙酰乙酸、β-羟丁酸和丙酮所致。

（2）高渗性非酮症昏迷　多见于老年患者，患者常有幻觉、嗜睡、震颤等表现，逐渐加重，直至昏迷。发病机制复杂，未完全阐明。

（3）感染　疖、痈、脓肿、败血症、皮肤真菌感染等。

（4）大血管病变　如心肌梗死、缺血性脑血管病、糖尿病性肾病、肢体坏疽等。

（5）微血管病变　如糖尿病肾病、糖尿病视网膜病变、糖尿病性心肌病。

（6）其他　糖尿病足、糖尿病性白内障、黄斑病、青光眼、屈光改变、虹膜睫状体病变等。

【诊治要点】

1. 诊断

糖尿病在诊断上缺乏疾病的特异性标志，在出现代谢紊乱前不易发现，主要以空腹和餐后血糖异常升高为诊断依据。

2. 治疗

目前缺乏针对病因的有效治疗。其治疗的目的在于纠正代谢紊乱、消除症状、防止或延缓并发症、延长寿命、降低死亡率。

（1）一般治疗　让患者了解糖尿病的基础知识和治疗控制要求，学会测定尿糖；掌握饮食治疗的重要性和具体措施、应用降糖药物注意事项；学会注射胰岛素的技术。

（2）饮食治疗　是最重要的基础措施。治疗中可根据血糖、尿糖、体重等症状及时调整。

（3）口服降糖药物治疗

① 磺脲类。可促进胰岛 B 细胞分泌胰岛素，如甲苯磺丁脲、格列本脲、格列吡嗪等。

② 双胍类。可增强细胞对葡萄糖的利用，抑制糖原异生和肠壁对糖的吸收。如二甲双胍、苯乙双胍等。

（4）胰岛素治疗　是一种替代治疗。但治疗要个性化，并根据治疗情况随时调节。

（5）糖尿病酮症酸中毒治疗

① 补液。应用生理盐水以纠正脱水和低氯血症。血糖降至 13.9mmol/L，可改输 5％葡萄糖液，并在葡萄糖液中加入普通胰岛素，以增加供能，防止低血糖反应。

② 胰岛素治疗。采用小剂量普通胰岛素治疗，有抑制脂肪分解和酮体生成的作用。

③ 纠正电解质和酸碱平衡失调。

④ 极处理诱因和并发症。

【预防保健】　积极预防糖尿病的发生和发展，即采取一切措施：①避免糖尿病发病；②早期检出并治疗糖尿病；③延缓和/或防治糖尿病并发症。让患者及家属认识到糖尿病是一种需终生治疗的疾病，学会尿糖测定方法和判断，定时对尿糖进行分析，合理配制饮食，规律用药，尽量避免并发症的发生。

三、尿崩症

尿崩症是指血管升压素（ADH）分泌不足（又称中枢性尿崩症或垂体性尿崩症），或肾脏对血管升压素反应缺陷（又称肾性尿崩症）而引起的一组综合征，其特点是多尿、烦渴、低比重尿和低渗尿。

【病因和发病机制】

（1）原发性（原因不明或特发性）尿崩症　约占 1/3～1/2。通常在儿童起病，很少（<20%）伴有垂体前叶功能减退。这一诊断只有经过仔细寻找继发原因不存在时才能确定。当存在垂体前叶功能减退或高泌乳素血症或经放射学检查具有蝶鞍内或蝶鞍上病变证据时，应尽可能地寻找原因，密切随访找不到原发因素的时间越长，原发性尿崩症的诊断越肯定。有报道原发性尿崩症患者视上核、室旁核内神经元减少，且在循环中存在下丘脑神经核团的抗体。

（2）继发性尿崩症　发生于下丘脑或垂体新生物或侵入性损害，包括颅咽管瘤、胚胎瘤、松果体瘤、胶质瘤、脑膜瘤、转移瘤、白血病、组织细胞病、类肉瘤、黄色瘤、结节病以及脑部感染性疾病（结核、梅毒、血管病变）等。

（3）遗传性尿崩症　遗传性尿崩症十分少见，可以是单一的遗传性缺陷，也可是 DID-MOAD 综合征的一部分（可表现为尿崩症、糖尿病、视神经萎缩、耳聋，又称作 Wolfram 综合征）。

（4）物理性损伤　常见于脑部尤其是垂体、下丘脑部位的手术、同位素治疗后，严重的脑外伤后。外科手术所致的尿崩症通常在术后 1～6 天出现，几天后消失。经过 1～5 天的间歇期后，尿崩症症状永久消失或复发转变成慢性。严重的脑外伤，常伴有颅骨骨折，可出现尿崩症，有少数患者伴有垂体前叶功能减退。创伤所致的尿崩症可自行恢复，有时可持续 6 个月后才完全消失。

妊娠期间可出现尿崩症症状，分娩后数天症状消失。席汉综合征应用可的松治疗后可表现出尿崩症症状。妊娠期可出现精氨酸血管升压素抵抗性尿崩症，可能是妊娠时循环中胎盘血管升压素酶增高所致。这种患者血浆 AVP 水平增高，对大剂量 AVP 缺乏反应，而对去氨血管升压素治疗有反应，分娩后症状缓解。

【临床表现】　垂体性尿崩症可见于任何年龄，通常在儿童期或成年早期发病，男性较女性多见，男女之比约 2∶1。一般起病日期明确，大多数患者均有多饮、烦渴、多尿。夜尿显著，尿量比较固定，一般 4L/d 以上，最多不超过 18L/d，但也有报道达 40L/d 者。尿比重小于 1.006，部分尿崩症在严重脱水时可达 1.010。尿渗透压多数小于 200mOsm/(kg·H_2O)。口渴常严重，渴觉中枢正常者入水量与出水量大致相等。一般尿崩症者喜冷饮。如饮水不受限制，仅影响睡眠，引起体力软弱，智力、体格发育接近正常。烦渴、多尿在劳累、感染、月经期和妊娠期可以加重。遗传性尿崩症幼年起病，因渴觉中枢发育不全可引起脱水热及高钠血症，肿瘤及颅脑外伤手术累及渴觉中枢时除定位症状外，也可出现高钠血症（谵妄、痉挛、呕吐等）。一旦尿崩症合并垂体前叶功能不全时尿崩症症状反而会减轻，糖皮质激素替代治疗后症状再现或加重。

【诊治要点】

1. 诊断

根据患者烦渴、多饮、多尿、持续低比重尿的临床表现，结合实验室检查结果，不难作出尿崩症的诊断。

2. 治疗

（1）水剂血管升压素　尿崩症可用激素替代治疗。血管升压素口服无效。水剂血管升压素 5～10U 皮下注射，作用可持续 3～6h。这种制剂常用于神志不清的、继发于脑外伤或神经外科术后的尿崩症患者的最初治疗。因其药效短，可识别神经垂体功能的恢复，防止接近静脉输液的患者发生水中毒。

（2）粉剂尿崩停　赖氨酸加压素是一种鼻腔喷雾剂，使用一次可产生 4～6h 抗利尿作用。在呼吸道感染或过敏性鼻炎时，鼻腔黏膜水肿，对此类药物吸收减少。在这种情况下和意识丧失的尿崩症患者，应皮下注射脱氨加压素。

（3）长效尿崩停　长效尿崩停是鞣酸加压素制剂，每毫升含 5U，从 0.1ml 开始，可根据每日尿量情况逐步增加到 0.5～0.7ml/次，注射一次可维持 3～5 天，深部肌内注射。注射前充分混匀，切勿过量引起水中毒。

（4）人工合成 DDAVP（1-脱氨-8-右旋-精氨酸血管加压素）　DDAVP 增加了抗利尿作用而缩血管作用只有 AVP 的 1/400，抗利尿与升压作用之比为 4000：1，作用时间达 12～24h，是目前最理想的抗利尿药。1～4U 皮下注射或鼻内给药 10～20U，大多数患者具有 12～24h 的抗利尿作用。

继发性尿崩症应首先考虑病因治疗。

复习与思考

1. 内分泌系统疾病常有哪些表现形式？
2. 典型的甲亢患者主要有哪些方面的表现？通常有哪些治疗措施？各有什么优缺点？
3. 糖尿病主要分为哪些类型？有哪些治疗措施？

第十二章

生殖系统

生殖系统包括男性生殖系统和女性生殖系统，男、女生殖系统的形态结构虽不同，但都分为内生殖器官和外生殖器官。

一、生殖系统的组成

男性内生殖器包括睾丸、附睾、输精管、射精管和前列腺（图 12-1），男性外生殖器包括阴囊和阴茎。

女性内生殖器是指生殖器的内藏部分，包括阴道、子宫、输卵管及卵巢，其中卵巢是产生卵子和分泌女性激素的器官（图 12-2）。输卵管和卵巢常被称为子宫附件。女性外生殖器指生殖器官的外露部分，又称外阴，包括阴阜、大阴唇、小阴唇、阴蒂和阴道前庭等。

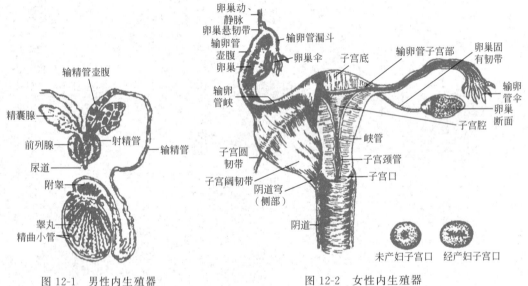

图 12-1　男性内生殖器　　　　　图 12-2　女性内生殖器

二、生殖系统的形态结构

1. 男性生殖系统

（1）睾丸　产生精子和分泌雄激素的器官。位于阴囊内，左、右各一。睾丸呈微扁的椭圆形，表面为致密结缔组织构成的白膜所覆盖，白膜伸入睾丸实质并将其分为若干锥形的睾丸小叶，内有精曲小管，为精子产生的场所。

（2）附睾　紧贴睾丸的上端和后缘，下端向上弯曲移行为输精管。附睾有暂时贮存精子的作用。

（3）输精管和射精管　是附睾的直接延续，向上行，穿腹下壁进入腹腔，在膀胱后面与精囊腺的排泄管汇合成射精管。射精管穿过前列腺的实质，开口于尿道的前列腺部。

（4）精囊腺　位于膀胱底部后，是一对长椭圆形的囊状器官。能分泌弱碱性的液体，含果糖和前列腺素等。

（5）前列腺　是不成对的实质性器官。形似板栗，中央有尿道穿过。前列腺也分泌弱碱性液体。前列腺分泌的液体、睾丸产生的精子以及附睾与精囊腺产生的液体共同形成精液。正常男性每次射精约 2～5ml，含精子约 2 亿～4 亿个。

2. 女性生殖系统

（1）阴道　位于真骨盆下部的中央，为性交器官及月经血排出和胎儿娩出的通道。阴道壁由黏膜、肌层和纤维层组成，有较大的伸展性。

（2）子宫　位于骨盆腔中央，呈倒置的梨形。子宫是一个空腔器官，腔内覆有黏膜，即子宫内膜，子宫内膜受卵巢激素的影响，有周期性改变并产生月经。性交时，子宫是精子到达输卵管的通道；受孕后，子宫是胚胎着床、发育、成长的地方。

（3）输卵管　为一对细长而弯曲的输送卵细胞的管道。内侧与子宫角相连通，外端游离呈漏斗状，与卵巢接近，有捡拾卵子的作用。输卵管长约 10～12cm，输卵管为卵子受精的场所。

（4）卵巢　呈扁卵圆形，位于腹腔内子宫的两侧，左、右各一，成年女子的卵巢重量约 5～6g。卵巢表面覆盖一层单层扁平或立方的表面上皮，上皮下方为一层纤维组织，称为卵巢白膜。卵巢的实质分为皮质和髓质两部分。皮质在外周，由初级卵泡、生长卵泡、成熟卵泡、退化卵泡以及致密结缔组织组成。髓质位于卵巢的中心部分，含有疏松结缔组织及丰富的血管、神经、淋巴管，髓质内无卵泡（图 12-3）。

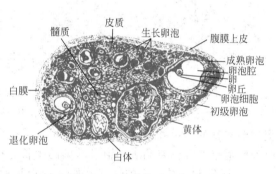

图 12-3　卵巢构造示意图

三、生殖系统的生理功能

（一）睾丸的功能

1. 睾丸的生精作用

睾丸由精曲小管和间质细胞构成。精曲小管有两种细胞，即生精细胞和支持细胞。生精细胞具有产生精子的作用，支持细胞对生精细胞具有支持和营养的功能。精子的生成过程为：精原细胞→初级精母细胞→次级精母细胞→精子细胞→精子。睾丸产生精子需要较低的温度环境（图 12-4）。

2. 睾丸的内分泌功能

睾丸的间质细胞分泌雄激素，主要是睾酮。正常男性每日约分泌睾酮 4～9mg。

雄激素的主要作用：①促进雄性副性器官的发育成熟，并维持其正常活动。②激发和维持男性副性征的出现，如生长胡须、突出喉结、低音调声音、粗壮体格等。③促进蛋白质合成，产生正氮平衡，促进生长发育。④维持正常的性欲。⑤促进造血，使红细胞生成增多。

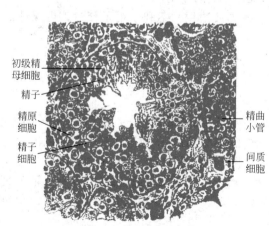

图 12-4　精曲小管及间质细胞（低倍）

（二）卵巢的功能

1. 卵巢的生卵作用

妇女一生中全部的卵细胞在胎儿期就已增殖生成。女婴出生时，其卵巢中含有 10 万～50 万个原始卵泡，以后不再增添。临近青春期及青春期后，由于垂体促性腺激素的作用，每月有十几个卵泡同时发育，这些发育中卵泡在一个月经周期中一般只有一个继续发育成熟，在继续发育的过程中，卵泡逐渐向卵巢表面移动，并突起在卵巢的包膜上。当突出于卵巢表面的卵泡完全成熟时，卵泡膜和卵巢包膜溶解破裂，于是卵母细胞被缓慢挤出，排出到腹腔，这个过程称为排卵。此时排出的卵并非真正意义上的卵细胞，当它在输卵管遇到精子，才完成分裂成为卵细胞。排卵后，残存的卵泡发育成月经黄体，黄体存在的时间长短取决于排出的卵是否受精，若没有受精，黄体维持 10 天即开始萎缩退化，形成白体（图 12-5）。如果卵细胞受精，黄体继续发育增大，形成妊娠黄体，一直维持到妊娠 5～6 个月，以后逐渐萎缩退化为白体。

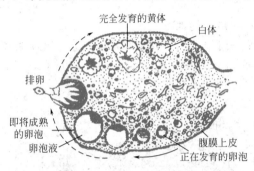

图 12-5　卵泡发育示意图

2. 卵巢的内分泌功能

卵巢所分泌的激素主要是雌激素和孕激素，此外也分泌雄激素。

（1）雌激素　雌激素主要是雌二醇，雌激素的主要作用如下。

① 促进女性副性器官的发育成熟，并维持其正常活动。促进子宫内膜呈增殖型变化，促进输卵管的蠕动并促进乳腺导管增生。促进阴道上皮细胞增殖角化并合成糖原，糖原分解时使阴道呈酸性，有利于阴道乳酸菌的生长，抑制其他细菌生长，称为阴道的自洁作用。

② 激发和维持女性副性征，如全身脂肪和毛发分布具有女性特征、乳房发育、音调较高、骨盆宽大等。

③ 维持正常的性欲。

④ 促进肾小管对水、钠的重吸收，导致水、钠潴留。有些妇女经前水肿可能与此有关。

（2）孕激素　孕激素主要成分为孕酮，是由黄体分泌的。孕激素通常要在雌激素作用的基础上才发挥作用，主要是保证受精卵的着床和维持妊娠。

① 促进子宫内膜增生，使子宫内膜呈分泌型变化，有利于受精卵的植入和发育，同时降低子宫平滑肌对催产素的敏感性，故有安胎和维持妊娠的作用。

② 抑制排卵，并可减少宫颈黏液的分泌量，使黏液浓稠，不利于精子穿过，可保证妊娠期间不再排卵和受精。

③ 进一步促进乳腺细胞发育成熟，为分娩后泌乳做准备。

④ 产热作用，女性体温随月经周期而变动，排卵后体内孕激素水平增高，促进人体产热，基础体温升高。

（三）月经周期

女性从青春期起，除妊娠外约 1 个月出现一次子宫内膜脱落出血、血液经阴道流出的现象，称为月经。月经是性功能成熟的一项标记。由于月经总是周而复始地出现，故称为月经周期。月经周期一般 28～30 天，提前或延后 7 天仍属正常，每次月经持续 3～7 天。第一次来月经称初潮，约在 11～18 岁，多数在 13～15 岁。45～50 岁进入绝经期。

1. 月经周期中卵巢和子宫内膜的变化

根据卵巢和子宫内膜的变化，将月经周期分为三期（图 12-6）。

（1）增殖期（排卵前期，卵泡期） 此期从月经停止日算起，历时 10 天，相当于月经周期的第 6～14 天，此期在促卵泡激素和黄体生成素的作用下，卵泡发育并分泌雌激素，子宫内膜在雌激素作用下修复增生，内膜的腺体增多增长，呈增殖型变化，但此时腺体无分泌功能，此期末卵巢排卵。

（2）分泌期（排卵后期，黄体期） 此期由卵巢排卵日算起，历时 14 天左右，相当于月经周期第 15～28 天。子宫内膜在此期内，由于黄体分泌的雌激素和孕激素的作用，进一步增殖，血管增生，腺体增长，腺细胞分泌黏液，呈分泌型变化，为受精卵植入和发育准备了良好的条件。

（3）月经期 月经期从月经开始至出血停止。相当于月经周期的第 1～5 天。如果卵细胞不受精，黄体萎缩，激素水平急剧降低，子宫内膜缺乏激素的支持而崩溃出血，然后再进入下一个月经周期。如果卵细胞受精，黄体在绒毛膜促性腺激素作用下，继续发育并分泌性激素以维持妊娠。

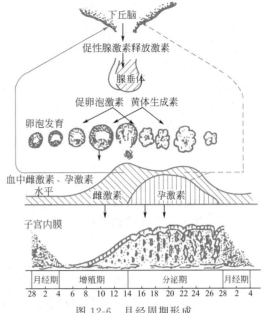

图 12-6 月经周期形成

2. 月经周期形成的原理

在月经周期中，子宫内膜的变化是在卵巢激素的作用下形成的，而卵巢的活动又受下丘脑-腺垂体的控制。血中卵巢激素水平升高时，可反馈地影响下丘脑-腺垂体的分泌活动。在卵泡期，下丘脑分泌的促性腺激素释放激素（GnRH），促进腺垂体产生促卵泡激素（FSH）和黄体生成素（LH），以 FSH 为主。FSH 促进卵巢分泌雌激素，使子宫内膜呈增殖型改变。血中雌激素水平增高促进 GnRH 的分泌，进一步促进 FSH 和 LH 的分泌，以 LH 为主。在 FSH 和 LH 的作用下，成熟卵泡排卵并生成黄体，继续分泌孕激素和雌激素，子宫内膜呈分泌期变化。如未受孕，血中高水平的雌激素和孕激素通过负反馈机制使血中的 FSH 和 LH 水平下降，进而使血中雌激素、孕激素下降，进入月经期。如果受孕，在胚泡分泌的绒毛膜促性腺激素作用下，黄体继续发育，并分泌雌激素和孕激素，促进子宫内膜继续生长发育，出现停经。

复习与思考

1. 名词解释：月经、月经周期。
2. 简述睾丸的主要生理功能。
3. 简述卵巢的主要生理功能。
4. 说明月经周期的形成机制。
5. 说明各种性激素的主要作用。

第二节　常见疾病

一、月经失调

月经失调也称月经不调，是指月经的周期、经期或经量发生改变，月经失去正常规律性。大多数妇女 28～30 天行经一次，但提前或延后 7 天以内仍属正常，月经持续时间一般 3～7 天，一次月经出血量约为 30～50ml。

【病因和发病机制】 月经失调主要是由于内分泌功能障碍引起，但亦可由器质性病变所致。由内分泌调节系统的功能失常所导致的月经紊乱和出血异常称为功能失调性月经紊乱，可分为无排卵型月经失调和有排卵型月经失调。

（1）无排卵型月经失调 病因主要是由于机体内外的许多因素，如精神过度紧张、恐惧、环境和气候的骤变及其他全身性疾病，可以通过大脑皮质和中枢神经系统影响下丘脑-垂体-卵巢轴的相互调节。另外营养不良、贫血及代谢紊乱也可影响激素的合成、运转和作用而导致月经不调。

（2）有排卵型月经失调 多发生于育龄期妇女，患者有排卵但黄体功能异常。

【临床表现】 月经失调主要表现为月经周期、经色、经量、经质等不规律的变化，并可伴有头晕、腰酸、小腹隐痛或胀痛、心烦易怒、畏寒喜暖等。月经失调包括月经先期、月经后期（经期提前或错后 7 天以上为月经先期或后期）、月经先后无定期（月经周期或前或后、没有规律为月经先后不定期），以及月经过多、月经过少等。

（1）无排卵型月经失调 临床表现多数为周期不正常，经期异常。如先有数周或数月停经，继之以大量流血，流血往往连续 2～3 周或更长时间，不易自止。也可表现为不规则流血，时流时停，流血量也时多时少。

（2）有排卵型月经失调 患者可表现为月经周期缩短或月经间隔时间正常，但经期流血时间延长，常常达 9～10 天，而且流血量大。

【诊治要点】

（1）无排卵型月经失调 可通过妇科检查宫颈黏液涂片干燥后有羊齿状结晶、阴道黏膜的脱落上皮细胞有雌激素的作用、子宫内膜在周期的任何时候呈现正常的增生期形态或不同程度的增生过长但无分泌性变化等这些指标来诊断。对该病患者一般治疗可给予补充铁剂、维生素和蛋白质。出血期间避免过度劳累和剧烈运动，保证充分的睡眠。对于患者的调经治疗可采取的步骤是：首先雌激素与孕激素合用，迅速止血；其次人为地使用性激素控制流血的周期与流血量；最后用氯米芬或绒毛膜促性腺激素来促进排卵。

（2）有排卵型月经失调 可根据患者自诉和内膜组织切片来诊断，在出血或月经结束时合并使用雌激素加孕激素治疗。

二、前列腺增生症

前列腺增生症又称前列腺良性肥大，患者尿道周围前列腺的良性腺瘤样增生，导致不同程度的膀胱流出道梗阻，是老年男性的一种常见病。发病率随年龄增长而逐渐增加。

【病因和发病机制】 前列腺增生症与体内雄激素及雌激素的平衡失调关系密切。睾酮是男性主要雄激素，在酶的作用下，变为双氢睾酮，双氢睾酮是雄激素刺激前列腺增生的活性激素。雌激素对前列腺增生症亦有一定影响。

【临床表现】 前列腺增生症患者，病情较轻时并不引起尿路梗阻而发生小便障碍；病情加重后，开始小便次数增多，以夜间明显，继而小便排出困难，有尿意不尽之感，严重时要用力才能排尿。由于长期不能排尿，而发生慢性尿潴留，以致尿液自行溢出或夜间遗尿。

【诊治要点】 直肠指检是诊断前列腺增生症的重要步骤，可摸到前列腺肿大，表面光滑及中等硬度，其他检查方法还有膀胱镜检查、膀胱造影和 B 超等。

前列腺增生症患者如果没有尿路梗阻症状及膀胱、肾功能障碍者，无需治疗。如已影响排尿及正常生活时，应予治疗。常用的内科治疗方法有：①激素治疗，雌激素可使前列腺体缩小，改善排尿症状，但停药后会复发；②α受体阻滞药治疗，治疗早期前列腺增生症，疗效较好。外科治疗包括根治的前列腺摘除术及保守性手术等，另外还有冷冻治疗、激光治疗、微波和射频治疗等。

【预防保健】 患者应避免受寒和过度劳累；尽量少食辛辣刺激食物，以免突然发生排尿困难，甚至尿闭，膀胱胀痛。

三、梅毒

梅毒是由梅毒螺旋体（又称苍白螺旋体）引起的一种慢性传染病。

【病因和发病机制】 约90％以上梅毒患者是通过性行为传染的，也可以由母亲传染给胎儿（胎传梅毒），危及下一代。极少数患者通过接吻、哺乳、输血、接触有传染性损害患者的日常用品而传染。

梅毒可根据传染途径的不同分为后天（获得性）梅毒与先天（胎传）梅毒。又可根据病程的发展分为早期梅毒与晚期梅毒。获得性梅毒根据感染时间的长短、临床特点及传染性强弱分为一期、二期、三期及隐性梅毒。一期、二期梅毒合称早期梅毒，病期在2年以内，传染性强。三期梅毒又称晚期梅毒，病期在2年以上，一般无传染性。胎传梅毒系胎儿在子宫内受感染而引起。出生后2年以内的称为早期胎传梅毒，2年以上的称为晚期胎传梅毒。早期胎传梅毒亦有传染性。

【临床表现】

（1）一期梅毒 主要症状为硬下疳，硬下疳就是发生于下部（阴部）的溃疡。它是梅毒螺旋体进入人体内发生的第一个症状，通常在螺旋体侵入人体后9～90天出现，位于螺旋体侵入处，主要见于外生殖器，偶见于唇、舌、乳房、手指等处。硬下疳的数目通常为1个，稀有多发者。初为无自觉症状的小红斑，以后逐渐变为硬结，圆形或椭圆形，呈肉红色，表面有浆性分泌物，无自觉疼痛或瘙痒等症状，也无压痛。硬下疳即使不予以治疗，经1个月左右即可自然愈合，仅留一个浅表的瘢痕或留轻微的色素沉着，如经驱梅治疗可迅速治愈。硬下疳出现1周后局部淋巴结肿大，2～3周后梅毒血清反应开始阳性。

（2）二期梅毒 因一期梅毒未治疗或治疗不规范，梅毒螺旋体由淋巴系统进入血液循环，大量繁殖播散而出现的症状。一般于一期梅毒出现后2～12周出现，可侵犯皮肤、黏膜、淋巴系统，有时可侵犯骨骼、眼和神经系统。常先有流感样全身症状及全身淋巴结肿大，继之出现以皮肤黏膜疹为主的临床表现。

（3）三期梅毒 早期梅毒未经治疗或治疗不充分，经一定潜伏期，约有1/3患者发展为三期梅毒。除皮肤黏膜损害外，可侵犯心血管及中枢神经系统等重要器官，危害甚大。

（4）胎传梅毒 因患梅毒的母亲体内的梅毒螺旋体经胎盘及脐静脉进入胎儿体内所致，受感染的胎儿可发生死产、流产或分娩出先天梅毒儿。先天梅毒的经过基本上与后天梅毒相似，但又有一定特点，即因由胎盘传染，不发生硬下疳；在胎儿期即受到感染，胎儿的生长发育会受到一定影响而引起一些后天梅毒所没有的症状；早期症状较后天者重。

【诊治要点】 要确定是否感染梅毒，必须结合病史、临床表现及实验室病原体检查、梅毒血清学试验等检查结果，进行综合分析。梅毒的治疗原则是治疗及时，剂量足够，疗程正规。在一期或二期梅毒时，只要服用抗生素并完成整个疗程，便可控制梅毒。治疗后应接受验血，确保痊愈。治疗三期梅毒的抗生素疗程可能较长。抗生素首选青霉素，其优点为疗效高、疗程短、毒性低，至今无耐药病例发生。青霉素过敏者可用四环素、红霉素治疗。

【预防保健】 注意个人卫生、采取安全性行为是减低感染梅毒风险的最佳方法。

四、淋病

【病因和发病机制】 淋病是由淋球菌（奈瑟淋病双球菌）所引起的一种泌尿生殖器黏膜

传染性炎症疾病，主要通过性交直接接触传染，少数通过内裤、便盆、浴盆等间接传染，孕妇有淋病，分娩时新生儿经过产道可感染。由于淋病发病率高，女性多为无症状的带菌者，加之耐药菌株的出现，使淋病的防治较困难，成为当前性传播疾病中的重点疾病。

【临床表现】 一般说，临床症状在感染后72h之后发生，临床上有5%～20%的男性和60%的女性感染后可无明显症状。

（1）男性淋病的临床症状 初起表现为急性尿道炎，尿道口红肿，有稀薄黏液流出，24h后症状加剧，分泌物为黄白色脓液，出现尿频、尿痛、排尿困难，少数病例伴有发热、两侧腹股沟淋巴结红肿疼痛，甚至化脓。急性淋病性尿道炎因未经治疗或治疗不合理等因素致尿道炎症状持续2个月以上或反复出现时，称为慢性尿道炎。此时常合并前列腺炎、附睾炎、膀胱炎等，亦引起尿道狭窄。

（2）女性淋病的临床症状 好发于子宫颈，其次为尿道、尿道旁腺及前庭大腺。局部充血、红肿、有脓性分泌物、白带增多和下腹痛等为常见症状。最终可能导致不孕症。

女婴阴道极易被淋球菌感染，表现为会阴部红肿，阴道及尿道有脓性分泌物，排尿痛苦。新生儿从患病母亲产道娩出时感染淋球菌，出生后2～3天出现眼睑红肿，有脓性分泌物，引起淋菌性结膜炎，如不及时治疗，最终可致失明。

【诊治要点】 根据病史、临床典型症状、实验室检查、在中性分叶核粒细胞内找到淋球菌，即可确诊。

应遵循及时、足量、规则用药的原则，根据不同病情采用相应的治疗方案。治疗药物应根据各地药源及淋球菌对抗生素敏感情况，参考国家标准推荐的治疗方案进行选择。对尿道、宫颈等淋球菌感染推荐用头孢曲松，或环丙沙星（孕妇、儿童及肝肾功能障碍者忌用），或多西环素（孕妇禁用），或阿奇霉素，或大观霉素。对淋球菌眼炎以及播散性淋球菌感染，上述药物应加大剂量和延长疗程。

由于过敏、不能耐受或妊娠等禁忌，不能应用头孢菌素、喹诺酮类或四环素类者应以大观霉素治疗。

【预防保健】 与梅毒类似。

复习与思考

1. 什么是月经失调？
2. 前列腺增生症的临床表现有哪些？
3. 梅毒和淋病的病原体是什么？
4. 治疗梅毒的首选药是什么？

第十三章

免疫系统

免疫学是研究机体免疫应答规律性的科学。人类在同疾病作斗争的过程中逐渐认识到机体对相同病原体的再次入侵具有明显的抵抗力。如患过天花已恢复健康的人，护理天花患者时就不会再患上天花，这种现象就是免疫。免疫一词的原意是免除瘟疫，传统的免疫学是研究抗传染免疫。

随着研究的深入，免疫的概念已大大超越了抗传染的范围。现代免疫学的概念为：免疫学是研究机体识别自己、排除非己，以维持机体内环境平衡的规律性科学。

第一节 解剖生理

免疫（immunity）系指机体对感染有抵抗能力而不患疫病或传染病。宿主体内的免疫系统能识别并清除从外环境中入侵的病原体及其产生的毒素和内环境中因基因突变产生的肿瘤细胞，实现免疫防卫功能，保持机体内环境稳定（homeostasis）。

免疫对机体具有以下三种功能。

（1）免疫防御　是机体识别和清除入侵微生物及中和毒素的功能，即抗传染免疫。若其功能异常，反应过高，引起变态反应；反应过低或缺陷即成为免疫缺陷病，易引起反复感染。

（2）免疫稳定　是机体不断清除体内衰老、损伤和死亡的自身细胞，以维持机体生理平衡和稳定的功能。若此功能紊乱，可发生自身免疫性疾病。

（3）免疫监视　是机体识别、清除各种突变细胞，防止持续性感染的功能。此功能失调，可发生癌肿，或者导致病毒在体内持续性感染。

综上所述，现代免疫的概念是：免疫是机体识别和排除抗原异物的一种保护性反应，在正常情况下对机体有利，在异常情况下可能对机体造成损害。

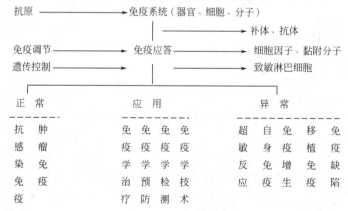

一、免疫基础

免疫（immunity）是机体识别"自己"、排除"异己（非己）"过程中所产生的生物学效应的总和，正常情况下是身体维持内环境稳定的一种生理性防御功能。

在免疫学发展早期，人们给动物注射细菌或其外毒素，经一定时间后，用体外实验证明，在动物血清中存在一种能使细菌发生特异性凝集反应的物质，称之为凝集素，或能特异性中和外毒素性的物质，称之为抗毒素。其后将血清中这种具有特异性反应的物质统称为抗体（antibody，Ab），而将能刺激机体的物质统称为抗原（antigen，Ag）。

（一）抗原

目前认为凡能刺激机体免疫系统发生特异性免疫应答，产生抗体和/或致敏淋巴细胞等免疫应答产物，并能与之在体内或体外发生特异性结合的物质，称之为抗原。

1. 抗原的两种基本特性

抗原具有两种基本特性，即免疫原性（或抗原性）和免疫反应性。刺激机体免疫系统产生抗体和/或致敏淋巴细胞的能力称为抗原的免疫原性；与相应抗体和致敏淋巴细胞特异性结合的能力称为抗原的免疫反应性。

2. 完全抗原及不完全抗原

具有免疫原性和免疫反应性的物质称为完全抗原，只有免疫反应性而无免疫原性（即仅具有与抗体结合能力、单独不能诱导抗体产生）的物质称为半抗原或不完全抗原。半抗原物质进入机体与载体蛋白结合后，就具有了免疫原性，成为完全抗原。故完全抗原由两部分组成：载体和半抗原，前者赋予抗原免疫原性，后者赋予抗原免疫反应性。

3. 抗原的种类

（1）根据产生抗体时是否需要 T 细胞的参与分类

① 胸腺依赖性抗原（TD-Ag）。指需要在 T 细胞及巨噬细胞的参与下才能激活 B 细胞产生抗体的抗原。绝大多数蛋白质抗原属此类，如细菌、细胞、血清蛋白等。

② 胸腺非依赖性抗原（TI-Ag）。指不需要 T 细胞的协助，就能直接由 B 细胞产生抗体的抗原，如细菌脂多糖、荚膜多糖等。

（2）根据抗原与机体亲缘关系分类

① 异种抗原。指来自不同种属的抗原。

② 同种异型抗原。由于遗传基因的差异，同种生物不同个体之间的组织成分存在差异，这些组织成分互为抗原，称为同种异型抗原。

③ 自身抗原。是能引起自身免疫应答的自身组织结构成分。

④ 异嗜性抗原。一类与种属无关，存在于人、动物及微生物之间的共同抗原。

（3）其他分类方法

① 完全抗原和半抗原。

② 天然抗原、人工抗原和基因工程抗原。

③ 蛋白质抗原和脂类抗原等。

4. 医学上重要的抗原物质

（1）病原微生物　细菌和病毒等都有较强的抗原性，但其化学组成复杂，是多种抗原组成的复合体。如细菌的抗原包括菌体抗原、鞭毛抗原、表面结构抗原等。

（2）细菌的外毒素和类毒素　某些细菌在生长繁殖中能分泌抗原性很强的有毒蛋白——外毒素，其刺激机体所产生的抗体则称抗毒素。外毒素经 0.3%～0.4% 甲醛处理后，可失去毒性而保留抗原性，称为类毒素。类毒素也能刺激机体产生相应的抗毒素。

（3）异种抗原　如临床上用的破伤风抗毒素、白喉抗毒素等，均是用类毒素免疫马，使马血清中产生大量抗毒素，其为马的血清蛋白。故对人来讲，动物免疫血清具有抗原和抗体两重性。一方面抗毒素能中和其相应的外毒素，起到防治疾病的作用。另一方面抗毒素对人而言是异种动物蛋白，可使某些人致敏，发生变态反应。

（4）同种异型抗原　人体的同种异型抗原主要有两类：①红细胞血型抗原，其中以

ABO 血型系统最为重要；②人类白细胞抗原（HLA）。

（5）自身抗原　如感染、烧伤、电离辐射等能使自身组织细胞发生变性的，或机体内与血液循环隔绝的成分因炎症、手术等原因进入血液循环也能成为自身抗原。

（6）其他　如肿瘤细胞、植物花粉、部分中草药等。

5. 抗原在临床实践中的应用

① 疾病的诊断与辅助诊断。

② 疾病的预防及治疗。

③ 医学研究。

（二）抗体

抗体是指机体的免疫系统受抗原刺激后，由分化成熟的终末 B 细胞（即浆细胞）合成并分泌的一类能与相应抗原特异性结合、具有免疫功能的球蛋白。抗体是重要的免疫分子，主要存在于血清中，故也将抗体称为抗血清或免疫血清。免疫球蛋白（Ig）指具有抗体活性或化学结构与抗体相似的球蛋白。抗体包括在免疫球蛋白内，而免疫球蛋白并不都是抗体。抗体是生物学概念，免疫球蛋白是化学结构概念。免疫球蛋白的结构和种类如下。

（1）四肽链结构　免疫球蛋白分子是由两条相同的重链（H 链）和两条相同的轻链（L 链）通过链间二硫键连接而成的对称四肽链结构。每条重链和轻链都分为氨基端（N 端）和羧基端（C 端），排列形似"Y"分子，称为 Ig 分子的单体，是构成 Ig 分子的基本单位。

（2）五类重链　免疫球蛋白的重链可分为五类即 γ、μ、α、δ 和 ε，则相应的免疫球蛋白分别称为 IgG（γ 链）、IgM（μ 链）、IgA（α 链）、IgD（δ 链）和 IgE（ε 链）。

若按抗体的作用的不同，也可将抗体分为抗毒素、抗菌抗体、抗病毒抗体、亲细胞性抗体。

当第一次用适量抗原给动物免疫，需经一定潜伏期才能在血液中出现抗体，含量低，且维持时间短，很快下降，这种现象称为初次免疫应答。若在抗体下降期再次给以相同抗原免疫时，则发现抗体出现的潜伏期较初次应答明显缩短，抗体含量也随之上升，而且维持时间长，这种现象称为再次免疫应答或回忆应答。由于对抗体分子结构研究的进展，发现初次应答产生的抗体主要是 IgM 分子，对抗原结合力低，为低亲和性抗体。而再次应答则主要为 IgG 分子，为高亲和性抗体。胸腺依赖性抗原可引起再次应答，而胸腺非依赖性抗原只能引起初次应答。

Ig 的基本结构模式图见图 13-1。人各类免疫球蛋白的特性和功能见表 13-1。

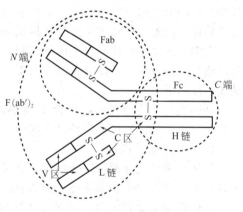

图 13-1　Ig 的基本结构模式图

表 13-1　人各类免疫球蛋白的特性和功能

项　　目	IgG	IgM	IgA 血清型、分泌型(SIgA)	IgD	IgE
重链类型	γ	μ	α	δ	ε
主要存在形式	单体	五聚体	单体、双体	单体	单体
分子质量/kD	150	970(最大)	160	184	188
开始合成时间	生后 3 个月	胚胎晚期(最早)	生后 4~6 个月	晚	较晚
成人血清含量/(mg/ml)	9(最高)	1.5	3	0.03	5×10^{-5}(最低)

项　目	IgG	IgM	IgA 血清型、分泌型(SIgA)	IgD	IgE
占血清 Ig 总量/%	75	10	10～15	<1	<0.001
血清中半衰期/天	21(最长)	10	6	3	2
经典途径活化补体	++	++++(最强)	—	—	—
替代途径活化补体	+IgG4	—	+	—	—
免疫作用	抗菌、抗病毒、抗毒素、自身抗体	早期抗感染、溶菌、溶血(天然血型抗体)、类风湿因子,mIgM 为 B 细胞表面抗原识别受体	黏膜局部抗感染。SIgA 可通过母乳传递给婴儿	mIgD 为成熟 B 细胞表面抗原识别受体,是 B 细胞分化成熟标志	参与 I 型超敏反应,抗寄生虫感染

(三) 补体系统

在血液或体液内除免疫球蛋白分子外,还发现另一族参与免疫效应的大分子,称为补体分子。早在 19 世纪末,发现在新鲜免疫血清内加入相应细菌,无论进行体内实验或体外实验,均证明可以将细菌溶解,这种现象称之为免疫溶菌现象。如将免疫血清加热 60℃ 30min 则可丧失溶菌能力。进一步证明免疫血清中含有两种物质与溶菌现象有关,即对热稳定的组分称为杀菌素,即抗体。其后又证实了抗各种动物红细胞的抗体加入补体成分亦可引起红细胞的溶解现象。自此建立了早期的补体概念,即补体为正常血清中的单一组分,它可被抗原与抗体形成的复合物所活化,产生溶菌和溶细胞现象,而单独的抗体或补体均不能引起细胞溶解现象。

目前认为补体是存在于正常人或脊椎动物血清与组织液中的一组经活化后具有酶活性的球蛋白,正常情况下以酶原的形式存在。因在特异性抗体和抗原结合反应中,有协助、补充和加强抗体作用的能力,故称之为补体。它由 9 种成分组成,分别命名为 C1、C2……C9,其中 C1 又由 C1q、C1r、C1s 三个亚单位组成,因此整个补体系统含 11 种蛋白质。

补体广泛参与机体抗微生物防御反应以及免疫调节,也可介导免疫病理损伤。

大多数补体固有成分分别由肝细胞、巨噬细胞、肠黏膜上皮细胞和脾细胞等合成,其化学组成均为糖蛋白。补体分子量最大者为 C1q,最小者为 D 因子;各成分血清中含量以 C3 最高,D 因子最低。

补体成分因均为蛋白,因此不耐热,56℃ 30min 即可灭活。因此保存补体通常置 -20℃ 以下。补体也可被多种理化因子灭活。

1. 补体系统的激活

补体系统各成分通常以非活性状态存在于血浆中,在活化物质作用下,补体发生复杂的级联反应,表现出生物学活性,此为补体的激活。

补体系统中除 C1q 外,皆呈无活性状态,受某些激活因子作用后,才按一定顺序活化而发挥作用。补体激活途径有经典途径和替代途径。

(1) 经典途径　11 种补体基本成分均参与这一激活途径 (图 13-2),从 C1q 开始,由抗原抗体复合物作为激活剂。其激活过程大体上可分为三个阶段。第一阶段为识别阶段,由 C1q 结合 C1r、C1s 完成;第二阶段为激活阶段,由 C4、C2、C3 来完成;第三阶段为攻膜阶段,由 C5、C6、C7、C8、C9 来完成。补体的激活是严格按顺序进行的。以免疫溶血为例,抗原是绵羊红细胞,抗体为溶血素 (即以绵羊红细胞为抗原,免疫动物所得的抗体),则绵羊红细胞和溶血素形成的免疫复合物首先激活 C1 为 C1̄ (具有活性的补体成分可在其数字上面加一横线表示),C1̄ 有酯酶活性,C4、C2 是它的底物,因此能触发补体后续成分

C4、C2 的激活，C3 又是 C$\overline{4}$、C$\overline{2}$ 的底物，再依次激活 C3→C5～C9。如此连锁反应，11 种补体成分的激活都在红细胞膜上进行，使红细胞膜上产生直径为 8～10nm 小孔，造成绵羊红细胞溶解，称为免疫溶血。

如果抗原为细菌，与相应抗体结合后，最后的攻膜阶段引起细菌的溶解，称为溶菌反应。

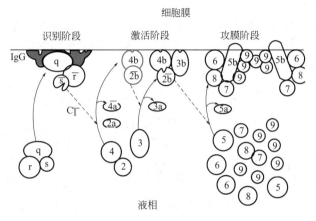

图 13-2　补体激活的经典途径图解

（2）替代途径　替代途径激活时没有 C1、C4 及 C2 的参加，C3 首先被激活，然后完成 C5～C9 的连锁反应，故又称旁路途径或 C3 替代途径。细菌内毒素、酵母多糖、植物以及聚合的 IgA 和 IgG4 等可以起到激活作用。替代途径意义在于没有抗体抗原复合物的参与也可激活补体产生活性，在感染的早期，它的作用尤其重要。

补体系统在激活过程中会裂解为许多片段，如 C3 裂解为 C3a、C3b（a 代表大片段，b 代表小片段），同样，C2、C4、C5 可裂解为 C2a、C2b、C4a、C4b、C5a、C5b。这些片段一部分结合于红细胞膜上，一部分脱落，游离在体液中，具有放大补体系统生物学效应的作用。

2. 补体的生物学作用

（1）溶解或杀伤细胞　通过补体经典激活途径，补体能协助抗体溶解或杀伤细菌、细胞。

（2）调理作用　补体 C3 的裂解产物 C3b 与细菌结合后，其肽链的另一端能与某些细胞表面的 C3b 受体结合，而吞噬细胞表面就具有 C3b 受体，因而吞噬细胞与细菌通过 C3b 连接在一起，促进吞噬细胞的吞噬，称为依赖补体的调理作用。

（3）中和并溶解病毒　病毒与其相应抗体形成免疫复合物后，可激活补体经典途径，破坏病毒。近年来已发现不依赖特异性抗体参与的、由补体介导而引起的 RNA 肿瘤病毒的病毒溶解现象。

（4）趋化作用　补体激活后产生的 C3a、C5a、C$\overline{567}$ 都具有趋化因子的作用，能吸引吞噬细胞向微生物入侵部位聚集，发挥吞噬作用。

（5）过敏毒素作用　C3a 和 C5a 还具有过敏毒素作用，可使肥大细胞脱颗粒释放组胺，从而导致血管通透性增高及平滑肌收缩。

二、免疫系统

免疫系统是由免疫器官、免疫细胞和免疫分子组成的。免疫器官根据它们的作用，可分为中枢免疫器官和周围免疫器官。禽类的法氏囊（腔上囊）、哺乳类动物和人的胸腺和骨髓属于中枢免疫器官。骨髓是干细胞和 B 细胞发育分化的场所，法氏囊是禽类 B 细胞发育分化的器官。胸腺是 T 细胞发育分化的器官。脾和全身淋巴结是周围免疫器官，它们是成熟 T 细胞和 B 细胞定居的部位，也是发生免疫应答的场所。此外，黏膜免疫系统和皮肤免疫系统也是重要的局部免疫组织。

免疫细胞广义的概念可包括造血干细胞、淋巴细胞系、单核-吞噬细胞系、粒细胞系、红细胞以及肥大细胞和血小板等。

免疫分子可包括免疫细胞膜分子，如抗原识别受体分子、分化抗原分子、主要组织相容性分子以及一些其他受体分子等。也包括由免疫细胞和非免疫细胞合成和分泌的分子，如免疫球蛋白分子、补体分子以及细胞因子等。

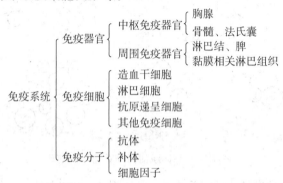

（一）免疫器官

1. 中枢免疫器官

中枢免疫器官是淋巴细胞和其他免疫细胞发生、分化、成熟的场所。在哺乳类动物和人包括胸腺和骨髓，在禽类还包括法氏囊（腔上囊）。

（1）胸腺　是胸腔内紧贴心包和大静脉的腺体，由两叶组成。幼年时，腺体逐渐增大，青春期时达到高峰，以后逐渐萎缩成脂肪样组织。

胸腺的基本结构单位是胸腺小叶，分皮质和髓质两部分。皮质层又分浅皮质层和深皮质层。胸腺实质由胸腺细胞（thymocytes）和基质细胞组成，前者绝大多数为处在不同发育阶段的未成熟 T 细胞，后者则包括胸腺上皮细胞（抚育细胞）、巨噬细胞和树突细胞等。胸腺浅皮质层中有从骨髓迁移来的前 T 细胞，体积较大，增殖能力强，称前胸腺细胞。深皮质层内密集分布着大量体积较小的皮质胸腺细胞，约占胸腺细胞总数的 $80\%\sim85\%$。胸腺上皮细胞有树枝状胞突，在皮质和髓质均有分布。巨噬细胞多分布在皮质和髓质的交界处。胸腺树突细胞多分布在髓质。正常胸腺髓质内有一种圆形或椭圆形的环状结构，称胸腺小体或哈氏小体（Hassall's corpuscle），由胸腺上皮细胞、巨噬细胞和细胞碎片组成，功能尚未阐明。胸腺小体在胸腺炎症时可以消失，故在形态学上可将其作为胸腺正常的标志之一。

胸腺的功能主要是：①培育及输出成熟的 T 细胞。②产生胸腺激素，使从骨髓迁移来的前 T 细胞分化为较成熟的胸腺细胞，并使其中一些细胞继续分化为成熟的具有免疫活性的胸腺依赖淋巴细胞（简称 T 淋巴细胞或 T 细胞），从而起细胞免疫作用。在胸腺萎缩之前 T 细胞已遍及全身。

（2）骨髓　是哺乳动物和人的造血器官。骨髓中的多能干细胞具有很大的分化潜能，能分化为红细胞、粒细胞、单核-巨噬细胞和淋巴细胞等。骨髓的功能是：①各类免疫细胞的发源地；②干细胞、B 细胞分化、成熟的场所；③再次体液免疫应答发生的场所。

（3）法氏囊或类囊器官　法氏囊是位于鸟类泄殖腔后上方的一个囊状淋巴器官，故又叫腔上囊。从骨髓来的淋巴干细胞受囊内激素的影响，分化成熟为 B 细胞。人和哺乳动物无法氏囊，B 细胞的成熟在骨髓中进行，所以骨髓有类似法氏囊的功能。

2. 周围（外周）免疫器官

周围（外周）免疫器官是免疫细胞定居和增殖的场所，也是免疫细胞在抗原刺激下产生抗体和致敏淋巴细胞的部位，包括脾脏、淋巴结等。它们是成熟 T 细胞和 B 细胞定居的部位，也是发生免疫应答的场所。

（1）脾脏　是血液循环的主要过滤器官，也是最大的免疫器管。脾脏表面有被膜，内部实质分白髓和红髓两部分，白髓由密集的淋巴组织构成，包括动脉周围淋巴鞘和淋巴滤泡；红髓位于白髓周围，包括髓索和髓窦。白髓内主要是 T 细胞，占脾脏淋巴细胞的 40%；红髓内主要是 B 细胞，占脾脏淋巴细胞的 60%。在脾中还含有大量的巨噬细胞，可吞噬和清除血液中的细菌等有害异物。

脾脏的主要功能是：①过滤和净化血液；②淋巴细胞定居和增殖的场所；③脾脏中 B 细胞较多，是产生抗体的主要部位，尤其是 IgG 和 IgM。如切除脾脏，机体产生抗体的能力将显著降低。

此外，黏膜免疫系统和皮肤免疫系统也是重要的局部免疫组织。

（2）淋巴结　为有被膜的淋巴组织，分皮质和髓质两部分。被膜下为皮质，包括浅皮质区、深皮质区和皮质淋巴窦。浅皮质区是 B 细胞定居的场所，深皮质区为 T 细胞定居的场所。

淋巴结的主要功能是：①滤过和吞噬作用。从组织液进入毛细淋巴管的微生物、毒素等异物，随淋巴液进入淋巴结，被其中的巨噬细胞吞噬或受抗体的作用而清除。②成熟 T 细胞、B 细胞定居的场所。③T 细胞、B 细胞接受抗原刺激并产生免疫应答的场所。

外周免疫器官尚有腭扁桃体、阑尾、肠壁集合淋巴结及肠黏膜和黏膜下分散的淋巴组织等。

（二）免疫细胞

凡参与免疫应答或与免疫应答相关的细胞及其前身均可称为免疫细胞（immunocytes）。免疫细胞的广义的概念可包括造血干细胞、淋巴细胞系、单核-吞噬细胞系、粒细胞系、红细胞以及肥大细胞和血小板等。通常也可根据免疫细胞的功能特点将其分为以下三类。

1. 淋巴细胞

成人体内的淋巴细胞约有 10^{12} 个，按免疫功能不同，可分为 T 细胞、B 细胞、第三类淋巴细胞三大类。

（1）T 细胞　是由一群功能不同的异质性淋巴细胞组成的，由于它在胸腺内分化成熟，故称为 T 细胞。成熟 T 细胞由胸腺迁出，移居于周围淋巴组织中淋巴结的副皮质区和脾白髓小动脉的周围。

（2）B 细胞　哺乳类动物 B 细胞在胚胎早期在胚肝，胚胎晚期至出生后则在骨髓内分化成熟，成熟 B 细胞可定居于周围淋巴组织，如淋巴结的皮质区和脾的红髓及白髓的淋巴小结内。B 细胞是体内唯一能产生抗体的细胞。体内含有识别抗原特异性不同的抗体分子，其多样性来自千百万种不同 B 细胞克隆。每一 B 细胞克隆的特性是由其遗传性决定的，可产生一种能与相应抗原特异结合的免疫球蛋白分子。

T 细胞和 B 细胞是最主要的两大类淋巴细胞，分别负责细胞免疫和体液免疫。

（3）第三类淋巴细胞　不需要预先接触抗原就能杀伤些被病毒感染的宿主细胞和某些肿瘤细胞，称为自然杀伤细胞（natural killer cells），简称 NK 细胞，在抗病毒感染和抗肿瘤免疫方面有一定作用。

2. 单核-吞噬细胞等抗原递呈细胞

外周血中单核细胞和组织中的巨噬细胞及分布在皮肤、其他非淋巴器官和淋巴器官中的树突状细胞，均能捕获和处理抗原并能把抗原递呈给 T 细胞，称为抗原递呈细胞（antigen presenting cells），简称 APC。B 细胞也是很重要的 APC。因 APC 在免疫应答过程中起重要的辅佐作用，故也称为辅佐细胞（accessory cell，A cell），简称 A 细胞。

3. 粒细胞等炎症反应细胞

分布在外周血和多种组织中的各种粒细胞、肥大细胞以及血小板等多在免疫应答的效应阶段发挥作用，参与免疫应答所致的炎症反应，故也称炎症细胞。巨噬细胞不仅是 APC，在细胞免疫所致的炎症反应中也起重要作用。

（三）免疫分子

凡是参与免疫应答的体液因子均可称为免疫分子，主要由免疫细胞产生。免疫分子可包括免疫细胞膜分子，如抗原识别受体分子、分化抗原分子、主要组织相容性分子以及一些其他受体分子等；也包括由免疫细胞和非免疫细胞产生的，如免疫球蛋白分子、补体分子以及细胞因子等。

细胞因子（cytokine，CK）是由多种细胞，特别是活化的免疫细胞分泌的、介导细胞与细胞之间相互作用、具有多种生物学功能的小分子多肽物质的统称。它是除免疫球蛋白和补体以外的另一类可溶性免疫分子。主要由免疫细胞，尤其是激活的淋巴细胞和单核-巨噬细胞产生。

重要的细胞因子有干扰素（interferon，IFN）、白细胞介素（interleukin，IL）、集落刺激因子（clony stimulating factor，CSF）和肿瘤坏死因子（tumor necrosis factor，TNF）等。干扰素是由病毒或干扰素诱生剂刺激人或动物细胞产生的一种糖蛋白，其可干扰病毒复制。白细胞介素是指介导白细胞或免疫细胞间相互作用的细胞因子，因来源于白细胞，参与白细胞之间的信息交流而得名。集落刺激因子是指能刺激不同造血干细胞增殖、分化，使之在半固体培养基中形成集落的因子。肿瘤坏死因子是一类能直接造成肿瘤坏死的细胞因子。细胞因子在临床用于治疗病毒感染性疾病、肿瘤治疗和促进血细胞的生成。

三、免疫应答与超敏反应

（一）免疫应答

机体免疫系统在抗原刺激下所发生的一系列变化称为免疫应答反应。免疫应答是机体的重要防御功能，其作用是识别、排除和消灭各种属于非自身的具抗原性的物质或分子，且这些物质或分子不为神经系统所识别，如细菌、病毒等病原微生物。此外，还有体内衰老的细胞、突变的体细胞等也将被视为非自身物质予以消灭。所有活的物体都有将自身与外界相区别的系统，神经系统是通过视、听、嗅、味等感知外物，而免疫系统是在细胞和分子水平上识别和区别自身和外物。免疫系统经常不停地检查身体内的分子和细胞表面，如果被查出不是自身的部分，将被作为外来入侵者加以处理，使之失活或毁坏。执行免疫监视的主要是淋巴细胞。总之，免疫应答的作用是排除异物、保护自身。此外，免疫细胞的不适当应答，如应答过高，会致过敏性疾病；如应答过低，易致严重的感染；对自身组织发生应答，导致自身免疫病，均会对机体有害。免疫应答包括三个阶段，见图 13-3。

（1）感应阶段（inductive stage）　当抗原进入机体后，先在淋巴结被巨噬细胞、树突状细胞等辅佐细胞捕获、吞噬和加工处理，分出有效抗原部分，有效抗原再与 mRNA 结合，形成抗原-mRNA 复合物，即抗原信息，传递给抗原特异性 T 细胞或 B 细胞。辅佐细胞在感应阶段还释放白细胞介素-1。

（2）增殖分化阶段（proliferative and differentiation stage）　抗原信息与 T 细胞或 B 细

胞结合，在白细胞介素-1刺激产生白细胞介素-2等因子作用下，使其敏感化，进而转变成免疫母细胞并进行增殖。B细胞增殖分化为浆细胞，产生特异性抗体。T细胞增殖分化为致敏的淋巴细胞，对相应的抗原起特异性反应。

（3）效应阶段　在细胞免疫中，致敏的淋巴细胞再次与相应抗原接触后，通过直接杀伤靶细胞或释放多种淋巴因子，使抗原所在的靶细胞被破坏以及发生异体器官移植的排斥反应等。在体液免疫中，抗体与再次出现的相应抗原结合，直接地或在补体协同下破坏抗原。

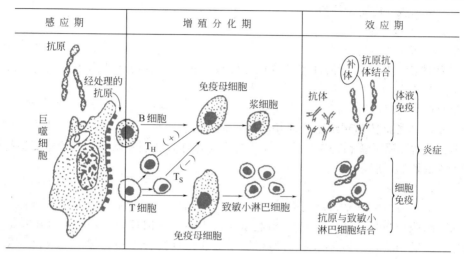

图 13-3　免疫应答的基本过程

（二）超敏反应

超敏反应（hypersensitivity）指机体对某些抗原进行初次应答后，再次接受相同抗原刺激时，发生的一种以生理功能紊乱或组织细胞损伤为主的特异性免疫应答。亦称变态反应（allergy）或过敏反应（anaphylaxis）

根据发生机制和临床特点，超敏反应分为Ⅰ型（速发型超敏反应）、Ⅱ型（细胞毒型或细胞溶解型超敏反应）、Ⅲ型（免疫复合物型或血管炎型超敏反应）、Ⅳ型（迟发型超敏反应），见表 13-2。

表 13-2　变态反应类型与疾病

类　型	抗　原	抗　体	疾　病
Ⅰ速发型超敏反应	异种	IgE、少量 IgG	过敏性鼻炎、荨麻疹、哮喘、过敏性休克
Ⅱ细胞溶解型超敏反应	自身或半抗原	IgG、IgM	输血反应、新生儿溶血、自身免疫溶血性贫血、紫癜等
Ⅲ免疫复合物型超敏反应	自身、异种、半抗原	IgG、IgM	血清病、肾小球肾炎、类风湿关节炎、系统性红斑狼疮、内源性哮喘等
Ⅳ迟发型超敏反应	异种或半抗原	细胞免疫	结核菌素反应、接触性皮炎、组织移植排斥反应、肿瘤免疫

1. Ⅰ型超敏反应

Ⅰ型超敏反应是指人体相同抗原入侵后，与肥大细胞和嗜碱粒细胞上的 IgE 发生交联，导致脱颗粒和活性递质的释放，数分钟内出现血管扩张、通透性增强、平滑肌收缩等的反应。

（1）Ⅰ型超敏反应特点　①由 IgE 抗体介导，无补体参与。②反应发生快、消退快，以生理功能紊乱为主。③具有明显的遗传背景和个体差异。

（2）参与Ⅰ型超敏反应的抗原

① 变应原（allergen）。某些抗原物质进入体内后，引起特异性 IgE 抗体产生，导致超敏反应发生，此类抗原称为变应原。

② 临床上常见的变应原有吸入性变应原（植物花粉、真菌、螨等）；食物变应原（牛奶、鸡蛋、鱼、虾等）；药物及生物制品（青霉素、异种动物血清）；其他（某些酶类物质、动物皮屑等）。

（3）Ⅰ型超敏反应防治原则

① 变应原皮肤试验。

② 脱敏治疗。

③ 药物防治。抑制生物活性递质合成与释放的药物，生物活性递质拮抗药；改善效应器官反应性的药物。

2. Ⅱ型超敏反应

IgG 或 IgM 类抗体与靶细胞表面相应抗原结合，在补体、吞噬细胞和 NK 细胞作用下，引起以细胞溶解或组织损伤为主的病理性免疫反应，称为Ⅱ型超敏反应或细胞毒型超敏反应或细胞溶解型超敏反应。

3. Ⅲ型超敏反应

中等大小可溶性免疫复合物沉积于局部或全身毛细血管基底膜，通过激活补体并在血小板、嗜碱粒细胞/中性粒细胞参与下，引起以充血水肿、局部坏死和中性粒细胞浸润为主要特征的炎症反应和组织损伤，称为Ⅲ型超敏反应或免疫复合物型超敏反应或血管炎型超敏反应。

4. Ⅳ型超敏反应

由致敏淋巴细胞再次接触相同抗原所致以单个核细胞（单核细胞、淋巴细胞）浸润为主的炎症损伤，称为Ⅳ型超敏反应。由于免疫细胞激活、增殖、分化及炎症细胞的聚集需较长时间，炎症反应发生较迟，持续时间较长，故又称为迟发型超敏反应（delayed type hypersensitivity，DTH）。

5. 四型超敏反应与临床疾病

① 同一疾病过程，往往由几种类型超敏反应共同参与，并非单一机制所致，多为混合型，以Ⅰ型或Ⅱ型为主。

② 抗原在不同个体或同一个体，使用方式不同，超敏反应类型不同。

复习与思考

1. 什么叫抗原？抗原的特性和种类？
2. 免疫球蛋白的种类有哪些？简述免疫球蛋白的基本构造。
3. 简述二次应答在医学上的应用。
4. 简述免疫应答的形成过程。
5. 简述Ⅰ型变态反应的特点。

第二节　常见疾病

一、系统性红斑狼疮

系统性红斑狼疮（SLE）是一种多发于青年女性的累及多脏器的自身免疫性的炎症性结缔组织病。由于体内有大量致病性自身抗体和免疫复合物，造成组织损伤，临床可以出现多个系统和脏器损害的症状。本病女性约占 90%，我国患病率约为 70/10 万。近年来中西医结合的治疗，糖皮质激素和免疫抑制药的合理应用，使本病的顶后有较大改善。

【病因和发病机制】 病因未明，可能与遗传素质、环境因素（日光、紫外线、某些化学药品、某些食物成分）和内分泌、感染、免疫异常有关。系统性红斑狼疮具体的发病机制仍未完全清楚。可能是由于具有遗传素质者，在环境因素和/或性激素的影响下，促发了异常的免疫应答，持续产生大量的免疫复合物和致病性自身抗体，引起组织损伤。

【临床表现】 系统性红斑狼疮急性型起病急骤，出现高热、乏力、肌痛等全身症状，颜面红斑显著（图 13-4，有些可无皮疹），伴有严重中毒症状，同时多种脏器受累，迅速发展，出现功能衰竭，预后差，目前临床已较少见。亚急性型起病缓慢，早期表现多为非特异性症状，可有发热、中等度全身症状，多种脏器受损，实验室检查异常，病程反复迁延，时轻时重。慢性型起病隐袭，病变主要局限于皮肤而累及内脏少，病程进展缓慢，预后良好。

【实验室检查】

（1）血常规及血沉 多数患者有轻中度贫血；半数患者白细胞减少，淋巴细胞绝对数降低。活动期患者血沉增快。

（2）尿常规 尿中有蛋白、红细胞、白细胞及管型。

（3）血清免疫荧光抗核抗体阳性，活动期滴度增高。狼疮细胞阳性。

（4）抗双链 DNA 抗体阳性，阳性率约为 65%。

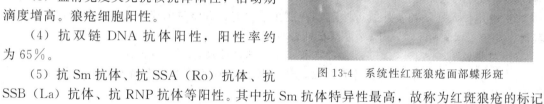

图 13-4 系统性红斑狼疮面部蝶形斑

（5）抗 Sm 抗体、抗 SSA（Ro）抗体、抗 SSB（La）抗体、抗 RNP 抗体等阳性。其中抗 Sm 抗体特异性最高，故称为红斑狼疮的标记性抗体。

（6）血清免疫球蛋白增高，免疫复合物增高，部分患者类风湿因子阳性；少数患者 Coombs 试验阳性；抗心脂抗体阳性。

（7）血清总补体、C3 及 C4 降低。

（8）皮肤狼疮带试验（LBT）阳性。非皮损区 LBT 阳性更具有诊断意义。

（9）肾脏活检 可发现有免疫复合物颗粒在肾小球基底膜或系膜上沉积。

【诊治要点】

1. 诊断

本病病因不明，临床表现变化多端，累及的组织和器官较多，病情复杂，特别是早期不典型患者或仅有一两个脏器受累者，甚至无临床表现，诊断较困难。

上海风湿病学会（1987 年）提出的诊断标准有：①蝶形红斑或盘状红斑；②光敏感；③口鼻腔黏膜溃疡；④非畸形性关节炎或多关节痛；⑤胸膜炎或心包炎；⑥癫痫或精神症状；⑦蛋白尿或管型尿或血尿；⑧血小板计数<$100×10^9$ 个/L（10 万个/mm³）或白细胞计数<$4×10^9$ 个/L（4000 个/mm³）或溶血性贫血；⑨抗核抗体阳性；⑩抗 ds-DNA 抗体阳性或 LE 细胞阳性；⑪抗 Sm 抗体阳性；⑫C3 降低；⑬皮肤狼疮带试验（非病损部位）或肾活检阳性。符合上述 13 项中任何 4 项者，可诊断为系统性红斑狼疮。

2. 治疗

治疗原则为消除炎症的抗炎治疗和免疫调节药物纠正病理过程。

（1）一般治疗 避免阳光直射，户外活动以晨间或傍晚为宜，或戴太阳帽、手套，穿长袖衣裙（裤）。停用诱发本病的药。活动期卧床休息，加强营养，稳定期可适当锻炼。

（2）药物治疗

①非甾体抗炎药。用于发热、关节痛、肌肉痛等的对症治疗，如布洛芬、吲哚美辛、扶他林等。肾脏受累者应选用阿司匹林或舒林酸口服。

②氯喹 0.25～0.50g/d，或羟氯喹 0.2～0.4g/d，口服，对皮肤损害有效。

③糖皮质激素。为主要治疗药物。泼尼松 0.5～1.0mg/（kg·d），分 3 次口服，直至病情控制，然后逐渐减量。对暴发性或顽固性狼疮性肾炎和狼疮性脑综合征者，可给予大剂量糖皮质激素冲击治疗。常用甲泼尼龙 1000mg 静脉注射，每日一次，连用 3 次。第二周期视病情还可重复。

④免疫抑制药。常用硫唑嘌呤 2mg/（kg·d），环磷酰胺 1.5～2.5mg/（kg·d），分2～3次口服。其他如 6-巯嘌呤（6-MP）等可应用。其中以环磷酰胺的疗效较为肯定，多采用大剂量冲击疗法，即 15～20mg/kg 静脉输注，每 3～4 周一次，直至病情缓解。免疫抑制药与中剂量泼尼松合用疗效较好。

⑤抗生素预防及治疗继发性感染。

【预防保健】

①树立乐观情绪，正确地对待疾病，建立战胜疾病的信心，生活规律化，注意劳逸结合，适当休息，预防感染。

②去除各种诱因，包括各种可能的内用药物、慢性感染病灶等，避免刺激性的外用药物以及一切外来的刺激因素。

③避免日光暴晒和紫外线等照射，特别在活动期，需要时可加涂防日光药物如 3% 奎宁软膏、复方二氧化钛软膏、15% 对氨安息香酸软膏等。

④对肼屈嗪、普鲁卡因酰胺、青霉胺、抗生素和磺胺药要合理使用。

⑤患者应节育，活动期需避免妊娠，若有肾功能损害或多系统损害者，宜早做治疗性流产。

二、类风湿关节炎

类风湿关节炎（简称类风关、RA）是一常见自身免疫性疾病。其特征性的症状为对称性、周围性多个关节慢性炎性病变，主要侵犯手、足小关节。临床表现为受累关节疼痛、肿胀、功能下降，病变呈持续、反复发作过程。其病理为慢性滑膜炎，侵及下层的软骨和骨，滑膜反复炎症，最终导致关节结构的破坏、畸形和功能丧失，60%～70% 的患者在活动期血清中出现类风湿因子（RF）。

【病因和发病机制】 类风关的病因尚未完全阐明。目前认为本病为由遗传因素、感染因素及激素等多种因素诱发机体的自身免疫反应而致病。

【临床表现】

（1）大多数患者起病隐匿，可有疲乏、低热、食欲减退、体重下降和骨骼肌疼痛等，继而出现关节症状。少数患者起病急骤，伴发热、皮下结节，短期内出现多关节肿痛，活动受限。

（2）对称性多关节疼痛、肿胀，常累及四肢关节，以近端指关节、掌指（跖趾）关节、腕关节、肘关节、踝关节和膝关节多发，可导致关节畸形、功能丧失。很少累及远端指关节和骶髂关节。除寰枢椎外，不侵及脊柱。

（3）晨僵 以晨间起床后最明显，活动后减轻。每日晨僵达 60min 以上、连续 6 周有诊断意义。

（4）关节外表现 类风湿结节、贫血、血管炎、心包炎、肺和胸膜病变、眼部损害等相应症状，1/3 的患者有口干、眼干。

【实验室检查】

（1）轻中度贫血，少数患者白细胞或血小板增多。血沉增速。

（2）血清学检查　85％的患者类风湿因子阳性。少数患者抗核抗体阳性。偶尔有狼疮细胞试验阳性。

（3）滑液呈不透明草黄色渗出液，黏度低，白细胞计数（8～80）×10^9个/L，70％为中性粒细胞，细菌培养阴性，类风湿因子阳性。

（4）关节 X 线检查示软组织肿胀，骨质疏松，关节间隙狭窄，骨质侵蚀，半脱位及脱位，骨性强直等。

【诊治要点】

1. 诊断

美国风湿病协会修订的类风关分类标准（1987 年）如下：①晨僵至少 1h（≥6 周）；②3 组或 3 组以上关节肿（≥6 周）；③腕关节、掌指关节或近端指间关节肿（≥6 周）；④对称性关节肿（≥6 周）；⑤类风湿皮下结节；⑥手 X 线片改变；⑦类风湿因子阳性（滴度＞1：32）。

该标准包含 7 项，符合 4 项则可作出诊断。

2. 治疗

（1）一般治疗　活动期应卧床休息。症状基本消失后可适当活动，但避免劳累。饮食宜增加蛋白质及维生素。

（2）药物治疗

① 非甾体抗炎药。只要使用足量，数日内就有消炎止痛的作用，可减少晨僵时间，称为快作用药物或改善症状药物。常用的有：阿司匹林 0.6g/次，每日 4 次；吲哚美辛 25～50mg/次，每日 3 次；布洛芬 0.6～0.8g/次，每日 3 次；吡罗昔康 20mg/次，每日 1 次；以及扶他林、萘普生、舒林酸等。

② 糖皮质激素。有快速的消炎止痛作用。但久服副作用较多，停药困难，故一般不作为首选药物，仅在其他治疗无效或病情危重如严重血管炎、心包积液等情况下短期使用。泼尼松每日剂量一般不超过 10mg。大关节受累时可用醋酸泼尼松龙或利美达松关节腔内注射。

③ 慢作用药物。这类药物需使用较长时间后才开始产生作用，但可减缓或停止疾病的活动性和进展，故称为慢作用药物或改变病情药物。常用的有以下几种：甲氨蝶呤，每周 10～15mg，一次口服，6～8 周见效。青霉胺，每日 250mg，于饭前 2h 或饭后 3h 口服，3 个月后症状改善。瑞得，为口服金制剂，3mg/次，每日 2 次口服，多于半年后生效。

（3）理疗及手术修复等。

三、艾滋病

艾滋病是获得性免疫缺陷综合征（AIDS）的简称，是由人免疫缺陷病毒（HIV）所引起的一种严重免疫缺陷性传染病。本病主要通过性接触和血液传播，病毒主要侵犯和破坏辅助性 T 细胞（$CD4^+$ T 细胞），使机体细胞免疫功能受损，最后并发各种严重的机会性感染和肿瘤。WHO 将每年的 12 月 1 日定为世界艾滋病日。

【病因和发病机制】　目前已知人免疫缺陷病毒（HIV，图 13-5）有两个型，即 HIV-1（全球流行）和 HIV-2（西非流行）。两者均能

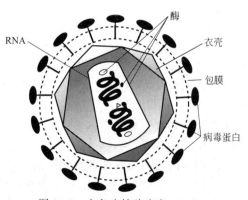

图 13-5　人免疫缺陷病毒（HIV）

引起艾滋病，均为单链 RNA 病毒，分类上属于逆转录病毒科、慢病毒亚科。本病毒为圆形或椭圆形，直径约 90～140mm，外层为类脂包膜，表面有锯齿样突起，内有圆柱状核心，由 RNA 逆转录酶、DNA 多聚酶和结构蛋白等组成。

HIV 主要攻击和破坏人体的辅助性 T 细胞，破坏人体的免疫系统，造成细胞免疫功能缺陷。易发生条件致病菌感染及多发性出血性肉瘤（Kaposi 肉瘤）及其他肿瘤。

传染源：艾滋病患者及病毒携带者。

传播途径：性传播、输血及血制品、注射针头及医疗器械、母婴传播、其他。

易感人群：普遍易感。

一般认为下列途径不传播艾滋病：①普通工作场所或学校接触。②拥抱、握手。③咳嗽和打喷嚏。④昆虫叮咬。⑤水或食物。⑥茶杯、玻璃杯、眼镜等。⑦厕所、游泳池或公共浴室。

【临床表现】 艾滋病患者临床表现为长期发热、乏力、食欲缺乏、不可抗拒的体重下降并伴有慢性腹泻、呼吸短促、舌上出现白斑［口腔假丝酵母菌病（白色念珠菌病）和毛样白斑］、淋巴腺肿和神经系统症状。

根据细胞免疫缺陷程度和临床表现的不同，一般将艾滋病分为四期：急性感染期、早期（无症状病毒携带期或潜伏期）、中期（艾滋病前期）、晚期（艾滋病期）。

（1）急性感染期 有发热、盗汗、乏力、咽痛、全身不适等上呼吸道症状，以及颈、腋、枕部有肿大的淋巴结，类似传染性单核细胞增多症。一般 1～3 周自愈。

新近感染者中约 90％无临床症状，往往在检测血清抗-HIV 时发现。一般认为，经输血感染者的血清抗体转阳时间为 2～8 周；经性接触感染，血清抗体转阳时间为 2～3 个月，有的达 16 个月或更久。

（2）无症状病毒携带期 所有患者急性感染后均经历无症状期，血清抗体持续性强阳性。成人平均为 1～8 年，婴幼儿 1 年左右。

（3）艾滋病前期 又称艾滋病相关综合征期（ARC），位于潜伏期之后，大约持续 0.5～1 年。患者出现明显与艾滋病相关的症状和体征，血清病毒载量越来越高。50％的感染者持续低热，约 1/3 的患者体重减轻达 10％，有的持久腹泻。

（4）艾滋病期 具有三个基本特征：①严重的细胞免疫缺陷，尤其 CD4$^+$ T 细胞严重缺损；②发生各种致死性机会性感染，特别是卡氏肺孢菌感染，它是艾滋病患者死亡的最重要原因；③发生各种恶性肿瘤，尤其是 Kaposi 肉瘤。

在艾滋病最晚期，约 1/2 患者出现不同程度的神经异常，包括 HIV 脑病、脊髓病变、周围神经炎等严重的艾滋病痴呆综合征。

【诊治要点】

1. 诊断

我国艾滋病诊断标准（卫生部卫生防疫司，1991 年）如下。

（1）艾滋病病毒抗体阳性，又具有下述任何一项者，可为实验确诊艾滋病患者。

① 近期内（3～6 个月）体重减轻 10％以上，且持续发热达 38℃ 1 个月以上。

② 近期内（3～6 个月）体重减轻 10％以上，且持续腹泻（每日达 3～5 次、1 个月以下）。

③ 卡氏肺孢菌肺炎（PCP）。

④ Kaposi 肉瘤。

⑤ 明显的真菌或其他条件致病菌感染。

（2）若抗体阳性、体重减轻、发热、腹泻症状接近第 1 项且具有以下任何 1 项时，可为实验确诊艾滋病患者。

① CD4/CD8（辅助/抑制）淋巴细胞计数比值＜1，CD4 细胞下降。

② 全身淋巴结肿大。

③ 明显的中枢神经系统占位性病变的症状和体征，出现痴呆、辨别能力丧失或运动神经功能障碍。

2. 治疗

主要包括：①杀灭 HIV，阻止其复制与转录；②宿主免疫重建；③治疗机会性感染和恶性肿瘤。

（1）抗病毒　抗病毒是治疗艾滋病的关键，宜在患者免疫系统尚未引起不可逆损伤前即开始进行治疗，使病毒载量在尽可能长的时间内处于较低的水平，或使每微升血液中 $CD4^+$ T 细胞维持较高水平，对延长生命至关重要。

① 齐多夫定（叠氮胸苷，AZT），100mg/次，每日 5 次，口服；或 2.5mg/（kg·d），静脉滴注。

② 阿昔洛韦（无环鸟苷，ACV），800mg/次，每日 2 次，口服，或 10mg/（kg·d），静脉滴注，每 8h 1 次。

（2）免疫调节药

① 白细胞介素-2（IL-2）（5～10）×10^4U/（kg·d），肌内注射，每周期 5 天。停药 1～2 周，再行第 2 周期。

② 干扰素-λ（IFN-λ）（3～5）×10^6IU/d，皮下或肌内注射。

③ 转移因子 2ml，皮下注射，1～2 次/周。

（3）条件性感染的治疗

① 卡氏肺孢菌肺炎。甲氧苄啶（TMP）/磺胺甲噁唑（SMZ）100mg/（kg·d），分 4 次口服，共 21 天。

② 病毒感染。阿昔洛韦 5mg/（kg·次），静脉注射，每日 2 次，用药 14～21 天，再 5mg/（kg·次）静脉注射，每天 1 次维持。

③ 真菌感染。可用放射治疗和化学疗法。

（4）肿瘤治疗　可用放射治疗和化学疗法。

（5）支持疗法　增强营养，加强护理，给予维生素和丙种球蛋白。

【预防保健】　主要原则是防止接触已感染 HIV 者的血液、精液、唾液、阴道分泌物等。

四、荨麻疹

荨麻疹是皮肤和黏膜因血管扩张、血浆外渗而引起的一种暂时性红斑和水肿反应。该病的皮疹表现与人接触植物荨麻所发生的皮损雷同，故称此皮肤病为荨麻疹。祖国医学将本病叫做"瘾疹"或"风疹"；民间百姓称为"风疹块"。该病特征是全身泛发风团，皮疹来去迅速，消退不留痕迹，自觉甚痒。

【病因和发病机制】　引起本病的最常见原因如下。

（1）食物　从主食到副食的许多食物，甚至包括食品添加剂、饮料等可能成为荨麻疹的病因。其中以蛋白质如鱼类、虾、甲壳类、蛋类、牛奶、肉等尤为常见。

（2）药物　药物荨麻疹在临床上颇为常见，以青霉素、呋喃唑酮（痢特灵）、阿司匹林等引起者居多；使用磺胺制剂、链霉素、四环素或氯霉素后有时也可发生本病。此外，如可待因、吗啡、维生素 B_1 等引发荨麻疹也屡见报告。

（3）感染　细菌、病毒、原虫、蠕虫、真菌等病原微生物感染等。

（4）物理因素。

（5）动物及植物因素　如各种花粉、屋尘、动物皮屑、虫咬或蜂蜇刺等。

（6）其他　精神因素、物理因素、内脏及全身性疾病、遗传素质等也可成为荨麻疹发病的原因。

发病机制如下。

（1）超敏反应性　多数为Ⅰ型超敏反应，少数为Ⅲ型超敏反应。

（2）非超敏反应性　由某些药物、食物、毒素进入体内使补体激活或直接刺激肥大细胞释放组胺、激肽等引起。

【临床表现】

① 皮疹骤起骤退，为形状各异、大小不等的红色或苍白风团。皮肤划痕试验阳性。若伴有腹痛、恶心、呕吐等胃肠道症状者为腹型荨麻疹。

② 瘙痒剧烈，重者可伴有发热等全身症状。

【诊治要点】

1. 诊断

本病主要依靠临床表现及实验室检查并在排除其他疾病下诊断。

2. 治疗

（1）抗组胺药物　如苯海拉明、氯苯那敏（扑尔敏）、阿司咪唑（息斯敏）、氯雷他定（克敏能）、法莫替丁等均可选用，亦可两种联合应用。

（2）拟交感神经药物　适用于严重的急性荨麻疹，尤其是有过敏性休克或喉头水肿时。如0.1％肾上腺素注射液0.5～1ml皮下注射，必要时隔20～30min再注射0.5ml，也可用麻黄碱。

（3）皮质类固醇激素　适用于严重的急性荨麻疹，慢性者通常不用。可选用地塞米松、氢化可的松、泼尼松等。

（4）非特异性脱敏疗法　如钙剂、硫代硫酸钠、维生素C等。

（5）其他　去除病因，有感染者应选有效抗生素。

（6）外用疗法　局部用安抚止痒剂，如炉甘石洗剂、1％樟脑冷霜等。

五、药物过敏性休克

【病因和发病机制】　过敏性休克是最严重的Ⅰ型超敏反应性疾病，由IgE所介导，发生在已致敏的患者再次暴露于同一异种抗原或半抗原时，通过免疫机制，于短期内发生剧烈的全身性Ⅰ型超敏反应，累及多种器官，尤其是循环系统，常可危及生命。

【临床表现】　起病突然，约半数患者在接受抗原性物质，如某些抗生素（以青霉素常见）、麻醉药（普鲁卡因等）、抗血清、蜂类毒素等，5min内即出现症状，半小时后发生者仅10％。患者出现皮肤潮红、烦躁不安、胸闷、喉头堵塞及呼吸困难，且不断加重，并出现晕厥感、心悸、四肢麻木等。严重者面色苍白或发绀、烦躁不安、出冷汗、脉搏细弱、血压下降。后期可出现意识不清、昏迷、抽搐等中枢神经系统症状，此外尚可出现皮疹、瘙痒、腹痛、呕吐、腹泻、喷嚏、心律失常等症状。若患者在接受某些药物或抗原物质后迅速出现上述症状，而又不能以该药本身的药理作用解释者，应立即考虑本病的诊断。

【实验室检查】　组胺水平上升，有助于诊断。检测血清特异性IgE抗体的存在，有回顾诊断意义。

【诊治要点】

1. 诊断

本病主要依靠临床表现及实验室检查并在排除其他疾病下诊断。

2. 治疗

（1）急救　立即皮下或肌内注射0.1％肾上腺素0.3～0.5ml，同时静脉注射0.1～0.2ml。

需要重复使用 0.1％肾上腺素时，则每次静脉注射 0.1ml，或皮下、肌内注射 0.1～0.3ml。

（2）停用致敏的药物　暂时结扎致敏药物注射部位或虫咬部位近端的肢体，并在注射或虫咬局部四周以 0.005％肾上腺素 2～5ml 封闭注射。

（3）抗组胺药物　如氯苯那敏 10mg，或异丙嗪 25～50mg，肌内注射，继以口服。

（4）糖皮质激素的应用　休克持续不好转的病例，应予静脉注射地塞米松 10～20mg，继以静脉滴注氢化可的松 200～400mg，加入 5％～10％葡萄糖盐水内。病情好转后逐渐减量。

（5）休克的治疗　患者平卧，给予氧气吸入，静脉输液（开始 500ml 输入速度宜快，以后根据病情调节输液速度及液量），必要时加用血管活性药物等。

【预防保健】

① 在使用可引起超敏反应的各种药物（尤其是青霉素、头孢菌素类）前，必须详细询问有无过敏性疾病及药物过敏史；在使用动物血清前必须详细询问以往有无动物血清注射史。

② 无过敏史及动物血清注射史者，应做皮肤过敏试验。有某药过敏史及动物血清注射史者，应改用其他药物。必须使用该药时，应予脱敏注射。在做皮试及脱敏注射过程中，应做好肾上腺素、氧气、氢化可的松、葡萄糖生理盐水以及气管插管等以应急需。

③ 患者出院时，须在其病历首页上标明对该药过敏，并告诫患者及其家属，今后避免使用该药以及其他结构类似的药物。

六、过敏性鼻炎

过敏性鼻炎又称为变应性鼻炎和变态反应性鼻炎。过敏性鼻炎是一种吸入外界过敏性抗原而引起以鼻痒、打喷嚏、流清涕等为主要症状的疾病。大部分患者起病于儿童期，其发病常与季节（以春秋两季最易发病）、气候有关，且多有接触变应原史。常年性者多为室内变应原所致，季节性者常与花粉有关，部分患者有家族史或有其他变态反应病史如荨麻疹、哮喘等。

【病因和发病机制】　本病起因于两个基本因素：①遗传性过敏体质；②反复多次的暴露和吸入外界变应原。

过敏性鼻炎的患者多具有过敏体质，即对外界抗原较易产生比正常人多的 IgE，这种体质有一定的遗传性和家族性，故本病患者较易同时或先后患湿疹、药物过敏和支气管哮喘等疾病；本病患者的家族中也较易发生这类过敏性疾病。

引起本病的吸入性抗原有尘螨、屋尘、动物皮屑、各种树木和草类的风媒花粉等，这些抗原的颗粒大都较大，因此能在鼻部被阻挡下来而在鼻腔内发生速发型（Ⅰ型）变态反应，造成鼻黏膜充血、水肿、分泌增加等一系列表现，其免疫病理过程与吸入型支气管哮喘类同。

【临床表现】　发病时鼻痒、连续打喷嚏、流大量水样性清涕，可伴有眼结膜、上腭部甚至外耳道部的奇痒等为本病的临床特征。由于鼻黏膜的肿胀，患者常有鼻塞和嗅觉减退现象。通常早、晚症状加重，日间及运动后好转。患者通常全身症状不明显，但如并发鼻窦炎后可有发热、面颊部胀痛、乏力和纳滞等症状，本病的后期患者常可发展成对多种抗原与刺激因素过敏而呈一种终年易鼻塞、流涕的状态。

【实验室检查】　患者对相应的抗原皮肤试验常呈阳性速发型超敏反应（反应常在 10～15min 内发生）。体外用放射性变应原吸附试验或酶联免疫吸附试验，能自患者血清中检出特异性 IgE 抗体的存在。本症患者中仅 30％～40％有总 IgE 升高，血象内嗜酸粒细胞仅稍增高或不增高。

【诊治要点】

1. 诊断

本病的诊断宜包括：①是否为过敏性鼻炎；②可能的变应原是什么。

通过仔细的病史询问，可能得出本症患者变应原的可能种类；然后取这些可疑抗原的浸出液做皮肤试验。如皆为阴性者可除外本病，但阳性者未必能确诊，最好能进一步做鼻黏膜激发试验。采用50%（质量体积分数）左右的抗原浸液，滴入一侧鼻内，另一侧滴入生理盐水以作对照，如15min内患者滴入抗原侧出现鼻痒、流涕或打喷嚏等症状，则为阳性反应，说明所滴入的抗原可能为患者的特异性变应原。

2. 治疗

本病的治疗原则为：①避免吸入可激发的变应原；②应用适当的药物；③药物或抗原的脱敏治疗。

（1）全身抗过敏治疗　发作期宜口服抗组胺 H_1 受体药物，常用氯苯那敏 4mg/次，3次/日，口服，或苯海拉明 25mg/次，3次/日。其缺点均为嗜睡、注意力不集中等。色甘酸钠、酮替芬等药效果尚好，但也有上述副作用。新一代的抗组胺 H_1 受体药物，如开瑞坦（＞6岁，每次 10mg，每天一次；＜6岁时剂量减半）具有更强的效用，且无抑制中枢神经的副作用。症状较重者，可短期口服类固醇激素类药，如泼尼松、地塞米松等。

（2）局部滴药　用 0.25%苯海拉明或 0.5%可的松和 1%麻黄碱混合液滴鼻，每日数次，效果尚好。

（3）封闭疗法　用 0.5%～1%普鲁卡因 0.5～1ml，或用醋酸可的松 12.5～25mg，注射于下鼻甲黏膜内，每周 2 次，3～4 次为一疗程。或做鼻丘封闭，效果良好。

（4）脱敏疗法　非特异性脱敏疗法，常用组胺注射法。特异性脱敏疗法，用已找出的变应原作特异性的材料制成注射液，进行脱敏治疗。

【预防保健】　避免抗原的吸入，例如对花粉过敏者在发病季节宜避免去园林或野外；对屋尘过敏者扫地时应戴口罩；对尘螨过敏者宜用吸尘器扫床等。有条件的家庭在发病季节卧室内使用空气滤清器并紧闭窗门等。

复习与思考

1. 类风湿关节炎的临床表现和诊断标准是什么？
2. 艾滋病有哪些传播途径？感染艾滋病的患者最终为什么会死亡？
3. 引起荨麻疹的原因有哪些？

第十四章
能量代谢与体温

能量代谢是指人体物质代谢过程中所伴随的能量的释放、转移、贮存和利用的过程。人体维持体温的热量来自能量代谢，而体温的相对稳定又保证了体内代谢活动的正常进行，因此能量代谢和体温有着密切的关系。

一、能量的来源和去路

人体能量的主要来源是糖、脂肪和蛋白质的分解氧化。营养物质氧化释放出的能量首先有50％直接转变成热量，其余绝大部分以化学能的形式转移给二磷酸腺苷（ADP）使其转变成三磷酸腺苷（ATP），并贮存于ATP中。在ATP分解时形成ADP和无机磷酸（Pi），同时又放出能量供给人体进行各种生理活动时利用，如肌肉收缩、神经传导、合成代谢、维持体温等。ATP是体内重要的贮能和直接的供能物质，它的合成和分解是体内能量转移、贮存和利用的重要环节。机体能量代谢的概况可归纳为图14-1。

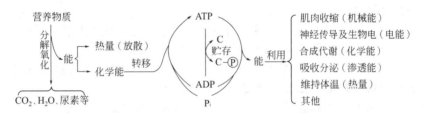

图14-1　体内能量的释放、转移、贮存和利用

二、影响能量代谢的因素

1. 肌肉活动

肌肉活动对能量代谢的影响最为显著，可占总产热量的75％～80％。其增加的程度与肌肉活动的强度有关。

2. 精神状态

人处于紧张状态时，如激动、愤怒、恐惧、焦虑等均可使能量代谢增强。这是由于在这些状态下，骨骼肌的张力增高及交感神经兴奋使代谢增强所致。

3. 环境温度

人体在20～30℃的环境中，能量代谢最为稳定。当环境温度降低或升高时，能量代谢均将增高。这是由于寒冷时骨骼肌的紧张度增高，甚至出现寒战；而高温时体内化学反应加速，发汗增多，呼吸、循环功能增强。

4. 食物的特殊动力效应

进食后即使机体的状态和所处的环境不变，其产热量也比进食前增多，从进食后1h左右开始，延续到7～8h。这种由食物引起机体额外产生热量的作用称为食物的特殊动力效应。其中蛋白质的特殊动力效应最明显，其产生的机制还不清楚。

三、基础代谢

人体在基础状态下的能量代谢称为基础代谢。所谓基础状态是指人体在静卧、肌肉放松、清醒而又十分安静、室温 18~25℃、饭后 12~14h 的状态。单位时间的基础代谢称为基础代谢率（BMR），常用相对值表示法，即以实际测得的数值与正常人平均值相差的百分率表示，相差在±15％以内的都属于正常，如果相差超过±20％，就有可能是病理变化。甲状腺功能亢进症时，BMR 可比正常值高 25％~80％；而甲状腺功能减退症时，BMR 可比正常值低 20％~40％。因此，BMR 的测定是临床诊断甲状腺疾病的重要辅助方法。

四、体温

人体深部的平均温度称体温。人和高等动物的体温相当恒定，这是维持机体正常生命活动的重要条件之一。体温过高或过低，都将导致体内酶活性的降低，使酶促反应降低或丧失，新陈代谢发生障碍，从而影响正常生理功能活动的进行，甚至危及生命。

（一）正常体温及其生理变动

1. 正常体温

测量体温一般在体表进行，而体表温度一般都低于体内深部温度，而且随环境温度的变化而变化。所以，测量体温时要选择接近体内深部温度的体表部位。

直肠温度正常值为 36.5℃~37.7℃，口腔温度平均比直肠温度低 0.3℃，腋窝温度平均比口腔温度低 0.4℃。体温虽然比较稳定，但也不是固定不变的。

2. 体温的生理变异

（1）昼夜变化　在清晨 2~6 时最低，下午 1~6 时最高，但变化范围不超过 1℃。这种周期性变化与人体的昼夜周期活动规律有关，受生物钟的控制。

（2）性别　女性体温比男性高约 0.3℃，且随月经周期而波动。月经期和排卵前期体温偏低，排卵日体温降至最低，排卵后体温回升到较高水平。

（3）年龄　新生儿，尤其是早产儿，由于体温的神经调节尚未完善，其体温受外界环境温度的影响较大，故必须加强其体温的护理。幼童的体温略高于成年人，而老年人的体温略低于成年人。这与不同年龄的人基础代谢率不同有关。

（4）骨骼肌活动　随着体力劳动或运动强度的增加，骨骼肌的产热量大幅度增加，体温可短暂轻度升高。但由于散热机制的调节，体温不会过高，并在活动停止后逐渐恢复正常。因此，测试体温前要让受试者安静一段时间。

（5）其他　情绪激动、精神紧张、进食、环境温度的变化等情况对体温都有不同影响。

（二）人体的产热和散热

人体体温所以能经常保持恒定，是由于人体内部存在着调节体温的机制，使机体的产热与散热保持动态平衡。

1. 人体的产热

人体热量的来源归根结底是糖、脂肪和蛋白质氧化分解产生的。体内各组织、器官都在进行物质代谢，都能产生热量。不同器官，由于功能不同，其产热量各异。安静时，内脏器官特别是肝产热量较大；而运动时，骨骼肌产生热量最大。

2. 人体的散热

（1）人体散热的途径　人体通过皮肤、呼吸道、消化道和肾将热量发散到体外。皮肤散热量大，调节作用强，皮肤血管扩张，血流量增大，热量发散多，是人体散热的主要途径。呼吸道通过水分蒸发、呼出气和加温吸入气可散发部分热量。消化道和肾通过粪、尿的排出散发出少量的热量。

（2）人体散热的方式

① 辐射散热。辐射散热是人体以发射热射线的形式将体热传给较冷的物体。辐射散热

量同皮肤与环境的温度差以及辐射面积有关。温差越大，有效辐射面积越大，散热量就越多。

② 传导散热。传导散热是指人体将热量直接传给与它相接触的较冷的物体。传导散热量除与温差和接触面积有关外，还和物体的导热性有关。人体脂肪的导热性也较差，所以肥胖者一般传导散热量要少些。水是热的良导体，因此临床上常用冰袋、冷水湿敷给高热患者降温。

③ 对流散热。对流散热是指人体随着空气的流动而散热。人体将体热传给其周围的空气，由于空气不断流动，将加热了的空气带走，人体又与新来的较冷的空气接触，又将体热传给新来的空气，这样通过空气的流动使体热不断发散到体外。对流散热受风速的影响，风速越大，对流散热也越多。

④ 蒸发散热。外界气温等于或高于体表温度时，辐射、传导、对流散热即将停止，蒸发便成为人体散热的唯一方式。1g 水从体表蒸发能带走 0.58kcal❶ 的热量。人体蒸发散热有两个途径，一是通过呼吸道，二是通过皮肤，皮肤是主要的。蒸发散热又有两种方式，即不感蒸发和发汗。

不感蒸发是指水分直接透出皮肤和呼吸道黏膜表面而蒸发，因未聚集成明显的水滴，不易被人察觉，所以又称为不显汗。不感蒸发是持续进行的，每日可达 1L。发汗是指汗腺分泌汗液。人在安静状态下，环境温度在 30℃ 左右时即开始出汗。发汗是一种反射活动，从脊髓到大脑皮质都存在发汗中枢，但主要的发汗中枢位于下丘脑。

影响蒸发的因素主要有环境温度、湿度和风速。在温度高、湿度小和风速大的情况下，水分易蒸发，使机体的散热量增加，反之则减少。人在高温、高湿和无风的环境中，辐射、传导、对流散热减少，蒸发散热也很困难，使人感到闷热甚至中暑。发热的患者使用酒精擦浴，可以增加蒸发散热，从而达到物理降温的目的。

（三）体温调节

体温调节是指在环境温度发生变动时，人体通过体温调节机构改变产热和散热过程而保持体温的相对稳定。

1. 温度感受器

温度感受器是监测机体内外环境温度变化并及时向体温中枢发送信息的感受器。根据其分布部位分两类。

（1）外周温度感受器　外周温度感受器位于全身皮肤、黏膜和内脏器官。这些温度感受器对皮肤、内脏的温度变化敏感，其中冷感受器的数量多于热感受器。故外周温度感受器对寒冷刺激比较敏感。

（2）中枢温度感受器　中枢温度感受器是一些分布于脊髓、脑干网状结构及下丘脑，对血液温度变化敏感的神经元。其中热敏神经元在下丘脑前部和视前区分布较多。故中枢温度感受器对热刺激比较敏感。

2. 体温调节中枢

调节体温的基本中枢位于下丘脑。

3. 体温调节的机制

现在常用调定点学说来解释体温调节。这个学说认为人和高等恒温动物的体温调节类似恒温器的调节。调定点是调定温度的基准。视前区-下丘脑前部的温度敏感神经元起着调定点的作用，调定点数值为 37℃。如体温超过 37℃ 时热敏神经元放电增多，结果引起散热增

---

❶　1kcal＝4.184kJ。

加、产热减少，使升高的体温降回 37℃。当体温低于 37℃时，则冷敏神经元放电增多，引起产热大于散热，使降低的体温回升到 37℃。正常情况下调定点的变动范围很窄，但在某些病理情况下如细菌感染，致热原使调定点上移至 39℃，开始出现寒战等产热反应，直到体温升高到 39℃以上时才出现散热反应。只要致热因素不消除，产热和散热两个过程就继续在此新的体温上保持平衡。临床上应用的解热镇痛药退热的作用机制，就是使调定点下降，从而使体温恢复到正常水平。

复习与思考

1. 何谓能量代谢？影响能量代谢的因素有哪些？
2. 何谓基础代谢？基础代谢的表示方法有哪些？
3. 体温的正常变动规律是什么？
4. 产热散热部位有哪些？影响产热的因素是什么？
5. 机体散热途径有哪些？
6. 体温调节方式有哪些？

第十五章

生命物质与代谢

一、蛋白质的结构与功能

（一）蛋白质的基本组成单位——氨基酸

研究一种有机化合物的结构，通常总是先做元素分析，以了解它的元素构成。蛋白质的元素分析结果证明，所有蛋白质分子都含有碳、氢、氧、氮等元素，有些蛋白质还含有硫、磷、硒、碘或其他金属元素，但其含量极微。各种蛋白质含氮量平均约 16%。因而在测定生物标本中蛋白质的含量时，只需先测定它的含氮量，再乘以 6.25 即得出蛋白质的含量。

用化学分析方法证明组成蛋白质的基本单位是 α-氨基酸。构成天然蛋白质的 α-氨基酸主要有 20 种，除含碳原子数最少的甘氨酸无 L-或 D-之分外，其余为 L-α-氨基酸。α-氨基酸结构上的共同特点是都具有 α-氨基和 α-羧基，只是 α-碳原子连接的侧链 "R" 基团各不相同。其结构通式如下：

$$H_2N-\underset{\underset{R}{|}}{\overset{\overset{COOH}{|}}{C}}-H$$

L-α-氨基酸

20 种天然氨基酸（表 15-1）按侧链的理化性质分为四组：①非极性、疏水性氨基酸；②极性、中性氨基酸；③酸性氨基酸；④碱性氨基酸。

表 15-1　组成蛋白质的 20 种氨基酸

分类及名称	缩 写	结构式	等电点
1. 非极性疏水性氨基酸			
甘氨酸	Gly，G，甘	$H-\underset{NH_3^+}{\overset{H}{C}}-COO^-$	5.97
丙氨酸	Ala，A，丙	$CH_3-\underset{NH_3^+}{\overset{H}{C}}-COO^-$	6.00
缬氨酸	Val，V，缬	$CH_3-\underset{CH_3}{\overset{}{C}H}-\underset{NH_3^+}{\overset{}{C}H}-COO^-$	5.96
亮氨酸	Leu，L，亮	$\underset{CH_3}{\overset{CH_3}{>}}CH-CH_2-\underset{NH_3^+}{\overset{}{C}H}-COO^-$	5.98
异亮氨酸	Ile，I，异	$\underset{C_2H_5}{\overset{CH_3}{>}}CH-\underset{NH_3^+}{\overset{}{C}H}-COO^-$	6.02
苯丙氨酸	Phe，F，苯		5.48

分类及名称	缩　写	结构式	等电点
脯氨酸	Pro,P,脯	$\text{C}_6\text{H}_5—CH_2—CH—COO^-$，$NH_3^+$	6.30
蛋氨酸	Met,M,蛋	$CH_2—CH_2—CH—COO^-$，$S—CH_3$，NH_3^+	5.74
色氨酸	Trp,W,色	吲哚—$C—CH_2—CH—COO^-$，NH_3^+，N—H	5.89
2. 极性中性氨基酸			
丝氨酸	Ser,S,丝	$CH_2—\overset{H}{C}—COO^-$，$OH$ NH_3^+	5.68
半胱氨酸	Cys,C,半	$CH_2—\overset{H}{C}—COO^-$，$SH$ NH_3^+	5.07
苏氨酸	Thr,T,苏	$CH_3—CH—CH—COO^-$，OH NH_3^+	5.60
天冬酰胺	Asn,N,天胺	$H_2N—\overset{O}{C}—CH_2—CH_2—CH—COO^-$，$NH_3^+$	5.41
谷氨酰胺	Gln,Q,谷胺	$HO—C_6H_4—CH_2—CH—COO^-$，NH_3^+	5.65
酪氨酸	Tyr,Y,酪	$H_2N—\overset{O}{C}—CH_2—CH—COO^-$，$NH_3^+$	5.66
3. 酸性氨基酸			
天冬氨酸	Asp,D,天	$^-OOC—CH_2—CH—COO^-$，NH_3^+	2.77
谷氨酸	Glu,E,谷	$^-OOC—CH_2—CH_2—CH—COO^-$，NH_3^+	3.22
4. 碱性氨基酸			
赖氨酸	Lys,K,赖	$NH_3^+—(CH_2)_4—CH—COO^-$，NH_3^+	9.74

分类及名称	缩　写	结构式	等电点
精氨酸	Arg，R，精	$H_2N-C-NH-CH_2-CH_2-CH_2-CH-COO^-$ 　　　$\overset{\|}{NH_2^+}$　　　　　　　　$\overset{\|}{NH_3^+}$	10.76
组氨酸	His，H，组	$^+HN-C-CH_2-CH-COO^-$ 　　　　　　　$\overset{\|}{NH_3^+}$	7.59

上述氨基酸中，有些就是临床上常用的药物。如精氨酸和谷氨酸，就是治疗肝昏迷的有效药物；谷氨酸是味精的主要成分。

（二）氨基酸在蛋白质分子中的连接方式

蛋白质分子的中氨基酸之间是通过肽键相连的，一个氨基酸的 α-氨基与另一个氨基酸的 α-羧基脱水缩合，即形成肽键（—CO—NH—）。

$$H_2N-\overset{\overset{R_1}{\|}}{CH}-COOH \quad + \quad H_2N-\overset{\overset{R_2}{\|}}{CH}-COOH$$

$$\downarrow -H_2O$$

$$H_2N-\overset{\overset{R_1}{\|}}{CH}-\overset{\overset{O}{\|}}{C}-\overset{}{N}-\overset{\overset{R_2}{\|}}{CH}-COOH$$
$$\underset{H}{|}$$

这种由氨基酸通过肽键相连而形成的化合物称为肽。由 2 个氨基酸缩合成的肽称为二肽，3 个氨基酸缩合成三肽，以此类推。10 个以下的氨基酸缩合成的肽统称寡肽；10 个以上氨基酸形成的肽被称为多肽。氨基酸形成肽链后，因有部分基团已参加肽键的形成，不是完整的氨基酸，故将蛋白质肽链中的每个氨基酸称为氨基酸残基。

（三）蛋白质的分子结构

1. 蛋白质的一级结构

虽然组成蛋白质的氨基酸常见的只有 20 种，但是在组成某一具体蛋白质时，各种氨基酸的数量是不一样的。所谓蛋白质的一级结构就是指不同种类和数量的氨基酸按照特定的排列顺序通过肽键相连形成的多肽链。其结构如下：

$$N_2H-\overset{\overset{R_1}{\|}}{\underset{\underset{H}{\|}}{C}}-CONH-\overset{\overset{R_2}{\|}}{\underset{\underset{H}{\|}}{C}}-CONH-\overset{\overset{R_3}{\|}}{\underset{\underset{H}{\|}}{C}}-CONH-\overset{\overset{R_4}{\|}}{\underset{\underset{H}{\|}}{C}}-CO\cdots\cdots NH-\overset{\overset{R_n}{\|}}{\underset{\underset{H}{\|}}{C}}-COOH$$

不同的蛋白质具有不同的一级结构，一级结构将决定蛋白质的空间结构和生物活性。一级结构发生变化，即使是轻微的变化，都将影响蛋白质的理化性质和生物功能。例如，人的血红蛋白是由四条肽链与血红素组成的，其中两条称为 α 链，另两条称为 β 链，共计 574 个氨基酸。这四条肽链通过次级键相互作用形成血红蛋白的最终结构，使红细胞呈双凹盘形。镰形细胞贫血患者的血红蛋白也是 574 个氨基酸，仅仅就一个谷氨酸被缬氨酸所代替，就使血红蛋白的溶解度大大降低。当氧浓度低时，它便形成纤维状沉淀，因而使红细胞形成镰刀样。这种形状的红细胞在通过网状内皮系统时很快地被破坏，造成贫血。

2. 蛋白质的空间结构

由于蛋白质的分子量巨大，其一级结构必然很长。而生物细胞的体积不可能允许蛋白质

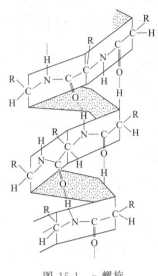

图 15-1 α-螺旋

以多肽链的形式作为其最终结构。因此，蛋白质还有高级结构，即二、三、四级结构或称为空间结构。蛋白质的空间结构对蛋白质的生物活性非常重要，当其空间结构受到损害时，蛋白质即失去原有的生物活性。维持蛋白质空间结构的化学键除二硫键外，主要是次级键（副键），如氢键、盐键、疏水键、配位键等，键能比较小，不太稳定，易受各种理化因素影响而被破坏。

（1）蛋白质的二级结构　蛋白质的二级结构就是在一级结构的基础上通过氢键的作用形成的 α-螺旋（图 15-1）或者 β-折叠（图 15-2）。

（2）蛋白质的三级结构　蛋白质的三级结构是在二级结构的基础上进一步盘绕折叠形成更加复杂的结构。各种蛋白质都有其盘绕折叠的规律，但没有适合于所有蛋白质的共同规律。这种盘绕是靠氢键、疏水键、离子键等次级键的作用形成的。对于只有一条链组成的蛋白质来说，三级结构是其最终表现出生理功能的结构。

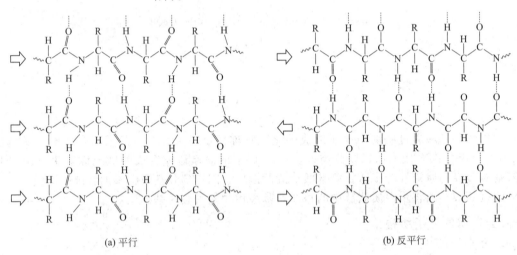

(a) 平行　　　　　　　　　　　　　　　(b) 反平行

图 15-2　β-折叠

（3）蛋白质的四级结构　由两条链以上组成的蛋白质还具有四级结构。每一条链分别形成三级结构，每一个三级结构也称为一个亚基或亚单位。亚基与亚基之间再通过次级键的连接就形成了这一蛋白质的最终结构，也是其表现出生理功能的结构。亚基单独存在时没有生物活性。

（四）蛋白质的性质

1. 蛋白质的两性电离和等电点

蛋白质分子表面上存在游离的氨基和羧基，氨基（—NH_2）可接受 H^+ 而生成阳离子—NH_3^+，呈碱性；而羧基（—COOH）可以电离出 H^+ 继而生成阴离子—COO^-，呈酸性。所以，蛋白质是两性电解质。

在酸性溶液中，由于同离子效应，抑制羧基解离而使氨基易于接受 H^+ 生成阳离子—NH_3^+，此时，蛋白质带正电荷。在碱性溶液中，由于其中的 OH^- 与羧基释放的 H^+ 中和，有利于羧基解离而生成阴离子—COO^-，故蛋白质带负电荷。使某种蛋白质中所带正电荷与负电荷相等而呈电中性的溶液的 pH 值称为该蛋白质的等电点，用 pI 表示。

$$\text{P}\!\!<^{\text{NH}_3^+}_{\text{COOH}} \underset{\text{H}^+}{\overset{\text{OH}^-}{\rightleftharpoons}} \text{P}\!\!<^{\text{NH}_3^+}_{\text{COO}^-} \underset{\text{H}^+}{\overset{\text{OH}^-}{\rightleftharpoons}} \text{P}\!\!<^{\text{NH}_2}_{\text{COO}^-}$$

$$(\text{pH} < \text{pI}) \qquad\qquad (\text{pH=pI}) \qquad\qquad (\text{pH} > \text{pI})$$

各种蛋白质因含有的游离氨基和羧基数目多少不同，故各具有不同的等电点。人体内大多数蛋白质的等电点在 pH 5.0 左右，在生理条件下带负电荷。

2. 胶体性质

蛋白质是生物大分子，其水溶液具有亲水胶体的性质，一般情况下比较稳定，不易沉淀。这是因为蛋白质分子表面有许多亲水基团，如氨基、羧基、羟基、巯基、酰氨基等，能与水起水合作用，使其表面形成水化层，将蛋白质颗粒分隔开，另外，当蛋白质分子在 pH 大于或小于等电点的溶液中成为带电的离子时，蛋白质颗粒都带有同种电荷而互相排斥，相互不致聚集沉淀。

3. 蛋白质的变性

天然蛋白质受物理化学因素的影响，导致其空间结构破坏，从而使蛋白质的理化性质发生改变和生物学功能的丧失称为蛋白质的变性作用。

引起蛋白质变性的物理因素有加热、紫外线、超声波、剧烈振荡、X 线等。化学因素有强酸、强碱、重金属离子、尿素、丙酮、乙醇等。这些因素导致蛋白质变性的本质是破坏蛋白质分子中的次级键。

蛋白质变性理论具有重要的实践意义，例如对蛋白质类药品的贮存、运输都要考虑到变性因素；酒精能用以消毒就是利用其使细菌蛋白质破坏的原理。

4. 蛋白质的沉淀

蛋白质从溶液中析出的现象称为沉淀。蛋白质之所以溶于水，主要是其分子表面上存在着同性电荷的相斥作用和亲水基团形成水膜的相隔作用。若破坏蛋白质在水溶液中稳定的这两个因素或其中之一，都会导致蛋白质从溶液中沉淀析出。常用的沉淀方法如下。

（1）盐析　在蛋白质水溶液中加入高浓度中性盐（如硫酸铵、硫酸钠、氯化钠）使蛋白质沉淀的方法称为盐析。其原理就是破坏蛋白质在水溶液中稳定的两个因素，但并不触及蛋白质的分子内部，所以用盐析法沉淀的蛋白质不易变性。

（2）有机溶剂沉淀　有机溶剂如乙醇、甲醇、丙酮等是脱水剂，能破坏蛋白质的水化膜而使蛋白质沉淀。在等电点时加入这类溶剂更易使蛋白质沉淀析出。但用有机溶剂沉淀的蛋白质易变性，除非在低温下操作。

（3）生成不溶性的蛋白盐　利用重金属离子和某些酸类可以使蛋白质生成不溶性的蛋白盐。其原理是利用蛋白质的两性电解质性质。在碱性条件下，带有负电荷的蛋白质分子与带正电荷的金属离子如 Cu^{2+}、Hg^{2+}、Pb^{2+}、Ag^+ 等结合，生成不溶性的盐而沉淀。在酸性条件下，带正电荷的蛋白质分子能与钨酸、苦味酸、鞣酸、三氯乙酸等化合物的酸根结合，生成不溶性的盐而沉淀。

（4）加热沉淀　将接近等电点的蛋白质溶液加热可使蛋白质变性沉淀。实际工作中常利用在等电点加热沉淀除去杂蛋白。

蛋白质的变性和沉淀反应是两个不同的概念，密切相关又不完全一致。蛋白质变性后不一定沉淀。如在蛋白质溶液中加入强酸或强碱引起变性的蛋白质并不沉淀。沉淀的蛋白质也不一定是变性的。如用盐析法沉淀的蛋白质就没有变性。

（五）蛋白质的分类

蛋白质的种类繁多，结构复杂，分类方式也是多种多样，目前常用的分类方法如下。

1. 根据分子形状分类

根据分子形状可将蛋白质分为球状蛋白质和纤维状蛋白质。球状蛋白分子形状的长短轴之比小于 10，纤维状蛋白分子形状的长短轴之比大于 10。

2. 根据组成分类

根据组成可将蛋白质分为单纯蛋白质和结合蛋白质。单纯蛋白质的水解产物仅为氨基酸，结合蛋白质是由蛋白质和非蛋白质两部分组成。

3. 根据溶解度分类

根据溶解度可将蛋白质分为可溶性蛋白、醇溶性蛋白、不溶性蛋白。

4. 根据蛋白质的主要功能分类

根据蛋白质的功能可将蛋白质分为活性蛋白质和非活性蛋白质。

二、核酸的结构与功能

核酸是由核苷酸组成的大分子化合物，是生物体中重要的遗传物质。1868 年瑞士外科医生 F. Miescher 首次从脓细胞的核中分离出核酸，随后人们不仅从动物的细胞浆中发现了核酸，也从微生物和植物体中提取了核酸，但却一直不知其生化功用。直到 1928 年 Griffith 等通过肺炎双球菌的菌落变异实验才发现了核酸的作用，即核酸是遗传和变异的物质基础。

核酸的理论研究也促进了医药的发展。病毒的致病作用就是其核酸侵入宿主细胞所致，轻者导致宿主细胞水肿变性，重者导致细胞变异直至形成肿瘤。过去对病毒性疾病治疗的药物很少。现在的研究表明，应用核酸类衍生物作为抗病毒药物已呈现出令人鼓舞的希望。例如，治疗病毒性角膜炎时应用核酸衍生物，如 5-碘脱氧尿嘧啶核苷、胞嘧啶阿拉伯糖苷等药物，可治愈。目前在癌症的治疗上使用的许多药物就是干扰癌细胞的核酸合成，这类药物本身也是核酸的衍生物，如氟尿嘧啶、6-巯嘌呤。学习核酸的知识，对于理解生物的遗传和变异、抗病毒和抗癌药物的作用机制都是非常必要的。

（一）核酸的分类

天然的核酸分为两大类，即核糖核酸（RNA）和脱氧核糖核酸（DNA）。绝大部分 DNA 存在于细胞核中，并与组蛋白等结合在一起构成细胞核内的染色质，极少量的 DNA 存在于核外的细胞器中。RNA 90%存在于细胞质中，10%存在于细胞核中，根据其分子结构和功能的不同可分为三类：①信使核糖核酸（mRNA）；②转运核糖核酸（tRNA）；③核糖体核糖核酸（rRNA）。

（二）核酸的组成成分

核酸是由核苷酸组成的大分子化合物，核苷酸经水解可产生核苷和磷酸，核苷进一步水解可产生戊糖和碱基。戊糖有两种，一种是核糖，为 RNA 降解产物，另一种是脱氧核糖，为 DNA 降解产物。碱基包括嘌呤碱基和嘧啶碱基。

$$\text{D- 核糖} \qquad \text{D-2- 脱氧核糖}$$

RNA 中含有 A、U、G、C 四种碱基，DNA 中主要含有 A、T、C、G 四种碱基。某些核酸还含有微量的稀有碱基，大多为上述主要碱基的甲基衍生物。两类核酸中所含的嘌呤碱基和嘧啶碱基的结构如下。

嘧啶   胞嘧啶 (C)   尿嘧啶 (U)   胸腺嘧啶 (T)

嘌呤   腺嘌呤 (A)   鸟嘌呤 (G)

（三）组成核酸的基本单位——单核苷酸

如同蛋白质是由许多氨基酸基本单位组成的一样，核酸也是由其基本单位单核苷酸组成的。单核苷酸是由一分子碱基、一分子戊糖和一分子磷酸组成的。碱基和戊糖连接称为核苷，核苷与戊糖连接就是核苷酸。在单核苷酸分子中，嘧啶碱基以 N_1 与戊糖的 C_1 连接，嘌呤碱基以 N_9 与戊糖 C_1 连接，磷酸连接在戊糖的 C_5 上。单核苷酸的结构可用通式表示如下：

碱基 ＋ 戊糖 ＋ 磷酸

根据单核苷酸分子中的碱基和戊糖的不同，单核苷酸有不同的叫法。例如，腺苷一磷酸是由腺嘌呤、核糖和磷酸连接而成；脱氧鸟苷一磷酸是由鸟嘌呤、D-2-脱氧核糖和磷酸连接而成。这样组成 DNA 和 RNA 的单核苷酸就各有四种，通常用 NMP 来表示，其中 N 代表核苷，MP 代表一磷酸。

两类核酸的核苷酸组成见表 15-2。

表 15-2   核酸组成的基本单位

DNA	RNA
A＋脱氧核糖＋P(脱氧腺苷一磷酸,dAMP)	A＋核糖＋P(腺苷一磷酸,AMP)
G＋脱氧核糖＋P(脱氧鸟苷一磷酸,dGMP)	G＋核糖＋P(鸟苷一磷酸,GMP)
C＋脱氧核糖＋P(脱氧胞苷一磷酸,dCMP)	C＋核糖＋P(胞苷一磷酸,CMP)
T＋脱氧核糖＋P(脱氧胸苷一磷酸,dTMP)	U＋核糖＋P(尿苷一磷酸,UMP)

（四）核酸的结构

1. 核酸的一级结构

DNA 和 RNA 的一级结构是由其基本单位单核苷酸按一定的数目、比例和特定的排列顺序，通过磷酸二酯键这种核酸结构中的主键连接而成的多核苷酸长链。在连接时，通常是第一个核苷酸的戊糖的 C_3 上的羟基与下一个核苷酸的戊糖的 C_5 上的磷酸相连接，如此重复。对于 DNA 来说，形成的链称为脱氧多核苷酸链。链的一端称为 3′端（即该端的核苷酸的 C_3 上的羟基是游离的），另一端称为 5′端（即该端的核苷酸的 C_5 上的磷酸基是游离的）。由于核酸分子量巨大，通过结构式形式来表达其一级结构相当麻烦。为了书写方便，常采用简写式。如：

DNA   dpAGCTGATACGGTA……C·OH   (5′ AGCTGATACGGTA……C 3′)

RNA   pAGCUGUCACAGUG……U·OH   (5′ AGCUGUCACAGUG……U 3′)

2. 核酸的空间结构

（1）DNA 的空间结构   DNA 的空间结构包括二级结构、三级结构。1953 年 Watson（美）和 Crick（英）根据 X 线衍射图谱和前人的实验结果提出了 DNA 的二级结构模型——双螺旋结构（图 15-3）。即 DNA 分子是由两条逆平行的多核苷酸长链（即一条链从 3′端走向 5′端，另一条链从 5′端走向 3′端）围绕着同一中心轴盘旋成螺旋状结构。每条链的骨架由磷酸和戊糖构成，碱基在分子的内侧，而且总是一条链的 A 通过两对氢键与另一条链的 T 相连，G 通过三对氢键与 C 相连。这种配对关系称为碱基互补或碱基对。由于两条链中碱基互补，所以两条链彼此又称互补链。

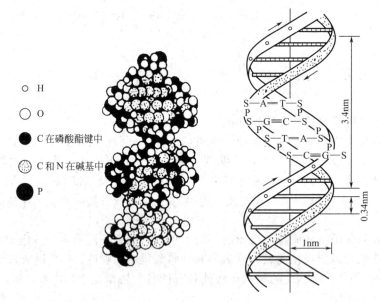

图 15-3　DNA 分子双螺旋结构模型及其图解

　　DNA 的互补双螺旋结构具有重要的生物学意义，它具有自身复制的功能。如将 DNA 的两股多核苷酸链任意称为正股和副股，则在酶的催化下，由原有的正股为模板可以合成新的副股，而由原有的副股为模板可以合成新的正股。所以一个 DNA 分子通过复制可以合成与其一模一样的两个 DNA 分子。在细胞分裂过程中，母细胞内的 DNA 分子就是这样复制成两个完全相同的子代分子，并分别参加到两个子代细胞中，一代一代地传下去。所以 DNA 的双螺旋结构解决了 DNA 为什么具有遗传的功能这个问题，Watson 和 Crick 也因此获得诺贝尔医学奖。

　　DNA 的三级结构为核小体，即 DNA 双螺旋盘绕在组蛋白（H2A、H2B、H3 及 H4 各两分子）上组成的八聚体，此核小体又依 60 个碱基对的 DNA 双螺旋及组蛋白 H1 形成的细丝（间隔区）与下一个核小体相连接，所以核小体为五种组蛋白及 DNA 双螺旋链的进一步螺旋化构成。

　　(2) RNA 的空间结构　　RNA 常以单股多核苷酸链的形式存在。单股 RNA 链通过自身折叠成发夹型或进而形成局部的双链区。由于 RNA 的碱基中没有 T 而有 U，因此双链区内彼此靠近的碱基通过氢键而配成 A-U、G-C 对，某些未配对的碱基就形成突起或环状结构。

　　目前对于 tRNA 的结构了解得比较清楚。tRNA 占 RNA 的 15%。各种 tRNA 分子大小相近，大约由 70～80 个核苷酸组成，结构呈三叶草形。其柄部有携带氨基酸的"钩子"，由 CCA 三个核苷酸组成，在蛋白质合成时，氨基酸的羧基与 3′端羟基脱水形成酯键相连，故 tRNA 有携带和转运氨基酸的功能。柄部的对面有反密码环，由 7 个碱基组成，顶端的 3 个碱基代表某种氨基酸的反密码，能与 mRNA 上此氨基酸的"密码"通过碱基配对关系相结合，以保证氨基酸在蛋白质合成过程中正确就位。

　　mRNA 约占 RNA 的 5%。每一个 mRNA 分子实际上就是合成一个蛋白质分子的图纸。各种 mRNA 的分子大小相差很大，这与它所代表的蛋白质或多肽所含的氨基酸数量有关。小的仅由几十个核苷酸组成，大的则达到几千个核苷酸。

rRNA 约占 RNA 的 80％左右，结构复杂，常与蛋白质结合在一起，构成核蛋白体，它分为大亚基与小亚基两部分，大亚基是 tRNA 附着之处，小亚基是 mRNA 附着之处。

三、糖类代谢

糖的主要生理功能是提供生命活动所需要的能量，人类所需能量的 50％～70％来源于糖。此外，糖也是组成人体的重要组成成分，如核糖构成核苷酸及核酸成分；蛋白多糖构成软骨、结缔组织和骨的基质；糖脂和糖蛋白是生物膜的构成成分。体内还有一些具有特殊生理功能的糖蛋白，如血型物质、免疫球蛋白等。

食物中的糖类主要为淀粉，有时还有少量的二糖如蔗糖、乳糖等。都必须经消化成为单糖才能吸收和利用。消化道吸收入体内的单糖主要是葡萄糖，葡萄糖经门静脉进入肝，部分再经肝静脉入体循环，运输到各组织，血液中的葡萄糖称为血糖，是糖在体内的运输形式。糖的贮存形式是糖原，主要在肝和肌肉合成，糖原的贮存量是有限的，过多的糖可转变为脂肪贮存于脂肪组织。

（一）葡萄糖的分解代谢

糖在人体内的分解途径主要有三条：无氧分解、有氧氧化和磷酸戊糖通路。由于吸收入体内的单糖主要为葡萄糖，少量的果糖和半乳糖在体内可转变为葡萄糖，所以本节内容以葡萄糖为中心进行讨论。

1. 糖的无氧分解

（1）糖无氧分解反应过程　见表 15-3。

表 15-3　糖的无氧分解步骤及酶

	反应过程	酶	辅助因素
1	葡萄糖——6-磷酸葡萄糖	己糖激酶/葡萄糖激酶	Mg^{2+}，ATP
2	6-磷酸葡萄糖——6-磷酸果糖	磷酸葡萄糖异构酶	
3	6-磷酸果糖——1,6-二磷酸果糖	磷酸果糖激酶	Mg^{2+}，ATP
4	1,6-二磷酸果糖——磷酸二羟丙酮 3-磷酸甘油醛	醛缩酶	
5	磷酸二羟丙酮——3-磷酸甘油醛	磷酸丙糖异构酶	
6	3-磷酸甘油醛——1,3-二磷酸甘油酸	3-磷酸甘油醛脱氢酶	$NAD，H_3PO_4$
7	1,3-二磷酸甘油酸——3-磷酸甘油酸	磷酸甘油激酶	Mg^{2+}，ADP
8	3-磷酸甘油酸——2-磷酸甘油酸	磷酸甘油变位酶	
9	2-磷酸甘油酸——烯醇式磷酸丙酮酸	烯醇化酶	Mg^{2+}
10	烯醇式磷酸丙酮酸——烯醇式丙酮酸	丙酮酸激酶	Mg^{2+}，ADP
11	烯醇式丙酮酸——丙酮酸	自动进行	
12	丙酮酸——乳酸	乳酸脱氢酶	$NADH＋H^+$

在上述反应过程中的第一、三步各消耗了 1 分子 ATP，在第七、十步各产生 1 分子 ATP。由于 1 分子 1,6-二磷酸果糖分解成 1 分子磷酸二羟丙酮和 1 分子 3-磷酸甘油醛，而磷酸二羟丙酮又能转化成 3-磷酸甘油醛，所以实际上是 1 分子 1,6-二磷酸果糖生成了 2 分子的 3-磷酸甘油醛，这样就等于共产生了 4 分子 ATP。减去消耗的 2 分子 ATP，也就是说 1 分子葡萄糖经过无氧分解生成 2 分子乳酸和净产生 2 分子 ATP。

（2）无氧分解的生理意义

① 无氧分解是某些组织和细胞获取能量的主要途径，如皮肤、视网膜等组织，在有氧情况下也进行一定程度的无氧分解。成熟的红细胞只能通过此途径获取能量。

② 无氧分解是缺氧情况下的能量补充途径，例如激烈运动时，能量需要增加，糖分解

加快，此时无论如何也满足不了对氧的需求，骨骼肌仍处于相对缺氧状态，无氧分解随之加强以满足对能量的需要。

③ 乳酸可作为肝糖异生的原料，维持血糖的正常；也可随血液运输到肝、心等组织，经乳酸脱氢酶催化，氧化成丙酮酸，进入线粒体继续氧化并释放能量。

④ 过多的无氧分解会导致酸中毒，因为糖无氧分解的终产物是乳酸，乳酸生成过多会导致局部甚至全身的酸中毒。

2. 糖的有氧氧化

糖在有氧情况下能彻底氧化分解成为 CO_2、H_2O 和大量的 ATP，此为糖的有氧氧化。有氧氧化是糖氧化的主要方式，大多数组织从有氧氧化获得能量。

（1）反应过程　可将其反应过程人为地分为三个阶段。

① 丙酮酸的生成。这一阶段的反应过程同糖的无氧分解的步骤，所需的酶和反应地点也完全相同。所不同的是糖的无氧分解途径是丙酮酸生成乳酸，而糖有氧分解中的丙酮酸将进入线粒体进行第二阶段的氧化。

② 乙酰辅酶 A 的生成。催化此反应的酶是丙酮酸脱氢酶系。丙酮酸脱氢酶系包括丙酮酸脱氢酶、二氢硫辛酸乙酰转移酶、二氢硫辛酸脱氢酶，其辅助因子包括 TPP、HSCoA、FAD、NAD^+、硫辛酸。

$$CH_3COCOOH + HSCoA \xrightarrow[\quad]{NAD^+ \quad NADH+H^+} CH_3CO \sim SCoA + CO_2$$

③ 三羧酸循环。乙酰辅酶 A 与草酰乙酸结合生成枸橼酸开始，经过一系列的反应，乙酰辅酶 A 中的乙酰基团以生成 CO_2 和 H_2O 的形式被消耗，草酰乙酸又重新生成。由于该循环生成的第一个产物是三个羧基的羧酸，所以又称三羧酸循环（图 15-4）。

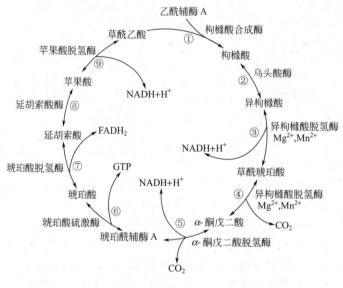

图 15-4　三羧酸循环

（2）糖有氧氧化的生理意义

① 氧化供能。1 分子葡萄糖经过有氧氧化可以生成 38 分子的 ATP，是无氧分解的 19 倍。事实上，人体生命活动过程中所需要的能量主要是由糖的有氧氧化途径提供的。

② 三羧酸循环是糖、脂肪和蛋白质代谢的枢纽，是三大营养物质分解代谢的最终途径。葡萄糖有氧氧化过程中 ATP 的消耗和生成见表 15-4。

表 15-4　葡萄糖有氧氧化过程中 ATP 的消耗和生成

反应过程	递氢体	ATP 的生成与消耗
葡萄糖──→6-磷酸葡萄糖		−ATP
6-磷酸果糖──→1,6-二磷酸果糖		−ATP
3-磷酸甘油醛──→1,3-二磷酸甘油酸	NAD$^+$	6ATP
1,3-二磷酸甘油酸──→3-磷酸甘油酸		2ATP
磷酸烯醇式丙酮酸──→烯醇式丙酮酸		2ATP
丙酮酸──→乙酰辅酶 A	NAD$^+$	6ATP
异枸橼酸──→草酰琥珀酸	NAD$^+$	6ATP
α-酮戊二酸──→琥珀酰辅酶 A	NAD$^+$	6ATP
琥珀酰辅酶 A──→琥珀酸		2ATP
琥珀酸──→延胡索酸	FAD	4AT
苹果酸──→草酰乙酸	NAD$^+$	6ATP
合　计		38ATP

3. 磷酸戊糖途径

磷酸戊糖途径也是从葡萄糖开始分解，首先生成 6-磷酸葡萄糖。然后在 6-磷酸葡萄糖脱氢酶的作用下生成 6-磷酸葡萄糖酸，再在 6-磷酸葡萄糖酸脱氢酶的作用下脱羧生成 5-磷酸核酮糖，5-磷酸核酮糖经异构酶的作用生成 5-磷酸核糖。特别需要说明的是 6-磷酸葡萄糖脱氢酶和 6-磷酸葡萄糖酸脱氢酶的辅酶均是 NADP$^+$，经过两次脱氢生成 2 分子的 NADPH。

磷酸戊糖途径虽非提供能量，但却具有重要的生理意义。

① 生成的 5-磷酸核糖是合成核苷酸的重要原料。

② NADPH 具有的功能：a. 作为供氢体在脂类物质合成过程中提供氢。b. 作为谷胱甘肽（GSH）还原酶的辅酶，对于维持红细胞膜的稳定性具有重要的意义。如果缺乏 NADPH，在食用蚕豆和服用磺胺类药物和阿司匹林等可引起溶血，此病也称蚕豆病。c. NADPH 参与肝脏内的生物转化作用。

（二）糖原的合成与分解

1. 糖原的合成

人体在进食后，血糖升高。过高的血糖将超出肾脏的重吸收能力。为此，在胰岛素的作用下，将血糖向细胞中转移。但细胞内单糖分子过多就会造成晶体渗透压过高，此时就需要将细胞内单糖合成为动物淀粉——糖原。

糖原的合成器官主要是肝脏和肌肉。肝脏可以贮存 70g 糖原，肌肉可以贮存 120～400g 的糖原。糖原合成的意义主要在于降低血糖。

2. 糖原的分解

由于肝脏和肌肉所含酶类的不同，肝糖原和肌糖原的分解产物是不同的。肝糖原分解的产物是葡萄糖，进入血液以补充血糖，因此肝糖原常常在饥饿时分解。肌糖原只能进入糖的分解代谢途径，不能生成葡萄糖，因此肌糖原常常在能量缺乏时分解。

（三）糖异生作用

非糖物质转变成糖或糖原的过程，称为糖异生。

糖异生的器官主要是肝脏，在特别饥饿时肾脏也能进行糖异生作用。能够通过糖异生作用转变成糖的非糖物质主要有乳酸、甘油和生糖氨基酸。其反应过程基本上是糖无氧分解的逆过程，所不同的是无氧分解途径有三个不可逆步骤。而肝脏具有通过这三步的酶：6-磷酸葡萄糖磷酸酶、二磷酸果糖磷酸酶、丙酮酸羧化酶和磷酸烯醇式丙酮酸羧激酶。其他器官缺乏这四种酶，所以不能进行糖异生。

糖异生的生理意义就在于：①在饥饿时保证血糖浓度的相对恒定；②有利于乳酸的再利用。糖无氧分解产生的乳酸除小部分随尿排出外，大部分在肝脏重新生成葡萄糖。

四、脂类代谢

脂类是一类较难溶于水而易溶于有机溶剂的化合物，包括脂肪和类脂。脂肪是由1分子甘油和3分子脂肪酸结合成的酯，故又称甘油三酯。类脂主要有磷脂、糖脂、胆固醇和胆固醇酯等。它们是生物体的重要组成成分之一，有着重要的生理功能。

（一）脂类的消化、吸收和运输

1. 脂类的消化

脂类的消化主要在小肠中进行。胆汁中的胆汁酸盐是一种乳化剂，可将脂类乳化成细小的微团，以便来自于胰腺的脂肪酶的水解，同时胆汁酸盐还能激活胰脂肪酶。因此，在患肝胆疾病时，由于影响了胆汁的生成或排放，最终影响脂类物质的消化和吸收。

$$脂肪+2H_2O \xrightarrow{\text{胰脂肪酶}} 甘油一酯+2脂肪酸$$

$$胆固醇酯+H_2O \xrightarrow{\text{胆固醇酯酶}} 胆固醇+脂肪酸$$

2. 脂类的吸收

脂肪的消化产物甘油一酯和脂肪酸通过简单扩散进入肠黏膜细胞重新酯化成甘油三酯，然后与磷脂、胆固醇和载脂蛋白一起形成乳糜微粒（CM），经淋巴管进入血液循环。甘油可以直接吸收入血。

3. 脂类的运输

脂类不溶于水，需与水溶性较大的蛋白质即载脂蛋白结合，才能在血浆中转运。事实上，脂类中的脂肪、胆固醇和脂肪酸等并不能直接与蛋白质结合。磷脂既有亲水基也有亲脂的侧链，这样，磷脂就可以在脂类和载脂蛋白之间起连接作用，共同组成脂蛋白。因此，脂蛋白是脂类在血中转运的主要形式。由于组成脂蛋白的脂类比例及载脂蛋白的量的不同，因而各种脂蛋白的理化性质亦不同，可用密度分离法将其分为四类：乳糜微粒（CM）、极低密度脂蛋白（VLDL）、低密度脂蛋白（LDL）、高密度脂蛋白（HDL）。

CM的生理功能主要是转运外源性甘油三酯和胆固醇到全身；VLDL的主要功能是转运内源性甘油三酯到全身；LDL的主要功能是转运内源性胆固醇从肝到全身各组织；HDL的主要功能是转运胆固醇从组织到肝脏代谢。LDL和VLDL与高胆固醇血症的形成密切相关，而HDL有利于降低血浆胆固醇。

（二）脂类的分布和功能

1. 脂类的分布

脂肪主要分布在皮下、大网膜、肠系膜和脏器的周围。其含量一般占体重的14%～19%，但受营养状况和机体活动的影响而增减，故又称可变脂。

类脂约占体重的1%，分布于机体各组织中。其含量不受营养状况和机体活动的影响。

2. 脂类的功能

（1）贮能和供能　1g脂肪完全氧化可释放37.7kJ的能量，是同样重量的糖或蛋白质的2倍多。

（2）固定脏器、维持体温　皮下和脏器周围的脂肪能缓冲机械冲击，起着保护和固定内脏的作用。由于脂肪不易导热，还能起到维持体温的作用。

（3）类脂是细胞的必要成分　类脂是生物膜如细胞膜、细胞器膜的主要成分之一。胆固醇在体内可以转化为胆汁酸盐、维生素 D_3 和类固醇激素。

（三）脂肪的代谢

1. 脂肪的分解代谢

（1）脂肪的水解　在脂肪组织中，甘油三酯在甘油三酯脂肪酶的作用下，水解为脂肪酸和甘油二酯，后者在甘油二酯脂肪酶的作用下水解为脂肪酸和甘油一酯，甘油一酯在甘油一酯脂肪酶的作用下水解为脂肪酸和甘油。其中甘油三酯脂肪酶的活性最小，而且其活性还受激素的影响，如肾上腺素、胰高血糖素、甲状腺素、糖皮质激素和生长素等都可激活甘油三酯脂肪酶；胰岛素可以抑制该酶的活性。因此，甘油三酯脂肪酶又称为激素敏感脂肪酶。

（2）甘油的代谢　甘油在甘油激酶的作用下生成磷酸甘油，磷酸甘油经磷酸甘油脱氢酶的作用生成磷酸二羟丙酮。磷酸二羟丙酮可加入糖代谢。

$$\begin{array}{ccccccc}
CH_2OH & & CH_2OH & & CH_2OH & \nearrow & G \\
| & \xrightarrow{ATP \quad ADP} & | & \xrightarrow{2H} & | & & \\
CHOH & & CHOH & & C{=}O & & \\
| & & | & & | & \searrow & CO_2{+}H_2O{+}ATP \\
CH_2OH & & CH_2O(P) & & CH_2O(P) & &
\end{array}$$

　　　甘油　　　　　　磷酸甘油　　　　磷酸二羟丙酮

（3）脂肪酸的氧化　脂肪酸的氧化是在线粒体中进行的，但脂肪酸并不能直接进入线粒体。首先在脂肪酰辅酶 A 合成酶的作用下活化生成脂肪酰辅酶 A。脂肪酰辅酶 A 再在线粒体内膜两侧的肉毒碱脂肪酰转移酶Ⅰ和Ⅱ的催化下，通过肉毒碱的携带作用进入线粒体。

进入线粒体内的脂肪酰辅酶 A 被逐步氧化分解为乙酰辅酶 A，由于氧化作用发生在脂肪酰基的 β-碳原子上，所以称为 β-氧化。β-氧化的基本步骤：脱氢、加水、再脱氢和硫解。经过一次 β-氧化将从脂肪酰基上切掉 2 个碳原子的乙酰辅酶 A，如此重复。具体过程见图 15-5。

现在以软脂酸（十八碳）彻底氧化为例，计算 ATP 的生成量。软脂酸需经过 7 次 β-氧化，生成 8 分子乙酰辅酶 A。一次 β-氧化可产生 5 分子 ATP，1 分子乙酰辅酶 A 完全氧化可产生 12 分子 ATP。因此，1 分子软脂酸完全氧化可产生（7×5）+（8×12）=131 分子 ATP。减去脂肪酸在活化时消耗的 2 分子 ATP，可净生成 129 分子 ATP。由此可见脂肪酸是体内重要的能源物质，且产生的能量比葡萄糖多得多。

（4）酮体的生成和利用　脂肪酸在肝外组织（心肌、骨骼肌等）经 β-氧化生成的乙酰辅酶 A 能彻底氧化成 CO_2 和 H_2O，而在肝细胞因具有活性较强的合成酮体的酶系，乙酰辅酶 A 大都转变为乙酰乙酸、β-羟丁酸和丙酮等中间产物，这三种物质统称为酮体（图 15-6）。由于肝内缺乏氧化、利用酮体的酶系，生成的酮体不能在肝内氧化，必须运输到肝外组织如心肌、骨骼肌、肾和大脑才能进一步氧化分解供能。

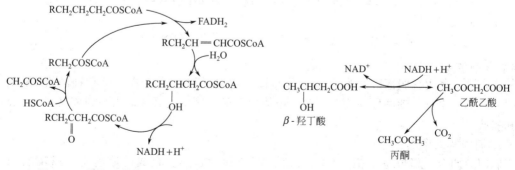

图 15-5　脂肪酰辅酶 A 的 β-氧化循环　　　　图 15-6　酮体

酮体生成的意义在于为肝外组织提供了一种能源物质，它分子小，溶于水，便于通过血液运输，是肌肉和大脑等组织的重要能源，尤其当长期饥饿及糖供应不足时可代替葡萄糖成为脑组织的主要能源。正常情况下血液中酮体含量很少，一般在 $78.4\sim489.7\mu mol/L$。如果酮体生成过多，就会超过肝外组织的利用能力，造成血液中的酮体过多，临床上称为酮血症。血中酮体过多超过肾脏的重吸收能力，则会通过尿排泄一些酮体，称为酮尿症。酮体中的乙酰乙酸和 β-羟丁酸都是较强的有机酸，过多会造成酮症酸中毒，严重时可危及生命。

2. 脂肪的合成代谢

脂肪是机体贮存能量的主要形式。在体内糖类和蛋白质均可转变成脂肪而贮存起来，以供禁食、饥饿时的需要。人体内许多组织都能合成脂肪，最主要的合成场所是肝脏和脂肪组织。其中肝的合成能力是脂肪组织的 $8\sim9$ 倍。合成的原料是 α-磷酸甘油和脂肪酸。α-磷酸甘油主要来自于葡萄糖分解代谢过程中产生的磷酸二羟丙酮，脂肪酸的合成需要乙酰辅酶 A 和 NADPH。

（1）α-磷酸甘油的合成　脂肪合成所需的甘油部分来自 α-磷酸甘油，它主要由来源于糖代谢的磷酸二羟丙酮在 α-磷酸甘油脱氢酶的催化下还原生成。

$$\begin{array}{c}CH_2OH\\|\\C=O\\|\\CH_2O(P)\end{array}+NADH+H^+\xrightarrow{\alpha\text{-磷酸甘油脱氢酶}}\begin{array}{c}CH_2OH\\|\\CHOH\\|\\CH_2O(P)\end{array}+NAD$$

　　　　磷酸二羟丙酮　　　　　　　　　　　　　　　　　α-磷酸甘油

（2）脂肪酸的合成　脂肪酸在细胞内的具体合成部位是细胞浆。可是合成脂肪酸的原料乙酰辅酶 A 却在线粒体内，它必须通过枸橼酸丙酮酸循环从线粒体中来到细胞浆。乙酰辅酶 A 除 1 分子直接参与脂肪酸合成外，其余的均先经过乙酰辅酶 A 羧化酶的作用生成丙二酸单酰辅酶 A 后，方能进入脂肪酸合成途径。乙酰辅酶 A 羧化酶是脂肪酸合成途径的关键酶，高糖食物能增加此酶活性，促进糖转化为脂肪酸。无论乙酰辅酶 A 还是丙二酸单酰辅酶 A，都要再与 ACP（脂酰基载体蛋白）结合，ACP 是连接合成原料与合成酶之间的桥梁。

$$CH_3COSCoA\xrightarrow[-HSCoA]{+ACP}CH_3CO\sim ACP$$

$$CH_3CO\sim ACP\xrightarrow{+CO_2}HOOC-CH_2-CO\sim ACP$$

丙二酰$\sim$ACP 和乙酰 ACP 在 β-酮脂酰 ACP 合成酶的作用下，脱羧生成 β-酮丁酰$\sim$ACP，然后在 β-酮脂酰 ACP 还原酶的作用下，由辅酶 NADH 提供氢生成 β-羟丁酰$\sim$ACP，再脱水生成 $\Delta\alpha,\beta$-丁酰$\sim$ACP，最后再加氢生成丁酰$\sim$ACP，从而完成一个基本过程，即合成、加氢、脱水、再加氢。每完成一个基本过程，碳链延长 2 个碳原子，如此重复不断延长。若以合成十八碳的硬脂酸为例，其反应的总结果为：

　　　乙酰辅酶 A＋8 丙二酸单酰辅酶 A＋16NADH ⟶ 硬脂酸（十八碳）＋14NADP＋8CO_2

（3）脂肪的合成

　　　α-磷酸甘油＋3 脂酰辅酶 A＋H_2O ⟶ 脂肪＋3HSCoA＋H_3PO_4

（四）胆固醇的代谢

正常成人体内含胆固醇约为 140g，分布极不均匀，约 25％存在于脑和神经组织。体内胆固醇一部分来自于动物性食物，一部分由体内合成。肝脏的合成能力最强，其次是小肠黏膜和皮肤。

1. 胆固醇的合成

胆固醇的合成部位是细胞浆中的可溶性部分和微粒体。合成的原料是乙酰辅酶 A 和 NADPH，同时需要 ATP 供能。每合成 1 分子胆固醇，需要 18 分子乙酰辅酶 A、36 分子 ATP 和 16 分子 NADPH。胆固醇的合成过程复杂，有近 30 步的酶促反应，可概括为以下三个阶段。

① 甲基二羟戊酸（MVA）的生成　2分子乙酰辅酶A缩合成乙酰乙酰辅酶A，再与1分子乙酰辅酶A合成β-羟-β-甲基戊二酸单酰辅酶A（HMG-CoA），经HMG-CoA还原酶催化，生成MVA，该酶是胆固醇合成的限速酶，也是降胆固醇药物作用的关键。

② 鲨烯的生成　MVA经磷酸化、脱羧、脱羟成为五碳化合物，3分子五碳化合物缩合成十五碳化合物，2分子十五碳化合物再缩合成三十碳的鲨烯。

③ 胆固醇的合成　鲨烯经载体进入内质网，经一系列反应生成二十七碳的胆固醇。

2. 胆固醇的去路

① 构成组织细胞成分。

② 转变为胆汁酸，随胆汁排入肠道，促进脂类的消化和吸收。

③ 转变为维生素D_3。

④ 转变为类固醇激素。

尤其需要强调的是，胆汁酸是体内胆固醇的主要排泄方式。体内总量一半的胆固醇形成胆汁酸排入小肠，但进入肠道的胆汁酸95％又被重新吸收入血。临床上采用一些药物如考来烯胺来减少胆汁酸的重吸收，从而达到降低胆固醇的作用。

五、核酸与蛋白质的生物合成

（一）DNA的合成——复制

DNA是生物遗传的重要物质基础。俗话说："种瓜得瓜，种豆得豆"。这就是说生物的后代保持着亲代的性状和特征，这种现象就是遗传。现在知道，生物的遗传主要是由DNA决定的，在DNA分子上贮藏着大量的信息。DNA分子的长短与其所携带的信息量呈正比。

组成DNA的基本单位是一磷酸脱氧核苷酸，而合成DNA的原料却是三磷酸脱氧核苷酸（dATP、dGTP、dCTP、dTTP）。它们是在DNA聚合酶的催化下合成的。DNA聚合酶的合成作用不能从零开始，必须先有一段由DNA或RNA组成的"引物"。在引物的$3'$端往前合成新的DNA链，还需要DNA的一条链作为模板。四种脱氧核苷三磷酸与DNA模板的一条链以碱基互补为原则，在DNA聚合酶的催化下，通过$3',5'$-磷酸二酯键，依次地聚合成一条与DNA模板互补的单链，同时脱去焦磷酸。此新链与DNA模板单链组成新的DNA双螺旋。由于新链与DNA模板中另一条单链完全一样，故DNA的合成又称复制或半保留复制。见图15-7。

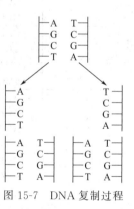

图15-7　DNA复制过程

（二）RNA的合成——转录

RNA的合成与DNA的合成极为相似，以ATP、GTP、CTP、UTP四种核苷酸为原料，在RNA聚合酶的作用下，以DNA为模板进行合成。现以合成mRNA为例来说明RNA的合成。事实上，一个mRNA分子就是合成一种蛋白质分子的"图纸"，DNA是合成蛋白质的"图纸仓库"。mRNA的合成过程就是"抄录一份图纸"的过程。首先，DNA双链的某一段解开成为两条单链。其中的一条链可能是mRNA"抄录"的模板，那么就以这条链为模板进行mRNA的合成。按照碱基配对原则决定mRNA的单核苷酸排列顺序，即DNA的A对mRNA的U、G对C。最终mRNA的碱基正好与DNA相反，所以mRNA的合成又称为转录。

RNA聚合酶的合成也有方向性，即从$5'$端向$3'$端方向合成。RNA聚合酶由两部分组成：核心酶和σ因子。σ因子能识别"起始位点"，σ因子能将核心酶带至DNA的"起始位点"进行转录。待合成一个二核苷酸后，σ因子自动脱落，核心酶沿模板DNA链滑动，逐步延长mRNA链。合成到"终止位点"时，遇到ρ因子或K因子的阻止作用，即停止转录，mRNA链从连接的DNA链上脱落下来，合成完成。见图15-8。

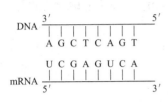

图15-8　RNA转录示意图

（三）蛋白质的合成——翻译

1. RNA在蛋白质合成中的作用

前已述及mRNA是合成蛋白质的"图纸"，仅有图纸是不够的，还需要"工厂"、"原料"和将原料运输到工厂的运输工具。这些都由RNA来承当。

（1）mRNA　mRNA是信使RNA，是结构基因的转录产物，记录有DNA传递的遗传信息，是合成蛋白质的模板。mRNA分子中的碱基顺序决定着肽链中氨基酸的顺序，每一组前后依次相连的三个碱基决定肽链上一个氨基酸的位置，这三个碱基称为密码子。共有64个密码子。每一个密码子代表一种氨基酸。每种氨基酸至少有1个密码子，最多的有6个密码子。64个密码子中，有一个既是肽链合成的起始密码子，又是甲硫氨酸的密码子——AUG；另有3个是终止密码子。64种密码子对所有生物都是通用的，无很大的种属差异，少数有多个密码子的氨基酸，在不同种属之间会存在一定的特异性。见表15-5。

表15-5　64种密码子与各种氨基酸的对应关系

碱　基	U	C	A	G	碱　基
U	UUU 苯	UCU 丝	UAU 酪	UGU 半	U
	UUC 苯	UCC 丝	UAC 酪	UGC 半	C
	UUA 亮	UCG 丝	UAA（终止）	UGA（终止）	A
	UUG 亮	UCG 丝	UAG（终止）	UGG 色	G
C	CUU 亮	CCU 脯	CAU 组	CGU 精	U
	CUC 亮	CCC 脯	CAC 组	CGC 精	C
	CUA 亮	CCA 脯	CAA 谷-NH₂	CGA 精	A
	CUG 亮	CCG 脯	CAG 谷-NH₂	CGG 精	G
A	AUU 异	ACU 苏	AAU 天-NH₂	AGU 丝	U
	AUC 异	ACC 苏	AAC 天-NH₂	AGC 丝	C
	AUA 异	ACA 苏	AAA 赖	AGA 精	A
	AUG① 甲硫	ACG 苏	AAG 赖	AGG 精	G
G	GUU 缬	GCU 丙	GAU 天	GGU 甘	U
	GUC 缬	GCC 丙	GAC 天	GGC 甘	C
	GUA 缬	GCA 丙	GAA 谷	GGA 甘	A
	GUG 缬	GCG 丙	GAG 谷	GGG 甘	G

① 在mRNA的起始部位，AUG为起始信号。

（2）rRNA　rRNA主要参与核蛋白体的组成。核蛋白体由大、小两个亚基组成，是蛋白质合成的场所和装配机。小亚基由沉降系数为18S的一分子RNA和30余种蛋白质组成，沉降系数是40S；大亚基由28S、7S和5S各一分子RNA与50余种蛋白质组成，沉降系数为60S。大、小亚基结合在一起成为核蛋白体，其沉降系数为80S。小亚基有结合mRNA的能力，大亚基有合成多肽链的酶类。

（3）tRNA　tRNA是氨基酸的运载工具。每种氨基酸都有自己的tRNA。tRNA携带相应的氨基酸，通过其反密码环的碱基与mRNA上的碱基按照A-U、C-G的配对原则相连接。

2. 蛋白质的合成过程

（1）氨基酸的活化　氨基酸的羧基与 tRNA 的 $3'$ 末端 CCA—OH 上的羟基结合形成氨基酰-tRNA 的过程，称为氨基酸的活化。

$$R-\underset{\underset{NH_2}{|}}{CH}-COOH + ATP + tRNA-CCA-OH \xrightarrow{\text{氨基酰-tRNA 合成酶}} tRNA-CCA-O-\overset{\overset{O}{\|}}{C}-\underset{\underset{NH_2}{|}}{CH}-R + AMP + PPi$$

（2）核蛋白体循环

① 起始阶段。在起始因子、Mg^{2+}、GTP 的参与下，mRNA 与小亚基结合，然后蛋氨酰-tRNA 与 mRNA 上的起始信号 AUG 结合，接着大亚基也结合上去，形成起始复合物。

② 延伸阶段。延伸阶段包括三个基本过程：进位、转肽和移位。

a. 进位。大亚基是合成肽链的具体部位。大亚基上有两个位点：受位、供位。起始蛋氨酰-tRN 连接在大亚基的供位上，此时，受位空缺。因此，第二个氨基酰-tRNA 就进入受位。

b. 转肽。在供位上的转肽酶催化下，供位上的蛋氨酰-tRNA 与受位上的氨基酰-tRNA 通过肽键结合成为二肽。

c. 移位。核蛋白体沿 mRNA 向其 $3'$ 端移动一个密码子的距离。原结合在供位上的空载 tRNA 脱落，原位于受位上的肽酰-tRNA 进入供位。这时，受位空缺，进入第三个氨基酰-tRNA。如此循环往前延伸。

③ 终止阶段。当 mRNA 上的终止密码子（UUA、UAG、UGA）进入核蛋白体的受位时，任何氨基酰-tRNA 都不能与之结合，而终止因子（RF）能识别终止密码，进入受位。RF 能使转肽酶发挥水解作用，水解供位上 tRNA 与肽链之间的酯键，肽链即从核蛋白体上脱落下来。当最后一个 tRNA 脱落下来时，核蛋白体的大、小亚基分离。

肽链合成的结束并不意味着具有正常生理功能的蛋白质分子已经合成。这些合成的肽链还需经过一定的加工、修饰。无论是单纯蛋白质还是结合蛋白质，都必须经过各亚基的互相聚合才能形成完整的蛋白质分子。

总结以上的内容，可以看出核酸与蛋白质合成之间的关系，亦即遗传的中心法则。

$$DNA \xrightarrow{\text{复制}} DNA \xrightarrow{\text{转录}} mRNA \xrightarrow{\text{翻译}} \text{蛋白质}$$

六、核酸与蛋白质的分解代谢

（一）核酸的分解代谢

核酸被核酸酶水解为单核苷酸，单核苷酸再被核苷酸酶水解为核苷和磷酸，核苷又被核苷酶水解为戊糖和碱基。戊糖可以加入糖的磷酸戊糖通路进行代谢。鸟嘌呤和腺嘌呤在一系列酶的催化下生成终产物尿酸。尿酸以钠盐或钾盐的形式经肾脏从尿中排出体外。

$$\text{核酸} \xrightarrow{\text{核酸酶}} \text{单核苷酸} \xrightarrow{\text{核苷酸酶}} \begin{cases} \text{核苷} \xrightarrow{\text{核苷酸酶}} \begin{cases} \text{戊糖} \\ \text{碱基} \end{cases} \\ \text{磷酸} \end{cases}$$

正常人血浆尿酸含量为 $119\sim357\mu mol/L$。若嘌呤合成过多、分解加速或排泄障碍，可导致血中尿酸含量增高，当其含量超过 $476\mu mol/L$ 时，尿酸盐可在关节、软组织、软骨和骨等处形成结晶并沉积下来，即痛风。

嘧啶碱基的分解部位主要在肝脏。分解的最终产物是 NH_3、CO_2 和 H_2O 以及 ATP。

（二）蛋白质的分解代谢

1. 蛋白质的营养

无论进食与否，人体内每天都分解一定数量的蛋白质。为了保持体内平衡就必须每天进食一定数量的蛋白质。食物蛋白质的最大功用就是维持人体生长发育和更新修补；其次是用以合成含氮的化合物如嘌呤、嘧啶，蛋白质也能氧化供能，其产生的能量与同等重量的糖相等。因此，机体必须不断从外界摄取蛋白质，以维持机体蛋白质的平衡。

（1）氮平衡　要想了解体内蛋白质合成与分解代谢的总结果，可测氮平衡。氮平衡就是一个人每天摄入食物中的氮量与排泄物中的氮量之间的关系。依据蛋白质在体内的代谢状况，氮平衡可出现三种情况。

① 氮总平衡。摄入氮量等于排泄氮量，称为氮总平衡。表示体内蛋白质合成量等于分解量。如正常的成年人，机体不再生长，摄入的蛋白质主要用来维持机体组织蛋白质的更新及修补，余下部分被氧化供能。

② 氮正平衡。摄入氮量大于排泄氮量，称为氮正平衡。表示体内蛋白质合成量大于分解量。如儿童、孕妇和恢复期的患者，摄入的蛋白质除维持组织蛋白的更新外，还要合成新的组织蛋白质。

③ 氮负平衡。摄入氮量小于排泄氮量，称为氮负平衡。表示体内蛋白质合成量小于分解量。如营养不良和消耗性疾病的患者，蛋白质摄入量减少，体内蛋白质合成受影响，或体内蛋白质消耗增加。

（2）必需氨基酸与蛋白质的生理价值　合成蛋白质的原料是氨基酸，常见的有 20 种。体内可合成其中 12 种氨基酸，另外的 8 种氨基酸必须通过食物提供，称为必需氨基酸。这 8 种氨基酸是缬氨酸、亮氨酸、异亮氨酸、苏氨酸、甲硫氨酸、苯丙氨酸、色氨酸、赖氨酸。

蛋白质在体内的利用率称为蛋白质的生理价值。凡食物中蛋白质含有的必需氨基酸种类和比例愈接近于体内蛋白质者，其利用率愈高。某一种蛋白质的生理价值是由其所含最少的必需氨基酸来决定的。

（3）蛋白质的互补作用　由于没有任何一种蛋白质能单独满足人体内蛋白质合成的需要，所以将不同来源的蛋白质混合食用，可以相互补充必需氨基酸的种类和数量，从而大大提高蛋白质的利用率，这一作用称为蛋白质的互补作用。如谷类蛋白质含赖氨酸较少而含色氨酸较多，豆类蛋白质含赖氨酸较多而含色氨酸较少，将两者混合食用，便提高了它们的营养价值。

2. 氨基酸的一般代谢

（1）氨基酸在体内的动态变化　人体内氨基酸的代谢是动态的。各种来源的氨基酸通过血液循环在各组织之间转运，通常把体内所有游离存在的氨基酸看作一个整体，称之为氨基酸代谢库。正常情况下，库中的氨基酸的来源和去路处于动态平衡状态。

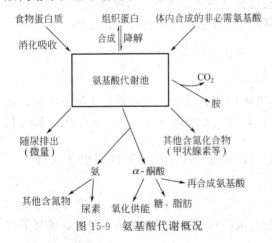

人体内的氨基酸来源主要有：①食物蛋白质经消化吸收进入体内；②组织蛋白质分解；③体内代谢中合成的部分非必需氨基酸。氨基酸的去路主要有：①合成组织蛋白质；②合成重要的其他含氮物质，如甲状腺素、肾上腺素等；③氧化分解供能；④转化为脂肪或糖等。氨基酸的代谢概况见图 15-9。

（2）氨基酸的脱氨基作用　脱氨基作用有以下几种形式。

① 氧化脱氨基作用。氨基酸在酶的催化下，脱氢氧化并伴有脱氨，生成 α-酮酸和氨的过程，称为氧化脱氨基作用。最重要的酶是

图 15-9　氨基酸代谢概况

L-谷氨酸脱氢酶。

$$\underset{\text{L-谷氨酸}}{\overset{\text{COOH}}{\underset{\text{COOH}}{\overset{|}{\underset{|}{\overset{(CH_2)_2}{\underset{CHNH_2}{|}}}}}}} \xrightleftharpoons{-2H} \underset{\text{亚谷氨酸}}{\overset{\text{COOH}}{\underset{\text{COOH}}{\overset{|}{\underset{|}{\overset{(CH_2)_2}{\underset{C=NH}{|}}}}}}} \xrightarrow{+H_2O} \underset{\alpha\text{-酮戊二酸}}{\overset{\text{COOH}}{\underset{\text{COOH}}{\overset{|}{\underset{|}{\overset{(CH_2)_2}{\underset{C=O}{|}}}}}}} + NH_3$$

② 转氨基作用。又称氨基转换作用，是由转氨酶催化，将某种氨基酸的 α-氨基转移到另一种 α-酮酸上，生成另一种新的氨基酸和新的 α-酮酸。体内重要的转氨酶有丙氨酸氨基转移酶（ALT，医学上称谷丙转氨酶，GPT）和天冬氨酸氨基转移酶（AST，医学上称谷草转氨酶，GOT）。转氨作用单独存在的意义并不在于脱氨基，而是利用氨基的转移来合成非必需氨基酸。肝脏具有合成蛋白质的功能，所以肝脏的谷丙转氨酶活性较强，但它也只存在于细胞内。当某种原因使细胞膜通透性增高，或因组织坏死细胞破裂后，可有大量转氨酶释放入血，引起血中转氨酶活性升高。例如，急性肝炎时血清中的谷丙转氨酶（GPT）活性明显升高；心肌梗死时血清中谷草转氨酶（GOT）活性明显升高。此种检查在临床上可用作协助疾病诊断和预后判断的指标之一。

③ 联合脱氨基作用。由两种（以上）酶的联合催化作用使氨基酸的 α-氨基脱下并产生游离氨的过程称为联合脱氨基作用。常见的有两种形式，一是转氨基作用与氧化脱氨基作用联合脱氨；二是转氨基作用与嘌呤核苷酸循环联合脱氨基。

（3）氨的代谢　体内氨的主要来源是氨基酸脱氨基作用生成的氨，其次还有核酸分解产生的氨和从肠道吸收的氨和肾脏产生的氨。氨对人体是一种有毒物质，正常人血中氨的含量不超过 $58.8\mu mol/L$，不会发生中毒现象，这是因为体内有一整套去除氨的代谢机构，能将氨转变成无毒的化合物。其中最重要的是在肝脏中与 CO_2 合成尿素；其次是在肝、肾和脑组织中与谷氨酸结合生成谷氨酰胺；剩余部分也是极小的一部分氨重新被用于合成氨基酸。

① 尿素的生成。尿素的合成器官是肝脏。在肝脏中，各一分子 CO_2 和 NH_3 合成氨甲酰磷酸，氨甲酰磷酸将氨甲酰基转移至鸟氨酸上生成瓜氨酸。瓜氨酸接受天冬氨酸提供的一个氨基最终生成精氨酸。精氨酸在精氨酸酶的作用下水解成鸟氨酸和尿素。见图 15-10。

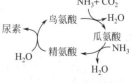

当肝脏功能严重受损时，尿素的合成发生障碍，血氨浓度增高。由于血氨浓度增高，氨进入脑组织引起昏迷，称为肝昏迷。一般认为，氨进入脑组织后与脑中的 α-酮戊二酸结合生成谷氨酸，进一步与氨结合生成谷氨酰胺，从而降低血氨。脑中的 α-酮戊二酸被大量消耗，导致三羧酸循环减弱，ATP 生成减少，最终导致

图 15-10　尿素生成的
鸟氨酸循环

大脑功能障碍。因此，对血氨水平较高的患者常常采取限制氨的来源和促进氨的去路的降氨措施。如给予谷氨酸、精氨酸、鸟氨酸等促进尿素的生成；给以肠道抑菌药物、限制蛋白质摄入量、用酸性盐水灌肠以减少肠道氨的生成和吸收。

② 谷氨酰胺的合成。在肝、肾、脑等组织中存在谷氨酰胺合成酶，可以利用谷氨酸和氨合成谷氨酰胺。谷氨酰胺分子上的酰氨基是贮存氨的基团。谷氨酰胺也是心、脑、肌肉等组织向肾脏转移氨的运输形式。谷氨酰胺在肾小管细胞内经谷氨酰胺酶的作用释放氨。释放的氨与肾小管腔内的酸结合成铵盐排出。这对于清除毒性氨和维持机体的酸碱平衡都具有重要的意义。

$$
\begin{array}{c}
\text{COOH} \\
| \\
(CH_2)_2 \\
| \\
\text{CHNH}_2 \\
| \\
\text{COOH}
\end{array}
+ NH_3 + ATP
\underset{\text{谷氨酰胺酶}}{\overset{\text{谷氨酰胺合成酶}}{\rightleftharpoons}}
\begin{array}{c}
\text{COOH} \\
| \\
(CH_2)_2 \\
| \\
\text{CHNH}_2 \\
| \\
\text{COOH}
\end{array}
+ H_2O + ADP + H_3PO_4
$$

③ 合成非必需氨基酸及其他含氮化合物。当需要合成氨基酸时，可利用谷氨酰胺上的氨通过联合脱氨的逆过程合成一些氨基酸；也可通过氧化脱氨的逆过程生成谷氨酸，谷氨酸再通过转氨作用生成相应的氨基酸。贮存于谷氨酰胺上的氨还能参与核苷酸的合成。

（4）α-酮酸的代谢　氨基酸脱去氨基后生成的α-酮酸有以下几条去路。

① 再合成非必需氨基酸。α-酮酸通过氧化脱氨基作用和转氨作用的逆过程可以生成相应的氨基酸。

② 转变为糖和脂肪。

③ 氧化供能。

（5）氨基酸的脱羧基作用　人体内的氨基酸脱羧基作用远不如脱氨基作用普遍，只有少数的氨基酸才能进行脱羧基作用。而它们脱羧基后产生的胺类却具有重要的生理意义。

① 谷氨酸。谷氨酸在谷氨酸脱羧酶的作用下生成的产物是γ-氨基丁酸（GABA）。此酶在脑组织中活性较强。GABA 是中枢神经系统的主要抑制性递质。由于该酶的辅酶是维生素 B_6，因此临床上常用维生素 B_6 治疗神经性呕吐和小儿抽搐。

② 组氨酸。在组氨酸脱羧酶的作用下，组氨酸脱羧生成组胺。组胺是一种强烈的血管扩张物，具有降血压、促进平滑肌收缩及胃酸分泌等作用。皮肤黏膜的过敏反应就与组胺的大量释放有关。

③ 色氨酸。色氨酸在脑中经羟化酶作用，生成 5-羟色氨酸，再经脱羧酶作用，脱去羧基生成 5-羟色胺。5-羟色胺是种神经递质，存在于中枢神经系统，可直接影响神经的传导。5-羟色胺含量下降，可引起睡眠障碍、痛阈降低。

胺类在传递过信息后就应该被灭活，体内广泛存在着胺氧化酶和醛氧化酶，能将胺氧化为醛。最终生成 CO_2 和 H_2O 并产生能量。

$$R—CH—NH_2 + O_2 + H_2O \longrightarrow RCHO + H_2O_2 + NH_3$$
$$\quad\quad\;\; \text{胺} \quad\quad\quad\quad\quad\quad\quad\quad\quad \text{醛}$$

$$RCHO \longrightarrow RCOOH \longrightarrow CO_2 + H_2O + ATP$$
$$\;\, \text{醛} \quad\quad\quad \text{酸}$$

复习与思考

1. 组成蛋白质的基本单位是什么？其结构通式是什么？

2. 什么叫蛋白质的一级结构，形成一级结构的化学键是什么？

3. 什么叫等电点？蛋白质在大于、等于或小于等电点的溶液中分别带哪种电荷？

4. 什么叫蛋白质的变性？蛋白质的变性与沉淀是一回事吗？

5. 组成核酸的基本成分是什么？基本单位是什么？

6. 何谓必需氨基酸？指的是哪几种氨基酸？

7. 体内氨的来源与去路怎样？

8. 体内氨基酸有哪几种脱氨基方式？

9. α-酮酸的去路有几条？

10. 下列物质与哪种氨基酸的代谢有关：5-羟色胺、组胺、γ-氨基丁酸（GABA）。

11. 脂类的功能有哪些？

12. 脂蛋白的分类及各自的生理功能是什么？

13. 酮体包括哪些？

14. 胆固醇的去路有哪几条？

15. 何谓半保留复制？试述其主要过程。

16. 简述三种 RNA 在蛋白质合成中的作用。

17. 糖的分解途径有几条？

18. 糖无氧分解、磷酸戊糖途径、糖异生的生理意义是什么？

19. 糖的有氧氧化分为哪几个阶段？能量产生情况如何？

第十六章

肿瘤

第一节　肿瘤的概念

　　肿瘤是机体在各种致瘤因素作用下，局部组织的细胞异常增生而形成的新生物，常表现为局部肿块。肿瘤细胞不同于正常细胞，具有异常的形态，呈现出生命活动的自主性，能独立进行增殖、繁衍，具有自身遗传性。它生长旺盛，常呈持续性生长。

　　肿瘤可发生于多种组织、器官中。根据对健康和生命威胁的程度，可将其分为良性肿瘤和恶性肿瘤。癌症作为一组疾病，是全世界最常见的死因之一。癌的英文（cancer），汉译意为螃蟹，这就是说癌是无限制地向外周扩散、浸润的。癌症是一组疾病，其特征为异常细胞的失控生长，并由原发部位向其他部位播散，这种播散如无法控制，将侵犯要害器官和引起衰竭，最后导致死亡。据国际癌症研究署估计，12 种癌症死因顺位（男女合计）是肺癌、胃癌、乳腺癌、直肠结肠癌、口咽部癌、肝癌、宫颈癌、食管癌、前列腺癌、淋巴肉瘤、膀胱癌和白血病。全世界每年新增加癌症患者超过 1000 万，每年因患癌症死亡人数不少于 700 万。我国每年癌症的发病人数约 160 万，死亡人数约 130 万。癌症正严重威胁着人类的健康。

　　人类发现肿瘤已有 3000 年以上历史。不仅人类患肿瘤，动物、植物也有肿瘤。直到 19 世纪应用显微镜后，才建立了目前肿瘤学的框架。20 世纪以来，由于自然科学的发展、基础理论研究与新技术的应用，肿瘤学研究有了长足的进步。尽管恶性肿瘤已成为人类致死的第 1 位或第 2 位原因，但肿瘤学的进展已使 1/3 肿瘤患者有根治希望。

第二节　肿瘤的异型性

　　肿瘤组织无论在细胞形态和组织结构上，都与其发源的正常组织有不同程度的差异，这种差异称为异型性（atypia）。肿瘤组织异型性的大小反映了肿瘤组织的成熟程度（即分化程度，在此指肿瘤的实质细胞与其来源的正常细胞和组织在形态和功能上的相似程度）。异型性小者，说明它和正常组织相似，肿瘤组织成熟程度高（分化程度高）；异型性大者，表示瘤组织成熟程度低（分化程度低）。区别这种异型性的大小是诊断肿瘤、确定其良恶性的主要组织学依据。恶性肿瘤常具有明显的异型性。

　　由未分化细胞构成的恶性肿瘤也称为间变性肿瘤。间变（anaplasia）一词的原意是指"退性发育"，即去分化，指已分化成熟的细胞和组织倒退分化，返回原始幼稚状态。现已知，绝大部分的未分化的恶性肿瘤起源于组织中的干细胞丧失了分化能力，而并非是已经分化的特异细胞去分化所致。

　　在现代病理学中，间变指的是恶性肿瘤细胞的缺乏分化。间变性的肿瘤细胞具有明显的多形性（pleomorphism，即瘤细胞彼此在大小和形状上的变异）。因此，往往不能确定其组织来源。间变性肿瘤几乎都是高度恶性的肿瘤，但大多数恶性肿瘤都显示某种程度的分化。

一、肿瘤组织结构的异型性

　　良性肿瘤细胞的异型性不明显，一般都与其发源组织相似。因此，这种肿瘤的诊断有赖于其组织结构的异型性。例如纤维瘤的细胞和正常纤维细胞很相似，只是其排列与正常纤维组织不同，呈编织状。

恶性肿瘤的组织结构异型性明显，瘤细胞排列更为紊乱，失去正常的排列结构层次。例如，从纤维组织发生的恶性肿瘤——纤维肉瘤，瘤细胞很多，胶原纤维很少，排列很紊乱，与正常纤维组织的结构相差较远；从腺上皮发生的恶性肿瘤——腺癌，其腺体的大小和形状十分不规则，排列也较乱，腺上皮细胞排列紧密重叠或呈多层，并可有乳头状增生。

二、肿瘤细胞的异型性

良性肿瘤细胞的异型性小，一般与其发源的正常细胞相似。

恶性肿瘤细胞常具有高度的特异性，表现为以下特点。

1. 瘤细胞的多形性

即瘤细胞形态及大小不一致。恶性肿瘤细胞一般比正常细胞大，各个瘤细胞的大小和形态又很不一致，有时出现瘤巨细胞（图 16-1）。但少数分化很差的肿瘤，其瘤细胞较正常细胞小，呈圆形，大小也比较一致。

2. 核的多形性

即瘤细胞核的大小、形状及染色不一致。细胞核的体积增大（核肥大），细胞核与细胞浆的比例比正常增大〔正常为 1：（4～6），恶性肿瘤细胞则接近 1：1〕，核大小及形状不一，并可出现巨核、双核、多核或异型核，核染色深（由于核内 DAN 增多），染色质呈粗颗粒状，分布不均匀，常堆积在核膜下，使核膜增厚。核仁肥大，数目也常增多（可达 3～5 个）。核分裂象常增多，特别是出现不对称性、多极性及顿挫性等

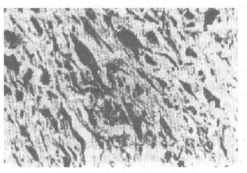

图 16-1　横纹肌肉瘤

病理性核分裂象时，对于诊断恶性肿瘤具有重要的意义。恶性肿瘤细胞的核异常改变多与染色体呈多倍体（polyploidy）或非整倍体（aneuploidy）有关。

3. 胞浆的改变

由于胞浆内核蛋白体增多，胞浆呈嗜碱性。并可因为瘤细胞产生的异常分泌物或代谢产物而具有不同特点，如激素、黏液、糖原、脂质、角质和色素等。

上述瘤细胞的形态，特别是胞核的多形性，常为恶性肿瘤的重要特征，在区别良恶性肿瘤上有重要意义。

4. 肿瘤细胞超微结构的异型性

由于肿瘤类型不同，瘤细胞的超微结构亦有差异。一般说来，良性肿瘤细胞的超微结构基本上与其起源细胞相似。恶性肿瘤细胞根据分化的高低而表现出不同程度的异型性。总的说来，恶性肿瘤细胞的核通常绝对或相对增大，核膜可有内陷或外凸，从而使核形不规则甚至形成怪形核。核仁体积增大，数目增多，形状亦可不规则，位置往往靠边。染色质可表现为异染色质增加，凝集成块状散在和/或边集在核膜下。此即光镜下所见的深染核和核膜增厚；也可表现为常染色质为主，即光镜下所见染色质呈细颗粒状的淡染核。胞浆内的细胞器常有数目减少、发育不良或形态异常，这在分化低的恶性肿瘤细胞更为明显。胞浆内主要见游离的核蛋白体，而其他细胞器大为减少，说明瘤细胞主要合成供自身生长的蛋白质，而丧失其分化的功能，这与瘤细胞生长迅速和恶性程度高有关。溶酶体在侵袭性强的瘤细胞中常有增多，它可释放出大量水解酶，为瘤细胞的浸润开路。细胞间连接常减少，这在分化低的癌更为突出。可引起细胞间黏着松散，有利于细胞浸润生长。有些在一般情况下在细胞膜表

面无微绒毛的瘤细胞也可出现一些不规则微绒毛，这有利于营养物质的吸收，但有碍于细胞间的紧密接触，从而减弱接触抑制，有利于细胞增殖和浸润。瘤细胞的排列结构在分化低的肿瘤也可丧失其原有的特征改变，例如腺癌细胞可失掉形成腺体的特征而呈弥散排列。因此，恶性肿瘤的超微结构异型性的改变，除了瘤细胞本身的改变外，还可有排列结构的改变。

第三节　肿瘤细胞的代谢特点

肿瘤组织比正常组织代谢旺盛，尤以恶性肿瘤更为明显。其代谢特点与正常组织相比并无质的差别，但在一定程度上反映了瘤细胞分化不成熟和生长旺盛。

一、核酸代谢

肿瘤组织合成 DNA 和 RNA 的聚合酶活性均较正常组织高，与此相应，核酸分解过程明显降低，故 DNA 和 RNA 的含量在恶性肿瘤细胞中均明显增高。DNA 与细胞的分裂和繁殖有关，RNA 与细胞的蛋白质合成及生长有关。因此，核酸增多是肿瘤迅速生长的物质基础。

二、蛋白质代谢

肿瘤组织的蛋白质合成及分解代谢都增强，但合成代谢超过分解代谢，甚至可夺取正常组织的蛋白质分解产物，合成肿瘤本身所需要的蛋白质，结果可使机体处于严重消耗的恶病质（cachexia）状态。肿瘤的分解代谢表现为蛋白质分解为氨基酸的过程增强，而氨基酸的分解代谢则减弱，可使氨基酸重新用于蛋白质合成。这可能与肿瘤生长旺盛有关。肿瘤组织还可以合成肿瘤蛋白，作为肿瘤特异抗原或肿瘤相关抗原，引起机体的免疫反应。有的肿瘤蛋白与胚胎组织有共同的抗原性，亦称为肿瘤胚胎性抗原。例如肝细胞癌能合成胎儿肝细胞所产生的甲种胎儿蛋白（AFP），此外，卵巢癌、睾丸癌等含有卵黄囊结构的生殖系统肿瘤患者血中 AFP 也有升高；内胚层组织发生的一些恶性肿瘤如结肠瘤、直肠癌等可产生癌胚抗原（CEA）；胃癌可产生胎儿硫糖蛋白等。虽然这些抗原并无肿瘤特异性，也不是肿瘤所专有，但检查这些抗原，并结合其他改变可帮助诊断相应的肿瘤和判断治疗后有无复发。

三、酶系统

肿瘤组织酶活性的改变是复杂的。除了一般在恶性肿瘤组织内氧化酶（如细胞色素氧化酶及琥珀酸脱氢酶）减少和蛋白分解酶增加外，其他酶的改变在各种肿瘤间很少是共同的，而且与正常组织比较只是含量的改变或活性的改变，并非质的改变。例如前列腺癌的癌组织中酸性磷酸酶明显增加，在前列腺癌伴有广泛骨转移时，患者血清中的酸性磷酸酶也明显增加；骨肉瘤及肝癌时碱性磷酸酶增加，这不但见于肿瘤组织中，还可见于患者的血清中。这些均有助于临床诊断。

各种不同组织来源的恶性肿瘤特别是细胞分化原始幼稚者，其酶变化的特点主要表现为某些特殊功能的酶接近或完全消失，并因而导致酶谱的一致性。例如分化差的肝癌组织中有关尿素合成的特殊酶系几乎完全消失，其酶谱因而趋向与其他癌组织的酶谱一致，与胚胎细胞的酶谱相似。有时还可出现通常所没有的酶。

四、糖代谢

大多数正常组织在有氧时通过糖的有氧分解获取能量，只有在缺氧时才进行无氧糖酵解。肿瘤组织则即使在氧供应充分的条件下也主要是以无氧糖酵解获取能量，这可能是由于癌细胞线粒体的功能障碍所致，或者与瘤细胞的酶谱变化，特别是与三个糖酵解关键酶（己糖激酶、磷酸果糖激酶和丙酮酸激酶）活性增加和同工酶谱的改变，以及糖异生关键酶活性降低有关。糖酵解的许多中间产物被瘤细胞利用合成蛋白质、核酸及脂类，从而为瘤细胞本身的生长和增生提供了必需的物质基础。

第四节　肿瘤的扩散途径

一、直接蔓延

具有侵袭性生长的恶性肿瘤，其瘤细胞可以从原发肿瘤不断生长，直接侵入附近的组织器官。

二、转移

恶性肿瘤可从原发部位侵入淋巴管、血管或各种体腔，部分瘤细胞脱落，通过淋巴、血流或各种体内腔道的液体移植到另一部位，并在该处继续生长而形成与原发肿瘤相同的肿瘤，这样形成的新的肿瘤称为转移瘤。转移是恶性肿瘤主要的扩散方式。恶性肿瘤的转移有下列几种途径。

1. 淋巴道转移

瘤细胞随着组织液进入淋巴管后，通常按淋巴流的方向被带到所属的淋巴结，最先侵犯淋巴结的边缘窦，以后通过淋巴结的输出管转移到下一组淋巴结，或者侵犯淋巴结的包膜而侵犯邻近组织。最后瘤细胞还可以随淋巴进入静脉系统，发生血道转移。有时瘤细胞侵入淋巴管后，不按正常的淋巴液流动方向移动，出现"逆行性转移"，此种情况往往出现于淋巴结或淋巴管被破坏，淋巴液流被阻断，因而流入侧支，甚至流向相反方向，故转移瘤不出现在所属淋巴结。例如，肿瘤累及深筋膜淋巴管后，可以发生皮肤毛细淋巴管逆行性栓塞，从而出现广泛的皮肤转移。淋巴道转移为癌转移的重要途径，大多数癌最常出现淋巴道转移，而且出现也是最早。肉瘤发生淋巴道转移者较少。

2. 血道转移

肿瘤侵入较大的静脉，或瘤细胞通过淋巴干入静脉，即可出现血道转移。这种转移发生于远离原发灶的部位，称为远区转移。血道转移瘤的发生部位由瘤细胞侵入血管的血流方向所决定，但当静脉近端阻塞，或当咳嗽、呕吐等原因使胸内压或腹内压增高时，血流可发生暂时性逆流，均可使瘤细胞发生逆行性静脉栓塞，因而出现与血流方向相反的转移瘤。如绒毛上皮癌，可出现阴道与外阴的逆行转移。血道转移主要发生于肉瘤，其发生原因可能与肉瘤中有丰富的细小血管，管壁薄弱，易为肉瘤细胞所侵犯有关；同时肉瘤细胞起源于中胚叶，其原虫样活动较强，易于进入血道，这也是其容易发生血道转移的原因之一。癌的晚期也可发生广泛血道转移，这是癌细胞侵犯血管或进入血液循环所致。

3. 接触转移或种植

皮肤肿瘤中，如唇癌，当下唇发生癌后，上唇也可发生；又如舌癌发生后，其所接触到的颊黏膜容易发生癌，好像是通过黏膜的经常接触，癌细胞种植到颊黏膜而发生转移。除去上述通过接触自发的种植外，还可发生手术的种植，常见手术创口部位发生转移灶即属此种情况。

4. 其他方式

如浆膜腔转移、脑脊膜转移等。此外，肿瘤发生转移还必须具备下列三个条件：原发肿瘤呈侵袭性生长，侵犯淋巴管或血管；有一定数量的瘤细胞进入管内；体内免疫力低下。通常瘤细胞进入血液后，许多瘤细胞仍可被消灭，而只有在免疫力低下时，部分瘤细胞才能在血液内生存下来，因此才能形成转移灶。瘤细胞到达新的部位后，要有适合于瘤细胞继续生长的条件，才能形成瘤块。如果瘤细胞在新的环境中不适合于生长，则退化消失；但有些瘤细胞在新的部位可长期处于静止状态，待条件适合时，再继续生长，最后形成转移瘤。因此，有些患者的肿瘤已临床治愈数年甚至数十年，后来又出现转移瘤。

第五节　肿瘤对机体的影响

肿瘤因其良恶性的不同，对机体的影响也有所不同。

良性肿瘤因其分化较成熟、生长缓慢、停留于局部、不浸润、不转移，故一般对机体的影响相对较小，主要表现为局部压迫和阻塞症状。其影响的发生主要与其发生部位和继发变化有关。如体表良性瘤除少数可发生局部症状外，一般对机体无重要影响。但若良性肿瘤发生在腔道或重要器官，也可引起较为严重的后果，如消化道良性肿瘤（如突入肠腔的平滑肌瘤），有时引起肠梗阻或肠套叠；颅内的良性瘤（如脑膜瘤、星形胶质细胞瘤）可压迫脑组织阻塞脑室系统而引起颅内压升高和相应的神经系统症状。良性肿瘤有时可发生继发性改变，亦可对机体带来不同程度的影响，如肠的腺瘤性息肉、膀胱的乳头状瘤等表面可发生溃疡而引起出血和感染。此外，内分泌腺的良性肿瘤则常因能引起某种激素分泌过多而产生全身性影响，如垂体前叶的嗜酸性腺瘤可引起巨人症或肢端肥大症；胰岛细胞瘤分泌过多的胰岛素，可引起阵发性血糖过低等。

恶性肿瘤由于分泌不成熟、生长较快、浸润破坏器官的结构和功能，并可发生转移，因而对机体的影响严重。恶性肿瘤除可引起与上述良性肿瘤相似的局部压迫和阻塞症状外，发生于消化道者更易并发溃疡、出血甚至穿孔，导致腹膜炎，后果更为严重。有时肿瘤产物或合并感染可引起发热。肿瘤浸润、压迫局部神经还可引起顽固性疼痛等症状。恶性肿瘤的晚期患者往往发生恶病质，可致患者死亡。恶病质是指机体严重消瘦、无力、贫血和全身衰竭的状态，其发生机制尚未完全阐明，可能由于缺乏食欲、进食减少、出血、感染、发热或因肿瘤组织坏死所产生的毒性产物等引起机体的代谢紊乱所致。此外，恶性肿瘤的迅速生长消耗机体大量的营养物质，以及由于晚期癌瘤引起的疼痛影响患者的进食及睡眠等，也是导致恶病质的重要因素。近年来发现巨噬细胞产生的肿瘤坏死因子（TNF）可降低食欲和增加分解代谢，与恶病质的发生有一定关系。

近年来相继发现一些非内分泌腺肿瘤能产生和分泌激素或激素类物质，如促肾上腺皮质激素（ACTH）、甲状旁腺素（PTH）、胰岛素、血管升压素（ADH）、人绒毛膜促性腺激素（HCG）、促甲状腺激素（TSH）、生长素（GH）、降钙素等十余种激素或激素类物质，可引起内分泌紊乱的临床症状。此类肿瘤称为异位内分泌肿瘤，其所引起的临床症状称为异位内分泌综合征。此类肿瘤大多为恶性肿瘤，其中以癌为多，如肺癌、胃癌、肝癌、胰腺癌、结肠癌等；也可见于肉瘤，如纤维肉瘤、平滑肌肉瘤、横纹肌肉瘤和未分化肉瘤等。许多分泌异位激素的恶性肿瘤都有产生两种以上激素的特点。关于异位激素产生的机制至今尚无一致的解释，可能与瘤细胞内基因异常表达有关。除上述异位内分泌综合征外，由于肿瘤的产物或异常免疫反应（包括交叉免疫、自身免疫和免疫复合物沉着等）或其他不明原因，还可引起神经、消化、造血、骨关节、肾及皮肤等系统发生一些病变和临床表现。这些表现不是由原发肿瘤或转移灶所在部位直接引起的，而是通过上述途径间接引起的，故称为副肿瘤综合征。有时这些综合征可以表现得非常明显而造成严重后果。认识此种综合征的意义在于它可能是一些隐匿肿瘤的早期表现，可由此而发现早期肿瘤。再者不要误认为这些系统的改变是由肿瘤转移所致的，而放弃对肿瘤的治疗。与之相反，如肿瘤治疗有效，这些综合征可减轻或消失，因此有十分重要的临床意义。

第六节 良性肿瘤与恶性肿瘤的区别

良性肿瘤和恶性肿瘤在生物学特点上是明显不同的，因而对机体的影响也不同。良性肿瘤一般对机体影响小，易于治疗，疗效好；恶性肿瘤危害较大，治疗措施复杂，疗效还不够理想。如果把恶性肿瘤误诊为良性肿瘤，就会延误治疗或治疗不彻底，造成复发、转移。相反，如把良性肿瘤误诊为恶性肿瘤，也必然要进行一些不必要、不恰当的治疗，使患者遭受不应有的痛苦、损害和精神负担。因此，区别良性肿瘤与恶性肿瘤对于正确诊断和治疗具有重要的实际意义。现将良性肿瘤与恶性肿瘤的区别列于表 16-1。

表 16-1　良性肿瘤与恶性肿瘤的区别

项　目	良性肿瘤	恶性肿瘤
组织分化程度	分化好,异型性小,与原有组织的形态相似	分化不好,异型性大,与原有组织的形态差别大
核分裂	无或稀少,不见病理核分裂象	多见,并可见病理核分裂象
生长速度	缓慢	较快
生长方式	膨胀性和外生性生长,前者常有包膜形成,与周围组织一般分界清楚,故通常可推动	浸润性和外生性生长,前者无包膜,一般与周围组织分界不清楚,通常不能推动,后者常伴有浸润性生长
继发改变	很少发生坏死、出血	常发生出血、坏死、溃疡形成等
转移	不转移	常有转移
复发	手术后很少复发	手术等治疗后较多复发
对机体影响	较小,主要为局部压迫或阻塞作用。如发生在重要器官也可引起严重后果	较大,除压迫、阻塞外,还可以破坏原发处和转移处的组织,引起坏死、出血合并感染,甚至造成恶病质

必须指出，良性肿瘤与恶性肿瘤间有时并无绝对界限，有些肿瘤其表现可以介乎两者之间，称为交界性肿瘤（如卵巢交界性浆液性乳头状囊腺瘤和黏液性囊腺瘤）。此类肿瘤有恶变倾向，在一定的条件下可逐渐向恶性发展。在恶性肿瘤中，其恶性程度亦各不相同，有的较早发生转移，如鼻咽癌；有的转移晚，如子宫体腺癌；有的则很少发生转移。此外，肿瘤的良恶性也并非一成不变，有些良性肿瘤如不及时治疗，有时可转变为恶性肿瘤，称为恶性变，如结肠腺瘤性息肉可恶变为腺癌。而个别的恶性肿瘤如黑色素瘤，有时由于机体免疫力加强等原因，可以停止生长甚至完全自然消退。又如见于少年儿童的神经母细胞瘤的瘤细胞有时能发育成为成熟的神经细胞，有时甚至转移灶的瘤细胞也能继续分化成熟，使肿瘤停止生长而自愈。但这种情况毕竟罕见，绝大多数恶性肿瘤能否逆转为良性，是目前肿瘤研究的重要课题之一。

第七节 肿瘤的命名与分类

一、肿瘤的命名原则

人体任何部位、任何组织、任何器官几乎都可发生肿瘤，因此肿瘤的种类繁多，命名也复杂。一般根据其组织发生即组织来源来命名。

良性肿瘤在其来源组织名称后加"瘤"字，例如来源于纤维结缔组织的良性瘤称为纤维瘤（fibroma），来源于腺上皮的良性瘤称为腺瘤（adenoma）等。有时还结合肿瘤的形态特点命名，如腺瘤呈乳头状生长并有囊腔形成者称为乳头状囊腺瘤。

恶性肿瘤一般亦根据其组织来源来命名。来源于上皮组织的统称为癌（carcinoma），命名时在其来源组织名称之后加"癌"字，如来源于鳞状上皮的恶性肿瘤称为鳞状细胞癌，来源于腺上皮呈腺样结构的恶性肿瘤称为腺癌等。从间叶组织（包括纤维结缔组织、脂肪、肌肉、脉管、骨、软骨组织等）发生的恶性肿瘤统称为肉瘤（sarcoma），其命名方式是在来源组织名称之后加"肉瘤"，例如纤维肉瘤、横纹肌肉瘤、骨肉瘤等。恶性肿瘤的外形具有一定的特点时，则又结合形态特点而命名，如形成乳头状及囊状结构的腺癌，则称为乳头状囊腺癌。如一个肿瘤中既有癌的结构又有肉瘤的结构，则称为癌肉瘤（carcinosarcoma）。在病理学上，癌是指上皮组织来源的恶性肿瘤，但一般人所说的"癌症"（cancer），习惯上常泛指所有恶性肿瘤。

有少数恶性肿瘤不按上述原则命名，如有些来源于幼稚组织及神经组织的恶性肿瘤称为母细胞瘤，如神经母细胞瘤、髓母细胞瘤、肾母细胞瘤等；有些恶性肿瘤成分复杂或由于习惯沿袭，则在肿瘤的名称前加"恶性"，如恶性畸胎瘤、恶性淋巴瘤、恶性黑色素瘤等。有些恶性肿瘤冠以人名，如尤文瘤、霍奇金病；或按肿瘤细胞的形态命名，如骨的巨细胞瘤、肺的燕麦细胞癌。至于白血病、精原细胞瘤，则是少数采用习惯名称的恶性肿瘤，虽称为"瘤"或"病"，实际上都是恶性肿瘤。

二、肿瘤的分类

肿瘤的分类通常是以其组织发生（即来源于何种组织）为依据，每一类别又分为良性与恶性两大类。兹举例如下（表16-2）。

表16-2　肿瘤分类举例

组织来源	良性肿瘤	恶性肿瘤	好发部位
一、上皮组织			
鳞状上皮	乳头状瘤	鳞状细胞癌（鳞癌）	乳头状瘤见于皮肤、鼻、鼻窦、喉等处；鳞癌见于宫颈、皮肤、食管、鼻咽、肺、喉和阴茎等处
基底细胞		基底细胞癌	头面部皮肤
腺上皮	腺瘤	腺癌（各种类型）	腺瘤多见于皮肤、甲状腺、胃、肠；腺癌见于胃、肠、乳腺、甲状腺等
	黏液性或浆液性囊腺瘤	黏液性或浆液性囊腺癌	卵巢
	多形性腺瘤	恶性多形性腺瘤	涎腺
移行上皮	乳头状瘤	移行上皮癌	膀胱、肾盂
二、间叶组织			
纤维结缔组织	纤维瘤	纤维肉瘤	四肢
纤维组织细胞	纤维组织细胞瘤	恶性纤维组织细胞瘤	四肢
脂肪组织	脂肪瘤	脂肪肉瘤	脂肪癌多见于皮下组织，脂肪肉瘤多见于下肢和腹膜后
平滑组织	平滑肌瘤	平滑肌肉瘤	子宫和胃肠
横纹肌组织	横纹肌瘤	横纹肌肉瘤	肉瘤多见于头颈、生殖泌尿道及四肢
血管和淋巴管组织	血管瘤、淋巴管瘤	血管肉瘤 淋巴管肉瘤	皮肤和皮下组织、舌、唇等
骨组织	骨瘤	骨肉瘤	骨瘤多见于颅骨、长骨；骨肉瘤多见于长骨两端，以膝关节上下尤为多见
	巨细胞瘤	恶性巨细胞瘤	股骨上下端、胫骨上端、肱骨上端
软骨组织	软骨瘤	软骨肉瘤	软骨瘤多见于手、足短骨；软骨肉瘤多见于盆骨、肋骨、股骨、肱骨及肩胛骨等
滑膜组织	滑膜瘤	滑膜肉瘤	膝、踝、肩和肘等关节附近
间皮	间皮瘤	恶性间皮瘤	胸膜、腹膜

组织来源	良性肿瘤	恶性肿瘤	好发部位
三、淋巴造血组织			
淋巴组织		恶性淋巴瘤	颈部、纵隔、肠系膜和腹膜后淋巴结
造血组织		各种白血病	淋巴造血组织
		多发性骨髓瘤	椎骨、胸骨、肋骨、颅骨和长骨
四、神经组织			
神经衣组织	神经纤维瘤	神经纤维肉瘤	单发性:全身皮神经。多发性:深部神经及内脏也受累
神经鞘细胞	神经鞘瘤	恶性神经鞘瘤	头、颈、四肢等处神经
胶质细胞	胶质细胞瘤	恶性胶质细胞瘤	大脑
原始神经细胞		髓母细胞瘤	小脑
脑膜组织	脑膜瘤	恶性脑膜瘤	脑膜
交感神经节	节细胞神经瘤	神经母细胞瘤	节细胞神经瘤多见于纵隔和腹膜后,神经母细胞瘤多见于肾上腺髓质
五、其他肿瘤			
黑色素细胞	黑痣	恶性黑色素瘤	皮肤、黏膜
胎盘组织	葡萄胎	绒毛膜上皮癌、恶性葡萄胎	子宫
性索	支持细胞、间质细胞瘤	恶性支持细胞、间质细胞瘤	卵巢、睾丸
	颗粒细胞瘤	恶性颗粒细胞瘤	卵巢
生殖细胞		精原细胞瘤	睾丸
		无性细胞瘤	卵巢
		胚胎性癌	睾丸、卵巢
三个胚叶组织	畸胎瘤	恶性畸胎瘤	卵巢、睾丸、纵隔和骶尾部

第八节 营养与肿瘤

肿瘤的病因至今尚未十分清楚,国内外学者普遍认为肿瘤的发生是环境(外因)和遗传(内因)等多因素共同作用的结果,在诸多环境因素中膳食所占的比重为 20%～60%。膳食成分能够诱导肿瘤易感基因的表达,促进癌症的发生和发展。根据 Doll 和 Peto 的估计,在各种癌症的危险因素中吸烟所占比重为 30%,饮食因素占 35%,生育和性行为因素占 7%,职业因素占 4%,酒精因素占 3%,污染因素占 2%,医疗过程和药物因素占 1%。

食物是人体联系外环境最直接、最经常、最大量的物质,也是机体内环境及代谢的物质基础。在癌症的发生和发展中,膳食成分既具有抑制效应,又具有促进效应。因此,研究膳食、营养与肿瘤的关系在探讨肿瘤的病因、制定肿瘤防治措施方面具有极其重要的意义。

一、膳食与肿瘤的形成

食物是一类人类直接接触的最复杂的化学混合物。食物中既存在许多保护机体的营养素和抗癌成分,也可能存在一些致癌物或其前体。在 20 世纪初,人们就发现食物可能是人类癌症的一种致病因素。食物中各种营养素缺乏或过剩以及营养不平衡都会影响癌症发生、发展的全过程。近年来,随着农业和食品工业的快速发展,食物化学物如食品添加剂、污染物、农药和兽药残留等的数量不断增加,而这些化学物很可能成为人类的致癌物或其前体。根据膳食成分在癌变过程中的作用,可将其分为致癌物、促癌物和抑癌物三大类。

大量动物实验和人类流行病学研究表明,人类癌症的发生是一个多阶段的过程,而食物致癌过程至少可分为以下几个步骤。

（一）暴露于有关的食源性致癌物

人类为了维持正常的生理功能，满足生长发育和劳动工作的需要，必须每日从外界环境中摄入各种各样的食物来获得人体所需要的营养素。这些食物有的具有致癌和促癌作用，如咸菜、泡菜、酸菜、咸鱼肉、豆瓣酱、炸熏鱼类、发酵黄豆、发霉的花生和玉米及大米等。在咸菜、泡菜、酸菜、咸鱼肉等腌制的食品中含有多种亚硝基化合物，如 N-二甲基亚硝胺和 N-二甲基亚硝吡啶，能促进胃癌、食管癌的发生。富含脂肪或糖类的食物经炭火烘烤后（如烤肉等）容易造成多环芳烃的污染，如苯并芘或苯并蒽。富含蛋白质的食物经高温分解（如炸鱼等）会产生杂环胺类物质，如 2-氨基-3-甲基咪唑喹啉和 2-氨基-1-甲基-6-苯咪唑吡啶。这些化合物都是强致突变物，在实验动物中可引起多种肿瘤，包括结肠癌和乳腺癌。

（二）食源性致癌物的代谢

食源性致癌物进入机体后，有些直接作用于体细胞，诱发癌变，有些则需要经过代谢活化后才具有致癌性。根据是否需要代谢活化可将致癌物分为直接致癌物和间接致癌物。直接致癌物进入机体后，不需要体内代谢活化，直接与细胞大分子（DNA、RNA、蛋白质）作用诱导细胞的癌变。间接致癌物进入机体后，需经细胞内微粒体混合功能氧化酶代谢活化后才具有致癌性。食物中已知的直接致癌物很少，绝大多数的致癌物属于间接致癌物，例如蛋白质和氨基酸的热解产物、多环芳烃类化合物、N-亚硝基化合物、黄曲霉毒素及其他霉菌毒素等。

二、膳食成分与肿瘤

大量研究表明，食物中各种营养素与肿瘤的发生、发展密切相关。过去，营养学家通常以某种营养素为基础来研究膳食与癌症的关系，然而，在人们摄入食物的过程中，各种营养素是同时存在的，可发生竞争、拮抗效应或改变其他营养成分的生物利用率，因此，当今的许多专家学者建议在研究特定营养与肿瘤关系时，应该考虑相关营养素的影响，并从不同的剂量水平、不同的食物来源和加工方法等角度全面评价营养素在肿瘤形成中的作用。例如，大多数宏量营养素（蛋白质、脂肪和糖类）的摄入与总能量摄入有关，在研究营养素与癌症的危险性时若不考虑能量的摄入就有可能得到错误结论。下面以食物中主要的膳食成分为例，详细阐述其对癌症的影响。

（一）能量

能量是反映三大供能营养素的间接指标。Albans 发现摄入高能量的食品能增加患乳腺癌、直肠癌、子宫内膜癌、膀胱癌、肾癌、卵巢癌、前列腺癌和甲状腺癌的危险。

动物实验表明，单纯限制进食不但可以明显减少自发性乳腺癌和肺癌的发生，而且还可以降低多种致癌物诱发多种动物出现的各种癌症。可能的机制包括：减少对肿瘤细胞生长的刺激作用；血浆胰岛素水平下降；减少细胞增殖和增加细胞凋亡；增加 DNA 的修复能力以及减少自由基引起的损伤。

此外，不限制能量但强迫动物运动以促进总能量的消耗，也可以抑制化学致癌物对实验动物的致癌作用。

相反，能量不平衡（包括能量摄入量和体力活动两方面）可通过特异的激素和生长因子增加致癌作用。长期能量摄入过多和缺乏体力活动可导致一系列的糖类、脂肪代谢异常，除能引发肥胖、冠心病和糖尿病外，还能增加结肠癌和直肠癌的易感性。但到目前为止，大多数流行病学研究仍没有把能量摄入本身的作用与其他膳食成分的作用区分开。因此，有人建议最好是通过考察其他相关因素（如生长速度、身体质量和体力活动）来评价能量摄入对肿瘤的影响。

（二）蛋白质

蛋白质摄入过低或过高均会促进肿瘤的发生。一些流行病学和动物实验结果表明，膳食中蛋白质含量较低时，可增加机体对致癌物的敏感性，易发生食管癌和胃癌，若适当提高蛋白质含量或补充某些氨基酸，有利于抑制肿瘤的发生。然而，蛋白质摄入过高，尤其动物性蛋白质摄入过高，又可引发结肠癌、乳腺癌和胰腺癌。例如当大鼠喂以蛋白质缺乏的饲料时，可缩短黄曲霉毒素诱发肝癌出现的时间，提高饲料中的蛋白质含量，则降低其致癌作用。但也有资料表明，低蛋白质膳食能降低某些自发性肿瘤或诱发性肿瘤的发生，如摄取低蛋白质饲料的大鼠较少发生乳腺癌和白血病。因此，在解释动物实验中蛋白质与肿瘤的关系时必须谨慎，这是因为大多数实验动物的生长速度远比人快，对减少摄入量的反应也远比人类显著。此外，有实验表明某些氨基酸对肿瘤的发生也有一定影响，如低胱氨酸饲料对小鼠白血病有抑制作用；用缺乏胱氨酸和赖氨酸的饲料喂养小鼠，其自发性乳腺癌发生率降低；若小鼠饲料中限制苯丙氨酸，则可使移植性肝癌和乳腺癌的发生率明显下降。

（三）脂肪

肿瘤流行病学研究表明，脂肪的总摄入量与结肠癌、乳腺癌、动脉粥样硬化性心脏病的发病率呈正相关，而与胃癌呈负相关。动物性脂肪和饱和脂肪水平高的膳食可能增加肺、结肠、直肠、乳腺、子宫内膜、前列腺等部位癌的危险性。高脂肪膳食引起肿瘤的机制尚不完全清楚。有一些研究表明，高脂肪膳食能够产生大量的活性代谢产物，包括脂质过氧化物和氧自由基，可攻击生物大分子如 DNA 和蛋白质，加剧 DNA 损伤，促进癌症的发生。

高脂肪膳食可促进大肠癌发生，可能的机制包括：脂肪能够刺激胆酸和中性固醇的释放，从而刺激结肠细胞增生；同时也有可能改变肠道菌群的组成。胆汁酸及固醇的代谢降解产物中可能存在致癌或促癌的活性物质。高脂肪膳食可促进胆汁酸的合成与分泌。肠内一部分胆汁酸经细菌体内水解酶和 7-α-脱羟酶作用，降解为次级胆汁酸，后者是较强的促癌物。一些研究表明，某些胆汁酸可作用于肠黏膜细胞，改变细胞的通透性，促进一些致癌物的吸收；胆汁酸可增加某些多胺合成过程中限速酶的活性，而多胺的增加与肿瘤发生有密切关系；胆汁酸还可改变肠黏膜细胞的形态和动力学，促进上皮增生，增加对致癌物的敏感性。

（四）碳水化合物

有研究报道蔗糖的摄入量与乳腺癌死亡率呈正相关，而复杂的碳水化合物则与乳腺癌死亡率呈负相关的趋势。在用二甲基苯蒽诱发大鼠乳腺癌的实验中，用单糖饲养的大鼠的乳腺癌发生率显著高于用含淀粉饲料饲养的大鼠，无论饲料中脂肪水平高低，均可观察到这一现象。曾有人证明，蔗糖在小鼠结肠癌形成的启动阶段起重要作用。日本近 50 年来胃癌的发病率下降与高淀粉摄入量的下降有关。高淀粉膳食本身无促癌作用，但这种膳食常伴有蛋白质摄入偏低，且能使胃的容积变大，易造成胃黏膜损伤。

膳食纤维是一类不能被人体利用的多糖。许多流行病学和动物实验表明，纤维素摄入量与结肠癌、直肠癌发生率呈负相关。膳食纤维可通过结肠细菌发酵产生挥发性的脂肪酸，后者可增加异常细胞的凋亡；膳食纤维还可以通过增加排便次数和排便量，缩短肠道转运时间，稀释肠内容物，改变肠道菌落，结合前致癌物和致癌物，减少胆汁酸及其产物等多种途径抑制肠癌的发生。目前建议膳食纤维的摄入量应为 16～24g/d。

（五）维生素

1. 维生素 A 和 β-胡萝卜素

动物实验表明，维生素 A 对亚硝胺及多环芳烃诱发的小鼠前胃癌、膀胱癌、结肠癌、乳腺癌，大鼠的肺癌、鼻咽癌等有明显的抑制作用。动物缺乏维生素 A 时所引起的呼吸道上皮鳞状化生及食管上皮重度增生与致癌物引起的癌变十分相似。血清流行病学发现，癌症患者血浆维生素 A 或 β-胡萝卜素水平低于正常人。维生素抑制或预防肿瘤的作用可能的机制如下。

① 促进细胞的分化，抑制细胞的增殖。近年研究发现，维生素 A 能增加细胞膜上腺苷酸环化酶受体数目，激活该酶的活性，使细胞内环磷腺苷（cAMP）浓度增加，而 cAMP 有促进细胞分化的作用。维生素 A 又是体内糖基转移酶的辅酶，参与糖蛋白及糖脂的合成，后者又为细胞膜的重要成分，它对细胞正常分化、信息传递、抗原性以及细胞的识别和细胞间的接触抑制等都有重要的作用，从而有效地维持细胞正常的生长与分化。维生素 A 还能活化溶酶体膜，从而在局部释放水解酶，对阻止细胞增殖也有一定作用。

② 阻止细胞癌变。多种动物可因缺乏维生素 A 而在呼吸、消化、泌尿系统上皮组织出现鳞状化生、分化不良以及增殖等癌前改变。补充维生素 A，可抑制癌前病变或癌性转化。

③ 对基因调控及抑制癌基因表达。维生素 A 在细胞内与胞浆视黄醇结合蛋白或视黄酸结合蛋白结合，进入细胞核，可影响 mRNA 的合成，对基因起调控作用。

④ 增强免疫功能。维生素 A 缺乏常导致 T 细胞和 B 细胞对抗原反应能力降低。严重的维生素 A 缺乏可导致胸腺萎缩和周围血中白细胞和淋巴细胞减少。适量增加维生素 A 可增强其细胞免疫功能。

β-胡萝卜素为强有力的抗氧化物，能捕捉自由基，阻止生物膜上的多不饱和脂肪酸的过氧化作用，保护细胞免受伤害。自然界约有 600 种仅在植物和微生物体内合成的类胡萝卜素，少部分通过水果和蔬菜进入人体组织中，补充 β-胡萝卜素可以降低癌症发病率，可能与其淬灭单线态氧、抑制超氧阴离子自由基的抗氧化性质有关。β-胡萝卜素在化学致癌的启动和促癌的两个阶段中均有抑制作用。然而，最近在美国进行的 β-胡萝卜素与维生素 A 有效性试验（CAPRT）和在芬兰进行的 α-生育酚（维生素 E）与 β-胡萝卜素肿瘤预防试验（ATBC）结果表明，吸烟者和石棉工人患肺癌的危险性反常升高。这可能是吸烟、石棉暴露能够产生大量活性氧，可导致 β-胡萝卜素原氧化，从而加剧细胞 DNA 氧化损伤，促进诱导 I 相代谢活化酶，增强吸烟中多环芳香烃对细胞转化活性所致。

2. 维生素 C 和维生素 E

维生素 C 和维生素 E 都有清除氧自由基的作用。维生素 C 是水溶性的抗氧化物，维生素 E 是脂溶性的抗氧化物。维生素 C 有消除超氧阴离子自由基、羟自由基及脂质过氧化自由基的作用。不少致癌物必须在体内经代谢活化形成自由基，然后攻击脱氧核苷酸，才产生致癌作用，而代谢活化过程中氧自由基起重要的作用。

3. 叶酸

叶酸是各种酶中最活跃的基团——辅酶家族的重要成员，几乎参与了所有生命的生化代谢过程。动物实验发现，叶酸缺乏可使化学致癌物诱发的结肠癌发生较快，并且病变程度较重。人群前瞻性干预研究发现，补充叶酸可使子宫颈上皮细胞的退行性病变和支气管上皮细胞的组织转化发生逆转。一项在 25000 多人中进行的研究发现，增加叶酸的摄入与结肠、直肠的远端腺瘤性息肉的发生呈负相关。目前还有几项关于增加叶酸摄入或补充叶酸对胃癌和结肠癌及结肠息肉的影响的研究正在进行。叶酸抑制肿瘤发生的机制可能与 DNA 甲基化降低、影响 DNA 修复和癌基因表达有关。

（六）矿物质

矿物质与肿瘤发生密切相关，常量元素钙有预防消化道肿瘤的作用；微量元素硒有防癌作用；镍和＋6 价铬有促癌作用。

1. 钙

钙有抑制脂质过氧化的作用。它能与脱氧胆酸相结合形成不溶性钙盐，保护胃肠道免受次级胆酸的损伤。一些报道认为钙的摄入量与结肠癌、直肠癌呈负相关。

2. 硒

硒的防癌作用比较肯定。流行病学的资料表明，土壤和植物中的硒含量、人群硒的摄入量、血清硒水平与人类各种癌症的死亡率呈负相关。动物实验表明，硒有抑制致癌物诱发食管癌、胃癌、肝癌和乳腺癌的作用。硒是谷胱甘肽过氧化酶的重要组成成分，能清除氧自由基，保护细胞和线粒体膜的结构和功能。硒抑癌机制可能为：①作为抗氧化物可抑制自由基对机体的损伤；②在体内代谢为甲基化合物抑制癌细胞的生长；③提高机体免疫功能；④可能与致癌物相互竞争或改变细胞代谢、细胞膜和染色质结构而减轻致癌物对细胞的损伤。

三、食物与肿瘤

科学家长期研究表明，癌症是可以预防的，而且合理的膳食结构对癌症的预防有着积极的意义。大量研究证实，许多食物和饮料中都含有抗癌营养素和化学物，这些物质可以降低致癌物的作用，同时也可以在促癌阶段将受损细胞恢复成正常细胞。

目前已知的具有抗癌功效的食物约有 500 余种，其中常见的已有 100 余种，包括豆类、新鲜的黄绿色蔬菜和水果、茶叶、食用真菌类等植物性食物。除前面章节所提到的抗癌营养素（如 β-胡萝卜素、维生素 C、维生素 E 和硒等）外，本节还主要介绍食物中一些其他的天然防癌生物活性物质，又称为植物化学物，根据化学结构可分为有机硫化物类、多酚类、萜烯类、黄酮类及异黄酮类和类胡萝卜素类等。

（一）有机硫化物

植物中的有机硫化物主要包括异硫氰酸盐、二硫醇硫酮和葱属蔬菜中的含硫化合物，均广泛存在于十字花科蔬菜（菜花、芥菜、萝卜等）及大蒜、大葱、韭菜等中。动物实验证明，异硫氰酸盐能阻断 II 相代谢酶而减少大鼠肺癌、乳腺癌、食管癌、肝癌、肠癌和膀胱癌的发生。在人群流行病学研究中，大蒜防癌的报道多见，如我国山东省 564 名胃癌患者与1131 名对照分析表明食蒜、大葱、韭菜多者胃癌发生较少。大蒜中主要活性物质是二烯丙基硫化物和三烯丙基硫化物。在大蒜精油中二烯丙基硫化物占 60%，除具有预防胃癌和结肠癌作用外，还能降低宫颈癌、乳腺癌的发生。含有机硫化合物较多的食物有卷心菜、甘蓝、西兰花、菜花等。

（二）多酚化合物

可食植物中多酚类化合物主要包括酚酸、类黄酮、木酚素、香豆素和单宁等。多酚类化合物是一类抗氧化物，可以影响多种酶的活性，清除自由基，有抗氧化、抗诱变发生的作用。许多酚类化合物存在于大蒜、黄豆、绿茶、甘草、亚麻子中。柑橘类水果、洋葱、苹果和甘蓝中含有许多黄酮、类黄酮物质。现以茶为例阐述多酚化合物与癌的关系。茶是我国传统的饮料，目前已成为世界三大饮料（茶叶、咖啡和可可）之首。现已知茶叶的主要化学成分是茶多酚，约占茶叶干重的 20%～35%，由 30 多种酚类物质组成。动物实验研究表明，茶叶，尤其是绿茶，对实验性肿瘤具有一定的化学预防作用。抗癌机制包括：抗氧化，阻断致癌物达到细胞，抑制细胞癌变；诱导酶活性，促进免疫功能应答。大量流行病学研究表明，绿茶能够降低消化道癌、乳腺癌和泌尿道癌的发生。例如，研究者对生活在日本的8552 名居民进行前瞻性队列研究发现，每天饮用 10 杯以上绿茶者总癌的相对危险度明显降低。此外，一项对 30～74 岁中国城市女性食管癌的病例对照研究中，随着茶的消费量的增加，食管癌发病率降低。

（三）萜类化合物

食物中萜类化合物主要包括柠檬烯和皂苷，胆固醇、胡萝卜素、维生素 A、维生素 E 等也属于萜类化合物。这类化合物能够诱导人体内的代谢酶，阻断致癌物的作用，抑制癌细胞的生长和分化。动物实验表明萜类化合物能够使大鼠乳腺癌细胞生长数目减少、癌肿消退。黄豆皂苷和甘草皂苷都有清除自由基、抗病毒和抑癌的作用。芐烯化合物主要存在于大蒜、柑橘、食物调料、香料、精油和葡萄酒中。黄豆和甘草中则含有皂苷。

（四）类黄酮及异黄酮类化合物

类黄酮及异黄酮类化合物是一类抗氧化物，可以阻断致癌物到达细胞，抑制细胞的癌变。这类物质广泛存在于大豆、蔬菜、水果、葡萄酒和绿茶中。在此以大豆为例来说明类黄酮及异黄酮类化合物与癌症的关系。近期流行病学研究表明，大豆摄入量与乳腺癌、胰腺癌、结肠癌、肺癌和胃癌等许多癌症的发病率呈负相关。动物实验和人体癌细胞组织培养的研究结果已经证明大豆中天然存在的异黄酮、染料木黄酮和黄豆苷原等化合物具有防癌作用。大豆中异黄酮的含量很高，这种较弱的植物雌激素能抑制雌激素促进的癌及其他与激素不相关的癌。染料木黄酮的抗癌机制可能包括：①抑制酪蛋白激酶；②抑制血管瘤的生成；③抗氧化作用；④竞争结合到雌激素的受体部位。有研究显示，有素食习惯、多吃大豆的人群，肿瘤发病率低。

（五）类胡萝卜素

目前发现番茄红素是类胡萝卜素中最有效的、具有生物活性的单线态氧淬灭剂。近年来流行病学调查研究显示，富含番茄红素的蔬菜摄入量与癌症发生率呈负相关。摄入番茄红素能够降低人群中肺癌、乳腺癌、宫颈癌、胃癌、前列腺癌的发生率。美国哈佛大学的一项长达 9 年的调查研究表明，经常食用番茄的男性（每周 7～10 次），前列腺癌的发病率可下降 43%，而胰腺癌、膀胱癌患者血中番茄红素含量很低。番茄红素的抗癌、防癌机制是其强大的抗氧化活性可以消灭促使癌细胞生成的自由基，防止癌细胞的增殖，避免氧化损伤正常的细胞。

上述几类植物化学物存在相互渗透的抗癌作用机制，包括诱导解毒酶、提高抗氧化防卫能力、阻断自由基反应、提高免疫力、抑制突变作用、抑制致癌物的合成、提供抗癌物质形成的底物、稀释和结合消化道的致癌物、改变激素的代谢。除此之外，特殊食物中还存在一些其他的抗癌成分，例如，山药中含有锌、锰、钴、铬等元素，能促进干扰素生成和增加 T 细胞数的能力。香菇中含有葡萄糖苷酶，具有杀死癌细胞的作用。木耳中含有一种多糖体，具有良好的抗癌活性。银耳中含有抗肿瘤多糖，能促进机体淋巴细胞的转化，提高免疫功能，抑制癌细胞扩散。金针菇中含有的朴菇素能有效地抑制肿瘤细胞的生长。

四、防癌的膳食建议

通过切实可行的合理膳食措施和健康的生活方式，全球的癌症发病率可望减少 30%～40%，世界癌症研究基金会和美国癌症研究会专家小组提出了以下 14 条膳食建议。

（1）食用营养丰富的、以植物性食物为主的多样化膳食　选择富含各种蔬菜和水果、豆类的植物性膳食，但并不意味着素食，应该让植物性食物占饭菜的 2/3 以上。

（2）保持适宜的体重　人群的平均体质指数（BMI＝体重/身高）在整个成年阶段保持在 21～25，而个体的 BMI 为 18.5～25，避免体重过低或过高，并将整个成人期的体重增加限制在 5kg 之内。

（3）坚持体力活动　如果从事轻或中等体力活动的职业，则每天应进行约 1h 的快步走或类似的运动，每周还要安排至少 1h 的较剧烈的出汗的运动。

（4）鼓励全年多吃蔬菜和水果　使其提供的热量达到总能量的 7%。全年每日吃多种蔬菜和水果，每日达 400～800g。

（5）选用富含淀粉和蛋白质的植物性主食　应占总能量的 45%～60%，精制糖提供的总能量应限制在 10% 以内。个体每日摄入的淀粉类食物应达到 600～800g，还应尽量食用粗加工的食物。

（6）不要饮酒，尤其反对过度饮酒　如果要饮酒，男性应限制在 2 杯、女性在 1 杯以内（1 杯的定义是啤酒 250ml，葡萄酒 100ml，白酒 25ml）。孕妇、儿童及青少年不应饮酒。

（7）肉类食品　红肉（指牛肉、羊肉、猪肉及其制品）的摄入量应低于总能量的 10%，每日应少于 80g，最好选择鱼、禽类或非家养动物的肉类为好。

（8）总脂肪和油类提供的能量应占总能量的 15%～30%　限制脂肪含量较多特别是动物性脂肪含量较多的食物，植物油也应适量，且应选择含单不饱和脂肪并且氢化程度较低的植物油。

（9）限制食盐　成人每日从各种来源摄入的食盐不应超过 6g，其中包括盐腌的各种食品。

（10）尽力减少霉菌对食品的污染　应避免食用受霉菌毒素污染或在室温下长期贮藏的食物。

（11）食品保藏　易腐败的食品在购买时和在家中都应冷藏或使用其他适当方法保藏。

（12）对食品的添加剂和残留物以及各种化学污染物应制定并监测其安全用量，并应制定严格的管理和监测办法。食品中的添加剂、污染物及残留物的含量低于国家所规定的水平时，它们的存在是无害的，但是滥用或使用不当可能影响健康。

（13）营养补充剂　营养补充剂不能减少癌症的危险性，大多数人应从饮食中获取各种营养成分，而不用营养补充剂。

（14）食物的制备和烹调　在吃肉和鱼时用较低的温度烹调，不要食用烧焦的肉和鱼，也不要经常食用炙烤、熏制和烟熏的肉和鱼。

此外，《食物、营养与癌症预防》报告除了对膳食提出 14 条建议外，还建议不吸烟和不嚼烟草，不鼓励以任何形式生产、促销和使用烟草。

最近几年来，国际营养学界对膳食指南的认识已从以营养素为基础的膳食指南转向为以食物为基础的膳食指南，后者明确提倡以植物性食物为主的膳食模式。整个指南包括定性的膳食指南和定量的膳食目标，同时强调从事适当的体力活动，以达到能量平衡。这项指南还指出改变不合理的膳食结构与生活方式对癌症的预防是积极有效的，如平衡膳食、合理营养、改进食物的贮存与烹饪方法至少可以降低 1/3 的癌症死亡率。因此，就人群而言，大部分的癌症都是可以预防的。在癌症防治过程中应考虑各种人群，制定个体化的防治方案。

第十七章
疾病的主要诊断方法

第一节 问诊

问诊即询问病史，是医生的一项基本技能，通过与患者或知情人进行交谈，可以了解疾病发生发展和现状的全过程和患者的现实心理状态，为正确诊断、合理用药和健康指导提供必要的线索和依据。

一、问诊的方法和注意事项

1. 建立良好的沟通氛围

接待患者时始终要注意态度亲切和蔼，服务热情周到，询问体贴细致，举止端庄得体。力求在最短时间内缩短交谈双方的距离，取得患者的信任。

2. 耐心听取患者诉说

通常先选择易于回答的开放式问题，如"您哪里不舒服"，然后耐心倾听患者叙述。若患者的叙述过于繁琐或离题太远时，可提出较有针对性的问题以适当引导。过多打断患者叙述或采用我问你答式，容易造成病史采集不全。

3. 围绕重点，有的放矢

问诊要围绕患者感受最深的症状或最明显的体征，言简意赅，重点突出，主次分明，先后有序。这要求询问者必须熟悉各种临床表现发生的原因，具备丰富的医学基础知识。

4. 避免暗示性询问

暗示性询问是为患者预设了倾向性的特定答案，如"你胸痛时向左肩和左臂放射吗"、"你是不是每天下午发热"等询问，会诱使患者为满足询问者或在不甚解其义的情况下随声附和。

5. 使用通俗语言

问诊语言要通俗易懂，避免使用有特定含义的医学术语，如里急后重、尿路刺激征、谵妄等，以免造成患者不解、费解或误解。因此要尽量熟悉和运用当地群众描述身体不适的方言俚语，以便于与患者交谈。

6. 尊重患者隐私

对患者不愿意谈论的问题不要逼问，对患者的病史，尤其是涉及个人隐私的内容，不要向他人透露，更不能将其作为闲谈的资料。

二、问诊的主要内容

1. 主要症状或体征

症状是指患者主观感受到的不适或痛苦的异常感觉，如发热、头痛、腹痛、乏力等；体征是指能够客观检查到的异常改变，如皮疹、紫癜、心动过速、心脏杂音等。广义的症状也包括体征，它是反映病情的重要标志。问诊时首先要弄清患者感觉最痛苦或最突出的症状或体征及其持续的时间，即患者此次就医求药的主要原因。

2. 发病情况

包括起病的时间、起病的缓急和起病的原因。时间询问要精确，缓急叙述要具体，原因分析要详尽。例如腹痛，应询问出现痛觉的日期、时间，是突然发生还是逐渐发生，有无暴饮暴食史、进不洁食物史、腹部外伤史、腹痛与进食的关系等。

3. 主要症状的特点

包括主要症状出现的部位、性质、程度、持续时间、缓解或加重的因素等。了解这些特点具有重要的诊断价值。如慢性周期性上腹部疼痛，饥饿时或午夜多发，进食可缓解，常为十二指肠溃疡；转移性右下腹疼痛多为阑尾炎；暴饮暴食引起上腹部持续性剧痛应考虑急性胰腺炎；体力活动或情绪激动时突发胸骨后闷痛并向左肩臂放射，停止活动、含服硝酸甘油后数分钟迅速缓解则是心绞痛的特点。

4. 病情的发展与演变

指病程中主要症状的发展变化情况，包括病情呈持续性还是间歇性发作，是进行性加重还是有所减轻、时轻时重或持续不变，有无新的症状出现等。例如急性阑尾炎患者，若右下腹疼痛转变为全腹剧痛，伴寒战、高热，提示病情恶化，有阑尾穿孔和并发弥漫性腹膜炎的可能；肝硬化患者出现性格、行为和精神异常，可能发生了肝性脑病。

5. 伴随症状

伴随主要症状出现的一系列其他症状对鉴别诊断十分重要。例如腹痛伴有呕吐、腹泻，可能是急性胃肠炎；腹痛伴有恶心、呕吐、黄疸，结合血、尿淀粉酶升高，急性胰腺炎的诊断基本可以确立；若急性腹痛、腹泻伴有里急后重和黏液脓血便，则可能是细菌性痢疾。对于某些疾病按一般规律应该出现的伴随症状而实际上并未出现时，也应询问并注意进一步观察。

6. 诊疗经过

指发病后诊断和治疗的主要经过，包括曾在哪家医疗单位做过何种检查，结果如何，诊断为何病；接受过哪些治疗，用过何种药物，其剂量、用法、治疗效果、有无不良反应等。

7. 生活习惯

包括卫生习惯、饮食习惯、饮食与睡眠的规律和质量、排便规律、有无烟酒嗜好等。

8. 精神状态

询问患者对疾病的认识程度和对医治疾病的态度，有无紧张、焦虑、恐惧等心理反应。

9. 既往史与过敏史

既往史包括患者过去的健康状况以及曾患疾病，尤其是和现在疾病密切相关的病史，应详细询问。如对冠心病患者要询问过去有无高血压、糖尿病病史；怀疑为风湿性心脏病时，应询问过去有无咽痛、游走性大关节痛、皮肤环形红斑、心悸等风湿热的症状。此外，还要注意询问预防接种史和过敏史，尤其是药物过敏史，要问清引起过敏的具体药物名称、用药经过及过敏表现。

第二节　一般检查

一、一般检查的基本方法

一般检查是对患者全身状态的概括性观察，是体格检查的基本内容之一。体格检查是检查者运用自己的感官或借助于传统的检查工具，对患者的身体进行系统检查的基本过程，多数疾病通过体格检查并结合病史资料即可做出初步诊断。

（一）视诊

视诊就是检查者用眼睛对患者的全身或局部情况进行观察了解的一种检查方法。通过视诊既可以了解患者的一般状况，如体形、精神状态、面容、发育、营养、神志、体位、姿势及步态等，也可以就患者身体某一部分做更深入细致的了解，如有无眼结膜充血、巩膜黄染、腭扁桃体肿大、皮肤黏膜出血点以及呼吸运动、骨和关节外形的异常等。

视诊最好在自然光线下进行，因为灯光下不易辨别黄疸及某些皮疹或出血点。利用侧面来的光线观察波动或包块的轮廓更为清楚。

（二）触诊

触诊是检查者利用手的感觉对患者进行检查的一种方法。手部以指腹及掌指关节的掌面皮肤的感觉灵敏度最高，故触诊时常用这两个部位来了解体表的温度、湿度、弹性及脏器的位置、大小、形态、质地、表面情况、活动度、波动度、有无触痛等特征。触诊的使用范围很广，可遍及全身，尤其以腹部更为重要。

检查前向患者讲清检查目的及配合动作，据触诊的部位和目的不同，可以让患者采取适当的体位。检查时手要温暖、轻巧，并随时观察患者面部表情，询问有无触痛或异常感觉。按触诊时施加的压力、重力不同，将其分为两大类。

1. 浅部触诊法

用一手自然平放于要检查的部位上，轻柔地滑动触摸。这种方法一般不会引起患者痛苦和肌肉紧张，适用于体表、关节、软组织、腹壁浅在病变以及有无压痛、波动、抵抗感、包块和脏器肿大的检查。

2. 深部触诊法

用一手或两手重叠，逐渐加压，由浅层逐渐向深层触摸。主要适用于腹腔脏器的检查。这种方法又分为以下几种方法。

（1）深部滑动触诊法　让患者张口平静呼吸，双下肢屈曲，使腹壁放松，检查者用并拢的第二、三、四指末端逐渐由腹壁压向腹腔脏器或包块，并在触及处做上下左右的滑动触摸，以了解脏器或包块的形状、大小、硬度、有无压痛及活动情况等。

（2）双手触诊法　将左手置于被检查脏器或包块的后部，并将被检部位推向右手方向，使被检查脏器或包块更接近体表以利于右手触诊，用于肝、脾、肾和腹部肿物的检查。

（3）深压触诊法　用2～3个手指并拢，逐渐深压以探测腹腔深在病变的部位或确定腹腔内的压痛点，如阑尾压痛点、胆囊压痛点等。反跳痛的检查是在深压触诊的基础上迅速将手松开，若抬手瞬间疼痛加重称反跳痛，提示腹膜有炎症。

（4）冲击触诊法　当大量腹水使肝、脾或包块难以触及时，用中间并拢的三个手指弯曲呈70°～90°，做数次急速而较有力的冲击动作，以指端感觉有无浮沉的脏器或包块。冲击触诊法会使患者感觉不适，操作时应避免用力过猛。

（三）叩诊

叩诊是用手或手指叩击身体某部，根据所产生的振动和音响特点来判断脏器状态和病变性质的一种检查方法。叩诊以腕关节和指掌关节的活动为主，叩击方向应与叩击部位的体表垂直，叩诊力度要均匀、适当，每一部位需连续叩击2～3下，叩击后手指应立即抬起。

1. 直接叩诊法

一般用右手中间三指掌面直接拍击检查部位，借拍击的反响和指下的振动感来判断病变情况。适用于胸腹部面积较广泛的病变，如胸腔大量积液或气胸等。

2. 间接叩诊法

用左手中指第二指关节紧贴于患者体表，其余各指稍微抬起。右手自然弯曲，以中指指端叩击左手第二指骨的前端。

由于被叩组织或器官的弹性、密度、含气量以及与体表的间距不同，叩诊时可产生不同的声音。根据声音的强弱、长短及声调的高低，叩诊音分为：①清音。正常肺部的叩诊音。②鼓音。正常见于胃泡区及腹部；病理状态见于气胸、肺内靠胸壁的大空洞等。③浊音。正常见于心或肝被肺组织所覆盖的区域；病理状态见于肺炎、肺癌等实质性病变区。④实音。正常见于叩击肌肉、心尖或肝脏未被肺遮盖的部分；病理状态见于大量胸腔积液等。⑤过清音。是一种介于清音与鼓音之间的声音，属于病理性叩诊音，常见于肺气肿。

（四）听诊

听诊是检查者用耳朵或借助听诊器听取身体各部发出的声音来判断正常与否的一种诊断方法。广义的听诊包括听语声、呼吸、咳嗽、呻吟、呃逆、呼叫等患者发出的任何声音，听这些声音有助于了解病情。一般体检中常借助于听诊器听取运动性内脏器官发出的声音，例如心率、心律、心音、呼吸音、肠鸣音以及肺、心、血管杂音等。

听诊器由耳件、弹簧部、胶管部、体件等构成。通常用的体件有两种类型：一种是膜型，适于听高调的声音如主动脉瓣关闭不全的叹气样杂音；另一种是钟型，适于听低调声音如二尖瓣狭窄的隆隆样舒张期杂音。

用听诊器听诊前要注意耳件方向是否正确，胶管是否通畅；听诊环境要安静、避风、温暖；听诊器体件要紧贴皮肤，以避免与皮肤摩擦产生附加音，更不能隔着衣服进行听诊。

（五）嗅诊

嗅诊是以嗅觉判断发自患者的异常气味与疾病之间关系的一种诊断方法。这些异常气味大多来自皮肤、黏膜、呼吸道、胃肠道、呕吐物、排泄物和分泌物等。嗅诊时将患者散发的气味扇向自己的鼻部，通过嗅觉感知异常气味，并判断与疾病的关系以协助诊断。例如，呼出的气体有浓烈的酒味见于饮酒或酒精中毒；烂苹果味见于糖尿病酮症酸中毒；刺激性蒜味见于有机磷农药中毒；氨味见于尿毒症等。

二、一般检查的主要内容

一般检查是对患者整体状态的概括性观察，一般检查的主要内容包括全身状态、皮肤和黏膜、淋巴结等。

（一）全身状态检查

1. 生命体征

生命体征是标志生命活动存在与质量的重要标志，包括体温、脉搏、呼吸、血压，是体格检查必检项目之一。

（1）体温　常用的检查方法如下。

① 腋测法。检查前必须将体温计的汞柱甩到35℃以下，并将腋窝汗液擦干，然后把体温计头放在腋窝深处，用上臂夹紧，5min后读数。正常值为36～37℃。

② 口测法。检查前不宜用冷水、热水漱口，将消毒过的体温计置于舌下，紧闭口唇，放置5min后读数。正常值为36.3～37.5℃。

③ 肛测法。患者取侧卧位，将肛门体温计头涂以润滑剂，徐徐插入肛门，深达体温计长度1/2为止，放置5min后读数。正常值为36.5～37.7℃。

正常人体温在24h内略有波动，一般相差不超过1℃。生理状况下，早晨略低，下午略高；运动或进食后稍高；妇女月经期前或妊娠期略高。

（2）脉搏　检查时一般用桡动脉，检查的主要内容如下。

① 速率。健康成年人在安静状态下脉搏为60～100次/min，病理情况下超过100次/min为脉搏增快，常见于发热、贫血、甲状腺功能亢进症及心肺疾病；若低于60次/min为脉搏减慢，见于颅内高压、阻塞性黄疸、完全性房室传导阻滞等。

② 节律。健康成年人的脉搏节律是规则的。病理情况下可出现脉搏节律不齐，常见于各种心律失常。

（3）呼吸　检查时多用视诊和听诊，检查的主要内容如下。

① 呼吸运动。一般情况下，男性和儿童以腹式呼吸为主，女性以胸式呼吸为主，且两侧胸廓运动基本对称。患某些疾病时呼吸运动可发生变化，如胸膜炎和肺部病变时腹式呼吸增强；腹膜炎和大量腹水时胸式呼吸增强；当一侧胸膜或肺部病变时，健侧胸部呼吸运动代偿性增强。

② 呼吸频率、深度及节律。健康成年人在安静状态下呼吸为 16～20 次/min，呼吸与脉搏之比约 1：4。病理状态下，呼吸增快见于发热、疼痛、贫血、甲状腺功能亢进症、心功能不全等；呼吸减慢见于镇静药或麻醉药使用过量、颅内压增高等。

呼吸深度受限常见于呼吸肌麻痹、严重腹胀以及肺部疾病，如胸膜炎、胸腔积液、气胸、肺气肿等。代谢性酸中毒时，酸性代谢产物刺激呼吸中枢，可使呼吸加深加快，称深大呼吸或库斯毛尔（Kussmaul）呼吸。

在某些情况下可有呼吸节律的变化，以潮式呼吸较常见，这种变化是先由浅到深快，后由深快到浅慢，经过一段呼吸暂停，再开始如上的周期性呼吸。常见于中枢神经系统疾病，如脑炎、脑膜炎、巴比妥中毒、糖尿病酮症酸中毒等。

③ 呼吸音。当气流通过呼吸道或进出肺泡时，可用听诊器听到呼吸音。某些病变可使正常呼吸音的强度、听诊部位等发生改变，称病理性呼吸音。

④ 啰音。啰音是呼吸音以外的附加音。当呼吸道狭窄时，可听到音调较高、音响清楚而不连续的附加音，称干啰音，常见于慢性支气管炎、支气管哮喘、肺气肿及肺部占位性病变等；当呼吸道有较稀薄液体时，可听到断续而短暂的一连串附加音，称湿啰音，常见于肺部炎症、肺水肿、肺脓肿等。

（4）血压　血压的概念、正常值、血压异常的临床意义及测量方法见第五章。

2. 发育与体型

人的发育通常与种族、遗传、内分泌、营养代谢、生活条件、体育锻炼等内外因素有密切关系。发育是否正常往往以年龄、智力及体格成长状态（身高、体重及第二性征）之间的关系来判断，正常时年龄和体格成长状态是均衡的。判断成人正常的指标是胸围等于身高的一半；两上肢展开的长度约等于身高；坐高等于下肢的长度。

体型是身体各部发育的外观表现，包括骨骼、肌肉的成长与脂肪分布的状态等。临床上把人的体型分为以下三种。

（1）无力（瘦长）型　体高肌瘦，颈细长，肩窄下垂，胸廓扁平，腹上角小于 90°。

（2）超力（矮胖）型　体格粗壮，颈粗短，肩宽平，胸围大，腹上角大于 90°。

（3）正力（均称）型　身体的各部分结构匀称适中，一般正常人多为此型。

3. 营养

营养状态是根据皮肤、毛发、皮下脂肪、肌肉的发育情况综合判断的。营养状况的好坏一般可以作为鉴定健康和疾病程度的标准之一。营养状态分良好、中等、不良三个等级。

（1）良好　黏膜红润，皮肤有光泽，弹性良好，皮下脂肪丰富，肌肉结实，指甲毛发润泽，肋间隙及锁骨上窝深浅适中，肩胛部和股部肌肉丰富。

若体内中性脂肪积聚过多，体重超过标准体重 20% 以上者则为肥胖。主要由于摄食过多、摄入热量超过消耗量所致，也与内分泌、家族遗传、缺少运动及精神因素等有关。

肥胖一般分为单纯性肥胖和继发性肥胖，前者全身脂肪分布匀称，一般无其他异常表现，常有遗传倾向；后者多由内分泌疾病引起，如下丘脑病变引起的肥胖性生殖无能综合征，除肥胖外，尚伴有生殖器官的发育障碍、闭经，男性则表现为女性体型。肾上腺皮质功能亢进症则表现为向心性肥胖，以面部、肩背部、腰腹部肥胖为著，而四肢脂肪积聚不明显。

（2）不良　皮肤萎黄、干燥、弹性减低，皮下脂肪菲薄，指甲粗糙无光泽，毛发稀疏脱落，肌肉松弛无力，肋间隙、锁骨上窝凹陷，肋骨、肩胛骨等骨骼突出。

营养不良主要由摄食不足和消耗过多两大因素引起。前者多见于消化道病变，肝、肾、神经系统及其他内脏病变引起的长期食欲减退、恶心呕吐、进食困难，或影响食物的消化吸收所致；后者常见于重症结核病、恶性肿瘤、糖尿病、甲状腺功能亢进症等慢性消耗性疾病。

长期的营养不良或消耗增加，体重减轻到低于标准体重的 10% 时，称为消瘦，极度消瘦者称为恶病质。

（3）中等　介于上述两者之间。

4. 意识状态

意识状态是高级神经中枢功能活动的综合表现，凡能影响大脑功能活动的疾病都会引起不同程度的意识改变，这种状态称为意识障碍。

正常人意识清晰，思维敏捷，反应精确，语言流畅，表达充分。临床上检查意识状态的方法一般采用问诊，通过与患者的对话来了解患者的思维、反应、情感活动和对时间、人物、地点的定向力。同时还要通过痛觉试验、角膜反射、瞳孔对光反射、肌腱反射等一些检查来判断意识障碍的程度。

临床上意识障碍的严重程度依次分为嗜睡、意识模糊、昏睡、浅昏迷和深昏迷。

（1）嗜睡　患者处于病理性的睡眠状态，可被轻度刺激或言语所唤醒，醒后能回答问题，但反应较迟钝，回答问题简单而缓慢，停止刺激后又再入睡。

（2）意识模糊　患者有定向障碍，思维和语言不连贯，可有错觉和幻觉，躁动不安或精神错乱。这种以兴奋性增高为主的表现常见于重症感染的高热期。意识模糊亦可为表情淡漠、答话迟钝等抑制状态。

（3）昏睡　患者处于深睡状态，不易唤醒。在强烈刺激下（如压迫眶上神经、摇动患者身体）可唤醒，但很快又再入睡。醒时答话含糊不清或答非所问。

（4）浅昏迷　意识大部丧失，无自主运动，对光、声刺激无反应，对疼痛刺激尚可出现痛苦表情或肢体退缩等反应。角膜反射、瞳孔对光反射、眼球运动、吞咽反射等可存在。

（5）深昏迷　意识全部丧失，对强刺激不能引起反应，肢体常呈松弛状态。深、浅反射消失，偶有深反射亢进与病理反射出现。机体仅能维持呼吸与循环功能。

5. 面容与表情

健康人表情自然、精神饱满。某些疾病时患者具有特殊的面容与表情，对临床诊断有很大的帮助。常见的典型面容如下。

（1）急性面容　面色潮红，表情痛苦，躁动不安，鼻翼扇动，呼吸急促，口唇疱疹。常见于急性热病，如肺炎球菌肺炎、疟疾、流行性脑脊髓膜炎等。

（2）慢性病容　面色灰暗或苍白，面容憔悴，目光暗淡，枯瘦无力。常见于慢性消耗性疾病，如重症肺结核、恶性肿瘤、肝硬化等。

（3）病危面容　面色苍白或铅灰，面容枯萎，表情淡漠，双目无神，额部冷汗，四肢厥冷。见于急性腹膜炎、大出血、严重休克、脱水等。

（4）贫血面容　面色枯槁、苍白，唇舌色淡，神疲乏力，少气懒言，心慌气急。见于各种贫血。

（5）二尖瓣面容　面色晦暗，双颊紫红，口唇发绀，见于风湿性心脏病二尖瓣狭窄。

（6）甲亢面容　面容惊愕，面肌消瘦，眼裂增大，眼球凸出，目光闪烁，兴奋不安，烦躁易怒。见于甲状腺功能亢进症。

（7）黏液性水肿面容　面色苍白，颜面水肿，睑厚面宽，目光呆滞，反应迟钝，眉发稀疏，舌胖淡白。见于甲状腺功能减退症。

（8）脱水面容　眼球凹陷，颧骨隆起，鼻尖峭立，皮肤干燥而松弛、弹性消失，唇焦舌燥，婴儿囟门凹陷。见于重度呕吐、腹泻或糖尿病酮症酸中毒而致脱水患者。

（9）苦笑面容　发作时，牙关紧闭，面肌痉挛，四肢抽搐。见于破伤风。

（10）肢端肥大症面容　头颅增大，面部变长，下颌增大，向前突出，两颧隆起，耳鼻增大，唇舌肥厚。

6. 姿势与步态

姿势指人的举止状态，健康人姿势端正，肢体活动自如。步态即走动时表现的姿态，正常人步态轻快而稳健。

某些疾病可引起异常的姿态和步态，如脊柱有疾病的患者走路拘谨，屈身步行；小脑有疾病的患者呈酒醉步态；佝偻病、大骨节病、先天性髋关节脱位、进行性肌营养不良患者步态蹒跚，即走路时躯干重心不稳，身体左右摇摆；颈部动作受限制提示颈椎疾病；腹痛患者行走时弯腰捧腹。

7. 体位

体位是患者身体在卧位时所处的状态。常见的体位如下。

（1）自动体位　活动自如而不受限制，见于正常人和轻症患者及疾病早期。

（2）被动体位　自己不能调整或变换肢体位置，见于意识丧失或极度衰弱的患者。

（3）强迫体位　为减轻疾病的痛苦而被迫采取某种体位。临床常见的强迫体位有：

① 强迫仰卧位。为减轻腹部肌肉的紧张而仰卧，双腿屈曲，见于急性腹膜炎。

② 强迫俯卧位。俯卧位可以减轻背部肌肉的紧张程度，常见于脊柱疾病。

③ 强迫侧卧位。卧向患侧，以减轻疼痛，并有利于健侧代偿呼吸。见于一侧胸膜炎和大量胸腔积液。

④ 强迫端坐位（端坐呼吸）。患者不能平卧，必须采取坐位或半坐位，以减轻呼吸困难。见于严重呼吸困难的心脏病或肺部疾病。

⑤ 辗转体位。疼痛发作时，患者辗转反复，坐卧不宁，常见于胆石症、胆道蛔虫病等。

（二）皮肤与黏膜

检查皮肤黏膜时应在自然光线下进行，以望诊为主，辅以触诊。

1. 颜色

临床上常见的皮肤颜色改变如下。

（1）苍白　常见于贫血、末梢血管痉挛（如寒冷、惊恐）、休克的患者。

（2）潮红　由于毛细血管充血、血流加速等原因引起，见于发热性疾病、炎症、阿托品类中毒、高血压、甲状腺功能亢进症等。

（3）发绀　是指皮肤黏膜呈青紫色，首先出现在距心脏较远的末梢循环，如唇舌、耳廓、面颊、指（趾）端，是缺氧的一种表现，主要见于心肺疾病。局部血液循环障碍也可引起发绀，如雷诺病引起肢体远端发绀等。

（4）黄疸　是指皮肤黏膜发生的黄染现象，常见于肝胆疾病、溶血性贫血等。黄染轻者仅见巩膜及软腭黏膜，重时可见于全身皮肤。

（5）色素沉着　是指表皮基底层黑色素增多，使部分或全身皮肤色泽加深，如肝硬化、肾上腺皮质功能减退症等，可出现不同程度的皮肤色泽变黑。

（6）色素脱失　是由于酪氨酸酶缺乏，使体内黑色素形成减少或缺失所致，常见有白斑、白癜风和白化症。白斑易发生在口腔黏膜、女性外阴部，面积一般不大，多为圆形或椭圆形，因可能发生癌变，应当重视。白癜风为多形性大小不等的色素脱失斑，发生后可逐渐扩大，没有自觉症状。白化症则表现为全身皮肤和毛发色素脱失，为遗传性疾病。

2. 弹性

皮肤弹性与年龄、营养状况及组织含水量有关，青年人皮肤弹性好，老年人、重度脱水及长期消耗性疾病患者皮肤弹性差。检查时常用示指和拇指将手背或上臂内侧皮肤捏起，松手后皱褶迅速平复者为弹性好。

3. 皮疹

皮疹常见于一些传染病和许多全身性疾病，皮疹出现的规律和形态也是诊断疾病的重要依据。发现皮疹时应详细观察和记录其出现和消失的时间、发生顺序、分布部位、形态、大小、颜色、压之是否退色、是否隆起、有无瘙痒及脱屑等。常见的皮疹如下。

（1）斑疹　局部皮肤发红，不隆起于皮面。见于斑疹伤寒、丹毒、风湿性环形红斑等。

（2）丘疹　局部皮肤发红，隆起于皮面。见于药疹、麻疹、猩红热、湿疹等。

（3）斑丘疹　周围皮肤发红，隆起于皮面。见于风疹、猩红热、药疹等。

（4）玫瑰疹　为鲜红色圆形斑疹，直径 2～3mm，压之消退，松开时又复出现，多见于躯干部，是伤寒和副伤寒的特征性皮疹。

（5）荨麻疹　局部皮肤苍白或发红，水肿而稍隆起于皮面，为速发型超敏反应的表现，常见于食物或药物过敏。

4. 出血点与紫癜

皮肤与黏膜下出血常见于造血系统疾病、重症感染、中毒等。出血面积及广泛程度因病情而异。出血的直径不超过 2mm 的称为出血点；直径在 3～5mm 的称为紫癜；直径为 5mm 以上的称为瘀斑；直径为 5mm 以上并伴有皮肤隆起者称血肿。

5. 蜘蛛痣与肝掌

蜘蛛痣是由一种皮肤小动脉末端分支性扩张形成的血管痣，形似蜘蛛。蜘蛛痣常见于肝硬化、慢性肝炎患者的面部、颈部、上肢、上胸部、前臂等处，可能与肝脏对雌激素灭活功能降低有关。检查时用铅笔或火柴杆压迫其中心，辐射状小血管网即退色，去除压力后又复出现。慢性肝病患者手掌大、小鱼际处常发红，压迫后退色，称肝掌，发生机制与蜘蛛痣相同。

6. 水肿

水肿是皮下组织细胞内及组织间隙液体潴留过多所致。水肿常首先发生于眼睑、踝等疏松和下垂部位。根据水肿程度可分为轻、中、重三度，轻度水肿单凭视诊不易发现，如用手指按压后受压组织就会发生凹陷，称为凹陷性水肿；中度水肿为全身疏松组织水肿，大腿以下指压后有明显凹陷；重度水肿为全身组织严重水肿，下垂部位皮肤紧张、发亮，甚至有液体渗出，胸腔、腹腔可有积液。全身性水肿常见于心、肝、肾功能不全等疾病。

（三）淋巴结

全身淋巴结约 600～700 个，一般只能检查表浅淋巴结。正常情况下这些淋巴结很小，直径多在 0.1～1cm，且质地柔软，表面光滑，与毗邻组织无粘连，不易触及，也无压痛。

1. 表浅淋巴结的分布

表浅淋巴结呈组群分布，一个组群的淋巴结收集一定区域内的淋巴液。如耳后、乳突区的淋巴结收集头皮范围内的淋巴液；颈深淋巴结上群（胸锁乳突肌上部）收集鼻咽部淋巴液，下群（胸锁乳突肌下部）收集咽喉、气管、甲状腺等处的淋巴液；锁骨上淋巴结群左侧收集食管、胃等器官的淋巴液，右侧多收集气管、胸膜、肺等处的淋巴液；颌下淋巴结群收集口底、颊黏膜、齿根等处的淋巴液；颏下淋巴结群收集颏下三角区内组织、唇和舌部的淋巴液；腋窝部淋巴结群收集躯干上部、乳腺、胸壁等处的淋巴液；腹股沟淋巴结群收集下肢及会阴部回流的淋巴液。

2. 检查方法及注意事项

检查时用示指、中指的指腹紧贴于检查部位，由浅入深进行滑动触诊。为了使被检查部位皮肤和肌肉尽量松弛以便于触诊，可让患者头稍低或偏向检查侧。如果触到肿大的淋巴结，应注意部位、大小、数目、硬度、压痛、活动度、有无粘连，局部皮肤有无红肿、瘢痕、瘘管等。同时注意寻找引起淋巴结肿大的原发病灶。

检查淋巴结要按一定的顺序进行，以免发生遗漏。一般顺序为耳前、耳后、乳突区、枕骨下区、颈后三角、颈前三角、锁骨上窝、腋窝、滑车上、腹股沟、腘窝等。

3. 淋巴结肿大的常见原因及特点

（1）局部淋巴结肿大

① 非特异性淋巴结炎。由所属部位的某些慢性炎症引起，初起时柔软，有压痛，表面光滑，无粘连。演变为慢性者常较硬韧，但仍可逐渐缩小或消失。

② 淋巴结结核。最常见于颈部，大小不等，呈多发性，可互相粘连或与周围组织粘连，如组织发生干酪性坏死则可触及波动，晚期破溃后形成瘘管，愈合后则形成瘢痕。

③ 恶性肿瘤淋巴结转移。质地坚硬或有橡皮样感，与周围组织粘连，不易推动，一般无压痛。胸部肿瘤如肺癌可向右侧锁骨上窝或腋部淋巴结群转移；胃癌一般向左侧锁骨上淋巴结群转移，这种肿大的淋巴结称为 Virchow 淋巴结，是胃癌、食管癌转移的标志。

（2）全身性淋巴结肿大　淋巴结肿大的部位可遍及全身，大小不等，无粘连，可见于传染性单核细胞增多症、白血病、淋巴瘤、系统性红斑狼疮等。

复习与思考

1. 名词解释：浅昏迷、黄疸、紫癜、端坐呼吸、斑疹、水肿。
2. 问诊时应注意哪些事项？
3. 说出体格检查的基本方法。
4. 主要生命体征有哪些？分别说出其检查内容及方法。
5. 常见的皮肤颜色改变有哪些？有何临床意义？
6. 局部淋巴结肿大主要见于那些疾病？

第三节　实验诊断

一、实验诊断的基本概念

实验诊断主要是运用物理学、化学和生物学等实验室技术和方法，通过感官、试剂反应、仪器分析和动物实验等手段，对患者的血液、体液、分泌物、排泄物及组织细胞等标本进行检验，以获得反映机体功能状态、病理变化或病因等的资料以协助临床诊断的技术。

利用实验诊断和其他临床资料的紧密结合，进行综合分析，对明确疾病的诊断、观察病情、制定治疗及护理方案、判断预后等具有重要意义。

二、实验室检查的主要内容

（1）临床血液检查　主要是对起源于血液和造血组织的原发性血液病及非造血系统疾病所致的血液学变化的检查。包括红细胞、白细胞、血小板数量及形态的检验；止血功能检查以及血型鉴定和交叉配血试验等。

（2）排泄物、分泌物及体液的检查　是对尿液、粪便等的检查。

（3）临床生物化学检查　是对组成机体的生理成分、代谢功能、重要脏器的生化功能、药物浓度监测等的检验。例如，对糖、脂肪、蛋白质的检查；对血液中电解质和微量元素的检查等。

（4）免疫学检查　包括免疫功能检查等。

（5）病原体检查　包括临床感染性疾病的常见病原体的检查、医院感染常见的病原体和细菌耐药性的检查等。

三、检验质量的保证

实验室检验必须有较高的质量保证，才能为临床提供准确和有价值的信息。保证检验质量，必须引起工作人员的高度重视。需重视以下内容：

① 检测前必须正确采集标本，合理地处理和及时地送检标本，按要求正确地填写检验申请单。

② 应用有技术和素质合格的检验人员、适合的实验室条件、符合要求的检测方法和分析仪器。

③ 及时正确地报告实验室检验结果。

四、标本采集的原则

标本采集是保证标本质量的重要前提，与检验结果的准确性有密切关系。护理人员必须掌握正确的标本采集方法，确保标本质量。采集标本时要遵循以下原则：

（1）按医嘱采集标本　填写检验申请单，目的要明确，字迹要清楚。

（2）做好评估、核对和解释工作　采集标本前评估患者的病情，明确检验的目的、患者的心理反应及合作程度。采集标本前还要认真核对，向患者解释留取检验标本的目的和详细要求，消除患者顾虑，取得患者的合作。

（3）保证标本的质量　根据检验目的，选择采集方法、采集量和采集时间。要及时采集，按时送检，不应放置时间过久，以免影响检验结果。特殊标本需要注明采集时间。

（4）培养标本的采集　原则是应在患者使用抗生素前采集。患者如已经使用抗生素，应在检验单上注明，其中包括使用抗生素的名称、剂量和已用时间。采集时严格执行无菌技术操作。

五、影响检验结果的常见因素

实验室检验除技术和人为的误差外，还有许多因素可影响和干扰实验室检验的结果。

（1）患者生理因素影响　包括人种、民族、性别、年龄、月经周期和妊娠、精神状态、采集时间等个体差异因素。

（2）生活因素的影响　运动、禁食、体位、进食、吸烟、饮酒等因素。

（3）标本采集和处理等因素的影响。

（4）药物的影响　主要是采集标本前，患者已服用一些药物，药物在体内发挥作用而影响检验结果。因此，在标本采集前尽可能不使用各种药物，以保证检验结果客观地反映患者的基本情况。否则，分析结果时要尽可能地考虑药物的影响，设法去除药物对实验值的干扰。

实验室检查是诊断学的重要组成部分，需要护理人员在保证检验结果客观的基础上，运用临床思维方法，正确地运用实验室检查结果，为临床护理工作服务。

检验的最终目的是衡量受检标本的结果是正常或异常，因此，各种项目都具有判断标准，即所谓正常值。正常值是应该从正常人体测得的值，但对"正常人"现在没有明确的定义，故目前用参考值更适当。参考值是应用统计学的方法对抽样个体进行某个项目的检测所得的数值，所有抽样组测得的平均值加减标准差即为参考范围。绝大多数检验项目高于或低于参考值均有意义。

六、血液的一般检查

血液检查一般包括血红蛋白测定、红细胞计数、白细胞计数、血细胞分类，是最常用的检验项目。

（一）红细胞和血红蛋白检验

红细胞的平均生存时间约为 120 天。因此，成人体内每天约有 1/120 的红细胞因衰老而破坏，同时又有相应数量的红细胞生成以维持动态平衡，使循环血液中的红细胞和血红蛋白保持相对恒定。机体内外环境中多种原因可引起红细胞生成和破坏的平衡失调，使红细胞数量减少或增多而引起贫血或红细胞增多症。也有一些疾病是由于红细胞质量发生改变，而数量不一定有改变或仅有轻微的改变。实验室通过对红细胞和血红蛋白的检查，对临床疾病的诊断具有一定意义。

1. 参考值

见表 17-1。

表 17-1　红细胞和血红蛋白正常值

项　　目	红细胞计数/(个/L)	血红蛋白量/(g/L)
成年男性	$(4.0\sim5.5)\times10^9$	$120\sim160$
成年女性	$(3.5\sim5.0)\times10^9$	$110\sim150$
新生儿	$(6.0\sim7.0)\times10^9$	$170\sim200$

2. 临床意义

通常情况下，单位容积的血液中红细胞计数与血红蛋白量的数值大致呈相对平衡关系，故两者临床的测定意义大致相同。但在某些具有红细胞内血红蛋白浓度改变的贫血，如低色素性贫血，血红蛋白降低较红细胞减少明显，同时测量红细胞计数和血红蛋白量并进行比较，临床意义更大。

（1）红细胞及血红蛋白增多　是指单位容积血液中红细胞计数及血红蛋白量高于参考值的高限。一般经多次检查成年男性红细胞计数大于 5.5×10^{12} 个/L，血红蛋白量大于 170g/L，成年女性红细胞计数大于 5.5×10^{12} 个/L，血红蛋白量大于 160g/L。可分为相对性增多和绝对性增多两类。

① 相对性增多。是因血浆容量减少，血浆中水分丢失，血液浓缩，使红细胞容量相对增多。见于严重呕吐、腹泻、大量出汗、大面积烧伤等。

② 绝对性增多。红细胞绝对性增多临床上可见多种原因，根据病因不同可将其分为原发性和继发性两种。继发性红细胞绝对增多是非造血系统疾病，发病的主要环节是血中促红细胞生成素增多，一类是因血氧饱和度降低，组织缺氧引起；另一类是由于某些肿瘤和肾脏疾病引起。原发性红细胞增多症又称真性红细胞增多症，是一种原因不明的以红细胞增多为主的骨髓增殖性疾病，目前认为是多能造血干细胞异常所致。

（2）红细胞和血红蛋白减少　是指单位容积血液中红细胞计数、血红蛋白量及血细胞比容低于参考值的低限，通常称为贫血。以血红蛋白为标准，成年男性血红蛋白量低于 120 g/L，成年女性血红蛋白量低于 110g/L，可认为是贫血。临床上根据血红蛋白降低的程度将贫血分为四级。轻度为血红蛋白量低于参考值低限至 90g/L；中度为 60~90g/L；重度为 30

～60g/L；极重度为低于 30g/L。引起红细胞和血红蛋白减少的病因如下。

① 生理性减少。从出生 3 个月婴儿至 15 岁以前的儿童，因身体生长发育迅速而红细胞生成相对不足，红细胞和血红蛋白较正常成人低约 10%～20%。妊娠中后期的孕妇血浆容量增加，血液稀释。老年人造血功能降低，均可导致红细胞和血红蛋白减少，统称为生理性贫血。

② 病理性减少。见于各种贫血。按病因和发病机制可分为：a. 红细胞生成不足，包括骨髓造血障碍和细胞分化、成熟障碍；b. 红细胞破坏过多，包括红细胞内在的缺陷和外来因素的影响；c. 失血，包括急性、慢性失血。

（3）红细胞形态改变　正常红细胞呈双凹圆蝶形，直径 7～8μm，周边最厚处 2.5μm，中央最薄处 1μm。体积约为 90μm^3，表面积为 140μm^2。贫血患者不仅有红细胞和血红蛋白减少，也有红细胞大小、形态、胞质的着色及结构的改变。这些形态的改变对推断贫血的病因具有一定的意义。因此，在贫血患者的诊断中，还要了解红细胞形态有无改变。病理情况下，外周血中常见的红细胞形态改变如下。

① 大小异常。小红细胞，红细胞直径小于 6μm，见于低色素性贫血，主要为缺铁性贫血；大红细胞，直径大于 10μm，见于溶血性贫血、急性失血性贫血；巨红细胞，直径大于 15μm，常见于叶酸和维生素 B_{12} 缺乏引起的巨幼红细胞贫血；红细胞大小不均，相差悬殊，直径可相差 1 倍以上，多见于病理性造血，反映骨髓中红细胞系增生明显旺盛。

② 形态异常。球形细胞，直径小于 6μm，厚度大于 2.9μm，主要见于遗传性球形红细胞增多症；椭圆形细胞，红细胞呈椭圆形，遗传性椭圆形红细胞增多症患者贫血时椭圆形红细胞可达 15% 以上，高于 25%～50% 有诊断意义；口形红细胞，红细胞中央淡染区呈扁平裂缝状，如微张的嘴而得名，常见于遗传性口形细胞增多症；靶形细胞，细胞似射击的靶标，见于珠蛋白生成障碍性贫血、异常血红蛋白病。镰形细胞，形如镰刀样，见于镰形细胞贫血。

③ 染色反应异常。红细胞着色的深浅取决于细胞内血红蛋白量的多少。正常红细胞血涂片中呈淡橘红色圆盘状，中央有生理性淡染区。低色素性，常见于缺铁性贫血、珠蛋白生成障碍性贫血等；高色素性，常见于巨幼红细胞贫血；多染色性，反映骨髓功能活跃，红细胞系增生旺盛，常见于增生性贫血，尤其以溶血性贫血最常见。

④ 结构异常。红细胞中出现异常结构。嗜碱性点彩，常见于铅中毒；染色质小体，常见于溶血性贫血、巨幼红细胞贫血；卡波环，见于溶血性贫血、巨幼红细胞贫血及铅中毒等；有核红细胞，最常见于各种溶血性贫血和髓外造血。

（二）白细胞计数和白细胞分类计数检验

血液中的白细胞包括中性粒细胞、嗜酸粒细胞、嗜碱粒细胞、淋巴细胞和单核细胞等 5 种。

白细胞计数是测定血液中各种白细胞的总数，分类计数则是将白细胞进行分类，求得各种类型白细胞的百分比。由于外周血中各种白细胞各有其功能，在不同病理情况下可引起不同类型的白细胞发生数量和质量的变化，故了解不同类型白细胞的变化才有意义。

1. 参考值

见表 17-2。

表 17-2　白细胞的正常值

项　　目	白细胞计数/（个/L）
成人	$(4～10)×10^9$
新生儿	$(15～20)×10^9$
6 个月～2 岁	$(11～12)×10^9$

2. 临床意义

通常白细胞计数高于 10×10^9 个/L 称白细胞增多，低于 4×10^9 个/L 称白细胞减少。外周血中的白细胞主要是中性粒细胞，故大多情况下，白细胞的增多与减少主要受中性粒细胞的影响。

（1）中性粒细胞　中性粒细胞是从骨髓造血干细胞增殖分化而产生的，生成受多种因素的调控。成熟的粒细胞释放进入外周血后，约一半随血液循环运行，其余的黏附于小静脉和毛细血管的管壁上，这两部分粒细胞经常随机交换，形成动态平衡。粒细胞在毛细血管丰富的脏器如肝脏、消化道、脾脏等以随机方式逸出血管壁进入组织，组织中的粒细胞约为血管中的 20 倍，进入组织中的粒细胞不再返回血液循环，在组织中的生存期为 1～3 天。

① 中性粒细胞增多。在生理情况下，饱餐、情绪激动、剧烈运动、高温使中性粒细胞暂时性增高，新生儿、月经期、妊娠 5 个月以上也可增高，生理性增高是一过性的，通常不伴有白细胞质量的改变。在病理情况下，中性粒细胞增多可分为反应性增高和异常性增高。急性炎症尤其是化脓菌引起的局部或全身性炎症、广泛的组织损伤和坏死、急性溶血、急性失血、急性中毒、恶性肿瘤是引起中性粒细胞反应性增高的因素，其中急性炎症是最常见的原因。异常性增高多见于粒细胞白血病。

② 中性粒细胞减少。白细胞计数低于 4×10^9 个/L 称为白细胞减少，其中主要是中性粒细胞减少。引起中性粒细胞减少的主要原因有：病毒感染性疾病、血液系统疾病如再生障碍性贫血和粒细胞减少症等、放射线和化学药物等因素及系统性红斑狼疮、脾切除后、某些肿瘤等。

③ 中性粒细胞核象变化。主要指中性粒细胞核左移和中性粒细胞核右移现象。核左移伴有白细胞总数增高者，称再生性核左移，表示机体反应性强，骨髓造血功能旺盛，释放大量粒细胞进入外周血，常见于炎症，尤其是化脓菌引起的急性炎症。粒细胞核右移主要见于巨幼红细胞贫血和使用抗代谢的化学药物以后。

（2）嗜酸粒细胞

① 嗜酸粒细胞增多。可见于变态反应性疾病如支气管哮喘、药物过敏反应等，寄生虫病尤其寄生在肠道外的寄生虫如血吸虫病、卫氏并殖吸虫病，皮肤病如湿疹及剥脱性皮炎，血液病如慢性粒细胞白血病及某些恶性肿瘤的患者，尤其是某些肿瘤转移的患者。

② 嗜酸粒细胞减少。临床意义较小。

（3）嗜碱粒细胞　嗜碱粒细胞增多见于粒细胞白血病。嗜碱粒细胞减少无意义。

（4）淋巴细胞

① 淋巴细胞增多。儿童期淋巴细胞生理性增多。病理性增多见于病毒感染性疾病、肿瘤、急性传染性疾病的恢复期及移植的排斥反应等。

② 淋巴细胞减少。主要见于肾上腺皮质激素、烷化剂治疗及接触放射线等。

（5）单核细胞。正常儿童单核细胞可较成人稍高。病理性增高见于疟疾、结核病、病毒性心肌炎等感染患者，血液病、急性传染病、急性炎症恢复期的患者。

（三）网织红细胞计数

网织红细胞是晚幼红细胞到成熟红细胞之间尚未完全成熟的红细胞。由骨髓进入血液后，经 24～48h 待细胞质中残存的碱性物质消失后，成为成熟的红细胞。用新亚甲蓝进行染色，嗜碱物质被凝集沉淀并着色，在细胞质中呈现蓝色细颗粒状，颗粒间有细丝相连构成网状结构，故称网织红细胞。

1. 参考值

成人 0.005～0.015，平均 0.01。

儿童 0.02～0.06。

2. 临床意义

（1）反映骨髓造血功能　网织红细胞的增减可反映骨髓红细胞系统的增生情况，也间接反映骨髓的造血功能，对贫血的诊断和鉴别诊断有重要参考价值。

（2）作为贫血治疗的疗效判断和治疗性试验的观察指标　缺铁性贫血和巨幼红细胞贫血患者治疗前，网织红细胞变化不大。分别给予铁剂和叶酸进行治疗。开始网织红细胞逐渐升高，2周后网织红细胞开始下降，而红细胞和血红蛋白才逐渐升高，这一现象可作为贫血治疗时早期判断疗效的指标。临床上可利用这一现象进行缺铁性贫血和巨幼红细胞贫血的鉴别诊断。

（3）作为病情观察的指标　溶血性贫血及失血性贫血患者在治疗过程中，连续进行网织红细胞的观察，可作为病情变化的参考指标。如治疗后网织红细胞逐渐降低，表示溶血和失血已得到控制；反之，病情未得到控制。

（四）红细胞沉降率测定

红细胞沉降率简称血沉，是指红细胞在一定条件下沉降的速率。正常情况下，红细胞在血浆中具有相对的悬浮稳定性，沉降极其缓慢。但在很多病理情况下，血沉可明显增快。

1. 参考值　（魏氏法）

成年男性 0～15mm/1h 末；

成年女性 0～20mm/1h 末。

2. 临床意义

（1）生理性变化　新生儿血沉较慢。12 岁以下的儿童较快。月经期血沉可稍增快。妊娠 3 个月以后血沉可逐渐增快，分娩 3 周后逐渐恢复正常。老年人血沉逐渐加快。

（2）病理性变化

① 血沉增快。炎症性疾病如结核病、风湿病活动期、范围较大的组织损伤和坏死、恶性肿瘤、各种原因引起的高球蛋白血症、贫血、高胆固醇血症。

② 血沉减慢。临床意义较小。

七、尿液检验

尿液是血液经肾小球滤过、肾小管和集合管的排泌重吸收的终末代谢产物。尿液的成分和性状反映了机体的代谢状况，同时也受机体各系统功能状况的影响。尿液的检查主要用于诊断、疗效观察，也间接对其他系统疾病的诊断、预后判断有一定参考意义：①泌尿系统疾病的诊断和疗效观察，如原发性和继发性肾小球疾病、泌尿系统的炎症等。②其他系统疾病的诊断，如糖尿病、急性胰腺炎、乳糜尿、溶血、重金属中毒等。③用药的监测，凡可引起肾脏损害的药物在使用过程中均需要观察尿液的变化。

1. 尿量

在尿形成过程中，肾小球滤过率和肾小管重吸收起重要作用，两者维持一定的比例关系，称球-管平衡，使每日排出的尿量保持在正常范围。

（1）参考值　正常成人尿量 1000～2000ml/24h，平均 1500ml/24h，有多尿、少尿、无尿。

（2）临床意义

① 少尿或无尿。常见原因有：

a. 肾前性。各种原因引起的休克、创伤、严重脱水、心力衰竭、肾病综合征等。

b. 肾性。见于急性重型肾小球肾炎，快速进展性肾炎，各种休克、感染、创伤引起的急性肾小管坏死，慢性肾功能衰竭的终末期等。

c. 肾后性。各种原因所致的尿路梗阻，如肿瘤、结石等。

② 多尿。病理性多尿见于：

a. 内分泌疾病。如糖尿病、尿崩症等。

b. 肾脏疾病。慢性肾盂肾炎、慢性肾功能衰竭早期、急性肾功能衰竭多尿期等。

c. 精神性多尿。

2. 颜色

（1）正常尿液呈淡黄色、澄清。尿液的颜色受尿色素、尿胆素和尿胆原等的影响。

（2）临床意义　病理性尿色改变常有：

① 血尿。尿内含有一定量的红细胞称血尿。每升尿中含血量超过 1ml 时观察可见淡红色，称肉眼血尿。如尿外观变化不明显，离心沉淀后，镜检时每高倍视野红细胞平均大于 3 个，称为显微镜下血尿。血尿多见于肾或泌尿道结石、肿瘤、外伤、肾盂肾炎、肾结核等。

② 血红蛋白尿。见于阵发性睡眠性血红蛋白尿、血型不合输血引起的溶血等溶血性疾病。

③ 脓尿。尿液中含有大量的脓细胞或细菌等炎性渗出物，排出的新鲜尿液浑浊。此尿液不论加热还是加酸，浑浊均不消失。常见于泌尿系感染如肾盂肾炎、膀胱炎。

④ 乳糜尿。因乳糜液逆流进入尿中所致。外观呈不同的乳白色。见于丝虫病，也可见于肿瘤、结核等原因所致的肾周围淋巴管阻塞性疾病。

⑤ 胆红素尿。尿液含有大量结合胆红素，呈深黄色，震荡后泡沫呈黄色。见于肝细胞性黄疸和阻塞性黄疸。

3. 气味

气味来源于尿液中的挥发酸和酯类。新鲜尿液有氨味，见于慢性膀胱炎及慢性尿潴留等；苹果味见于糖尿病酮症酸中毒；蒜臭味见于有机磷中毒。

4. 尿糖

（1）参考值

① 尿糖定性试验。阴性。

② 尿糖定量试验。正常人尿内含糖量为 0.56～5.0mmol/24h。

（2）临床意义

① 血糖增高性糖尿。见于糖尿病、甲状腺功能亢进症、腺垂体（垂体前叶）功能亢进症、嗜铬细胞瘤。

② 肾性糖尿。见于家族性糖尿、慢性肾炎、肾病综合征。

③ 暂时性糖尿。见于大量进食糖类、颅脑外伤。

④ 脑出血等疾病时可出现应激性糖尿。

（3）检测方法

① 尿试纸检查法。根据葡萄糖氧化酶法反应原理，葡萄糖氧化酶特异性氧化 β-D-葡萄糖，生成葡糖醛酸和过氧化氢，过氧化氢在过氧化物酶的作用下，使指示剂氧化而呈现出蓝色或红褐色。如果采集尿液的容器中含有氧化性的消毒剂，可出现假阳性。服用大量维生素C、阿司匹林也可呈假阳性。

② 班氏尿糖定性检查法：在试管中加入班氏试剂 2ml，加热至沸，然后加入 0.2ml 的尿液（试剂与尿液之比不能超过 10∶1），再煮沸 2min，冷后观察结果，见表17-3。

表 17-3 尿糖定性结果的判定

结　　果	报告符号	约计葡萄糖含量/(g/dl)
蓝色不变	—	无
绿色	+	微量,约 0.5 以下
绿黄色	++	少量,约 0.5~1
土黄色	+++	中等量,约 1.0~2.0
砖红色	++++	大量,约 2.0 以上

第四节　仪器诊断

一、心电图检验

在每个心动周期中,由窦房结产生的兴奋,按一定的途径,依次传向心房和心室,引起整个心脏的兴奋。这种兴奋的产生和传布过程中的生物电变化,可通过周围的导电组织和体液传导到体表各部位。因此,用引导电极置于身体表面的特定部位所记录到的心脏电变化曲线,称为心电图 (electrocardiogram, ECG)。

心电图反映了整个心脏兴奋的产生、传导和恢复过程中的生物电变化,是整个心脏在心动周期中各细胞的综合电活动变化结果。在临床上心电图对心脏疾病的诊断有很大价值和意义。

(一) 心电图的导联

在记录心电图时,将金属电极分别放在体表某两点,再用导线连接心电图机的正负两极,这种电极安放的位置和连接方式,称为导联。目前,临床上常用的导联包括标准导联 (Ⅰ、Ⅱ、Ⅲ),加压单极肢体导联 (aVR、aVL、aVF) 及胸导联 (V_1、V_2、V_3、V_4、V_5、V_6)。常规心电图导联的连接方式见第二十章第二节。

(二) 正常心电图的基本组成及意义

心电图记录纸上纵线代表电压,每 1mm 为 0.1mV;横线代表时间,标准纸速为 25mm/s 时,横线 1mm 为 0.04s。根据记录纸可测量出心电图各波的电位值和时间。不同导联描记的心电图,具有各自的波形特征。但其基本成分及代表意义相同 (图 17-1)。

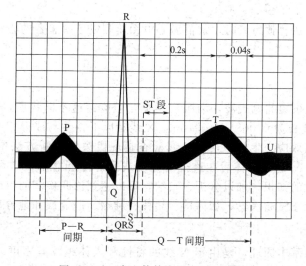

图 17-1　正常人体体表心电图模式图

（1）P波　反映左、右两心房的去极化过程。P波的起点标志心房兴奋的开始，终点标志左、右心房已全部兴奋。历时0.08～0.11S。P波的波顶圆钝，波幅不超过0.25mV。

（2）QRS波群　它反映左、右两心室去极化过程。包括三个紧密相连的电位波动，其中第一个波是向下的波，称为Q波；随后有一个向上的波，称为R波；R波之后向下的波，称为S波。QRS波的起点标志心室兴奋的开始，终点表示左、右心室已全部兴奋。历时0.06～0.10s。QRS波群的幅度在不同的导联上变化较大，并且三个波不一定都同时出现。

（3）T波　反映两心室复极化过程。T波起点标志两心室复极开始，终点表示两心室复极完成。历时0.05～0.25s。波幅一般为0.1～0.8mV。在以R波为主的导联中，T波不应低于R波的1/10，T波的方向通常与QRS波群的主波方向相同。

T波后偶有一个小的U波，方向与T波一致，波幅小于0.05mV。U波的意义和成因均不十分清楚。

（4）P—R间期　指从P波起点至QRS波群起点之间的时间。历时0.12～0.20s。它反映由窦房结产生的兴奋传到心室，引起心室开始兴奋所需要的时间，又称为房室传导时间。

（5）ST段　指从QRS波群终点至T波起点之间的线段。正常时，它与基线平齐或接近基线。它反映心室各部分已全部处于去极化状态，心室表面各部分之间没有电位差存在，因此表现为0电位。

（6）Q—T间期　指从QRS波群起点至T波终点的时间。它反映心室肌去极化过程和复极化过程的总时间。Q—T间期的长短与心率的快慢有密切关系，心率愈慢，Q—T间期愈长，反之亦然。

（三）心电图的应用范围

（1）心律失常　心电图对于各种类型的心律失常具有肯定的诊断价值，而且可做出正确的分类诊断。

（2）心肌梗死　特征性的心电图改变是确诊心肌梗死的主要依据之一，心电图的演变可作为心肌梗死分期诊断的依据。此外，心电图还可对心肌梗死进行定位诊断。

（3）其他心脏疾病　对于心肌缺血、房室肥大、心肌病、心包疾病等的诊断也具有一定的参考价值。

（4）其他系统疾病　如可提示电解质紊乱等。

（5）药物作用监测　如监测洋地黄、奎尼丁、胺碘酮（乙胺碘呋酮）等药物的作用，及时发现其不良反应。

（6）急救监测　在急救患者时，常需做心电图监测以了解患者的心脏情况，有利于指导抢救治疗和护理工作。

二、X线检查

X线是一种波长很短的电磁波，肉眼看不见，但能穿透不同物质，能使荧光物质发光。诊断上使用的X线波长为0.008～0.031nm。X线有以下特性与成像相关：穿透性、荧光效应、感光效应、电离效应、生物效应。X线检查是现代医学诊断方法中一种重要的辅助手段，应用X线特性——通过人体后在透视荧光屏或照片上能显示正常和异常的影像，结合基础医学和临床医学的知识，加以分析、归纳，可以达到诊断疾病的目的。另外，还可以观察治疗效果，并可用于预防医学，如体检、结核、肿瘤、职业病和地方病等的普查防治。

（一）X线成像原理

X线影像形成的基本原理，是由于X线的特性和人体组织有密度与厚度的差异，凡是密度大、组织厚的部分（例如骨骼），吸收X线就多，通过X线量就少，故在照片上显出白色影像；反之，密度较小的部分（例如空气或软组织）在照片上出现黑色影像。按照人体组织密度的高低，依次分为骨骼、软组织（包括液体）、脂肪和存在人体内的气体四类。这种人体组织自然存在的密度差别称为自然对比。对于缺乏自然对比的组织或器官，可以通过把对人体无害、密度大或密度小的物质引入被检查的组织器官或其周围，从而造成密度差异，显出影像，称为人工对比。形成人工对比的方法称为造影检查，引用的物质叫做造影剂。

（二）X线检查在临床的应用

1. 呼吸系统疾病诊断

X线检查是诊断肺部病变的主要方法，许多胸部病变可借X线检查显示其部位、形状及大小，诊断效果好，方法简单，因而应用最广，已成为胸部疾病诊断、早期发现、随访观察、普查和健康查体等不可缺少的检查方法。

2. 骨关节系统疾病诊断

骨骼密度高，与周围组织形成鲜明的自然对比，故一般摄影即可获取清晰的骨关节影像。而且X线片不仅能够显示病变的范围和程度，还能做出定性诊断。因此，X线在骨关节疾病的诊断方面占有极重要的地位。

（1）基本病变的X线表现　骨质疏松、骨质软化、骨质破坏、骨质增生、骨膜增生、骨内与软骨内钙化、骨质坏死、矿物质沉积、骨骼变形、周围软组织病变等。

（2）适应证　对骨外伤、骨与关节的化脓性炎症、骨与关节结核、骨肿瘤与肿瘤样疾病、骨缺血坏死、代谢性骨病、内分泌性骨病、慢性骨关节病做出诊断。

3. 消化系统疾病诊断

（1）基本病变的X线表现　分为形态改变和功能改变两方面。前者包括位置、形态、大小的改变、黏膜皱襞的改变、充盈缺损、龛影、狭窄与扩张；后者包括张力、蠕动、分泌的改变。

（2）适应证　食管病变（先天性疾病、异物、肿瘤、曲张、食管贲门失迟缓症）、胃溃疡、胃癌、小肠疾病（十二指肠溃疡、肿瘤）、结肠疾病（先天性巨结肠、结肠肿瘤）、胆囊疾病、胆道疾病等消化系统。

（3）检查方法

① 摄片。正常时腹内器官及其内容物多为中等密度，彼此间缺乏自然对比。因此，腹部平片所提供的X线征象较少，但发生病理改变时，密度发生变化，就可能显示出异常的X线征象。这种情况，在急腹症时尤为明显，如消化道穿孔、急性胃溃疡等。因而腹部X线平片常用于急腹症的X线诊断，以便为及时、恰当的处理提供依据。

② 造影检查。

a. 上消化道造影。包括食管、胃、十二指肠及上段空肠、结肠。嘱患者服钡剂，在透视下观察食管的扩张、充盈、收缩、排空、蠕动、韧度及黏膜皱襞等。观察胃黏膜皱襞及胃底的柔韧度，必要时摄片；在多轴位透视下全面观察胃轮廓、形态、位置、蠕动、韧度、动力及钡剂通过幽门情况；再观察十二指肠各段及上部小肠；服钡剂2～3h后，复查胃、小肠排空情况，重点观察回盲部及结肠；服钡剂24h后，复查结肠各段充盈情况及阑尾显影情况。

b. 小肠造影。在上消化道造影后每隔1～2h检查一次，用于空肠、回肠及回盲部的检查。

c. 结肠造影。常用钡剂灌肠造影检查，即用稀钡剂自直肠逆行灌入肠，是了解结肠病变的较好方法之一。结肠坏死、穿孔及大量便血的患者应禁忌钡剂灌肠检查。

③ 胆囊及胆道疾病诊断。X线对于胆囊及胆道疾病的诊断十分有价值，方法有口服胆囊造影、静脉法胆道造影、术后经引流管（T型管）造影、内镜逆行性胰胆管造影（ER-

CP)、经皮经肝胆管造影。

4. 大血管的X诊断

（1）基本病变的X线表现　心脏增大；肺循环异常（肺充血、肺血容量减少、肺动脉高压、肺水肿）。

（2）适应证　心、大血管的X线诊断具有非常重要的价值，特别是一些与肺部疾病有关的或可引起肺部改变的心脏及大血管疾病的诊断。心脏X线平片能发现心脏超声难以发现的异常，如主动脉瘤、主动脉缩窄、主动脉夹层和心血管旁肿块；肺血管纹理的异常、增多和减少有助于分析肺内血流动力学的异常——肺循环高压；在肺源性心脏病，可观察、分析肺内病变的情况；能发现胸部其他异常，如心包、胸膜的渗出以及心包积液、气胸、纵隔气肿、巨食管症、血管壁和瓣膜的钙化、胸部骨骼的异常。因此，目前X线检查仍为首选检查方法。

三、CT检查

（一）概述

电子计算机体层摄影（computertomography，CT）是近十年来发展迅速的电子计算机和X线相结合的一项新颖的诊断技术。其主要特点是具有高密度分辨率，比普通X线照片高10～20倍。能准确测出某一平面各种不同组织之间的放射衰减特性的微小差异，以图像或数字将其显示，极其精细地分辨出各种软组织的不同密度，从而形成对比。

1. 基本原理

CT是用X线束对人体某一选定的体层层面进行扫描，由探测器接受透过该层面的X线，转变为可见光后，由光电转换器转变为电信号，再经模拟/数字转换器转换为数字，输入计算机处理。处理后的数字经数字模拟转换器转换为由黑到白的不等灰度的小方块，即像素，并按矩阵排列，构成CT图像。所以，CT是一种重建图像的成像技术。CT所显示的是断面解剖图像，其密度分辨率明显优于X线图像，从而显著扩大了人体的检查范围，提高了病变检出率和诊断的准确率。

2. 基本概念

CT值：某物质的CT值等于该物质的衰减系数与水的衰减系数之差再与水的衰减系数相比后乘以1000，单位为HU（housefield unit）。可见，研究CT图像时，主要考虑的是各组织密度与水的密度的比较而不是密度的绝对值。水的吸收系数为1.0，CT值定为0HU，人体中密度最高的骨的CT值为＋1000HU，空气密度最低，定为－1000HU。其余密度不同的各种组织的CT值则居于－1000～＋1000HU的2000个分度之间，如软组织的CT值在20～50，脂肪的CT值在－90～－70。

3. 检查方法

CT检查分平扫、造影扫描和造影增强扫描三种。平扫是不用造影剂的普通扫描，对颅脑损伤和急性脑卒中的患者多用平扫即可。造影增强扫描检查的原理是经静脉注入水溶性有机碘剂使血内碘浓度增高后，器官与病变区内碘的浓度可产生差别，形成密度差，可使病变显影更为清楚，主要用于胸腹部器官、颅脑及骨关节怀疑肿瘤或炎症的患者，多在平扫后进行。造影扫描是先做器官或结构的造影，然后再行扫描的方法，常用的有脑室造影CT、脊髓造影CT、胆囊造影CT等。

（二）临床应用

1. 颅脑疾病及头部器官检查

CT检查对颅脑疾病的诊断价值较高，是首选的检查方法。对颅内肿瘤、脓肿与肉芽肿、寄生虫病、外伤性血肿与脑损伤、脑梗死与脑出血以及感染性疾病等诊断效果可靠。目前，CT 是诊断脑卒中的首选方法，平扫即可发现高密度的出血灶和低密度的血肿或梗死。CT 是检查颅脑外伤的最主要的方法，可观察骨折、脑内外血肿、脑挫裂伤等。CT 对于确定有无脑瘤并做出定位诊断相当可靠，可清晰地显示病变的位置、形状、大小，并能对 $80\% \sim 90\%$ 的脑瘤做出可靠的定性诊断。螺旋 CT 三维血管重建可以获得比较清晰和精细的血管图像。

头部器官检查：CT 对于确定眶内肿瘤的存在、位置、大小、范围和区别良性与恶性比较可靠；对眶壁和眶周疾病的评价、对球后占位病变可作为首选检查方法；对鼻窦肿瘤、鼻咽癌的早期发现有意义。

2. 胸部疾病的检查

随着高分辨率 CT 的应用，日益显示出它的优越性。对于纵隔可用于占位性病变和纵隔大血管检查。纵隔肿物通过 CT 值的测定可分辨出为囊性或实性。此外，还能清晰显示纵隔淋巴结。对于肺内病变，CT 能发现某些隐蔽的部位如心脏前后、肺间质的重叠病变。对胸膜、膈、胸壁细微病变、少量胸腔积液等也可清晰显示。

3. 腹部及盆腔脏器疾病的检查

CT 比腹部 X 线平片显示的征象丰富和精细，对腹腔内实质性脏器肝、胆、胰、脾、肾及肾上腺疾病，尤其是对这些部位的肿瘤和腹膜后结构的检查都有很高的诊断价值。在显示实质器官挫裂伤、包膜下血肿及器官周围出血、腹腔积液、脓肿、腹膜后间隙炎症、外伤、出血以及腹主动脉瘤破裂、肠套叠或内疝等所致机械性肠梗阻、急性胆囊炎、急性阑尾炎及阑尾周围脓肿等方面更有优势，诊断价值较高。CT 对于肾、肾上腺、膀胱和前列腺疾病的诊断有价值，CT 不仅能显示肾盂肾盏和膀胱内腔，还能显示肾实质和膀胱壁。盆腔 CT 检查主要用于检查盆腔肿块，确定肿块的起源和性质，尤其是区分实性与囊性肿物；了解肿物同周围组织的关系；对恶性肿瘤还可以判断其发展和转移情况。

4. 脊柱和脊髓病变检查

CT 对于脊柱和脊髓的疾病，横断面可直接观察椎管狭窄变形，测量椎管大小并探明引起椎管狭窄的病因。CT 扫描可直接显示突出于椎管或椎间孔的软组织肿块影。对于脊髓疾病，MRI 的软组织分辨率比 CT 高。

5. 心脏大血管检查

心脏方面 CT 主要是用于心包病变的诊断。常规的 CT 设备难于检查心脏、大血管，只能显示心脏、大血管轮廓以及与纵隔内器官、组织的毗邻关系，对显示心包积液、增厚、钙化有一定帮助。超高速 CT 设备和螺旋扫描技术与心血管造影并用，可以得到心脏、大血管腔内的三维重建图像，能了解心脏、大血管腔内的情况和心血管的厚度等，对诊断心脏、大血管内血栓、黏液瘤、瓣膜形态改变以及冠状动脉钙化有一定帮助，对冠状动脉钙化的发现优于 MRI。

四、磁共振检查

（一）概述

磁共振成像（magnetic resonance imaging，MRI）技术是 20 世纪 80 年代发展起来的一种医学影像新技术，这种技术实际上是以磁场值标记人体内共振核的位置，通过原子核对外界磁力的反应来获取被检查者化学信息的一种全新方法。

1. 基本原理

磁共振成像是利用原子核在磁场内共振所产生的信号经重建成像的一种成像技术。磁共振是一种核物理现象。含单数质子的原子核，例如人体内广泛存在的氢原子核，在均匀的强磁场中，用特定频率的射频脉冲进行激发，能发生磁共振现象。停止发射射频脉冲，则被激发的氢原子核把所吸收的能量逐步释放出来，其相位和能级都恢复到激发前的状态。这一恢复过程称为弛豫过程，恢复到原来平衡状态所需的时间称之为弛豫时间。弛豫时间有两种，T1 和 T2。人体不同器官的正常组织与病理组织的 T1 是相对固定的，而且它们之间有一定的差别，T2 也是如此。这种组织间弛豫时间上的差别，是 MRI 的成像基础。MRI 与 CT 相比较，其优越性是非射线成像，而且可以任何方向切层扫描，如冠状面、矢状面、横断面以及斜面等；MRI 与 CT 在成像方面还有不同之处是有多个参数，如质子密度、T1 与 T2 弛豫时间。MRI 也有不足之处，如成像时间长、对钙化不灵敏、费用较昂贵等。

2. 检查方法

MRI 的成像系统包括 MR 信号产生、数据采集处理、图像显示三部分。信号产生来自 MR 波谱仪，数据处理及图像显示部分与 CT 装置相似。

① 心血管内的血液由于流动迅速，使发射 MR 信号的氢原子核离开接收范围之外，所以测不到 MR 信号呈黑影，这就是流空效应。这一效应使心腔和血管显影。

② MRI 可获得人体横断面、冠状面、矢状面和任何方向断面的图像，有利于病灶的三维定位。采用呼吸和心电图门控成像技术图像。

③ MRI 也可行造影增强，有利于良性、恶性肿瘤的鉴别。

④ MRI 的另一新技术是磁共振血管造影，用于大、中血管病的诊断。

（二）MRI 诊断在临床的应用

1. 中枢神经系统疾病的检查

MRI 在神经系统应用较为成熟，病变定位诊断准确。脑干、幕下区、枕骨大孔、脊髓与椎间盘的显示明显优于 CT。对脑脱髓鞘疾病、多发性硬化、脑梗死、脑与脊髓肿瘤、血肿、脊髓先天异常与脊髓空洞症的诊断有较高价值。

2. 心脏、大血管

心脏、大血管 MRI 检查的优点是：由于血流的流空效应，心脏、大血管内腔成黑的无信号区，与心脏、血管壁的灰白信号形成良好的对比，能清楚地显示心内膜、瓣膜、心肌、心包和心包外脂肪；可从冠状面、矢状面、横断面以及斜面来显示心脏、大血管的层面形态。MRI 对以下疾病有诊断价值：大血管病、先天性心脏病、心肌病变、心脏肿瘤、心包病变。

3. 胸部纵隔疾病检查

纵隔在 MRI 上，脂肪与血管形成良好自然对比，可以清晰显示纵隔肿瘤的部位、范围，特别是肿瘤与大血管间的解剖关系。对肺门淋巴结与中心型肺癌的诊断帮助很大。对肺部肿瘤切除的可能性的评估价值很大。

4. 腹部疾病的检查

在腹主动脉瘤破裂、实质器官外伤、急性胰腺炎的诊断方面有一定帮助。在胃肠道疾病的诊断中价值较小。

5. 对于泌尿系统疾病的诊断

在显示病变的内部结构，恶性肿瘤对邻近器官、血管的侵犯情况，有无瘤栓存在，有无远处淋巴结转移，对恶性肿瘤的分期及治疗后的随访、评价，有无肿瘤复发等，均优于 CT。

6. 骨骼与肌肉的检查

显示软组织包括肌肉、韧带和关节、软骨等是 MRI 的优势。MRI 对于膝关节半月板病变的发现是首选方法。

7. 骨髓

骨髓在 MRI 上表现为高信号，侵及骨髓的病变如肿瘤、炎症及代谢性疾病可清楚显示，对早期急性骨髓炎的诊断灵敏度较高。

五、超声检查

（一）基本原理

超声波是声波的一种，它以纵波的形式在弹性介质中传播。频率在 $16\sim20000Hz$ 的声波人耳可以听到，称为可闻声波；频率高于 $20000Hz$ 的声波，人耳听不到称为超声波。医用超声仪应用的声波频率在 $1\sim20MHz$。

超声检查是指运用超声波的物理特性和人体器官组织声学性质上的差异对人体组织的物理特性、形态结构与功能状态做出诊断的一种非创伤性检查。

1. 超声的物理特性

超声的物理特性有指向性、反射与散射、吸收和衰减、多普勒效应，临床上正是利用超声的上述物理特性对人体进行一种非侵入性的检查，即超声检查。

2. 超声诊断基础

（1）人体组织的声阻与衰减系数　超声诊断是通过人体各种组织声学特性的差异来区分的。按照声学特性，人体组织大体上可分为软组织和骨骼两大类。软组织的声阻与水近似，骨骼则属固体。人体组织的声速、声阻抗、声吸收系数、衰减系数等反映人体组织的基本声学特性。

（2）超声在人体内传播时，在两种不同组织的界面处产生反射和折射。在同一组织内传播，由于人体组织的不均匀性而发生散射。超声通过不同器官和组织产生不同的反射与散射规律，仪器利用这些反射和散射信号，显示出脏器的界面和组织内部的细微结构作为诊断的依据。

（3）超声多普勒　利用多普勒效应原理检测运动物体。当发射超声传入人体某一血液流动区，被红细胞散射返回探头，回声信号的频率可增可减，朝向探头运动的血流，探头接收到的频率较发射频率增高；背离探头的血流则频率减低。接收频率与发射频率之差称多普勒频移或差频。

3. 超声诊断仪

超声诊断仪由两大部分组成，即主机和探头。探头即超声换能器，是由压电晶片组成。晶片受电信号激发发射超声，进入人体组织，遇不同声阻界面产生反射与散射，晶片又接收回声信号，转换成电信号送入仪器。晶片将电能转换成声能（发射），又能将声能转换成电能（接收），称之为声电换能器。

（二）检查方法

目前所用超声诊断仪多应用超声脉冲回波技术，将接收到的回波信号，经过放大并显示在显示屏上。根据显示的方式不同，分为 A（Amplitude）型、M（Motion）型、B（Brightness）型及 D（Doppler）型，已为临床广泛应用。其他如超声全息、超声 CT 及超声显微镜等目前尚处于研制阶段。

1. A 型

属一维超声，回声强度以振幅显示，探头由单晶片构成，主要用于腹部、头颅、眼、胸腔等检查，现多已淘汰。

2. M 型

一维、光点显示。光点的亮度代表回声强弱。探头为单晶片，用于心脏、胎心、血管检查。显示心脏血管结构的活动轨迹曲线图又称 M 型起声心动图。

3. B 型

以二维、光点显示。根据探头及扫描方式不同，又可分为线形扫描、扇形扫描、圆弧扫描等。B 型诊断法可以清晰显示脏器外形、毗邻关系，软组织的内部回声、内部结构、血管的分布情况。本法在临床使用最为广泛。

4. 超声多普勒仪

（1）连续波多普勒　一维、频谱显示。探头内有两个晶片，一收一发，用于检测高速血流。

（2）脉冲波多普勒　一维、频谱显示。探头由单晶片组成，兼收、发。常与二维超声相结合，用于检测血流速度、方向、性质等。

（3）彩色多普勒　二维、光点显示。以伪彩色代表血流方向、性质及速度。

多普勒用于检测心腔及血管内血流。彩色多普勒仪都具有 B 型、M 型、连续波、脉冲波多普勒功能，根据需要任意选择使用。

（三）临床应用

1. 应用范围

超声对心脏、腹部和盆腔脏器包括妊娠的检查应用较多。如对肝癌、肝血管瘤、肝脓肿、肝硬化、胆囊结石与肿瘤、胰腺及脾的疾病、腹水的诊断；肾、膀胱、前列腺、肾上腺、子宫、卵巢的检查；甲状腺及乳腺的检查；妊娠的诊断、胎位、胎盘的定位、多胎、死胎、胎儿畸形及葡萄胎的判定等都有很大的价值。

2. 回声规律

（1）正常脏器的回声规律

① 含液体脏器如胆囊、膀胱、血管、心脏等，壁与周围脏器及内部液体间为界面，液体为均匀的无回声区。

② 实质性软组织脏器如肝、脾、肾等均有包膜，周围有间隙，内部各有一定结构，如肝可以显示脏器轮廓、均匀的肝实质与肝内管道结构。

③ 含气脏器如肺，由于肺泡内空气与软组织间声阻差异极大，在其交界面上产生全反射（几乎 100％），并形成多次反射，即超声不能进入正常肺泡。胀气的胃、肠亦如此。

正常骨骼与周围软组织的差异大，在软组织与骨皮质交界处产生强反射，进入骨骼的超声由于骨松质组织吸收极多而不能穿透（除颅骨外），其后方形成无回声区称声影。

（2）病变脏器的回声规律　当脏器有病变时，由于病变组织与正常组织的声学特性不同，超声通过时产生不同于正常的回声规律，各种病变组织亦各有其声学特性，其反射规律亦不相同。如肝内液性病变为无回声区；肝癌为强弱不均的实质性回声区，边缘不整齐；胆囊内结石则在无回声区中有强回声光团，后方有声影。

3. 超声诊断的限制

由于超声的物理性质，使超声对骨骼、肺和胃肠的检查受到限制。声像图表现所反映的是器官和组织声阻抗差的改变，缺少特异性，因此，对于病变的性质的判断，需综合分析，并与其他影像学表现和临床资料相结合才可靠。病变过小，直径在 0.5cm 左右，或声阻抗差不大，不引起反射，则很难由声像图上显示出来。此外，超声设备的性能、检查人员的技术与经验也均影响诊断的结果。

第十八章

疾病的常见症状

第一节 疾病的发生与发展

一、致病因素

致病因素即病因，包括引起某一疾病的特定因素和相关因素。特定因素是导致疾病发生的前提，如引起感染性疾病的病原体。相关因素是影响疾病发生、发展的条件或诱因，如免疫功能低下、过度疲劳等机体的内在因素。任何疾病都有相应的致病因素，常见的致病因素有以下几类。

1. 生物性因素

生物性因素主要包括病原微生物、寄生虫等，是最常见的致病因素。它们可以通过一定的途径侵入人体，作用于人体的一定部位，引起一定的特征性病变。

2. 物理性因素

主要有机械力（如碰撞、挤压、刀割）、高温、低温、电流、电离辐射、大气压变化等。致病性取决于这类因素作用的强度、时间、部位和范围等。

3. 化学性因素

常见的有强酸、强碱、有机磷、氰化物、一氧化碳、生物性毒素、某些药物等。致病性与化学物质本身的浓度和强度、作用的部位和时间、机体的吸收程度和功能状态等有关。

4. 营养性因素

营养过度或不足都可引起疾病。如长期过量摄入高热量食物可引起肥胖病，蛋白质缺乏可引起营养不良和免疫功能低下等。

5. 免疫性因素

当机体免疫系统对抗原刺激发生异常反应时，常引起自身免疫性疾病（如系统性红斑狼疮、溃疡性结肠炎）、变态反应性疾病（如支气管哮喘）和免疫缺陷病（如艾滋病）。

6. 遗传性疾病

遗传物质变化可引起某些疾病的发生。如遗传性疾病（21-三体综合征、血友病等）和遗传易感性疾病（高血压病、糖尿病、精神分裂症等）都与遗传因素有着直接或密切的关系。

7. 先天性因素

某些引起胚胎发育紊乱的因素，如风疹病毒、射线、微波、某些化学物质或药物等，可干扰胚胎的正常发育而导致先天性畸形。

8. 精神、心理因素

精神、心理因素通过机体内部调节机制而影响器官系统的功能状态。长期紧张性刺激会导致消极情绪的产生，进而引起心身疾病。如长期焦虑、恐惧、愤怒等与神经官能症、溃疡病、高血压病的发生、发展有关。

9. 自然、社会因素

自然因素和社会因素都是影响人类健康的重要因素，前者包括气候条件、地理环境、水土特点等，后者涉及人们的精神状态、劳动和生活条件、医疗保健、社会政策及文化教育等。

10. 生活方式因素

生活方式是人们长期受一定文化、民族、经济、社会、风俗，特别是家庭影响而形成的生活习惯、生活制度和生活意识。起居不时、饮食不节、嗜烟嗜酒都会有损健康，引起疾病。

二、疾病发生的基本规律

1. 自稳态调节紊乱

机体时常受到不断变化的内、外环境因素影响，一般情况下机体可以通过自身调控维持内环境的相对稳定，保证各器官功能和代谢活动的正常进行，称为自稳态。病因通过其损害性作用而使机体自稳态调节的某一方面发生紊乱，是疾病发生、发展的共同环节。如长期处于紧张状态会使血压调节的稳态机制紊乱，出现高血压病。

2. 因果转化

在疾病的发生、发展过程中，原因和结果间的相互转换推动着疾病不断向前发展。如果因果交替转化促使病情进一步恶化，称为恶性循环。如失血性休克早期，因动脉血压下降和微血管收缩而使组织缺氧，组织缺氧时由于出现酸中毒而使血液淤积在微循环血管，于是回心血量更少，组织缺氧更严重。如果能及时止血、补充血容量，就可建立因果转化的良性循环。

3. 损伤和抗损伤反应

损伤与抗损伤贯穿于疾病的始终，并推动着疾病的发展与演变。当病因引起的损伤占优势时，疾病趋向恶化；当机体的防御、代偿功能占优势时，疾病趋向康复。

三、疾病的经过与转归

1. 潜伏期

指致病因素作用于机体到出现最初症状前的阶段。不同的疾病潜伏期也长短不一，有些疾病如创伤引起的骨折、烧伤等无潜伏期。

2. 前驱期

指从出现最初症状到出现典型症状之前的阶段。此期临床症状较轻，而且多无特异性，常表现为全身不适、头痛、乏力、食欲缺乏等。

3. 症状明显期

指疾病典型症状相继出现的阶段。此期病情最严重，同时也具有一定的特异性，临床上常以此期的临床表现作为诊断依据。

4. 转归期

及时有效的治疗对于疾病的结局有着极为重要的影响。当然，不同的疾病有不同的结局，相同的疾病也可出现不同的结局，主要表现为完全康复、不完全康复和死亡三种情况。

复习与思考

1. 阐述疾病发生的基本规律。
2. 疾病的全过程一般分为哪几个阶段？

第二节 全身症状

患者主观上感受到的不适感觉、异常的感觉、痛苦的感觉或难受的感觉等均可称为症状，实际上也是促使患者看病就医的主要原因，如头痛、发热、多梦、乏力、呼吸困难等；而医师或其他人能客观检查到的异常改变称为体征，如心脏杂音、肺部啰音、肝脾肿大、皮疹等。广义的症状也包括体征。症状是诊断疾病或鉴别疾病的重要线索和依据，也是反映病情的重要指标之一。但同一疾病可有不同的症状，不同的疾病又可有某些相同的症状。因此，在诊断时须综合分析，注意鉴别。

一、发热

正常人的体温通过完善的体温调节机制保持相对恒定，即机体的产热和散热过程经常保持动态平衡，任何原因使体温升高超出正常范围，称为发热。

（一）病因与分类

发热是许多疾病过程中的一种表现，也常常是人体对入侵病原的一种防御反应。发热有着众多的原因，根据致热原的性质和来源的不同，可分为感染性发热和非感染性发热两大类。

1. 感染性发热

各种病原体如细菌、病毒、真菌、肺炎支原体、立克次体、螺旋体、衣原体、寄生虫等侵入机体后，均可引起相应的疾病，无论是急性或慢性、局限性或全身性，均可引起发热，称为感染性发热。感染性发热占发热病因的 $50\%\sim60\%$，其中细菌感染占 43%，病毒感染占 6% 左右。

2. 非感染性发热

凡是病原体以外的各种物质引起的发热均属于非感染性发热，常见病因如下。

（1）无菌性坏死组织吸收　由于组织细胞坏死、组织蛋白分解及坏死产物的吸收所致的无菌性炎症发热，称为吸收热。常见于：①理化因素或机械性损伤，如烧伤、内出血及创伤或大手术后的组织损伤；②组织坏死或细胞破坏，如恶性肿瘤、白血病等；③血管栓塞或血栓形成，如心、肺、脑等内脏器官的血管栓塞或脉管炎所致肢体坏死等。

（2）变态反应　变态反应时形成外源性致热原——抗原抗体复合物，激活了致热原细胞，使其产生并释放内源性致热原而引起发热。如风湿热、血清病、药物热、结缔组织病及某些恶性肿瘤等。

（3）内分泌与代谢疾病　如甲状腺功能亢进症时产热增多，严重脱水患者散热减少，这些均使体温升高。

（4）心力衰竭或某些皮肤病　慢性心力衰竭时心输出量降低，尿量减少及皮肤散热减少，以及水肿组织隔热作用，使体温升高。某些皮肤病如广泛性皮炎、鱼鳞病等也使皮肤散热减少，引起发热，且多为低热。

（5）体温调节中枢功能失常　有些致热因素通过直接损害体温调节中枢，使体温调定点上移后发出调节冲动，造成产热多于散热而发热，多为高热，称为中枢性发热。常见于：①物理性因素，如中暑；②化学性因素，如重度安眠药中毒；③机械性因素，如脑震荡、颅骨骨折、脑出血及颅内压升高等。

（6）自主神经功能紊乱　由于自主神经功能紊乱，影响正常的体温调节所致，属功能性发热，多为低热，常见有原发性低热、感染后低热、夏季低热、生理性低热等。

发热的基本原理是致热原的作用，致热原分为外源性和内源性两大类。外源性致热原（各种病原体及其产物、炎性渗出物及抗原抗体复合物等）多为大分子物质，分子量大，不能通过血脑屏障直接作用于体温调节中枢，但可激活血液中的中性粒细胞、单核细胞、嗜酸粒细胞等，使之形成并释放内源性致热原。内源性致热原分子量小，可通过血脑屏障直接作用于体温调节中枢，使调定点上移，体温调节中枢重新加以调节，一方面通过垂体内分泌因素使代谢增加或通过运动使骨骼肌阵缩（寒战），产热增多；另一方面通过交感神经使皮肤血管及竖毛肌收缩，排汗停止，散热减少。这样，产热大于散热，体温升高而发热。

（二）临床表现

1. 发热的临床分度

以口腔温度为标准，根据体温升高程度，临床上将发热分为：

低热	37.3℃～38℃	高热	39.1℃～41℃
中等度热	38.1℃～39℃	超高热	超过41℃

2. 发热的临床分期

发热的临床经过一般分为三个阶段。

（1）**体温上升期** 常有肌肉酸痛、疲乏无力、皮肤苍白、畏寒或寒战等表现。流行性感冒、疟疾、肺炎球菌肺炎、败血症、输液或某些药物反应等，体温常在数小时内骤然上升达39～40℃或以上，常伴有寒战。而结核病、伤寒等，体温是缓慢上升，在数日内达高峰，多不伴寒战。

（2）**高热期** 是指体温上升达高峰之后保持一定时间，持续时间的长短可因病因不同而有差异。如疟疾可持续数小时，流行性感冒、肺炎球菌肺炎、化脓性扁桃体炎可持续数天，伤寒则可持续数周。此期常有头痛、皮肤潮红、呼吸急促、心率加快、食欲减退，重者也可出现程度不同的意识障碍、惊厥等表现。

（3）**体温下降期** 当病因消除或应用药物后，体温降至正常水平，此期多表现为出汗、皮肤潮湿、症状减轻。

（三）热型及意义

把不同时间测得的体温数值分别记录在体温单上，然后将体温数值点连接起来成体温曲线，该曲线的不同形状叫热型。许多发热性疾病可表现出独特的热型。观察热型有助于诊断疾病、判断病情、评价疗效和估计预后。但由于解热镇痛药、抗生素、糖皮质激素的广泛应用以及患者的个体差异，可能使某些特征性热型变得不典型或不规则。常见的热型有：

（1）**稽留热** 体温恒定维持在39～40℃以上的高水平，持续数日或数周，24h内体温的波动范围不超过1℃。见于肺炎球菌肺炎、伤寒等。见图18-1。

（2）**弛张热** 体温在39℃以上，且24h内波动范围超过2℃，体温最低时仍高于正常水平，见于败血症、各种化脓性感染、风湿热、重症肺结核等。见图18-2。

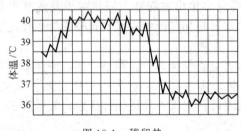

图18-1 稽留热

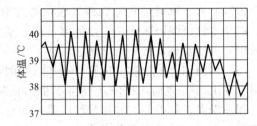

图18-2 弛张热

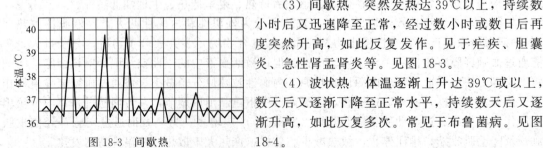

图18-3 间歇热

（3）**间歇热** 突然发热达39℃以上，持续数小时后又迅速降至正常，经过数小时或数日后再度突然升高，如此反复发作。见于疟疾、胆囊炎、急性肾盂肾炎等。见图18-3。

（4）**波状热** 体温逐渐上升达39℃或以上，数天后又逐渐下降至正常水平，持续数天后又逐渐升高，如此反复多次。常见于布鲁菌病。见图18-4。

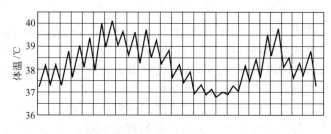

图 18-4　波状热

（5）不规则热　发热无一定规律。可见于流行性感冒、结核病、风湿热、支气管肺炎、癌性发热等。见图 18-5。

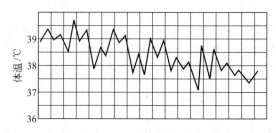

图 18-5　不规则热

（四）伴随症状

发热的患者注意其伴随症状，有助于对疾病诊断。

（1）头痛、呕吐和意识障碍　多提示中枢神经系统疾病。

（2）关节肿痛　可见于风湿热、结缔组织病、布鲁菌病、败血症、痛风等。

（3）出血倾向　多见于血液病如急性白血病、严重再生障碍性贫血或重症感染如流行性出血热、病毒性肝炎、败血症等。

（4）寒战　常见于大叶性肺炎、败血症、急性胆囊炎、急性肾盂肾炎、流行性脑脊髓膜炎、药物热等。

（5）结膜充血　类似兔眼的表现。多见于麻疹、咽结合膜热、流行性出血热等。

（6）单纯疱疹　口唇单纯疱疹多见于急性发热性疾病，如大叶性肺炎、流行性脑脊髓膜炎、间日疟、流行性感冒等。

（五）注意事项和护理方法

（1）**注意休息**　如出现高热，首先应该卧床休息。即使热度只有 38℃ 左右，也应该休息并接受治疗。因为有许多发热患者病情加重，就是由于刚发热时没能很好地休息而造成的。

（2）**注意其他异常现象**　发热时，一般还会伴有其他症状。例如身体某一部位疼痛或出疹，都是患者自己或旁人很容易察觉到的异常现象。就诊时，最好将患者的热度及伴随症状如实告诉医生。

（3）**冷敷头部**　如果发热到 38～39℃ 或以上时，就会出现头痛、身体不舒服等症状。这时，可以用冰枕、冰囊等冷敷头部。不过，如果患者觉得不舒服的话，就不要勉强。另外，高热时还会出现寒战、手足发冷的现象，这时应给患者盖上毛毯，用简易手炉焐手、焐脚。

（4）**注意让体热散发**　儿童体温达 39～40℃ 时，可能会出现痉挛。这时，应注意把孩子的衣服解开，以利于体热的散发。不过，人在高热时也会出现手脚发冷的现象，这时应该注意为手脚保暖。

（5）不要滥用退热药　服用退热药可以暂时退热，但是不能治疗疾病。而且，有些疾病发热形式不同，服用退热药退热反而会影响医生对疾病做出准确的判断。另外不能自己随意服用抗生素。必须按医生的医嘱服药。如果自行服用了退热药或止头痛的药物，就诊时务必告诉医生。要注意止头痛药物中一般都含有退热的作用。

（6）按时测量体温　测量体温时，必须将测量体温的时间、热度及伴随症状记录下来。因为运动、吃饭、洗浴等会使体温略有上升，故发热时，应在这些活动后安静休息 30min，然后再测量体温。发热时，通常一天测量 4 次体温，即早晨 6～7 点、午饭前 10～11 点、午后 2～3 点、晚 6～7 点。

二、疼痛

根据国际疼痛研究学会对疼痛下的定义，认为疼痛是一种实质性或潜在性组织损伤所引起的不愉快的感觉和情感体验。疼痛是临床常见的症状，也是促使患者看病的主要原因。疼痛是一种警戒信号，对机体的生命活动具有保护作用，使机体采取措施避开或去除产生疼痛的因素。

（一）疼痛的病因

碰撞、扭伤及其他类型的外伤可导致疼痛，也可以在不知不觉的受凉、受潮湿、过度劳累和长期不适当的工作体位后发生疼痛，另外身体各系统、器官的炎症或肿瘤等病变均可以产生程度不同的疼痛。由于产生疼痛的原因和疼痛本身是非常复杂的，需要在医务人员的帮助下分清类别，并做出一个相对明确的诊断，然后方能对症下药。

一般认为，痛觉是由于特异性感受器兴奋而产生，这种感受器的本质就是一种游离神经末梢，广泛分布在身体各处，但分布密度随器官、组织和部位的不同而有较大差异。其中皮肤、骨膜、角膜、牙髓、关节等组织的密度较高，皮肤痛点平均密度 $100～200$ 个/cm^2；肌肉、韧带、关节囊、脉管壁、内脏及其被膜、腔壁密度稀少。疼痛由神经末梢经由脊髓、脑干至视丘被认知后，最后再传至大脑皮质，决定其为何种反应。因此疼痛传导至视丘为止，并无个人差异，造成个体反应不同的是大脑皮质。

（二）影响疼痛的因素

影响疼痛认知的因素很多，诸如个人的主观意识、过去的经验、发生时的状况、情绪等等。因此疼痛强度不一定与刺激的大小成比例。

1. 主观因素

不同的性格，不同的情绪或精神状态，过去对疼痛的经历或体验等均可影响到对于疼痛性质和程度的评估。

2. 客观因素

不同的环境，不同的区域或社会文化和受教育背景，不同的性别或年龄均可明显影响到疼痛评估过程中的准确性。临床上切不可忽视这类客观因素。

（三）疼痛的分类

从病程上看疼痛可分为急性痛和慢性痛；从人体的部位又可分为头痛、颈肩痛、胸腹痛、腰腿痛等；从疼痛的来源上可分为软组织痛、关节痛、神经痛等。一般依据疼痛刺激的传导速度、发生部位、原因和持续时间长短等分为以下几类。

（1）表浅疼痛　来自皮肤、黏膜等部位的疼痛，属于锐痛，有明确范围。

（2）深部疼痛　是伴有持续不适感的疼痛，部位不明确，往往伴有牵涉痛。①体性疼痛，来自肌肉、筋膜、关节、骨膜等疼痛；②内脏疼痛，主要通过交感神经传入，而盆腔内脏疼痛主要是通过副交感神经传入。

（3）牵涉痛　内脏受到刺激后，在同脊髓分节的皮肤范围，会引起异常出汗、血管收缩、肌肉痉挛、皮肤过敏等自主神经异常现象。如椎间盘突出导致下肢痛，心绞痛会传达至左手臂，胆结石的绞痛会传至肩膀等。

（4）心因性疼痛　心理因素导致的疼痛。例如每逢要上体育课就会出现腹痛。

（5）神经性疼痛　①中枢性疼痛。中枢神经系统任何器质性障碍引起的疼痛，常见于颅内出血引起的视丘障碍。②功能性疼痛。某些顽固性疼痛，病因相当复杂，常是末梢神经系统或中枢神经系统功能异常所致。

三、头痛

头痛是指额、顶、颞及枕部的疼痛。许多疾病可伴发头痛。头痛只是一个症状，可以由许多疾病引起。它既可以是很轻的疾病，也可以是很严重疾病的症状表现。多数头痛可随原发疾病的好转或痊愈而消失，但对持续、反复发作或进行性加重的头痛，应引起重视。

（一）常见病因

1. 颅脑病变

（1）感染　各种病原微生物引起的脑膜炎、脑膜脑炎、脑炎、脑脓肿等。

（2）血管病变　蛛网膜下腔出血、脑出血、脑血栓形成、高血压脑病、脑供血不足、脑血管畸形等。

（3）占位性病变　脑肿瘤、颅内转移癌、颅内白血病浸润、颅内囊虫病或包虫病。

（4）颅脑外伤　脑震荡、脑挫伤、颅内血肿、脑外伤后遗症等。

（5）其他　偏头痛、头痛型癫痫等。

2. 颅外病变

（1）神经痛　三叉神经痛、舌咽神经痛及枕神经痛。

（2）颈部疾病　颈椎病等。

（3）眼、耳、鼻和牙疾病所致的头痛　如青光眼、中耳炎、副鼻窦炎和牙髓炎等。

3. 全身性疾病

（1）急性感染　如流行性感冒、肺炎、伤寒等发热性疾病。

（2）心血管疾病　如高血压病、心力衰竭。

（3）中毒　如一氧化碳、有机磷农药、铅、酒精、药物等中毒。

（4）其他　肺性脑病、尿毒症、低血糖、贫血、系统性红斑狼疮、中暑等。

4. 神经官能症

神经衰弱及癔病性头痛。

（二）问诊要点

深入了解患者头痛的发生过程和特点十分必要，可从下列几方面进行询问和分析。

（1）发病缓急　慢性进行性头痛伴有颅内高压表现者，应注意颅内占位性病变。急剧的头痛持续不减，伴有不同程度意识障碍，提示颅内血管性病变（如蛛网膜下腔出血）。慢性头痛突然加剧并伴有意识障碍者，提示可能发生脑疝。长期反复发作头痛或搏动性头痛，多为血管性头痛（如偏头痛）或神经官能症。

（2）疼痛部位　全头部疼痛多由感染性疾病引起；在额部或枕后部见于高血压病；在一侧颞部多为偏头痛；同时有颈痛见于蛛网膜下腔出血或脑脊髓膜炎；头痛局限、表浅多为颅外病变，反之多为颅内病变；血管性头痛部位不定。

（3）程度与性质　剧烈头痛多见于三叉神经痛、偏头痛、蛛网膜下腔出血等；五官疾病或脑肿瘤引起的头痛多为中度；高血压性、血管性头痛呈搏动跳痛；神经痛多呈电击样痛或刺痛；神经官能症性头痛的性质不定。

（4）好发时间与持续时间　偏头痛、血管性头痛、颅内占位性病变引起者晨间易发；鼻窦炎、副鼻窦炎所致的头痛清晨或上午较剧，午后或平卧后减轻；神经性头痛多为短暂性，脑肿瘤的头痛多为持续性，可有长短不等的缓解期。

（5）加重、减轻或诱发的因素　咳嗽、喷嚏、摇头、俯身可使颅内高压性头痛、血管性头痛、颅内感染性头痛及脑肿瘤性头痛加剧。颈肌急性炎症所致的头痛可因颈部运动而加剧。慢性或职业性颈肌痉挛所致的头痛，可因活动按摩颈肌而逐渐缓解。偏头痛在应用麦角胺后可以缓解。

（三）伴随症状

① 头痛伴有发热者常见于全身感染性疾病或颅内感染。

② 伴有剧烈呕吐者提示颅内占位性病变或脑水肿。

③ 伴眩晕者见于小脑肿瘤或椎-基底动脉供血不足。

④ 伴癫痫发作者可见于脑血管畸形、脑内寄生虫病或脑脓肿。

⑤ 伴脑膜刺激征阳性者提示脑膜炎或蛛网膜下腔出血。

⑥ 慢性头痛突然加剧并有意识障碍提示可能发生脑疝。

⑦ 头痛伴视力障碍可见于青光眼或脑瘤。

（四）注意事项和护理方法

① 如果头痛不能确定去哪一科就诊为好时，应当先去内科接受检查。如果不是内科的疾病，可以请内科医生介绍适当的医师如眼科、耳鼻喉科、外科、口腔科、精神科等。

② 头痛是患者的自觉症状。头痛不像发热，发热既是一种症状也是一种体征。所以关于头痛的性质、部位、持续时间等，要详细而有重点地向医师诉说。

③ 头痛有时需要进行检查。医生除了进行一般性检查以外，通常还要进行血压、眼底、视野的检查，有时还要进行脑脊液检查、头部X线检查、脑血管摄影、脑电图等特殊检查。

④ 如果是感冒、过劳或心情不好等原因引起的头痛，服用一般的镇静药或解热药即可治愈。如果不能治愈或停药以后反复发作，应当去内科接受检查以判明病因。

⑤ 对高热引起的头痛，除了针对病因治疗以外，还可以使用冰枕、冰囊为头部降温。降温程度以患者头痛得到缓解、感到舒服为适度。

⑥ 脑外伤引起的头痛，有时会危及生命，必须立即去神经外科就诊。

四、水肿

人体组织间隙有过多的液体积聚使组织肿胀称为水肿。水肿可分为全身性与局部性。当液体在体内组织间隙呈弥散性分布时为全身性水肿，常为压陷性；液体积聚在局部间隙时为局部水肿；发生于体腔内称积水，如胸腔积液、腹水、心包积液。一般情况下，水肿这一术语，不包括内脏器官局部的水肿，如脑水肿、肺水肿等。

（一）发生机制

在正常人体中，血管内液体不断地从毛细血管小动脉端滤出至组织间隙成为组织液，另一方面组织液又不断从毛细血管小静脉端回吸入血管中，二者保持动态平衡，因而组织间隙无过多液体积聚。保持这种平衡的主要因素有：①毛细血管内静水压；②血浆胶体渗透压；③组织间隙机械压力（组织压）；④组织液的胶体渗透压。当维持体液平衡的因素发生障碍时，则可产生水肿。产生水肿的几项主要因素为：①钠与水的潴留，如继发性醛固酮增多症等；②毛细血管滤过压升高，如右心衰竭等；③毛细血管通透性增高，如急性肾炎等；④血浆胶体渗透压降低，通常继发于血清白蛋白减少，如慢性肾炎、肾病综合征等；⑤淋巴液或静脉回流受阻，如丝虫病或血栓性静脉炎等。

（二）病因及问诊要点

1. 全身性水肿

（1）心源性水肿　主要是右心衰竭的表现，导致水肿的各种因素几乎都参与形成心源性水肿。主要机制是有效循环血量减少，肾血流量减少，肾小球滤过率降低，继发性醛固酮增多，肾小管回吸收钠增加。水肿特点是首先出现于身体下垂部分，还有右心衰竭的其他表现，如颈静脉怒张、肝肿大、静脉压升高，严重时可出现胸腔积液、腹水等。

（2）肾源性水肿　可见于各型肾炎和肾病。大量蛋白尿所致低蛋白血症和肾性钠水潴留是肾源性水肿的主要机制。水肿特点是疾病早期晨起时有眼睑与颜面水肿，以后发展为全身水肿（肾病综合征时为重度水肿）。常有尿改变、高血压、肾功能损害的表现。肾源性水肿需与心源性水肿相鉴别，鉴别要点见表18-1。

表 18-1　心源性水肿与肾源性水肿的鉴别

项　　目	肾源性水肿	心源性水肿
开始部位	从眼睑、颜面开始而延及全身	从足部开始，向上延及全身
发展快慢	发展常迅速	发展较缓慢
水肿性质	软而移动性大	比较坚实，移动性较小
伴随病征	伴有其他肾脏疾病病征，如高血压、蛋白尿、血尿、管型尿、眼底改变等	伴有心力衰竭病征，如心脏增大、心杂音、肝肿大、静脉压升高等

（3）肝源性水肿　失代偿期肝硬化主要表现为腹水，也可首先出现踝部水肿，逐渐向上蔓延，而头面部及上肢常无水肿。门静脉压力增高、低蛋白血症、肝淋巴液生成增加、继发醛固酮增多等因素是水肿与腹水形成的主要机制。肝硬化的临床征象主要有肝功能减退和门脉高压症两方面表现。

（4）营养不良性水肿　由于慢性消耗性疾病长期营养缺乏、蛋白质丢失性胃肠病、重度烧伤等所致低蛋白血症或维生素 B_1 缺乏，可产生水肿。其特点是水肿发生前常有消瘦、体重减轻等表现。皮下脂肪减少所致组织松弛，组织压降低，加重了水肿液的潴留。水肿常从足部开始，逐渐蔓延全身。

（5）其他原因的全身性水肿　①黏液性水肿时产生非压陷性水肿（是由于组织液所含蛋白量较高之故），颜面及下肢较明显，常见于甲状腺功能减退症；②经前期紧张综合征，特点为月经前 7～14 天出现眼睑、踝部及手部轻度水肿，可伴有乳房胀痛及盆腔沉重感，月经后水肿逐渐消退；③药物性水肿，可见于肾上腺皮质激素、雄激素、雌激素、胰岛素、萝芙木制剂、甘草制剂等治疗过程中，认为与水钠潴留有关；④特发性水肿，几乎只发生在妇女，主要表现在身体下垂部分，原因未明，一般认为是内分泌功能失调与直立体位的反应异常所致，立卧位水试验有助于诊断；⑤其他可见于妊娠中毒症、硬皮病、皮肌炎、血清病、间脑综合征等。

2. 局部性水肿

常由于局部静脉、淋巴回流受阻或毛细血管通透性增加所致。

（三）伴随症状

① 水肿伴肝肿大者为心源性、肝源性，而同时有颈静脉怒张者则为心源性。

② 水肿伴重度蛋白尿，则常为肾源性，而轻度蛋白尿也可见于心源性。

③ 水肿伴呼吸困难与发绀者常提示由于心脏病、上腔静脉阻塞综合征等所致。

④ 水肿与月经周期有明显关系者可见于特发性水肿。

（四）注意事项和护理方法

（1）接受诊断　由于出现水肿时大多是比较严重的疾病，因此必须接受内科医生的诊断。

（2）保持安静休养　即使服用好药，如果不能保持身体的安静休养，也不会出现疗效。患者首先要认真接受医师的指导。如果不需要住院，在家静养时应尽量避免因门诊治疗引起的疲劳。

（3）饮食注意事项　①避免摄入过多的食盐和重碳酸钠等含钠的食物。②减少摄水量。③多进食蛋白质。

（4）防止感染　由于水肿，皮肤抵抗力减弱，易被细菌侵袭。所以一定要注意清洁皮肤，避免发生褥疮等。

（5）药物　虽然有消肿效果较好的利尿药、强心药，但因其有副作用，需按医嘱使用。

第三节　消化系统症状

一、恶心与呕吐

恶心是一种想吐的感觉，常为呕吐的前驱症状。严重的恶心常伴皮肤苍白、出汗及流涎，偶有心动过缓和血压下降。呕吐是指胃或部分小肠的内容物经食管逆流自口腔排出体外的现象。呕吐可将有害物质排出体外，但频繁和剧烈的呕吐可引起失水、电解质紊乱和营养障碍。

（一）分类及病因

1. 反射性呕吐

（1）腹腔内脏炎症　如急性胃炎、肝炎、胆囊炎、胆石症、胰腺炎、阑尾炎、腹膜炎等均可引起呕吐。

（2）胃肠道梗阻　如消化性溃疡或胃癌引起的幽门梗阻、急性肠梗阻等。

（3）心脏疾病　如急性心肌梗死、心功能不全等可引起呕吐。

（4）其他原因　如咽受刺激、青光眼、肾绞痛等也可引起呕吐。

2. 中枢性呕吐

（1）颅内压增高　脑膜炎、脑炎、脑出血、蛛网膜下腔出血、脑栓塞、高血压脑病、脑水肿、脑震荡、颅内血肿等，直接影响呼吸中枢，引起无恶心先兆的喷射状呕吐。

（2）药物或化学毒物的作用　如洋地黄、吗啡、某些抗癌药物以及砷、有机磷等。

（3）内分泌疾病和代谢障碍　如糖尿病酮症酸中毒、尿毒症、低钾血症或低钠血症等。

3. 前庭障碍性呕吐

如晕动病、内耳眩晕症（梅尼埃病）、急性迷路炎等。

4. 神经官能性呕吐

如胃神经官能症、癔病等。

（二）问诊要点

（1）呕吐的诱因　如服用某种药物、吃不洁饮食、情绪激动等。胃源性呕吐常与进食、酗酒、服用药物等有关；神经官能性呕吐与精神因素密切相关。

（2）呕吐时间　妊娠、尿毒症多在清晨空腹时发生，伴恶心；幽门梗阻常在用餐 1h 后发生，且反复发作。

（3）呕吐物及性质　呕吐物有大量的黏液并混有食物残渣多见于胃炎；呕吐物混有咖啡色残渣多见于胃癌；呕吐物量多、味酸臭、有未消化的宿食多见于幽门梗阻；呕吐物黄绿色稀薄而有粪臭，多见于大肠梗阻；呕吐物味苦、黄色或深绿色，表示有胆汁反流。

（三）伴随症状

① 呕吐伴发热多为感染性疾病，腹腔或盆腔内炎症较常见。

② 伴腹痛、腹泻多见于急性胃肠炎或食物中毒。伴腹痛、腹胀、便秘等，提示肠梗阻。

③ 呕吐大量隔宿食物，并且常在晚间发生，提示有幽门梗阻、胃潴留或十二指肠淤滞。呕吐物多且有粪臭者可见于肠梗阻。

④ 伴黄染常见于肝胆疾病。

⑤ 伴眩晕、眼球震颤常见于前庭器官疾病。

⑥ 喷射状呕吐伴剧烈头痛，吐后不感觉轻松，提示颅脑病变。

（四）注意事项和护理方法

（1）安静休息与注意保暖　活动或身体感觉寒冷时，恶心就会增强，所以应卧床休息，并注意保暖。熟睡中突然呕吐时，呕吐物会进入食管引起肺炎，所以睡眠时要侧卧，注意不要仰卧。特别是儿童和老人一定要注意这一点。

（2）护理　如果知道是食物中毒时，可以把手指伸入口中催吐，让周围的人按摩背部也可减轻痛苦。同时，留取呕吐物，让医生鉴别。呕吐物中混有血液、咖啡渣样东西，或有药物气味，必须赶快让患者接受内科医生的诊查。

（3）饮食　避免进食过冷和刺激性食物，少食多餐。当患者持续恶心、呕吐时，患者会因不能充分进食而致水分及营养摄取不足。为满足患者生理需求，医生会为患者注射一些补给液。家属要配合医生，记录下患者的饮食量，供医生在诊治时参考。

二、腹泻与便秘

腹泻是指排便次数增加，粪便稀薄或带有黏液、脓血、未消化的食物等。粪便在肠道内滞留时间过久（3 天以上），排便未尽或次数减少，粪块过于干燥、坚硬，均可称为便秘。便秘时应注意排便习惯，补充纤维素，检查有无器质性肠道病变。本节主要讨论腹泻。

（一）分类及病因

腹泻可分为急性腹泻和慢性腹泻两种。腹泻超过 2 个月者属慢性腹泻。

1. 急性腹泻

许多疾病均可引起急性腹泻，常见原因如下：

（1）饮食不当　摄食过冷、过生食物或过量油腻食物。

（2）急性肠道感染　①细菌感染，细菌性痢疾、伤寒或副伤寒、金黄色葡萄球菌性肠炎等；②寄生虫感染，阿米巴性痢疾、急性血吸虫病等；③病毒、真菌感染。

（3）食物中毒　①细菌性食物中毒，如摄食被细菌或细菌代谢物污染的食物；②非细菌性食物中毒，如摄食毒蕈、河豚等有毒食物。

（4）变态反应性疾病　如因摄食异性蛋白质引起的变态反应性肠炎等。

（5）化学毒物及药物　如磷、砷、汞、铅等可致腹泻；此外服用某些药物，如硫酸镁、大黄、新斯的明、麦角胺、氟尿嘧啶、利血平等也可引起腹泻。

2. 慢性腹泻

慢性腹泻的原因很多，常见者如下：

（1）消化系统疾病　①胃部疾病，如慢性萎缩性胃炎、胃酸缺乏等；②肠道感染性疾病，如肠结核、慢性痢疾、钩虫病、血吸虫病等；③肠道非感染性疾病，如慢性非特异性溃疡性结肠炎、结肠多发性息肉、肠道肿瘤等；④胰腺及肝胆疾病，如慢性胰腺炎、肝硬化、慢性胆囊炎、胆石症等。

（2）全身性疾病　①内分泌疾病，如甲状腺功能亢进症、胃泌素瘤等；②神经功能紊乱，如肠易激综合征、神经功能性腹泻；③药源性腹泻，如洋地黄类、利血平、甲状腺素等；④其他如放射性肠炎、尿毒症、系统性红斑狼疮等。

（二）问诊要点

（1）起病及病程　急性腹泻急起发病，历时较短，多为感染或食物中毒。慢性腹泻间歇发病或历时数月以上，多见于慢性炎症、消化与吸收障碍或肠道肿瘤。

（2）腹泻次数及粪便性状　急性腹泻排便次数频繁，粪便量多而稀薄。急性细菌感染所致腹泻开始呈水样，后为黏液血便或脓血便。阿米巴痢疾患者的粪便呈暗红色或呈果酱样。慢性腹泻每日数次，粪便稀薄，可带黏液、脓液或血液。肠易激综合征患者的粪便中黏液量较多，且无病理成分。

（3）腹泻与腹痛关系　急性腹泻常有不同程度的腹痛，感染性腹泻较为明显。如腹痛位于脐周，便后不缓解，多见于小肠病变；如疼痛位于下腹，且便后可缓解或减轻，则以结肠疾病居多。

（三）伴随症状

伴发热者见于急性细菌性痢疾、肠结核、伤寒或副伤寒等；伴重度脱水者见于霍乱或细菌性食物中毒等；伴里急后重者见于急性痢疾、直肠癌、非特异性直肠炎等；伴明显消瘦者见于胃肠道恶性肿瘤、吸收不良综合征；伴腹部肿块者见于肠结核、胃肠恶性肿瘤等。

（四）注意事项和护理方法

（1）保持身心休息　①腹泻者卧床休息，避免精神紧张。腹部保暖。排便次数较多者，给予便后温水坐浴或肛门热敷。保持肛门清洁、干燥。保持身体、用物、病床的清洁。②指导便秘患者做适当活动。可按升结肠—横结肠—降结肠顺序进行腹部按摩，以促进肠蠕动。早餐后易引起胃-结肠反射，所以此刻可训练排便，借条件反射养成排便习惯。避免用力排便，否则可能造成痔疮、肛裂、心律失常和脑出血等。③减轻心理不安和恐惧，向患者解释情绪、运动与肠道活动的关系。指导患者做松弛训练，安排患者每天用 20～30min 进行做操、散步等活动。

（2）饮食护理　①腹泻者宜进营养丰富、低脂肪、易消化、少纤维饮食，适当补充水分和食盐。根据病情采取禁食，逐渐过渡到流质、半流质、软食、普通饮食。避免食用茄子、菠菜、香菇、酸性食物和碳酸类饮料，以免刺激肠黏膜，引起肠蠕动亢进。②便秘者应多吃含纤维素的蔬菜、水果和食物，如无禁忌，每天至少摄入 2000ml 液体。

三、呕血与便血

许多疾病可以导致消化道出血，而消化道出血时主要表现为呕血和便血。

（一）呕血

当上消化道（食道、胃、十二指肠、胃肠吻合术后的空肠）大量出血时，胃内或流入胃的血液从口腔呕出，称为呕血。由鼻腔、口腔、咽喉等部位出血吞咽后再呕出者称"假性呕血"。喉部以下的呼吸道出血，经咳嗽由口腔排出者称为咯血，应注意鉴别。

1. 常见病因

（1）食管疾病　食管癌、食管炎或黏膜糜烂、食管异物及外伤等。

（2）胃及十二指肠疾病　消化性溃疡、应激性溃疡、急性糜烂性胃炎、胃癌等。

（3）肝、胆、胰疾病　肝硬化引起的食管静脉曲张破裂、肝癌、胆囊及胆管结石、胆管癌、急性胰腺炎、胰腺癌等。

（4）血液病　血小板减少性紫癜、血友病、白血病、再生障碍性贫血等。

（5）急性传染病　流行性出血热、钩端螺旋体病、重症型肝炎等。

（6）其他　尿毒症、乙酰水杨酸及抗凝药等用药过量、脑出血、颅内病变所致昏迷等。

2. 问诊要点

（1）前驱症状及病史　呕血前常有上腹部不适、恶心；咯血前常有喉部瘙痒、胸部不适、咳嗽等。呕血的患者一般都有较长的病史，通过询问可大致了解呕血的原因。

（2）呕血的颜色　呕出血液的颜色与出血量及其在胃内停留的时间有关。出血量多且在胃内停留时间短，血色呈鲜红色或暗红色，常混有凝血块；出血量较少或在胃内停留时间长，则因血红蛋白与胃酸作用，呕吐物可呈咖啡渣样棕褐色。

（3）呕血的量　食管静脉曲张破裂时出血量多，常涌吐而出，甚至呈喷射状；溃疡病引起者出血量不定；胃癌、胃炎等引起的出血量一般不大。出现呕血说明胃内积血量达 250～300ml；一次出血量不超过 400ml，不引起全身症状；出血量 800～1000ml，除有呕血和黑便外，尚有头晕、乏力、四肢厥冷、心慌、脉搏增快等急性失血症状；当出血量超过 1000ml 时，则出现脉细弱、血压下降、呼吸急促等休克表现。

3. 伴随症状

① 呕血伴吞咽困难、食物反流、胸骨后烧灼痛，提示食管病变引起的出血。

② 伴节律性上腹痛，呕血后疼痛缓解或消失，并有饮食不当等诱因者，多见于消化性溃疡。

③ 伴肝脾肿大，有黄疸、肝病或血吸虫病史，常为食管或胃底静脉曲张破裂出血。

④ 伴皮肤黏膜出血，见于血液病、严重肝病、尿毒症、败血症等。

⑤ 在急性脑血管病、颅脑外伤、大手术后，或服用乙酰水杨酸、泼尼松等药物之后发生呕血，应考虑为急性胃黏膜损伤。

（二）便血

消化道的出血经肛门排出，称为便血。便血主要是粪便带血，颜色可呈鲜红色、暗红色或黑色，消化道少量出血而无肉眼可见的粪便颜色改变时，只有靠隐血试验才能确定者，称为隐血便。若出血量不多则全身症状不显著。如短期内出血量多，则可出现贫血及循环衰竭症状。

1. 常见病因

（1）上消化道疾病　参考"呕血"。

（2）下消化道疾病　空肠至肛管的病变常常引起便血。

① 小肠疾病。肠结核、肠伤寒、急性出血性坏死性肠炎、小肠肿瘤、小肠血管瘤。

② 结肠疾病。结肠癌、结肠息肉、急性细菌性痢疾、阿米巴痢疾、溃疡性结肠炎等。

③ 直肠疾病。直肠癌、直肠息肉、非特异性直肠炎、直肠损伤等。

④ 肛管疾病。痔、肛裂等。

（3）其他疾病　伤寒、副伤寒、钩端螺旋体病、钩虫病等急性传染病与寄生虫病，以及血液病、维生素 C 缺乏症与维生素 K 缺乏症等，都可引起程度不同的便血。

2. 问诊要点

（1）血便的颜色　颜色的差异主要与出血部位、出血量多少以及血液在肠道内停留时间的长短有关。出血部位愈低，出血量愈大，排出愈快，颜色愈鲜红。故下消化道出血多呈鲜红色或暗红色；上消化道出血或小肠出血并在肠内停留时间较长，血红蛋白在肠道内与硫化物结合形成硫化亚铁，使粪便黑而发亮，外观类似柏油，称柏油便。

（2）血便的混合物　血便可全为血液或与粪便、黏液、脓液等混合。血色鲜红且不与粪便混合，仅黏附于粪便表面或于排便前后有鲜血滴出或射出者，提示痔疮、肛裂或直肠肿瘤引起的出血；血便常与粪便排出，有时混有脓或黏液，可见于结肠癌或结肠息肉；黏液血便或脓血便，一般为急性细菌性痢疾。

（3）须排除的情况　口腔、呼吸道及肺部的出血，被吞咽后可引起便血；服用铁剂、药用炭、某些中药，或食用动物血也可引起黑便。服用铁剂或食用动物血时，隐血试验呈阳性，但停用铁剂或改为素食后即转为阴性。

3. 伴随症状

① 便血伴有急性上腹痛，常为肠胃胆道疾病、溃疡活动期、急性胃炎等。

② 若伴脐周疼痛，常为急性出血坏死性小肠炎、肠套叠、肠系膜血栓形成或栓塞等小肠疾病。

③ 若伴下腹痛，常为结肠炎、结肠癌等结肠疾病。伴有发热者，见于伤寒、痢疾、流行性出血热、钩端螺旋体病等。

④ 伴有里急后重，多见于痢疾、直肠炎、直肠癌等。

⑤ 伴皮肤黏膜出血者，见于血液病、急性传染病。

⑥ 伴腹内包块者，见于肿瘤、肠结核、局限性肠炎、肠套叠等。

4. 注意事项和护理方法

（1）卧床休息　呕血时采取半卧位或去枕平卧位，头偏向一侧。安慰患者，说明情绪安定有助于止血，而精神紧张可导致反射性血管扩张而加重出血。环境保持安静，避免噪声和强光刺激。注意保暖，保持衣被和床单整洁舒适。

（2）密切观察呕血、便血的量及性状、次数、伴随症状、体温、脉搏、呼吸、血压、意识状态、诱发因素等，及时做好记录。

（3）饮食　严重呕血或呕血伴有剧烈呕吐者，应暂时禁食8～24h。消化性溃疡伴小量出血，一般不需禁食，可摄少量流质如牛奶，以中和胃酸，待病情稳定后过渡到软食。

（4）呕血时因混有胃液，所以呕出物看起来较实际出血为多，应尽量不让患者见到；若患者已看到出血，应做必要解释，以免加重其不安、忧虑情绪。

第四节　呼吸系统症状

一、咳嗽与咳痰

咳嗽是一种保护性反射动作，机体借助咳嗽将呼吸道内的分泌物或外来异物清除于体外。但长期、频繁咳嗽，则对机体产生不利影响。

咳痰是借助咳嗽动作将呼吸道内病理性分泌物排出口腔外的现象。正常情况下，呼吸道黏液腺分泌少量黏液，以保持湿润。当呼吸系统发生炎症时，黏膜充血、水肿，黏液分泌增多，渗出物、黏液、吸入的尘埃、病原微生物以及某些组织破坏产物混合形成痰液。

（一）常见病因

（1）呼吸道疾病　从咽部至小支气管黏膜受到刺激时，均可引起咳嗽。如吸入刺激性气体及异物，咽、喉、气管、支气管和肺部的炎症、出血、结核、肿瘤、过敏等刺激，都会导致不同程度的咳嗽。

（2）胸膜疾病　胸膜炎或胸膜受刺激（气胸、胸腔穿刺）时可出现咳嗽。

（3）心血管疾病　左心功能不全引起的肺淤血、肺水肿，或来自右心及体循环静脉栓子引起的肺栓塞，使肺泡及支气管内渗出液增多，进而刺激支气管黏膜引起咳嗽。

（二）问诊要点

弄清咳嗽的时间、性质、节律、音色以及痰液情况，对诊断疾病颇有帮助。

（1）咳嗽时间　上呼吸道慢性炎症患者晨间咳嗽明显。肺结核、左心功能不全者夜间咳嗽明显。支气管扩张症、肺脓肿患者变动体位时咳嗽加剧。

（2）咳嗽性质　急性咽喉炎、急性支气管炎初期、胸膜炎、轻症肺结核等引起干性咳嗽，即咳嗽无痰或痰量很少。慢性支气管炎、支气管扩张症、肺炎、肺脓肿、空洞型肺结核等引起湿性咳嗽，即咳嗽伴有痰液。

（3）咳嗽节律　单发性咳嗽多见于喉炎、气管炎和支气管炎。连续性咳嗽多见于慢性支气管炎、支气管扩张症患者。突发性咳嗽多见于吸入刺激性气体、气管与支气管异物。

（4）咳嗽音色　声带炎、喉炎、喉结核及喉癌患者咳嗽声音嘶哑。纵隔肿瘤、原发性支气管肺癌压迫气管时，咳嗽呈金属调。全身极度衰竭、声带水肿者咳嗽声音低微。

（5）痰量及颜色　急性呼吸道炎症时，痰量较少；肺脓肿、支气管扩张症等痰量较多。黄脓痰见于呼吸道化脓性感染；铁锈色痰见于肺炎球菌肺炎；草绿色痰见于铜绿假单胞菌感染；棕褐色痰见于阿米巴肺脓肿；粉红色泡沫痰见于急性肺水肿。

（三）伴随症状

① 咳嗽伴发热，多见于呼吸系统感染。

② 咳嗽伴胸痛，多见于胸膜炎、肺炎、支气管肺癌、自发性气胸等。

③ 咳嗽伴呼吸困难，见于肺气肿、肺水肿、重症肺炎、肺结核、大量胸腔积液或积气等。

④ 咳嗽伴咯血，常见于肺结核、支气管扩张症、支气管肺癌、肺脓肿。

⑤ 咳嗽伴喘息，见于喘息性支气管炎、支气管哮喘、心源性哮喘、气管与支气管异物等。

⑥ 咳嗽伴杵状指，主要见于支气管扩张症、肺脓肿、脓胸、支气管肺癌等。

（四）注意事项和护理方法

（1）咳嗽的护理　①止咳药。咳嗽是为了吐出异物和咯痰，所以不要随意使用止咳药。要请内科医生诊察，查明病因。不要用错药，用药注意掌握准确的服用量和服药时间。②漱口或吸入疗法。咽炎、感冒所致的支气管炎等造成咳嗽不止时，用漱口或吸入疗法有效。③口罩。为了不扩散病原菌，感冒患者应带上口罩，同时患者还能吸入潮湿温暖而无刺激的空气以减轻症状。

（2）痰的处理　①排痰。不要将痰咽下，不要强行咳痰，要轻轻咳出。②痰的处理。因痰中多含有危险的病原体，所以不能随意吐在地面上，必须吐在纸上，放入痰盂中。③痰的消毒。将痰直接吐在装有适量消毒药（5％石炭酸）的带盖的容器内，贮满后倒进厕所里；或将吐在纸上的痰放在纸袋里烧掉。

二、呼吸困难

呼吸困难是指患者主观上感觉空气不足，呼吸费力；客观上表现用力呼吸，严重时出现鼻翼扇动、张口呼吸、端坐呼吸、发绀，并有呼吸频率、深度或节律的改变。

（一）常见病因

1. 呼吸系统疾病

（1）呼吸道阻塞　如支气管哮喘、慢性阻塞性肺气肿、气道炎症、肿瘤或异物等。

（2）肺部病变　肺炎、肺水肿、肺淤血、肺癌、肺梗死、肺不张、广泛性肺纤维化等。

（3）胸廓病变　胸腔大量积液、气胸、胸廓外伤、严重畸形等。

（4）膈运动障碍　膈麻痹、严重肠胀气、大量腹水、腹腔巨大肿瘤、胃扩张等。

（5）神经肌肉疾病　脊髓灰质病变、急性多发性神经根神经炎、呼吸肌麻痹等。

2. 循环系统疾病

主要见于心功能不全。

3. 血液病

重度贫血、高铁血红蛋白血症等。

4. 神经精神因素

颅脑外伤、脑出血、脑肿瘤以及癔病等。

5. 中毒

糖尿病酮症酸中毒、尿毒症、吗啡中毒、一氧化碳中毒、有机磷中毒等。

（二）分类及特点

1. 肺源性呼吸困难

指呼吸系统疾病引起的通气、换气功能障碍，导致缺氧和/或二氧化碳潴留。一般又分三种类型。

（1）呼气性呼吸困难　由于喉、气管及大支气管的狭窄或梗阻，使吸气时间明显延长，吸气显著困难，可伴有干咳及高调的吸气性哮鸣音。重者可出现"三凹症"，即胸骨上窝、锁骨上窝和肋间隙在吸气时明显凹陷。

（2）呼气性呼吸困难　由于肺组织弹性减弱和/或小支气管狭窄阻塞，使呼气时间延长，呼气费力，常伴有哮鸣音。

（3）混合性呼吸困难　由于广泛肺部病变或肺组织受压，呼吸面积减少，换气量减少，使呼吸增快、变浅，吸气与呼气均费力。

2. 心源性呼吸困难

见于左心和/或右心功能不全。呼吸困难的特点是劳动时加重，休息时减轻；平卧时加重，坐位时减轻。因坐位时下半身回心血流减少，减轻肺淤血，同时坐位时利于膈肌的活动而增加肺活量。故重症患者常被迫采取端坐呼吸体位。

急性左心功能不全时，因急性肺淤血，可表现为阵发性呼吸困难，患者常在夜间睡后突感胸闷、气急而被憋醒，被迫坐起，可伴有咳嗽、咳白色或粉红色泡沫痰，数分钟后可有所缓解。此称夜间阵发性呼吸困难或心源性哮喘。

3. 血源性呼吸困难

重度贫血、高铁血红蛋白血症等，红细胞携氧量下降，血氧含量减少，使呼吸加深、变快，并伴有心率增快。

4. 神经精神性呼吸困难

脑外伤、脑出血等重症颅脑疾病时，呼吸中枢受到侵犯、压迫或供血减少，使呼吸深而慢，可伴有呼吸节律异常。癔病患者呼吸频速表浅（可达 60～100 次/min），常因通气过度发生呼吸性碱中毒。

5. 中毒性呼吸困难

尿毒症、糖尿病酮症酸中毒时，血液中酸性代谢产物刺激呼吸中枢，使呼吸深而有规则，可伴有鼾声，称酸中毒大呼吸。吗啡及巴比妥类药物中毒时，呼吸中枢受抑制，呼吸浅而慢，也可称潮式呼吸。

（三）伴随症状

① 呼吸困难伴发热，见于肺炎、肺结核等感染性疾病。

② 伴有咳嗽、脓痰，见于慢性支气管炎、阻塞性肺气肿并发感染、肺脓肿等。

③ 伴大量粉红色泡沫样痰，见于急性左心功能不全。

④ 伴一侧胸痛，见于急性渗出性胸膜炎、自发性气胸、急性心肌梗死等。

⑤ 伴有哮鸣音，见于支气管哮喘、心源性哮喘。

⑥ 伴有昏迷，见于颅脑疾病、休克型肺炎、肺性脑病等。

（四）注意事项和护理方法

（1）休息与环境　环境应安静、舒适，保持空气新鲜、适宜的温湿度，避免刺激性气体。严重呼吸困难患者应尽量减少活动和不必要的谈话，以减少耗氧量。

（2）调整体位　宜采取半卧位或端坐位，必要时设置跨床小桌，以便患者伏桌休息，减轻呼吸困难。

（3）心理安慰　注意安慰患者，进行必要的解释，尽量不离开患者，以缓和其紧张不安的情绪。当患者出现精神不振、焦虑、自感喘憋时，应设法分散患者注意力，指导患者做慢而深的呼吸，以缓解症状。

（4）保持口鼻腔卫生及呼吸道通畅　张口呼吸者应清洁口腔，并根据需要补充因呼吸加快所丧失的水分。气道分泌物较多者，应帮助患者充分排出。

（5）必要时可给患者吸氧。

第五节　泌尿系统症状

一、尿频、尿急、尿痛

正常成人白天排尿 3～5 次，夜间 0～1 次，每次尿量约 200～400ml。排尿次数和尿量可因饮水量、气候和个人习惯等而有所变化。若排尿次数过多称为尿频；若患者突然产生强烈尿意，且难以控制须立刻排放者称为尿急；若患者排尿时伴膀胱区及尿道疼痛称为尿痛。尿频、尿急与尿痛合称膀胱刺激征。

（一）常见病因

1. 尿频

排尿次数增多常有以下两种情况。

（1）每次尿量正常，因而 24h 总尿量增多。见于尿崩症、糖尿病、急性肾功能衰竭多尿期等。

（2）每次尿量减少，甚至仅有尿意并无尿液排出。见于：①膀胱或尿道受刺激，如膀胱炎、后尿道炎、膀胱结核或结石。其中膀胱结核时，尿频持续时间特别长。②膀胱容量减少，见于膀胱内占位性病变、子宫肌瘤、子宫脱垂压迫膀胱等。③下尿路有梗阻，见于前列腺增生症、尿道狭窄等。④精神紧张、焦虑或恐惧。

2. 尿急

见于急性膀胱炎、尿道炎、前列腺炎、输尿管下段结石、膀胱癌。尿急常伴有尿频、尿痛等。

3. 尿痛

见于尿道炎、膀胱炎、前列腺炎、膀胱结核、膀胱结石、晚期膀胱癌等。尿痛性质为灼痛或刺痛。尿道炎多在排尿开始时出现疼痛；膀胱炎常在排尿终了时疼痛加重；前列腺炎除有尿痛外，耻骨上区、腰骶部亦觉疼痛；膀胱结石多有尿线中断。

尿频、尿急、尿痛同时发生时，多见于感染、尿路梗阻、膀胱肿瘤或容量减少。

（二）伴随症状

① 膀胱刺激征同时伴有畏寒发热、腰酸乏力，见于急性泌尿系感染。

② 伴有血尿见于膀胱结核。

③ 尿频、尿急伴排尿终末疼痛者，见于输尿管末端结石。

④ 40岁以上无痛性血尿或尿频、尿急、尿痛后出现血尿，见于膀胱癌。

⑤ 50岁以上男性尿频伴进行性排尿困难者，见于前列腺增生症。

⑥ 伴有耻骨上区隐痛、会阴部胀感或肛周下坠，见于急性前列腺炎。

（三）注意事项和护理方法

（1）排除焦躁情绪　向患者解释此征的起因和预后，以减轻心理负担。

（2）饮水量和饮食的调整　如是尿路感染引起者应指导患者多饮水，使尿量增加，达到冲洗尿路、促进细菌和炎性分泌物排泄的目的，并注意保持外阴部清洁。高热时注意补充营养，给予易消化的半流质饮食。不能很好进食者应静脉输液以补充热量和液体。

（3）注意个人卫生，保持外阴清洁干燥，日常多饮水，勤排尿，排尿应排净不留残尿。避免擦便纸污染尿道口。

（4）尽可能在使用抗生素之前或停药5天后留取尿标本做培养和药敏试验。

二、血尿

正常人尿液中无红细胞或偶见红细胞，当尿液中含有一定量的红细胞时称为血尿。当红细胞较多时，肉眼即可看到尿液呈血色或洗肉水色，称肉眼血尿；若红细胞较少，尿色难以辨别，需将尿液离心后经显微镜检查确定，当平均每个高倍视野的红细胞为3个以上时，称镜下血尿。

（一）常见病因

无论是肉眼血尿还是镜下血尿，均需查明原因。临床上约半数以上的血尿是由泌尿系感染、结石、结核、尿路梗阻和肿瘤引起。

（1）泌尿系统疾病　如泌尿系结石、结核或其他细菌感染、肾炎、肿瘤、血管异常、尿路畸形、损伤等。

（2）血液病　如血小板减少性紫癜、过敏性紫癜、再生障碍性贫血、白血病、血友病等。

（3）全身性感染　如败血症、流行性出血热、猩红热、钩端螺旋体病、丝虫病等。

（4）泌尿系邻近器官疾病　如前列腺炎、盆腔炎、直肠癌、结肠癌、宫颈癌等。

（5）药物与化学因素　如磺胺类、环磷酸胺、甘露醇、抗凝药等的副作用或毒性作用。

（6）其他　如系统性红斑狼疮、痛风、慢性心功能不全、运动后血尿、肾紫癜症等。

（二）伴随症状

① 血尿伴膀胱刺激征者，常见于膀胱或后尿道的结核、肿瘤、结石等。

② 伴发热、寒战、腰痛，提示急性肾盂肾炎。

③ 伴腰部酸痛或肾绞痛者，常提示肾、输尿管结石。如排尿时痛、尿流突然中断或排尿困难，则可能为膀胱或尿道结石。

④ 伴蛋白尿、水肿、高血压者，见于肾炎、高血压肾病。

⑤ 伴皮肤黏膜出血，见于血液病、全身感染性疾病等。

⑥ 间歇性无痛性肉眼血尿，可见于肾肿瘤、肾血管病变、丝虫病等。

（三）注意事项和护理方法

① 若发现血尿，一定要去泌尿专科就诊，认真检查（膀胱镜及其他检查），确认出血部位。

② 应在血尿严重时进行诊断。血尿停止后，有时很难判断是哪侧肾脏出血，或膀胱、尿道的哪个部位出血。

复习与思考

1. 名词解释：症状、体征、热型、呼吸困难、膀胱刺激征。

2. 何谓发热？发热的原因和常见热型有哪些？

3. 疼痛一般分哪几类？对于头痛患者应从哪些方面着手询问和分析？

4. 说出咳嗽的伴随症状及临床意义。

5. 心源性呼吸困难有何特点？

6. 反射性呕吐的常见原因有哪些？

7. 引起急性腹泻的原因和问诊要点有哪些？

8. 上消化道出血所致呕血，临床上常见的原因有哪些？

9. 说出膀胱刺激征的伴随症状及其临床意义。

10. 引起血尿的泌尿系统的常见疾病有哪些？

第十九章
疾病的常见病因

第一节　影响健康的因素

致病因素即病因，包括引起某一疾病的特定因素和相关因素。特定因素是导致疾病发生的前提，如感染性疾病的病原体；相关因素是影响疾病发生、发展的条件或诱因，如免疫功能低下、过度疲劳等内部因素。任何疾病都有相应的致病因素，常见的致病因素有以下几类。

1. 生物性因素

生物性因素主要包括病原微生物、寄生虫，是最常见的致病因素。它们可通过一定的途径侵入人体，作用于人体的一定部位，引起一定的特征性病变。

2. 非生物因素

非生物因素及致病特点见表19-1。

表 19-1　非生物因素及致病特点

类　型	病　因	致病特点
物理性因素	机械力（如碰撞、挤压、刀割）、高温、低温、电流、电离辐射、大气压变化等	致病性取决于这类因素作用的强度、时间、部位和范围等
化学性因素	强酸、强碱、有机磷、氰化物、一氧化碳、生物性毒素、某些药物等	致病性与化学物质本身的浓度和强度、作用的部位和时间、机体的吸收程度和功能状态等有关
营养性因素	维生素、钙、碘、磷、蛋白质、脂肪等，如长期过量摄入高热量食物可引起肥胖病，蛋白质缺乏可引起营养不良和免疫功能低下等	营养过度或不足都可引起疾病
免疫性因素	当机体免疫系统对抗原刺激发生异常反应时可发生各种疾病	常引起自身免疫性疾病（如系统性红斑狼疮、溃疡性结肠炎）、变态反应性疾病（如支气管哮喘）和免疫缺陷病（如艾滋病）
遗传性疾病	遗传物质变化（基因突变或染色体畸变）可引起某些疾病的发生	如遗传性疾病（21-三体综合征、血友病等）和遗传易感性疾病（高血压病、糖尿病、精神分裂症等）都与遗传因素有着直接和密切的关系
先天性因素	某些引起胚胎发育紊乱的因素，如风疹病毒、射线、微波、某些化学物质或药物等	干扰胎胎的正常发育而导致先天性畸形
精神、心理因素	精神、心理因素通过机体内部调节机制而影响器官、系统的功能状态	长期紧张性刺激会导致消极情绪的产生，进而引起身心疾病。如长期焦虑、恐惧、愤怒等与神经官能症、溃疡病、高血压病的发生、发展有关
自然因素	包括气候条件、地理环境、水土特点等	常会诱发过敏性疾病、消化道症状
社会因素	人们的精神状态、工作和生活条件、医疗保健、社会政策及文化教育等	
生活方式因素	生活无规律、起居不定时、饮食不节、嗜烟嗜酒都会有损健康，引起疾病	生活方式是人们长期受一定文化、民族、经济、社会、风俗，特别是家庭影响而形成的生活习惯、生活制度和生活意识。一旦对健康产生负面影响往往是长期作用的结果

第二节　影响健康的生物因素

一、微生物因素

微生物是广泛存在于自然界中的一类肉眼看不见或看不清，必须借助光学显微镜或电子显微镜才能观察到的微小生物。

微生物的种类繁多，根据微生物的进化水平和各种性状上的明显差别，可把微生物分为原核微生物、真核微生物和非细胞微生物三大类。

（1）原核微生物　有细胞结构；细胞核分化程度较低，仅有核质，没有核膜与核仁；细胞器不完整。这类微生物种类众多，有细菌、螺旋体、支原体、衣原体、立克次体和放线菌。

（2）真核微生物　有细胞结构；细胞核分化程度较高，有核膜、核仁和染色体；细胞质内有完整的细胞器。真菌属于此类微生物。

（3）非细胞微生物　体积微小，能通过除菌器。没有典型的细胞结构，亦无产生能量的酶系统，只能在活细胞内生长繁殖。病毒属于此类微生物。

微生物的特点总结如下。

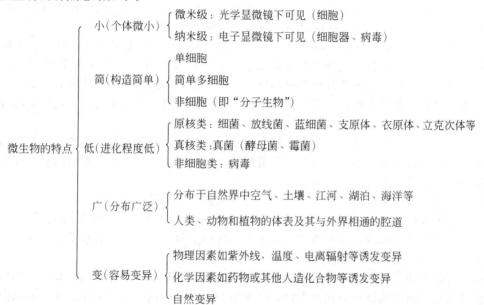

绝大多数微生物对人类和动物、植物的生存是有益和必需的。自然界中氮、碳、硫等多种元素循环是依靠微生物的代谢活动来进行的。例如空气中的大量氮气只有依靠微生物的作用才能被植物吸收，土壤中的微生物能将动物、植物蛋白质转化为无机含氮化合物，以供植物生长的需要，而植物又为人类和动物所利用。没有微生物，植物不能代谢，人和动物也难以生存。

微生物在各行各业有广泛的应用。医学上用微生物生产的菌苗、疫苗及活菌制剂等可以用于疾病的防治或保健。农业上微生物可以用于制造菌肥、植物生长激素等。工业上用于制药、酿酒、制醋、冶金等；环保中用于降解污水中的有毒物质。

有一小部分微生物能引起人类或动物、植物的病害，这些具有致病性的微生物被称为病原微生物。

许多寄生人类和动物腔道中的微生物，在正常情况下是无害的，而且有的还具有拮抗外来菌的侵袭和定居以及提供人类必需的营养物质（如多种维生素和氨基酸等）的作用。

有些微生物在正常情况下不致病，而在特定条件下可引起疾病，称为条件性病原微生物或条件致病菌。

二、人体正常菌群

1. 人体常见的微生物群

胎儿是无菌的，出生后与周围环境密切接触，使微生物快速移居。极大多数定居于人体的微生物属正常菌群。寄居于人体各部位的正常菌群见表19-2。

表19-2　人体最常见的正常菌群

寄居部位	需氧或兼性厌氧菌	厌氧菌
皮肤	表皮葡萄球菌、类白喉杆菌、非致病性分枝杆菌	丙酸杆菌、消化链球菌
呼吸道	链球菌、奈瑟菌、放线菌、白色念珠菌、肺炎链球菌、金黄色葡萄球菌、脑膜炎球菌	消化链球菌、韦荣菌、梭杆菌
消化道	肠道杆菌、肠球菌、葡萄球菌、沙门菌	双歧杆菌、优杆菌、梭杆菌、类杆菌、产气荚膜杆菌
泌尿生殖道	类白喉杆菌、大肠杆菌、白假丝酵母	乳酸杆菌、消化链球菌

正常菌群与人体极为密切，其生理作用有：

（1）生物拮抗作用　正常菌群与黏膜上皮细胞紧密结合，形成一层生物膜或膜菌群，或产生大量的乳酸等，可抑制病原菌繁殖，对机体起保护作用。

（2）营养作用　微生物在生命活动过程中，能合成维生素类物质供人体使用。在抗生素的应用过程中，由于抑制某些肠道杆菌的生长，可出现维生素B与维生素K的缺乏。许多动物，如啮齿类的兔、犬等都有食粪的习惯。食粪是在长期进化过程中形成的一个靠自身或其他动物大便补充由微生物合成营养的一种方式。食粪现象证明正常菌群对其宿主的营养起了十分重要的作用

（3）免疫作用　正常菌群的免疫作用十分复杂，可以刺激机体产生抗体，对某些病原菌有一定程度的抑制或杀灭作用；由于正常菌群的刺激，促进了宿主免疫器官的发育成熟。

2. 条件致病菌的主要致病条件

正常菌群的寄宿条件一旦发生改变，即可能致病，成为条件致病菌。

（1）定居移位　正常菌群离开定居部位向周围转移。有上呼吸道细菌向下呼吸道转移；下消化道菌向上消化道或泌尿道转移；泌尿道菌转移至肾等。例如大肠杆菌进入泌尿道，或通过手术进入腹腔，分别引起尿路感染、腹膜炎。

（2）菌群失调　长期使用抗生素治疗感染性疾病的过程中，敏感菌大量死亡，不敏感菌乘机大量繁殖，正常菌群间的比例失调，产生新的感染，引起一系列临床表现，称菌群失调症或二重感染。二重感染以金黄色葡萄球菌、革兰阴性杆菌和白色念珠菌多见。

（3）免疫功能低下　某些慢性疾病、肿瘤等患者，机体免疫功能低下；应用大量皮质激素、抗肿瘤药物、放射治疗等，可造成全身免疫功能下降，致使某些正常菌群引起内源性感染，严重者致败血症死亡。

三、细菌的形态结构及其功能

细菌有相对稳定的形态与结构，经过适当的染色处理，利用光学显微镜和电子显微镜可对细菌细胞进行形态和结构的观察。最重要的染色方法是革兰染色法。各种细菌经革兰染色法染色后，能区分成两大类，一类最终染成紫色，称革兰阳性细菌（G^+），另一类被染成红色，称革兰阴性细菌（G^-）。

（一）细菌大小形态

细菌是一类细胞细短、结构简单、胞壁坚韧、多以二分裂方式繁殖和水生性较强的原核生物。

细菌的形态极其简单，基本上只有球状、杆状和螺旋状三大类，仅少数为其他形状。在自然界中，以杆菌最常见，球菌次之，而螺旋状最少（图19-1）。

（二）细菌的结构功能

细菌的结构对细菌的生存、致病性和免疫性等均有一定作用。习惯上把一个细菌生存不

可缺少的或一般细菌通常具有的结构称为基本结构，包括细胞壁、细胞膜、细胞质和核区等。把部分细菌才有的或某些细菌在一定条件下才能形成的特有结构称为特殊结构，主要有鞭毛、菌毛、性菌毛、荚膜和芽孢等（图19-2）。

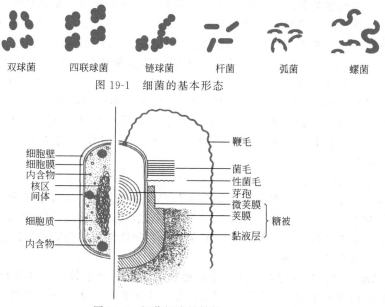

葡萄球菌　　双球菌　　四联球菌　　链球菌　　杆菌　　弧菌　　螺菌

图 19-1　细菌的基本形态

图 19-2　细菌细胞的结构

1. 基本结构

（1）**细胞壁**　位于细胞最外层，是一层较厚、具有坚韧性和弹性、质量均匀的网状结构，可承受细胞内强大的渗透压而不破坏。细胞壁的主要成分为肽聚糖，又称为黏肽，具有固定细胞外形和保护细胞不受损伤等多种生理功能。

细菌细胞壁除了绝大多数以肽聚糖为基本成分外，在 G^+ 细菌、G^- 细菌中还有自己的特点（图19-3）。

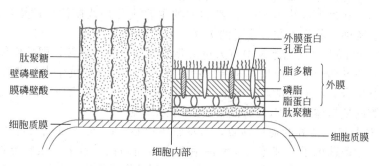

图 19-3　G^+ 细菌、G^- 细菌细胞壁的比较

① G^+ 细菌的细胞壁。G^+ 细菌的细胞壁的特点是厚度大，约 $20\sim80nm$；化学组分简单，一般含肽聚糖和磷壁酸。

肽聚糖含量丰富，有 $15\sim50$ 层，每层厚度 1nm，约占细胞壁干重的 $50\%\sim80\%$。肽聚糖是细菌细胞壁中的特有成分。现以金黄色葡萄球菌的肽聚糖为例作介绍。从图19-3可知，每一肽聚糖单体由三部分组成：a. 双糖单位。由一个 N-乙酰葡糖胺通过 β-1,4-糖苷键与另一个 N-乙酰胞壁酸相连。b. 四肽侧链。是由 4 个氨基酸分子连接而成。c. 肽桥。在金黄色葡萄球菌中，肽桥为甘氨酸五肽，它起着连接前后两个四肽分子的"桥梁"作用。这种肽聚糖网格状分子交织成一个致密的网套覆盖在整个细胞上。

凡能破坏肽聚糖结构或抑制其合成的物质，都能损伤细胞壁而使细菌变形或杀伤细菌，例如溶菌酶能切断肽聚糖中 N-乙酰葡萄糖胺和 N-乙酰胞壁酸之间的 β-1,4-糖苷键，破坏肽聚糖支架，引起细菌裂解。青霉素和头孢菌素能与细菌竞争合成胞壁所需的转肽酶，抑制四肽侧链与五肽桥之间的联结，使细菌不能合成完整的细胞壁，可导致细菌死亡。人和动物细胞无细胞壁结构，亦无肽聚糖，故溶菌酶和青霉素对人体细胞均无毒性作用。

② G⁻ 细菌的细胞壁。G⁻ 细菌的细胞壁的特点是细胞壁较薄，约 10～15nm；有 1～2 层肽聚糖，约占细胞壁干重的 5%～20%。结构比较复杂，细胞壁肽聚糖层的外侧有外膜。

外膜是 G⁻ 细菌细胞壁所特有的结构，它位于细胞壁的最外层，化学成分为脂多糖、磷脂和若干外膜蛋白。脂多糖，是位于 G⁻ 细菌的细胞壁最外层的一层较厚的类脂多糖类物质，由类脂 A、核心多糖和 O-特异侧链三部分组成。其中类脂 A 是 G⁻ 病原菌致病物质内毒素的物质基础。

③ 革兰染色法及原理

a. 染色步骤。在固定的标本上，先用结晶紫进行初染，再加碘媒染，形成的结晶紫-碘复合物不溶于水而溶于乙醇，此时细菌均被染成深紫色。然后用 95% 乙醇脱色，再加稀释番红复染。不被乙醇脱色而呈紫色的细菌为革兰阳性细菌；而紫色被乙醇脱去，被番红染成红色的细菌为革兰阴性菌。

b. 原理。经结晶紫初染、碘媒染后形成的复合物分子较大，并结合在肽聚糖上。由于革兰阳性细菌细胞壁较厚、肽聚糖网层次多、交联致密，遇乙醇处理时，因脱水而使网孔变小，再加上它脂质少，故乙醇的处理不会溶出缝隙，结晶紫-碘复合物不会渗出，留在壁内，保持紫色。而革兰阴性细菌的细胞壁薄、外膜层脂质含量高、肽聚糖层次少、交联度差，遇乙醇脱色时，外膜迅速溶解，细胞壁通透性增加，结晶紫-碘复合物渗出，细胞退成无色，再用番红复染则变成红色。

(2) 细胞膜　细胞膜是一层紧贴在细胞壁内侧，包围着细胞质的柔软、脆弱、富有弹性的半透性薄膜，由磷脂和蛋白质组成。细胞膜的生理功能详见第一章第二节。

(3) 细胞质和内含物　细胞质是被细胞膜包围的除核区以外的一切半透明、胶状体、颗粒体物质的总称。其含水量约为 80%。细胞质的主要成分是核糖体、贮藏物、酶类、中间代谢物、质粒、各种营养物质和大分子的单体等。

① 核糖体。电镜下可见到胞浆中有大量沉降系数为 70S 的颗粒，即核糖体。细菌的 70S 核糖体由 50S 和 30S 两个亚基组成，是合成蛋白质的场所。有些抗生素如链霉素能与细菌核糖体的 30S 亚基结合，红霉素能与 50S 亚基结合，从而干扰细菌蛋白质的合成而导致细菌的死亡；真核细胞的核糖体为 80S，因此对人体细胞无影响。

② 质粒。这是染色体外的遗传物质，为双股环状 DNA。分子量比染色体小，可携带某些遗传信息，例如耐药因子、细菌素及性菌毛基本均编码在质粒上。质粒能进行独立复制，失去质粒的细菌仍能正常存活。质粒可通过接合、转导作用等将有关性状传递给另一细菌。

③ 胞浆颗粒。大多数为营养贮藏物，较为常见的是贮藏高能磷酸盐的异染颗粒，嗜碱性较强，用特殊染色法可以看得更清晰。

(4) 核区　是细菌的遗传物质，决定细菌的遗传特征。细菌的核质是由双股 DNA 组成的单一的一根环状染色体反复回旋盘绕而成，集中在细胞浆的某一区域，多在菌体中部。在普通光学显微镜下可以看见，一般呈球状、棒状或哑铃状。它与真核细胞的细胞核不同点在于四周无核膜，故不成形，也无组蛋白包绕。一个菌体内一般含有 1～2 个核质。

2. 特殊构造

(1) 荚膜　包被于某些细菌细胞壁外的一层厚度不定的透明胶状物质。荚膜按其有无固定层次、层次厚薄又可细分为大荚膜、微荚膜、黏液层、菌胶团等数种（图 19-2）。

荚膜能保护细菌免遭吞噬细胞的吞噬和消化作用，因而与细菌的毒力有关。荚膜能贮留水分使细菌能抗干燥，并对其他因子（如溶菌酶、补体、抗体、抗菌药物等）的侵害有一定抵抗力。

（2）鞭毛　生长在某些细菌表面的长丝状、曲波的蛋白质附属物。鞭毛的长度常超过菌体若干倍。不同细菌的鞭毛数目、位置和排列不同（图 19-4）。

鞭毛是细菌的运动器官，往往有化学趋向性，常朝向有高浓度营养物质的方向移动，而避开对其有害的环境。

（3）菌毛　菌毛是许多 G⁻ 细菌菌体表面遍布的比鞭毛更为细、短、直、硬、多的丝状蛋白附属器，也叫做纤毛。其化学组成是菌毛蛋白，菌毛与运动无关，在光镜下看不见，使用电镜才能观察到。菌毛可分为普通菌毛和性菌毛两种。

① 普通菌毛。具有黏着细胞（红细胞、上皮细胞）和定居各种细胞表面的能力，它与某些细菌的致病性有关。无菌毛的细菌则易被黏膜细胞的纤毛运动、肠蠕动或尿液冲洗而被排除，失去菌毛，致病力亦随之丧失。

② 性菌毛。有的细菌还有 1～4 根较长的性菌毛，比普通菌毛粗，中空呈管状。性菌毛能在细菌之间传递 DNA，细菌的毒性及耐药性即可通过这种方式传递，这是某些肠道杆菌容易产生耐药性的原因之一。

（4）芽孢　某些细菌在其生长发育后期，在细胞内形成的一个圆形或椭圆形、厚壁、含水量低、抗逆境能力强的休眠构造（图 19-5）。

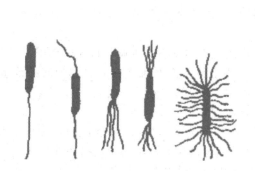
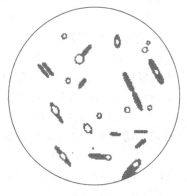

图 19-4　细菌和鞭毛　　　　　　图 19-5　细菌和芽孢

产芽孢的细菌主要有芽孢杆菌属（如炭疽杆菌）及梭状芽孢杆菌属（如破伤风杆菌、气性坏疽病原菌）。

芽孢一般只在动物体外才能形成，并受环境影响，当营养缺乏，特别是碳源、氮源或磷酸盐缺乏时，容易形成芽孢。不同细菌形成芽孢还需不同的条件，如炭疽杆菌须在有氧条件下才能形成芽孢。芽孢并非细菌的繁殖体，而是处于代谢相对静止的休眠状态，以维持细菌持久生存。

芽孢含水量少（约 40％），蛋白质受热不易变性。芽孢具有多层厚而致密的胞膜。特别是芽孢壳，无通透性，有保护作用，能阻止化学品渗入。芽孢形成时能合成一些特殊的酶，这些酶比繁殖体中的酶具有更强的耐热性。芽孢核心和皮质层中含有大量吡啶二羧酸（dipicolinic acid，DPA），占芽孢干重的 5％～15％，是芽孢所特有的成分，在细菌繁殖体和其他生物细胞中都没有。DPA 能以一种现尚不明的方式使芽孢的酶类具有很高的稳定性。芽孢形成过程中很快合成 DPA，同时也获得耐热性。

芽孢在自然界分布广泛，因此要严防芽孢污染伤口、用具、敷料、手术器械等。芽孢的抵抗力强，对热、干燥、辐射、化学消毒剂等理化因素均有强大的抵抗力，用一般的方法不易将其杀死。有的芽孢可耐100℃沸水煮沸数小时。杀灭芽孢最可靠的方法是高压蒸汽灭菌。当进行消毒灭菌时往往以芽孢是否被杀死作为判断灭菌效果的指标。

四、影响细菌的致病作用的因素

细菌在人体内寄生、增殖并引起疾病的特性称为细菌的致病性。致病性强弱程度以毒力表示。毒力常用半数致死量（LD_{50}）或半数感染量（ID_{50}）表示。半数致死量是指能引起50％实验动物死亡的细菌量或毒素量。半数感染量指引起50％实验动物感染的细菌量或毒素量。致病菌的致病作用与其毒力、侵入机体的数量、侵入途径及机体的免疫状态密切相关。

（一）细菌的毒力

细菌的毒力由侵袭力和毒素两方面构成。

1. 侵袭力

致病菌能突破宿主防御功能，进入机体并在体内定居、繁殖和扩散的能力，称为侵袭力。侵袭力包括以下几种能力。

（1）黏附和侵入能力　致病菌进入体内，黏附于细胞表面。黏附后，有的致病菌在原处生长繁殖，引起疾病，如霍乱弧菌；有的在胞内生长、产毒，并杀死细胞，如痢疾志贺菌；有的则通过黏膜上皮细胞或细胞间质侵入表层下部组织或血液中进一步扩散。

（2）繁殖与扩散能力　不同的致病菌有不同的繁殖、扩散能力，但主要通过产生一些特殊的酶来完成。

① 透明质酸酶和胶原酶。分别水解机体结缔组织的透明质酸和胶原蛋白，使组织松散，有利于细菌的扩散。

② 血浆凝固酶。使血浆加速凝固，保护致病菌免受宿主吞噬细胞和抗体的作用。

③ 链激酶。或称链球菌溶纤维蛋白酶，其作用是激活溶纤维蛋白酶原成为溶纤维蛋白酶，水解血浆中的纤维蛋白凝块，有利于致病菌在组织中的扩散。

④ 卵磷脂酶。水解各种组织的细胞，尤其是红细胞。

（3）抵抗宿主防御功能的能力　如淋球菌、流感杆菌等产生 IgA1 蛋白酶，分解 IgA1，降低黏膜表面的免疫作用；金黄色葡萄球菌、链球菌等产生杀白细胞素，损伤吞噬细胞，降低机体的抵抗力；细菌的荚膜具有抵抗吞噬及体液中杀菌物质的作用等。

2. 细菌毒素

按其来源、性质和作用等不同，可分为外毒素和内毒素两种。外毒素是某些细菌在生长繁殖过程中向菌体外分泌的抗原性很强的有毒蛋白质。外毒素经 0.3％～0.4％甲醛处理后，可失去毒性，但保留其抗原性，称为类毒素。外毒素和类毒素刺激机体免疫系统产生的抗体能消除外毒素的毒性，这种抗体称为抗毒素。内毒素是革兰阴性菌细胞壁的组分之一，其化学成分为脂多糖，活菌不释放，只有当菌体自溶或人工使细菌裂解后才释放。

（1）外毒素　外毒素与细胞表面受体结合，形成复合物，由细胞内吞进入胞质发挥作用。作用方式分为：

① 细胞毒。如白喉外毒素抑制蛋白质合成，引起细胞死亡。

② 神经毒。如肉毒杆菌毒素能阻断胆碱能神经末梢递质（乙酰胆碱）的释放，麻痹运动神经末梢，出现眼及咽肌等的麻痹。

③ 肠毒素。如霍乱弧菌使肠液分泌增加，引起腹泻。

（2）内毒素　内毒素对组织细胞的选择性不强，不同革兰阴性细菌的内毒素引起的病理变化和临床症状大致相同，主要有：

① 发热反应。内毒素作为外源性致热原（即热原质），诱导吞噬细胞产生内源性致热原，在内源性致热原的刺激下，下丘脑释放前列腺素，作用于体温调节中枢，使调定点上升，机体产热增加，散热减少，引起机体发热。阿司匹林和对乙酰氨基酚等解热镇痛抗炎药即通过抑制前列腺素的合成而起到降低体温的作用。

② 糖代谢紊乱。先发生高血糖，转而为低血糖，大量糖原消耗，可能与肾上腺素大量分泌有关。

③ 白细胞反应。细菌释放的内毒素或直接注射脂多糖，由于其黏附于组织毛细血管床，早期出现白细胞下降。1～2h后，由于其刺激骨髓释放白细胞，因此白细胞明显增加。

④ 中毒性休克。内毒素激活了血管活性物质（5-羟色胺、激肽释放酶与激肽）的释放。末梢血管扩张，通透性增高，静脉回流减少，心脏输出量减低，导致低血压并可发生休克。因重要器官（肾、心、肝、肺与脑）供血不足而缺氧，有机酸积聚而导致代谢性酸中毒。

⑤ 弥散性血管内凝血（DIC）。是革兰阴性菌败血症的严重表现。毒素能活化凝血系统的XII因子，当凝血作用开始后，使纤维蛋白原转变为纤维蛋白，造成DIC；由于血小板与纤维蛋白原大量消耗，以及内毒素活化胞浆素原为胞浆素，分解纤维蛋白，进而产生出血倾向。

外毒素和内毒素的比较见表19-3。

表 19-3　外毒素和内毒素的比较

比较项目	外毒素	内毒素
产生菌	革兰阳性菌、革兰阴性菌	革兰阴性菌
化学成分	蛋白质	脂多糖
释放时间	由活菌随时分泌，少数由细菌裂解释放	死菌溶解后释放
抗原性	完全抗原，抗原性强，产生抗毒素	不完全抗原，抗原性弱或无
毒性	强	弱
热稳定性	相对不稳定，60℃、30～60min 破坏	相对稳定，160℃、2～4h 破坏
引起宿主发热	通常不引起发热	引起发热
制成类毒素	甲醛处理脱毒为类毒素	不能制成类毒素
存在状态	细胞外，游离	结合在细胞壁上
举例	白喉毒素、破伤风毒素、链球菌红疹毒素、葡萄球菌肠毒素、霍乱弧菌肠毒素、大肠杆菌肠毒素等	沙门杆菌、志贺菌、奈瑟球菌、大肠杆菌等革兰阴性菌产生的内毒素

（3）外毒素、类毒素和抗毒素的关系

（二）细菌侵入的数量

病原微生物引起感染，除必须有一定毒力外，还必须有足够的数量和适当的侵入门径。有些病原菌毒力极强，极少量的侵入即可引起机体发病，如鼠疫杆菌，有数个细菌侵入就可发生感染。而对大多数病原菌而言，需要一定的数量才能引起感染，少量侵入则易被机体防御功能所清除。

（三）细菌侵入的门径

病原菌的侵入部位也与感染发生有密切关系，多数病原菌只有经过特定的门户侵入，并在特定部位定居繁殖，才能造成感染。如痢疾杆菌必须经口侵入，定居于结肠内，才能引起疾病。而破伤风杆菌只有经伤口侵入，厌氧条件下在局部组织生长繁殖，产生外毒素，才能引发疾病，若随食物吃下则不能引起感染。

（四）机体的免疫力

同种生物的不同个体，当他们与同样的病原体接触后，有的患病，而有的安然无恙，其原因在于不同个体间的免疫力不同。机体的免疫力包括非特异性免疫和特异性免疫，概括如下。

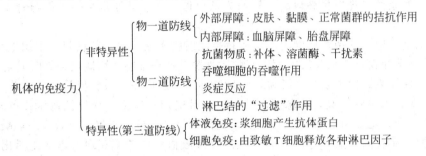

（五）环境因素

感染的发生与发展除了取决于上述致病菌的毒力、数量、侵入门径和宿主的免疫力外，还取决于对上述因素都有影响的环境因素。良好的环境因素有助于提高机体的免疫力，也有助于限制、消灭自然疫源和控制病原体的传播。

另外，常见致病菌和部分条件致病菌也可污染环境，并常以环境为媒介感染人类。

五、细菌感染的过程

（一）感染的概念

病原菌在一定条件下，突破机体防御功能侵入机体，引起不同程度的病理过程称为感染。

（二）感染的来源和传播方式

1. 外源性感染

指来自宿主体外的病原体的感染，其传染源是患者、带菌者或患病带菌的动物，其传播途径有：①呼吸道感染。流脑、肺结核、百日咳等呼吸道传染病的患者或带菌者通过咳嗽、打喷嚏、大声说话时喷出的飞沫经呼吸道感染他人。②消化道感染。伤寒、细菌性痢疾、霍乱等消化道传染病的患者、带菌者的粪便或动物粪便污染的食物经消化道感染，苍蝇是消化道传染病的重要媒介。③接触感染。淋球菌可通过人与人的密切接触感染。④创伤感染。葡萄球菌、链球菌等化脓菌可通过皮肤、黏膜的细小损伤侵入机体，破伤风杆菌需侵入厌氧伤口才引起感染。⑤节肢动物媒介感染。通过节肢动物叮咬引起感染，如人类鼠疫由鼠蚤传播。⑥多途径感染。有些细菌如结核杆菌、炭疽芽孢杆菌可通过多种途径侵入机体。

2. 内源性感染

指自身体内的微生物引起的感染。引起内源性感染的细菌多为正常菌群中的条件致病菌。

（三）感染的发展和结局

由于病原菌、机体与环境三方面的力量或影响大小不一样，因此感染的结局也不一样，取决于细菌的致病性与机体免疫力在一定条件下相互斗争的结果。可出现隐性感染、潜伏感染和显性感染，各类感染均可发展成带菌状态。

1. 隐性感染

机体的免疫力很强，而致病菌的数量少，毒力相对弱，感染后只引起机体的轻微损害，且很快将致病菌消灭，不出现明显的临床表现，称为隐性感染。隐性感染后，机体获得特异性免疫力，亦可携带致病菌成为重要传染源。

2. 潜伏感染

机体与致病菌都有一定的优势，相互作用过程中长期处于相持状态，致病菌被限制在一定范围内，一旦抵抗力下降，致病菌大量繁殖就会致病。

3. 显性感染

机体抗感染的免疫力较弱或入侵的细菌毒力强、数量多，引起的病理损伤严重，出现明显的临床症状，称为显性感染。显性感染根据病情缓急分为：

（1）急性感染　发病急，病程较短，只有数日至数周，如流脑、霍乱。

（2）慢性感染　发病缓慢，病程较长，可达数月至数年，如结核、麻风。

显性感染按感染部位及性质可分为：

（1）局部感染　病原菌侵入机体后，局限在一定部位生长繁殖引起病变，如金黄色葡萄球菌引起的疖。

（2）全身感染　病原菌或其毒性产物进入血流，向全身扩散，引起全身症状。临床上常见的有毒血症、菌血症、败血症、脓毒血症和带菌状态。

① 毒血症。病原菌侵入局部组织生长繁殖后，产生的外毒素进入血液，病原菌不进入血液。外毒素经血液循环到达易感组织和细胞，产生特殊的毒性症状。如破伤风等。

② 菌血症。病原菌由局部进入血液，但未在血液中大量繁殖，通过血液循环到达体内适宜部位进行繁殖而致病。如伤寒的早期。

③ 败血症。病原菌进入血液后，在血液中大量繁殖，产生毒性代谢产物，引起严重的全身中毒症状，如铜绿假单胞菌感染。

4. 带菌状态

病原菌在显性感染或隐性感染后未被消灭，而在体内继续留存一定时间，与人体免疫力处于相对平衡状态，为带菌状态，该机体称带菌者。带菌者经常或间歇排出病原菌，成为重要传染源之一。如伤寒、白喉等。

六、抗菌药物简介

（一）相关术语

（1）抗菌谱　抗菌药物的抗菌范围，称为抗菌谱。抗菌谱窄，称为窄谱抗菌药。抗菌范围广泛，称为广谱抗菌药。

（2）抗菌活性　抗菌活性是指药物抑制或杀灭微生物的能力。

（3）化疗指数　理想的化疗药物一般具有对宿主体内病原微生物有高度选择性的毒性，而对宿主无毒性或毒性很低。化疗指数愈大，表明药物的毒性愈小，疗效愈大，临床应用的价值也可能愈高。化疗指数的高低一般用半数致死量（LD_{50}）和半数有效量（ED_{50}）之比来衡量。

（4）细菌的耐药性　又称抗药性，一般是指细菌与药物多次接触后，对药物的敏感性下降甚至消失，致使药物对耐药菌的疗效降低或无效。

（二）抗菌药物的种类

抗菌药物主要包括微生物的代谢产物——抗生素，以及化学合成药。

1. 抗生素的种类

① β-内酰胺类（青霉素、头孢菌素等）。

② 大环内酯类（红霉素、螺旋霉素、阿奇霉素等）。

③ 氨基糖苷类（链霉素、庆大霉素、阿米卡星等）。

④ 四环素类（四环素、金霉素、土霉素等）。

⑤ 氯霉素。

⑥ 林可霉素和克林霉素。

⑦ 多肽类抗生素（万古霉素、多黏菌素类、杆菌肽等）。

⑧ 利福霉素。

2. 化学合成抗菌药

① 磺胺类（磺胺甲噁唑、磺胺嘧啶等）。

② 喹诺酮类（诺氟沙星、氧氟沙星、环丙沙星等）。

③ 硝基呋喃类（呋喃妥因、呋喃唑酮等）。

④ 硝基咪唑类（甲硝唑和替硝唑）。

（三）抗菌药物的作用机制

1. 影响细菌细胞壁合成

万古霉素、杆菌肽、青霉素和头孢菌素等抗生素可以从不同环节抑制细菌细胞壁的合成，导致细菌细胞壁缺损，使环境中水分不断渗入，致使细菌膨胀、变形，在自溶酶影响下，细菌破裂溶解而死亡。

2. 影响细胞膜的通透性

多黏菌素类、制霉菌素和两性霉素 B 等多烯类抗生素能使细胞膜通透性增加，菌体内的蛋白质、核苷酸、氨基酸、糖和盐类等外漏，从而使细菌死亡。

3. 抑制蛋白质合成

氯霉素、四环素、氨基糖苷类、林可霉素和大环内酯类等多种抗生素能抑制细菌的蛋白质合成。

4. 抑制核酸代谢

细菌的核酸包括 DNA 和 RNA。喹诺酮类药物能抑制 DNA 的合成。利福平能抑制以 DNA 为模板的 RNA 多聚酶。

5. 影响叶酸代谢

磺胺类与甲氧苄啶（TMP）可分别抑制二氢叶酸合成酶与二氢叶酸还原酶，妨碍叶酸代谢，最终影响核酸合成，从而抑制细菌的生长和繁殖。

细菌结构与抗菌药作用部位示意图见图 19-6。

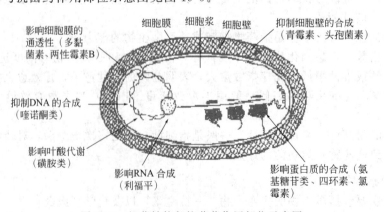

图 19-6 细菌结构与抗菌药作用部位示意图

七、病毒

病毒是一类个体微小、结构简单、由单一核酸和蛋白质等少数几种成分组成的、必须在活细胞内寄生并以复制的方式增殖的"非细胞生物"。

病毒在医学微生物中占有十分重要的地位。在微生物引起的疾病中，由病毒引起的约占75％。常见的病毒性疾病有病毒性肝炎、流行性感冒、腹泻、艾滋病等，不仅传染性强、流行广泛，而且很少有特效药物。除急性传染病外，病毒还可引起持续性感染，有的病毒还与肿瘤及自身免疫病的发生密切相关，因此病毒已成为多学科关注的热点。

（一）病毒的大小与形态

病毒是最微小、结构最简单的微生物。病毒颗粒很小，它们的直径多数在100nm左右。绝大多数病毒必须用电子显微镜放大数千倍到数万倍才能观察。

各种病毒的形态不一，大多数人类和动物病毒为球形，植物病毒多为杆形，微生物病毒呈蝌蚪形（图19-7）。

（二）病毒的构造

我们把成熟的、结构完整的和有感染性的单个病毒称为病毒粒。病毒粒的基本成分是核酸和蛋白质。核酸位于中心，蛋白质包围在核心周围，形成衣壳。核心和衣壳构成核衣壳。有些较复杂的病毒，其核衣壳外还被一层含蛋白质或糖蛋白的类脂双层膜覆盖，这层膜称包膜。

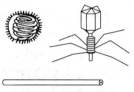

图19-7　病毒的形态

（三）病毒的致病性

病毒通过多种传播途径进入机体后，吸附于易感细胞表面，被细胞吞饮而入胞。在细胞内，由病毒增殖引起细胞溶解，或由病毒诱导出现变态反应和炎症反应损伤组织。病毒感染的结果取决于病毒与宿主之间力量的对比。

1. 病毒的传播途径

（1）水平传播　指病毒在人群个体之间的传播方式。主要通过呼吸道、消化道或皮肤黏膜等途径进入人体，引起局部感染，亦可扩散至邻近组织和淋巴系统并进入血流，引起病毒血症，再经血流扩散至更多的器官和组织，继续增殖后再次入血，引起第二次病毒血症，最终扩散至靶器官，产生典型病变和临床表现。

（2）垂直传播　通过胎盘或产道，病毒直接由亲代传给子代的方式。可致死胎、流产、早产或先天性畸形。表19-4列举了较为常见的病毒感染的传播方式。

表19-4　病毒感染的传播方式

感染途径	传播方法及媒介	病毒种类
呼吸道	空气飞沫、痰、唾液	流感、副流感、腺病毒、鼻病毒、麻疹、水痘及腮腺炎等病毒
消化道	饮食（粪便污染）	脊髓灰质炎、甲肝病毒及其他肠道病毒
经皮肤(虫媒)感染	昆虫叮咬、动物咬伤、注射输血、刺破皮肤	脑炎等虫媒病毒、狂犬病病毒、疱疹病毒、乙型及丙型肝炎病毒、人免疫缺陷病毒
眼及泌尿生殖道感染	面盆、澡盆、毛巾、分娩、尿	单纯疱疹病毒、腺病毒、巨细胞病毒、人免疫缺陷病毒、乙型肝炎病毒
胎盘或产道	经胎盘或出生时经产道感染	风疹病毒、巨细胞病毒、单纯疱疹病毒、水痘-带状疱疹病毒

2. 病毒的致病机制

病毒对细胞的致病作用主要包括病毒感染细胞直接引起细胞的损伤和免疫病理反应。

（1）直接损害宿主细胞　病毒损害宿主细胞的方式因病毒种类不同而异。

① 杀细胞效应。即病毒在细胞内增殖引起细胞溶解死亡。

② 细胞膜改变。a. 引起感染细胞与未感染细胞融合，病毒从感染细胞进入邻近正常细胞，形成多核巨细胞；b. 细胞膜出现新抗原；c. 细胞膜通透性异常。

③ 细胞转化。某些病毒 DNA 或片段整合到宿主细胞中，使宿主细胞遗传性改变，甚至发生恶性转化，成为肿瘤细胞；某些病毒的基因或其代谢物启动细胞癌基因而致细胞癌变。

④ 细胞凋亡。近年研究发现，多种病毒是引起细胞凋亡的诱导因子，已证明疱疹病毒、反转录病毒等在感染细胞培养中可致细胞凋亡。

（2）引起免疫病理损伤　有些病毒感染后，宿主细胞膜上抗原改变。出现特异性新抗原，可刺激机体产生相应的抗体和效应 T 细胞，从而引起病理性免疫应答，导致组织细胞损伤和破坏。

（四）环境中的病毒

空气、水、土壤、食品等各种外环境均可作为病毒的生存环境，并成为传播疾病的媒介。

（1）空气中病毒　室内空气中可能存在来自人体的某些病毒，例如流感病毒、鼻病毒、腮腺炎病毒、麻疹病毒、天花病毒、水痘病毒、风疹病毒、腺病毒等。室外空气中病毒多来自污水喷灌时引起的空气污染，以肠道病毒为主。

（2）水中病毒　水中病毒主要来自人、畜的粪便及污水等，多为肠道内病毒，亦可来自土壤。在水生系统中，病毒可吸附在悬浮固体物上，大多数固体物附着病毒具有感染性。病毒沉到底泥中而达到高度蓄积，淤泥对其有保护作用。

（3）土壤中病毒　土壤中病毒可吸附于颗粒内而延长存活时间，在土壤中可存活长达170 天。脊髓灰质炎病毒在污水灌溉的土壤中冬季可存活 96 天，夏季可存活 11 天，灌溉停止后 23 天仍可在该土壤种植的蔬菜叶面上检出。沙壤土对污水中病毒的滤除率可达到99.9％，pH 值增高也可使吸收的病毒释放出来。

（4）食品中病毒　经食品传播的病毒性疾病主要是甲型肝炎和胃肠炎，其他肠道病毒也常在食品中分离出来，但通过食物传播的证据尚未找到。许多疾病与食用贝类有关，这是由于贝类生存场所常为污染的海洋，贝类常泵入大量港湾水而起过滤、浓缩微生物的作用，它们的食用方式也常为生食或半熟食。

（五）病毒感染的预防与治疗

1. 免疫学防治

（1）人工自动免疫　目前常用的疫苗有减毒活疫苗（脊髓灰质炎疫苗、麻疹疫苗、流感疫苗及甲型肝炎疫苗等）和灭活疫苗（如乙型脑炎疫苗、狂犬病疫苗等），此外，还有亚单位疫苗（如乙型肝炎血源疫苗）、多肽疫苗及基因工程疫苗。

（2）人工被动免疫　常用的生物制剂有胎盘球蛋白、丙种球蛋白、转移因子等。可用于某些病毒性疾病的紧急预防。

2. 药物和生物制剂治疗

（1）化学药剂　由于病毒只能在细胞内增殖，故对病毒有效的化学药剂多数对机体细胞有一定损坏作用，因此尚不能广泛应用于临床。目前疗效较好、毒性较小的药物有盐酸金刚烷胺、阿糖腺苷、阿昔洛韦、更昔洛韦以及碘苷等。

（2）干扰素及干扰素诱生剂　干扰素具有广谱抗病毒作用，不良反应较少，对某些病毒性疾病的预防有较好的效果，如疱疹性角膜炎、疱疹性脑炎、乙型脑炎等。干扰素诱生剂如聚肌胞（Ploy I：C）对乙型肝炎等有一定疗效。

（3）中草药　常用的有大青叶、板蓝根、贯众等，对某些病毒性疾病有一定作用。

八、其他病原微生物

（一）病原性真菌

真菌是一类真核微生物，具有典型的细胞核和完善的细胞器。真菌广泛分布于自然界，种类繁多，约有 10 万种，多数对人体无害，仅少数对人体有害，约 300 余种，称病原性真菌。近年来真菌感染明显上升，这与滥用抗生素引起菌群失调和应用激素、抗癌药物导致免疫低下有关，应引起注意。

1. 真菌的基本性状

真菌的细胞较大，比细菌大几倍至几十倍，构造复杂，有细胞膜、细胞质、细胞核（真核）和许多执行特殊生理功能的细胞器，有的种类还有细胞壁、鞭毛和纤毛等特殊构造。

真菌分单细胞真菌和多细胞真菌。前者细胞呈圆形或椭圆形，称酵母菌。后者可生成菌丝与孢子，交织成团，称丝状菌或霉菌。

（1）酵母菌　酵母菌一般泛指能发酵糖类的各种单细胞真菌。在自然界，酵母菌分布很广，约有 500 多种，但只有少数酵母菌能引起人或一些动物的疾病，例如白假丝酵母（白色念珠菌）和新型隐球菌等一些条件致病菌可引起鹅口疮、阴道炎或肺炎等疾病。

（2）丝状真菌——霉菌　霉菌是丝状真菌的一个俗称，意即"会引起物品霉变的真菌"。霉菌在自然界中分布极其广泛。霉菌是植物最主要的病原菌，可引起各种植物的传染性病害。部分真菌也能引起动物和人体的传染病，如皮肤癣症。另有少部分真菌可产生毒性很强的真菌毒素，如黄曲霉毒素等。

2. 真菌的致病性

不同种类的真菌可以不同形式致病，主要通过致病性、条件致病性、变态反应和产真菌毒素等方式危害机体。

（1）致病性真菌感染　主要是外源性真菌感染，可引起皮肤、皮下和全身性真菌感染。

（2）条件致病性真菌感染　主要是内源性真菌感染。念珠菌、隐球菌、曲霉菌和毛霉菌等真菌是人体正常菌群的成员，致病力弱，只有在机体全身与局部免疫力降低或菌群失调的情况下引起感染。如肿瘤、糖尿病及免疫缺陷患者，长期使用广谱抗生素、皮质激素、免疫抑制药和放射治疗等过程中易伴发这类真菌感染，增添了治疗上的困难。

（3）真菌致变态反应性疾病　交链孢霉、着色真菌、曲霉和青霉等可污染环境，引起接触性皮炎、鼻炎、哮喘等变态反应。

（4）真菌性中毒　有些真菌在粮食或饲料上生长，人、畜食后可导致急性或慢性中毒，称为真菌中毒症。引起中毒的可以是真菌本身有毒，但主要是真菌生长后产生的真菌毒素。至今已发现 200 多种真菌毒素，根据其作用的靶器官可分为肝脏毒、肾脏毒、心脏毒、神经毒、造血器官毒、过敏性皮炎毒及其他等七种。

（5）真菌毒素与肿瘤　目前已知 18 种真菌毒素可引起实验动物的恶性肿瘤，其中以黄曲霉和寄生曲霉菌产生的黄曲霉毒素等致癌性最强，可导致大鼠肝癌、肾癌和肺癌。

3. 真菌的免疫性

（1）非特异性免疫　包括皮肤黏膜的屏障作用、正常菌群的拮抗作用和吞噬细胞的吞噬作用。

① 皮肤黏膜的屏障作用。皮肤的皮脂腺分泌的不饱和脂肪酸具有杀真菌作用。学龄前儿童皮脂腺发育不完善，头皮分泌的不饱和脂肪酸较成人少，因而易感染头癣；成人的趾间和足底无皮脂腺，是易发生足癣的原因之一。

② 正常菌群的拮抗作用。正常情况下，机体内正常菌群间存在着生态平衡。例如白色念珠菌是口腔、肠道、阴道的正常菌群成员，正常情况下与其他菌群间互相拮抗而不能大量繁殖。但在并用肾上腺皮质激素、抗代谢药或其他抗肿瘤药时，机体免疫力下降易发生白色念珠菌感染引起的鹅口疮。

长期应用广谱抗生素可破坏正常菌群间的"生态平衡"，致使一些耐药菌和真菌乘机大量繁殖，造成二重感染。

③ 吞噬细胞的吞噬作用。真菌进入机体后，易被单核-巨噬细胞及中性粒细胞吞噬，但被吞噬的真菌并不完全被杀死，甚至仍能在细胞内繁殖，并刺激组织增生，引起细胞浸润，形成肉芽肿，肉芽肿也具有一定的防御作用。

（2）特异性免疫　一般认为真菌感染的恢复主要靠细胞免疫。特异性抗体在真菌感染恢复中也有一定作用。

4. 真菌的防治原则

真菌对人类可致浅部真菌病和深部真菌病。

浅部真菌寄生或腐生于角蛋白组织（表皮角质层、毛发、甲板），引起皮肤癣等，发病率高，危险性小。对于浅部真菌病的预防主要是注意卫生，避免直接或间接与患者接触。治疗主要是局部使用咪康唑等药物。严重的也可考虑口服灰黄霉素、酮康唑等药物，但这些药物对肝、肾等脏器都有一定损伤作用。

深部真菌主要侵犯皮肤深层、黏膜、内脏、脑和骨骼等部位，发病率低，但危害较大，甚至危及生命。引起深部感染的真菌绝大多数是白色念珠菌、隐球菌等条件致病菌。预防着重在提高机体的免疫力与严格掌握免疫抑制药、皮质激素以及广谱抗生素等药物的应用、剂量和疗程。对深部真菌感染目前还缺乏高效、安全的较理想抗真菌药物。两性霉素 B 为最有效药物，但对肾、肝、神经系统等都有一定毒性。氟胞嘧啶毒性较低，但抗真菌谱较窄，易产生耐药性，故常与两性霉素 B 联合应用。酮康唑等吡咯类抗真菌药有较广的抗真菌谱，安全性提高，但抗菌活性较两性霉素 B 明显低。开发高效安全的抗真菌药是当前努力的方向。

（二）放线菌

1. 放线菌属

放线菌是一类主要呈菌丝状生长和以孢子繁殖的陆生性较强的原核微生物。与致病有关的放线菌主要是放线菌属和奴卡菌属。放线菌属在自然界分布广泛，并寄居正常人的口腔、肠道、泌尿生殖道。对人致病的主要是衣氏放线菌、内氏放线菌。

衣氏放线菌是人体正常菌群。当机体免疫功能降低，或拔牙、口腔黏膜损伤时，可发生内源性感染。此菌侵入组织并大量繁殖，导致软组织慢性或亚急性肉芽肿性炎症，病灶中央坏死形成脓肿，并常伴有多发性瘘管，排出带有硫黄样颗粒的脓液。本菌引起的疾病称为放线菌病。病变常见于面颈部，也可侵害肺部（常有吸入史）、腹部（多继发外伤）、盆腔（继发于腹部或宫内避孕）与中枢神经系统。

抗体对放线菌的免疫主要靠细胞免疫，血清中可测出一定量的凝集素、沉淀素等抗体，但对机体无保护作用，也无诊断意义。

预防主要是注意口腔卫生，有牙病或口腔黏膜损伤时要及时治疗。可应用大剂量青霉素做较长时间（6～18 个月）的治疗，以防复发。不能使用青霉素的患者可选用红霉素、四环素或林可霉素。并配合外科清创，切除瘘管及感染组织。脓肿应充分引流，以改变厌氧环境。

2. 奴卡菌属

奴卡菌属广泛分布于土壤，多为腐生性非致病菌。

免疫低下者如白血病、肿瘤或长期使用免疫抑制药者易发生感染。奴卡菌经呼吸道吸入肺部，引起肺炎、肺脓肿或肺空洞等，症状类似肺结核。该菌亦通过血行播散到脑，引起脑膜炎与脑脓肿，也可散播至肾、肝、心包等全身其他部位，引起慢性肉芽肿及瘘管形成。也可经创口侵入皮肤，在皮肤或皮下组织形成结节、脓肿、溃疡、瘘管等损害，好发于下肢。

治疗首选磺胺嘧啶，使用 4～6 个月，也可与四环素、链霉素等抗生素联合应用。并配合外科清创，切除坏死组织，以及支持疗法。

（三）螺旋体

螺旋体是一群细长而柔软、波状或螺旋状、运动活泼、长短不等的原核单细胞微生物。其基本结构与细菌类似，有细胞壁、核质、脂多糖和胞壁酸，以二分裂法繁殖，对抗生素敏感。螺旋体在自然界和动物体中广泛存在，种类很多。分类主要是根据形态划分，以其螺旋的数目、大小、规则的程度及两螺旋间的距离，可分为9个属。对人致病的螺旋体及其所致疾病见表19-5。

表 19-5　致病性螺旋体及其所致疾病

菌　　种	宿主	所致疾病
密螺旋体属		
梅毒螺旋体	人	梅毒
雅司螺旋体	人	雅司
品他螺旋体	人	品他病
钩端螺旋体属		
问号钩端螺旋体	啮齿类动物、家畜	钩端螺旋体病
疏螺旋体属		
伯氏螺旋体	人、动物	莱姆病
杜通疏螺旋体	人	蜱传回归热
回归热疏螺旋体	人	虱传回归热

1. 梅毒螺旋体

梅毒螺旋体是引起人类梅毒的病原体，在性传播疾病中占有重要地位，可长期危害患者的健康。

梅毒螺旋体抵抗力极低，离体后干燥1～2h即死，故血库4℃冰箱中贮存3天的血液即无传染梅毒的危险。加热50℃ 5min即死亡。对化学消毒剂敏感。对青霉素、四环素、红霉素和砷剂都很敏感。

梅毒螺旋体从感染部位（通常是损伤的皮肤和黏膜）到引流的淋巴结，从淋巴结扩散到血流，在该处黏附到细胞表面蛋白上，特别是血管内皮细胞。因此动脉内膜炎是梅毒的主要病变，它能导致动脉内皮细胞瘢痕化，长期作用后，能引起严重的炎症反应，接着就引起广泛的组织坏死。

在自然情况下，梅毒螺旋体只感染人类，人是梅毒的唯一传染源。梅毒可分先天性和后天性两种，前者从母体通过胎盘传给胎儿，后者通过性接触传染。

梅毒是一种性病，应加强性卫生教育。治疗主要用青霉素、四环素、红霉素等。

2. 钩端螺旋体（钩体）

带菌动物为钩体病传染源。目前我国已从50多种动物中检出钩体，其中以鼠类和猪类为主要传染源。感染动物多不发病，钩体可随尿排出体外，污染土壤和水源。人接触疫水，钩体经破损皮肤或黏膜进入机体。钩体具有极强的穿透力，可迅速通过血管壁散布全身。钩体在器官和组织中生长繁殖，裂解后释放各种抗原，刺激机体产生特异性免疫反应，从而引起免疫性损伤。

钩端螺旋体有多种致病物质，包括溶血素、细胞毒因子、内毒素样物质等，均参与机体的损伤。

钩端螺旋体感染后，对同型钩体有牢固免疫力，对异型钩体仅有部分或无免疫力。机体从疾病中恢复主要依靠体液免疫，细胞免疫似乎不起作用。

钩端螺旋体的防治原则主要是消灭传染源、切断传播途径和增强机体抗钩体的免疫力。

疫苗已有全菌体疫苗和外膜亚单位疫苗，可在疫区使用。药物治疗首选青霉素，庆大霉素、四环素和金霉素亦有效。

3. 回归热螺旋体

回归热是一种以周期性反复发作为特征的急性传染病。以节肢动物为传染媒介，病原体有两种：一种是回归热疏螺旋体，以体虱为传播媒介，引起流行性回归热。另一种是杜通疏螺旋体，以蜱为传播媒介，是蜱传型或地方性回归热。此病目前在我国已少见。

（四）支原体

1. 主要生物学性状

支原体与立克次体、衣原体都是介于细菌与病毒间的一类原核微生物。支原体是无细胞壁、介于独立生活和细胞内寄生间的最小型原核微生物。

支原体细胞很小，大小平均200nm。呈革兰阴性，因无细胞壁，故形态易变，对渗透压敏感，对抑制细胞壁合成的抗生素不敏感；细胞膜含甾醇，比其他原核微生物的膜更坚韧；以二分裂法和出芽等方式繁殖；对能抑制蛋白质合成的抗生素（四环素、红霉素、卡那霉素）和破坏含甾体的细胞膜结构抗生素（两性霉素B、制菌霉素等）敏感。

2. 致病性与免疫性

支原体广泛存在于人、动物体内，大多不致病。对人致病的主要有肺炎支原体，可引起非典型肺炎。其次为解脲支原体，男性不孕症与它有关。此外，新生儿支气管炎、肺炎，男性尿道炎，女性宫颈炎、阴道炎、盆腔炎、流产、产褥热等症亦可能与肺炎支原体有关。

对支原体的免疫，黏膜表面产生的分泌性IgA具有一定的保护作用；致敏淋巴细胞亦可加强机体对肺炎支原体的抵抗力。

（五）立克次体

1. 主要生物学性状

立克次体是一类专性寄生于真核细胞内的革兰阴性原核微生物。平均大小为300～1000nm；性状类似细菌，具有细胞壁，同时有RNA和DNA，以二分裂法繁殖；对四环素和青霉素等多种抗生素敏感；对热敏感，一般56℃以上经30min即被杀死。

2. 致病性与免疫性

人类感染立克次体，主要通过虱、蚤、蜱等节肢动物的叮咬或其粪便等传播。立克次体侵入皮肤后，先在局部淋巴组织或小血管内皮细胞中生长繁殖，并通过血流在全身各器官的小血管内皮细胞中增殖。大量增殖后释放入血，引起菌血症和临床症状。立克次体产生的毒性物质包括内毒素和磷脂酶A等，随血流波及全身，出现毒血症，严重者导致休克。

重要立克次体的分类和所致的疾病见表19-6。人类立克次体病的一些致病特点见表19-7。

表 19-6　重要立克次体的分类和所致疾病

属	群	种	所致疾病
立克次体属	斑疹伤寒群	普氏立克次体	流行性斑疹伤寒
		斑疹伤寒立克次体	鼠型斑疹伤寒
	斑点热群	立氏立克次体	落矶山斑点热
		西伯利亚立克次体	蜱传斑点热
	恙虫病群	恙虫病立克次体	恙虫病
柯克斯体属		Q热立克次体	Q热
罗沙利马体属		罗沙利马体	战壕热

病　名	主要靶细胞	主要病变	主要临床表现
斑疹伤寒	内皮细胞	血管炎	发热、头痛、皮疹
斑点热	内皮及平滑肌细胞	血管炎	发热、头痛、皮疹
恙虫病	内皮细胞	血管炎	发热、头痛、皮疹、焦痂、溃疡、淋巴结肿大
Q热	单核细胞、巨噬细胞	肉芽肿	发热、头痛、非典型性肺炎、亚急性肺炎
战壕热	不明	不明	反复发热、头痛、腓骨痛

人感染立克次体后，可产生抗原抗体复合物。以细胞免疫为主，病后有较强的免疫力。

（六）衣原体

1. 主要生物学性状

衣原体是一类在真核细胞内专性寄生的原核微生物。衣原体呈革兰阴性，有细胞壁，同时含有 RNA 和 DNA，以二分裂法繁殖；对抑制细菌的抗生素敏感。

衣原体有独特而复杂的生活周期。具有感染力的细胞称作原体，呈小球状，细胞壁厚、致密，不能运动，不生长，抗干旱，有传染性。原体经空气传播，一旦遇合适的新宿主，就可通过吞噬作用进入细胞，在其中生长，转化成无感染力的细胞，称为始体，它呈大型球状，细胞壁薄而脆弱，易变形，无传染性，生长较快，通过二分裂法可在细胞内繁殖成一个微菌落，随后每个始体细胞又重新转化成原体，待释放出细胞后，重新通过气流传播并感染新的宿主。

2. 致病性

衣原体是一种细菌能致多种疾病的典型病原体。主要通过接触传播，易侵袭黏膜的柱状上皮细胞。亦可通过血流扩散到其他器官，引起多种疾病。其致病谱日益扩大。以沙眼衣原体而论，开始只知引起沙眼，后扩展到泌尿生殖道感染，更棘手的是还可影响新生儿的健康，新生儿经携带衣原体的母亲产道出生时，有 50%～70% 的机会可使其发生结膜炎和肺炎。再如肺炎衣原体，开始只知它是呼吸道的病原体，但近年来已逐渐延伸到心血管疾病。

3. 防治原则

沙眼衣原体疫苗已研制多年，但是未找到满意的免疫原。以大环内酯类抗生素治疗有效，阿奇霉素可考虑为首选药物。另外，个人防护亦极为重要。

九、常见人体寄生虫

（一）概述

1. 共生与寄生现象

自然界中有大量的生物，生物与生物之间的关系非常复杂。凡是两种生物在一起生活的现象，统称共生。

按两种生物间的利害关系可归纳如下。

（1）互利共生　两种生物在一起生活，相互依赖，双方均受益。例如牛、马等动物和其胃内生活的纤毛虫。

（2）共栖　两种生物在一起生活，其中一方受益，对另一方无益无害。例如人口腔内的齿龈内阿米巴，以细菌为食，不侵犯组织。

（3）寄生　两种生物在一起生活，一方生活在另一方的体内或体表，夺取营养，使后者受到损害。受益的一方称为寄生物；受害的一方称为宿主。例如病毒、立克次体、细菌、寄生虫等永久或长期或暂时地寄生于植物、动物和人的体表或体内以获取营养，赖以生存，并损害对方。其中病毒、立克次体、细菌、寄生虫为寄生物，植物、动物和人就是宿主。至少有 100 多种寄生虫以人体为宿主。

2. 寄生虫的生活史

生活史是指寄生虫完成一代的生长、发育和繁殖的整个过程。寄生虫完成生活史除需要有适宜的宿主外，还需要有适宜的外界环境条件。寄生虫的整个生活史过程实际包括寄生虫的感染阶段侵入宿主的方式和途径、在宿主体内移行或达到寄生部位的途径、正常的寄生部位、离开宿主机体的方式以及所需要的终宿主（及保虫宿主）、中间宿主或传播媒介的种类等。掌握寄生虫生活史的规律，是了解寄生虫的致病性及防治的必要基础知识。

寄生虫的种类繁多，生活多种多样，根据是否需要转换宿主，可分为以下两种类型。

（1）直接型　完成生活史不需要中间宿主，虫卵或幼虫在外界发育到感染期后直接感染人。如人体肠道寄生的蛔虫、蛲虫、鞭虫、钩虫等。

（2）间接型　完成生活史需要中间宿主，幼虫在中间宿主体内发育到感染期后感染人。如丝虫、血吸虫、绦虫等。

3. 寄生虫与宿主间的相互关系

寄生是在一定条件下出现在寄生虫与宿主之间的一种特定关系。寄生虫进入宿主，对宿主产生不同的损害；同时宿主对寄生虫的反应是产生不同程度的免疫力，设法把它清除。其结果在寄生虫可能导致形态与功能的改变，在宿主可能出现病理变化。

（1）寄生虫对宿主的作用

① 夺取营养。寄生虫在宿主体内生长、发育和繁殖所需的营养物质主要从宿主体内摄取，寄生的虫数愈多，被夺取的营养也就愈多。如蛔虫和绦虫在肠道内寄生，夺取大量的养料，并影响肠道吸收功能，引起宿主营养不良；又如钩虫附于肠壁上吸取大量血液，可引起宿主贫血。

② 机械损伤。寄生虫对所寄生的部位及其附近组织和器官可产生损害或压迫作用。有些寄生虫尤其个体较大、数量较多时，这种危害是相当严重的。例如蛔虫多时可扭曲成团引起肠梗阻。另外，幼虫在宿主体内移行可造成严重的损害，如蛔虫幼虫在肺内移行时穿破肺泡壁毛细血管，可引起出血。

③ 毒性和抗原物质的作用。寄生虫的分泌物、排泄物和死亡虫体的分解物对宿主均有毒性作用，这是寄生虫危害宿主方式中最重要的一个类型。例如溶组织内阿米巴侵入肠黏膜和肝时，分泌溶组织酶，溶解组织、细胞，引起宿主肠壁溃疡和肝脓肿。另外，寄生虫的代谢产物和死亡虫体的分解物又都具有抗原性，可使宿主致敏，引起局部或全身变态反应。如疟原虫的抗原物质与相应抗体形成免疫复合物，沉积于肾小球毛细血管基底膜，在补体参与下，引起肾小球肾炎。

（2）宿主对寄生虫的免疫　寄生虫抗原比较复杂，种类繁多。其化学成分可以是蛋白质或多肽、糖蛋白、糖脂或多糖。就来源而言可概括为体抗原（来自虫体、虫体表膜）和代谢抗原（来自虫体的排泄分泌物或虫体蜕皮液、囊液等）。此外，寄生虫生活史中不同发育阶段既具有共同抗原，又具有各发育阶段的特异性抗原。

宿主对寄生虫的免疫包括非特异性免疫和特异性免疫。

① 非特异性免疫（又称先天性免疫）。先天性免疫是人类在长期的进化过程中逐渐建立起来的天然防御能力，它受遗传因素控制，具有相对稳定性；对各种寄生虫感染均具有一定程度的抵抗作用，但没有特异性，一般也不十分强烈。先天性免疫包括有皮肤、黏膜和胎盘的屏障作用，吞噬细胞的吞噬作用，体液因素对寄生虫的杀伤作用。

② 特异性免疫（又称获得性免疫）。寄生虫侵入宿主后，抗原物质刺激宿主免疫系统，诱发免疫应答，产生获得性免疫，对寄生虫可发挥清除或杀伤效应，对同种寄生虫的再感染也具有一定抵抗力。有体液免疫和细胞免疫。

依宿主和寄生虫的种类以及宿主与寄生虫之间相互关系的不同，特异性免疫大致可分为以下两型。

a. 消除性免疫。宿主能消除体内寄生虫，并对再感染产生完全的抵抗力。例如热带利什曼原虫引起的东方疖，宿主获得免疫力后，体内原虫完全被清除，临床症状消失，而且对再感染具有长期的、特异性抵抗力。这是寄生虫感染中少见的一种免疫状态。

b. 非消除性免疫。这是寄生虫感染中常见的一种免疫状态。大多数寄生虫感染可引起宿主对再感染产生一定程度的免疫力，但是，对宿主体内原有的寄生虫不能完全被清除，维持在一个低水平，临床表现为不完全免疫。一旦用药物清除体内的残余寄生虫后，宿主已获得的免疫力便逐渐消失。例如人体感染疟原虫后，体内疟原虫未被清除，维持低虫血症，宿主对同种感染具有一定的抵抗力，称为带虫免疫。又如血吸虫感染，活的成虫可使宿主产生获得性免疫力，这种免疫力对体内原有的成虫不发生影响，可以存活下去，但对再感染时侵入的童虫有一定的抵抗力，称为伴随免疫。非消除性免疫与寄生虫的免疫逃避和免疫调节有关。

c. 免疫逃避。寄生虫与宿主长期相互适应过程中，有些寄生虫能逃避宿主的免疫效应，这种现象称免疫逃避。

寄生虫能在有免疫力的宿主体内增殖，长期存活，有多种复杂的机制，包括寄生虫表面抗原性的改变，如抗原变异、抗原伪装；抑制或直接破坏宿主的免疫应答；另外，在几种寄生虫感染中发现有免疫抑制因子。

（3）寄生虫与宿主相互作用的结果　宿主与寄生虫之间相互作用的结果一般可归为三类。

① 宿主清除了体内寄生虫，并可防御再感染。

② 宿主清除了大部分或者未能清除体内寄生虫，但对再感染具有相对的抵抗力。这样宿主与寄生虫之间维持相当长时间的寄生关系，见于大多数寄生虫感染或带虫者。

③ 宿主不能控制寄生虫的生长或繁殖，表现出明显的临床症状和病理变化而引起寄生虫病，如不及时治疗，严重者可以死亡。

4. 寄生虫病的防治

要达到有效的防治目的，除药物治疗外必须根据寄生虫病流行的基本环节、影响因素和环节制定综合性的防治措施。主要有下列几项措施，阻止寄生虫生活史的完成，以期控制和消灭寄生虫病。

（1）控制和消灭传染源　通过普查普治带虫者、患者，监测流动人口，来控制流行区传染源的输入和扩散。

（2）切断传播途径　加强粪便和水源的管理，搞好环境卫生和个人卫生，消灭控制媒介节肢动物与中间宿主等。

（3）保护易感人群　加强集体和个人防护工作。

（二）医学原虫

原虫为单细胞动物，构造简单，能执行完整的生理功能，如运动、呼吸、消化、排泄、生殖以及对外界刺激的反应等。原虫可寄生在细胞、体液、内脏组织及腔道中。寄生于人体的原虫有 10 余种。

1. 溶组织内阿米巴

溶组织内阿米巴（图 19-8）即痢疾阿米巴，为阿米巴痢疾及各种阿米巴病的病原体，主要寄生于结肠。

（1）形态与生活史

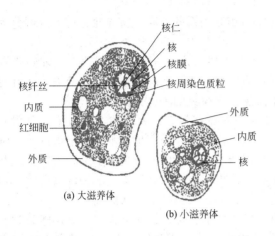

(a) 大滋养体

(b) 小滋养体

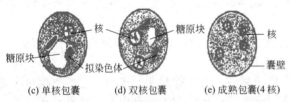

(c) 单核包囊　　(d) 双核包囊　　(e) 成熟包囊(4核)

图 19-8　溶组织内阿米巴

① 滋养体。在光镜下观察活体，可见较白细胞稍大的折光性活动小体，在适宜温度下运动活泼。滋养体用铁苏木素染色，在高倍放大的光镜下，可见较透明的外质和颗粒状内质，内质含一典型泡状核，在不着色的纤薄核膜内缘有排列整齐的单层染色质粒，有一个粒状核仁，核仁与核膜之间隐约可见网状核纤丝。胞质内含食物泡及吞噬的红细胞。可按个体大小、运动、摄入食物的性质及寄生环境分为大滋养体及小滋养体。

a. 大滋养体。也称组织型滋养体，其体积较大（20～40μm），内质、外质分界清楚，内质有细胞核及食物泡，常含有被吞噬的红细胞。运动活泼。

b. 小滋养体。也称肠腔共栖，生活在肠腔内，体积较小（10～20μm），内质、外质分界不清，食物泡中含有细菌，不吞噬红细胞。运动迟钝。小滋养体在某种因素影响下可不同程度地入侵肠壁，可吞噬红细胞和组织细胞转变为大滋养体。

② 包囊。圆形，直径在 10～20μm，电镜下可见囊壁为双层。包囊初期只具一个胞核，随后二次分裂为 4 核，偶见 8 核。包囊为阿米巴的传播阶段，仅见于宿主的粪便内，4 核包囊具感染性，在传播上起重要作用，入侵组织的滋养体不形成包囊。

阿米巴生活史基本形式为包囊—共栖成熟型滋养体—包囊（图 19-9）。4 核包囊为感染阶段，人吞食污染 4 核包囊的食物或水后感染。包囊至小肠，脱囊而出形成含 4 个胞核的囊后滋养体。脱囊后核很快各分裂一次，继之胞体分为 8 个个体较小的小滋养体，在回盲部定居，发育至一定大小后不断以二分裂增殖。在肠腔内增殖的滋养体可随肠内容物下移，随着肠内环境的变化，如水分逐渐被吸收等，停止活动，团缩，排出内含物，形成囊前期。囊前期形成后，胞质分泌囊壁包裹于质膜之外，形成圆形的 1～2 核的包囊，再分裂为成熟 4 核包囊。4 核包囊随粪便排出体外，污染食物及水源，感染新宿主。

（2）致病性　当宿主的抵抗力下降或肠功能紊乱时，小滋养体可侵入肠壁组织，虫体增大变为大滋养体。大滋养体为致病型，大量繁殖，破坏肠黏膜组织，使肠黏膜坏死或溃疡，产生痢疾症状，称肠内阿米巴（包括阿米巴痢疾、肠炎、阿米巴肿、阿米巴性阑尾炎等）。肠组织内寄生的大滋养体可从门静脉进入肝或经血流或淋巴扩散到肺、脑等器

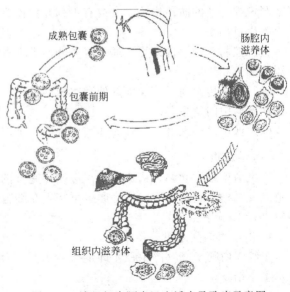

图 19-9　溶组织内阿米巴生活史及致病示意图

官，可引起肠外阿米巴病（包括阿米巴肝脓肿、肺脓肿、脑脓肿及皮肤阿米巴病等）。当机体改善及肠功能转为正常时，大滋养体在肠腔内可变为小滋养体，肠内小滋养体又可形成包囊，随粪便排出体外。

（3）药物治疗　目前以甲硝唑（灭滴灵）为急性阿米巴病（包括不同部位的脓肿）的首选药物，口服吸收良好，副作用少，但到达结肠浓度偏低，单纯用于治疗带虫者的效果并不理想，可加用四环素杀死大滋养体，迅速控制症状。慢性患者可用灭滴灵加喹碘方、碘氯羟喹等对肠腔型阿米巴有效的喹啉类药物。中药鸦胆子、大蒜素、白头翁等对阿米巴痢疾也有一定疗效，且副作用小。氯喹亦为治疗肠外阿米巴病的有效药物。

2. 阴道毛滴虫

阴道毛滴虫是寄生在人体阴道及泌尿道的鞭毛虫，主要引起滴虫性阴道炎、尿道炎及前列腺炎。

（1）形态　本虫生活史仅有滋养体期，无包囊期。滋养体呈梨形或椭圆形，宽 $10\sim15\mu m$，长可达 $30\mu m$，无色透明，具 4 根前鞭毛和 1 根后鞭毛，后鞭毛向后伸展与虫体波动膜外缘相连，波动膜位于虫体前 1/2 处，是虫体做旋转式运动的器官。细胞核位于前端 1/3 处，为椭圆形泡状核，核的上缘有 5 颗排列成杯状的基体，由此发出鞭毛。虫体柔软多变，活动力强（图 19-10）。

（2）生活史　阴道毛滴虫生活史简单，仅有滋养体期。虫体以纵二分裂法繁殖，以吞噬和吞饮摄取食物。虫体在外环境生活力较强，有一定抵御不良环境的能力。滋养体为本虫的感染期，通过直接或间接接触方式而传染。主要寄生在女性阴道，也可在尿道内发现；男性感染者一般寄生于尿道、前列腺，也可在睾丸、附睾或包皮下寄生。

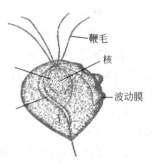

图 19-10　阴道毛滴虫

（3）致病性　阴道毛滴虫的致病力随虫株及宿主生理状态而变化。正常情况下，健康妇女的阴道环境因乳酸杆菌的作用而保持酸性（pH3.8～4.4），可抑制虫体或其他细菌生长繁殖。如果泌尿生殖系统功能失调，如妊娠、月经后使阴道内 pH 接近中性，有利于滴虫和细菌生长。而滴虫寄生阴道时，消耗糖原，妨碍乳酸杆菌的酵解作用，影响了乳酸的浓度，从而使阴道的 pH 转变为中性或碱性，滴虫得以大量繁殖，更促进继发性细菌感染，加重炎症反应。

大多数虫株的致病力较低，许多妇女虽有阴道毛滴虫感染，但无临床症状或症状不明显；另一些虫株则可引起明显的阴道炎。男性感染者一般无症状而呈带虫状态。有时可引起尿道前列腺炎，出现夜尿增多、局部压痛。

（4）防治　发现无症状的带虫者及患者都应及时诊治以减少和控制传染源。常用的口服药物为甲硝唑（灭滴灵）。阴道保持酸性环境，可用 1：5000 高锰酸钾液冲洗阴道。注意个人卫生等。

（三）医学蠕虫

蠕虫为多细胞无脊椎动物，体软，借肌肉的伸缩而蠕动。在自然界营自生生活或在动物、植物体内、体外营寄生生活。

凡是寄生于人体、与医学有关的蠕虫称为医学蠕虫。大多数蠕虫寄生在人和动物的消化道内，少数寄生在血液和组织内。寄生在人体的重要蠕虫约有 20～30 种。

1. 蛔虫

蛔虫是人体最常见的寄生虫之一。寄生于小肠，夺取人体营养，影响儿童发育，甚至引起严重的并发症。

（1）形态　成虫虫体呈长圆柱状，头尾两端略细，头端较钝而尾端较尖，形似蚯蚓。活体呈乳白色或粉红色，死后为黄白色。体表可见有细横纹和两条明显的白色侧线，背、腹各有一条背线和腹线。雌虫长 20～35cm，尾直；雄虫长 15～31cm，尾向腹侧弯曲。虫卵有受精卵和未受精卵。受精卵为宽卵圆形，大小为 $(45～75)\mu m×(35～50)\mu m$，其表面常有一层粗糙不平的蛋白膜，受胆汁染色而成棕黄色。未受精卵多为长椭圆形，大小为 $(88～94)\mu m×(39～44)\mu m$，形状不规则，卵壳与蛋白质膜均较薄，卵内含有许多大小不等的屈光颗粒（图 19-11）。

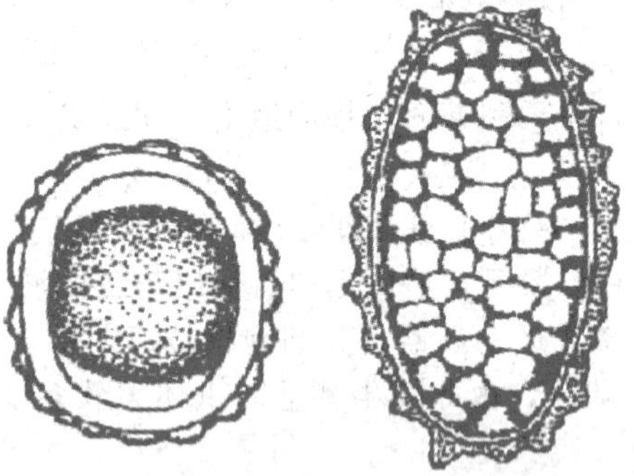

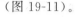

(a) 受精卵　　(b) 未受精卵

图 19-11　蛔虫卵

（2）生活史　蛔虫的发育过程包括虫卵在外界土壤中的发育和虫体在人体内发育的两个阶段。

成虫寄生在人体小肠内，以肠内容物为营养。雌虫、雄虫经交配产卵，卵随粪便排出体外。散布于土壤中的受精蛔虫卵，在适宜条件下，约经 3 周发育成为含蚴卵。先经 2 周，虫卵内的细胞发育为幼虫；再经过 1 周，幼虫进行第一次蜕皮，成为感染性虫卵。人若误食感染性虫卵，虫卵在小肠内孵化，钻进肠壁，进入肠壁小静脉或淋巴管，然后经门静脉到肝，随血液经右心、肺动脉达肺部，幼虫在此穿破肺毛细血管进入肺泡，停留 10 天左右，并蜕皮两次。然后再沿支气管、气管移行至咽，随吞咽动作又经食管、胃而入小肠再蜕皮一次，经数周逐渐长成成虫。蛔虫生活史见图 19-12。

从感染期虫卵被人吞食到成虫在人体内成熟后产卵，约需 2～2.5 个月。蛔虫的寿命一般在 1 年左右。

（3）蛔虫的致病性　蛔虫幼虫和成虫对人体均有致病作用，主要表现为机械性损伤、变态反应及肠功能障碍等。

①幼虫期致病。在人体内，自幼虫侵入肠壁开始，到经肝、肺移行，发育至最后在小肠内寄生等，均可引起组织损伤。

②成虫期致病。蛔虫对人体的致病作用主要由成虫引起，可有以下几种表现。

a. 掠夺营养与影响吸收。蛔虫不仅以人体肠腔内半消化物为食，掠夺人体营养，而且由于其代谢产物的毒性刺激，损伤肠黏膜，造成食物消化和吸收障碍，导致营养不良。

b. 变态反应。蛔虫病患者也可出现荨麻疹、皮肤瘙痒、血管神经性水肿以及结膜炎等症状。这可能是由于蛔虫变应原被人体吸收后，引起 IgE 介导的变态反应所致。

c. 常见的并发症。蛔虫有钻孔习性，容易钻入开口于肠壁上的各种管道，如胆道。虫体侵入胆总管引起胆道蛔虫症。如诊治不及时，由于虫体带入胆管的细菌造成严重感染，导致化脓性胆管炎、胆囊炎，甚至发生胆管坏死、穿孔等。另外，大量成虫纽结成团可造成肠梗阻。

（4）药物治疗　常用的驱虫药物有阿苯达唑、甲苯达唑等。

2. 蛲虫

成虫寄生于人体的盲肠、阑尾、结肠、直肠及回肠下段，重度感染时，也可在小肠上段甚至胃及食管等部位寄生。吞食肠内容物、组织或血液。蛲虫产卵引起肛门周围奇痒，搔抓又易致继发炎症。虫体附着局部肠黏膜造成轻度损伤，可致消化功能紊乱或慢性炎症。

防治采取综合措施，药物治疗主要有：噻嘧啶与甲苯达唑一次服用，治愈率可达 98%左右；另外，复方甲苯达唑、阿苯达唑等药也具有用量少、效果好和副作用轻等优点。除药物驱虫外，也可用生理盐水灌肠驱虫，效果也很好。

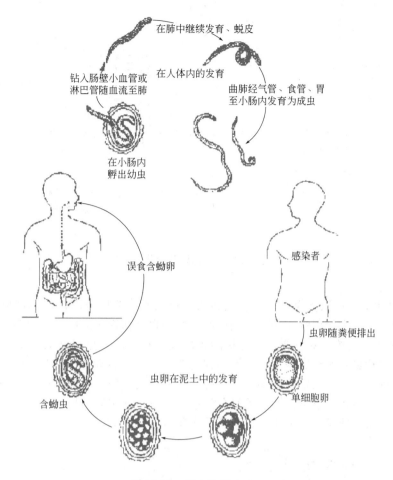

图 19-12　蛔虫生活史

3. 猪肉绦虫

猪肉绦虫又称钩绦虫。

成虫寄生于人小肠内，引起猪肉绦虫病。成虫虫体乳白色，节片薄，体长 2～4m，由 700～1000 个节片组成。

幼虫称囊虫，白色半透明。虫卵圆球形，直径 31～43μm。

人为唯一终宿主。中间宿主为猪、狗等。寄生于人体小肠的成虫，虫体后端的孕节常许多节连在一起脱落到肠腔，又排出体外，猪食后被感染。虫卵随血流寄生于头、舌等处肌肉，以及心、肝、脑、眼等处。这种猪肉俗称米猪肉或豆猪肉。人吃未煮熟的病猪肉后即受到感染。幼虫寄生人体常危害严重，寄生于脑中可致颅内压升高、癫痫等。链状带绦虫卵和链状带绦虫生活史见图 19-13。

4. 日本裂体吸虫（日本血吸虫）

（1）形态

① 成虫。雌雄异体，口腹吸盘位于虫体前部。雄虫有抱雌沟，虫体向腹面卷曲，雄虫、雌虫呈合抱状态。

② 虫卵。椭圆形，淡黄色，大小约 86μm×65μm。卵壳薄，无卵盖。卵前部一侧有一小棘。成熟卵内含一毛蚴，毛蚴和卵壳间有分泌物。

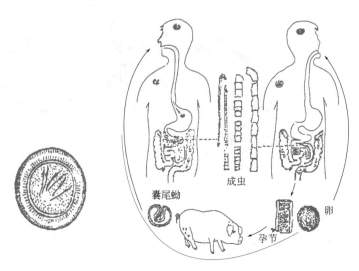

图 19-13　链状带绦虫卵和链状带绦虫生活史

（2）生活史

①　在中间宿主钉螺体内的发育。虫卵随粪便入水，毛蚴孵出，侵入钉螺体内，经过无性生殖阶段，产生大量尾蚴，即为感染阶段。尾蚴自螺体逸入水中，在水面漂浮游动。

②　在终宿主人体内的发育。当人接触含尾蚴的疫水时，尾蚴与人接触，主动钻入皮下发育为童虫，童虫入血经肺循环、体循环到达全身各处，但只有到门脉、肠系膜静脉系统的才能发育为成虫。雌虫在宿主肠黏膜下层的静脉末梢内产卵，随静脉血流沉积于肝及结肠肠壁组织内，发育为含毛蚴卵，卵内毛蚴分泌溶组织物质，引起肠壁组织坏死，虫卵随坏死组织溃入肠腔，随粪便排出。成虫寿命可达数十年（图 19-14）。

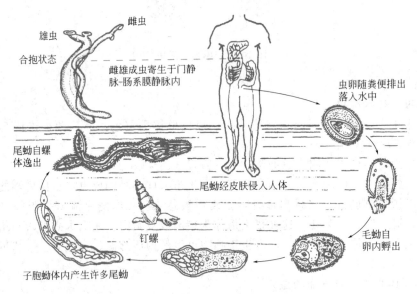

图 19-14　血吸虫生活史

（3）致病作用

①　幼虫致病。尾蚴侵入皮肤引起尾蚴性皮炎。童虫肺移行引起肺部炎症。

②　成虫致病。引起静脉内膜炎和静脉周围炎。

③　虫卵致病。虫卵危害最严重。虫卵分泌物刺激宿主发生Ⅳ型超敏反应性炎症，形成

以虫卵为中心的肉芽肿，继而引起肝、肠组织坏死，形成嗜酸性脓肿。以后发展为纤维样病变，是血吸虫病的主要病变。急性期患者出现发热、肝肿大、黏液血便、腹痛等；慢性期多数病例症状不明显，部分患者有发热、腹痛、间歇性腹泻；晚期患者出现肝硬化、门静脉高压、巨脾、腹水等。儿童重度感染，可影响生长发育，导致侏儒症。

（4）防治原则　消灭钉螺是切断传播途径的关键，普查普治患者、保虫宿主，加强粪便管理，做好个人防护。常用药物有吡喹酮、呋喃丙胺、硝硫氰胺等。

第三节　影响健康的非生物因素

一、环境中的理化因素

人类赖以生存的自然环境和生活环境中的诸多因素可综合地作用于人体，对机体健康既会产生有益作用，在一定条件下也会产生不良影响。按照对人体健康影响的环境因素性质，可分为三种类型，除了生物因素，还有物理因素和化学因素。

1. 物理因素

物理因素主要包括微小气候、噪声、振动、非电离辐射、电离辐射等。微小气候指生活环境中空气的温度、湿度、风速和热辐射等因素。

机体在代谢过程中通过辐射、传导、对流、蒸发等方式维持热平衡，而微小气候可明显影响机体的热平衡。环境噪声包括生产性噪声、建筑噪声、交通噪声和生活噪声等，它们不仅可妨碍正常的工作、学习及休息等，对听觉系统及听觉外系统均可产生明显的不良影响。非电离辐射按其波长可分为紫外线、可视线、红外线以及激光、微波、广播电视等设备产生的射频电磁辐射等。高频电磁场、微波辐射等对人体产生多方面的明显损害，过量紫外线对眼睛、皮肤具有损害作用。据认为，皮肤癌的发生也与紫外线的过量暴露有一定的关系。环境中的电离辐射除由于当地自然环境，例如土地、岩石、水等中放射性本底值较高外，人类在生产活动中排出的放射性废弃物、核爆炸、核泄漏等，是环境受到放射性污染的主要因素。此外，房屋的建筑材料，例如砖、石、水泥等若含有一定的放射性物质例如铀、镭等，可导致室内具有放射性的氡及其子体浓度增高。氡及其子体是造成室内放射性污染的主要原因，人的肺癌发生率高与室内氡及其子体污染具有明显的关系。

2. 化学因素

环境中的化学因素成分复杂，种类繁多。大气、水、土壤中含有各种有机化学物质和无机化学物质，其中许多成分含量适宜是人类生存和维持身体健康所必需的。

当前随着石油化学、有机合成等工业的飞速发展和科学技术的进步，许多新化学物质的合成和使用已进入人们的生活环境。仅据美国登记的化学物已达700多万种，在文献中每年约有40万种化学物出现，约有1000种新化学物投放市场，常用的化学物达7万种。据美国统计，约有4万种化学物在商品中销售，每年约有500~1000种新化学物投入使用。因此，大量的化学物质在人们的生产和生活过程中被排放到环境中。

在生产过程中产生的化学物，可通过被污染的空气和饮用水进入人体。各种燃料的燃烧产物，有的存在于废水、废气和废渣中，通过多种途径在环境中的迁移运动，也可通过被污染的空气和饮用进入机体。此外，人们还可以通过吸烟、饮酒、药物滥用和食物等摄入途径，通过使用化妆品、洗涤用品和服饰等与皮肤直接接触而进入机体。因此，环境中的化学物可通过许多途径和方式进入人体，对人体健康造成影响。

值得注意的是，环境污染物还可通过二次污染，即污染物与其他物质发生物理和化学反应，例如汽车废气中的氮氧化物（NO_x）和碳氧化物（CO_x）在强烈日光照射下所形成的光化学烟雾，其成分包括臭氧、过氧酰基硝酸酯和醛类等多种复杂化合物。据认为，人的肺部疾病发生率高和肺癌的发生可能与二次污染有关。

二、营养性因素

营养不良是由机体需要与营养素摄入之间不平衡所致，可引起缺乏症、依赖性、中毒症或肥胖症。营养不良包括营养低下和营养过剩。营养低下可由摄入不足、吸收不良，多因腹泻、出血、肾功能衰竭或过度出汗而致营养素丢失等引起。营养过剩可由摄食过度、缺少锻炼等引起；摄入过量维生素，尤其是维生素 B_6 （吡哆醇）、烟酸、维生素 A 和维生素 D，以及摄入过多的微量元素也可引起营养过剩。

营养不良（营养低下和营养过剩）的发展是有阶段的，通常需要相当长的时间。首先，血液和/或组织中营养素水平改变，然后是生化功能和结构发生改变，最终出现症状和体征，导致发病和死亡。

下列情形下的人群发生营养不良的危险性高。

（1）婴儿和儿童　婴儿和儿童由于对能量和必需营养素的需要量高而尤其有患营养低下的危险性。儿童蛋白质、能量和其他营养素的摄入量不足出现的蛋白质-能量营养不良是一种极为严重的营养不良形式，会延缓生长和发育。新生儿出血性疾病是一种危及生命的疾病，是由于维生素 K 摄入不足所致。铁、叶酸、维生素 C、铜、锌和维生素 A 等缺乏症见于喂养不当的婴儿及儿童。青少年对营养的需要增高，因为生长速率增高。神经性厌食症是饥饿的一种形式，会影响女性青少年。

（2）妊娠和哺乳　在妊娠期和哺乳期，所有营养素的需要量都增高。膳食失常在妊娠期常见，包括异食癖。由于叶酸缺乏而引起的贫血在孕妇常见，尤其是服用口服避孕药者，现在建议孕妇补充叶酸以预防神经管缺陷的发生。如果母亲是素食者，则完全母乳喂养的婴儿会发生维生素 B_{12} 缺乏症。酗酒的母亲，其胎儿有胎儿酒精中毒综合征，出生后可能会有残疾或侏儒症，这是因为酒精和营养不良影响胎儿发育。

（3）老年人　味觉和嗅觉减退、孤独、身体与精神障碍、不活动以及慢性疾病都能影响上了年纪的人足够的膳食摄入量。吸收功能减退易引起铁缺乏、骨质疏松症（也与钙的缺乏有关）以及由于维生素 D 缺乏和不接触阳光所致的骨软化症。

除了疾病和膳食缺乏以外，随着年龄的老化，人体体重呈进行性降低，男子共计减少体重约10kg，而女子减少约5kg，这就导致基础代谢率、总体重、骨骼体积和身高降低，并导致平均体脂增高（按体重的百分比计），男子由 20％ 增至 30％，女子由 27％ 增至 40％。与较年轻的成人相比，这些变化以及身体活动的减少，引起能量和蛋白质的需要量减少。

（4）慢性疾病　在慢性疾病患者中，吸收障碍特别容易损害脂溶性维生素、维生素 B_{12}、钙和铁的吸收。肝脏疾病能损害维生素 A 和维生素 B_{12} 的贮存，并干扰蛋白质和能量的代谢。肾脏疾病患者，包括接受透析治疗者，容易发生蛋白质、铁和维生素 D 缺乏。某些癌症患者和许多艾滋病患者存在神经性厌食症，这使得治疗更加困难。接受长期增加胃肠外营养的患者数目日益增多，一般大多为肠全切除或次全切除以后，应特别警惕发生维生素和微量元素缺乏。内科医生应确保生物素、维生素 K、硒、钼、镁和锌有充足的供给。

（5）素食者膳食　最常见的素食者是不吃肉和鱼，但吃鸡蛋和乳制品的乳蛋素食者，他们的危险是易缺铁。乳蛋素食者往往比吃肉食者寿命长，而且不太容易患能使人致残的慢性疾病。他们通常的生活方式包括经常锻炼，不沾烟酒，这使他们更为健康。绝对素食者不吃任何动物性食物，因而易患维生素 B_{12} 缺乏症。酵母精和东方式的发酵食物能提供这种维生素。钙、铁和锌的摄入量往往很低。果食者的膳食只由水果组成，缺乏蛋白质、盐及多种微量营养素，不推荐使用这种膳食。

（6）时尚膳食　许多商业膳食自称能增进健康或减肥。医生应特别注意趋附这种膳食的患者的营养缺乏或毒性状态的早期迹象。这些膳食已经引起了症状明显的维生素、矿物质和蛋白质的缺乏状态，以及心脏、肾脏和代谢性疾病，还造成了一些人死亡。长期吃极低热量膳食（<400kcal/d）不能维持健康。有些微量元素补充剂还会引起中毒。

三、免疫性因素

（一）自身免疫性疾病

自身免疫性疾病是指机体对自身抗原发生免疫反应而导致自身组织损害所引起的疾病。

自从 Donath 与 Landsteiner 提出此概念以来，许多疾病相继被列为自身免疫性疾病，值得提出的是，自身抗体的存在与自身免疫性疾病并非两个等同的概念，自身抗体可存在于无自身免疫性疾病的正常人特别是老年人，如抗甲状腺球蛋白、甲状腺上皮细胞、胃壁细胞、细胞核 DNA 抗体等。有时，受损或抗原性发生变化的组织可激发自身抗体的产生，如心肌缺血时，坏死的心肌可导致抗心肌自身抗体形成，但此抗体并无致病作用，是一种继发性免疫反应。因此，要确定自身免疫性疾病的存在一般需要根据：①有自身免疫反应的存在；②排除继发性免疫反应之可能；③排除其他病因的存在。

自身免疫性疾病的确切发病机制不明，可能与下列因素有关。

（1）免疫耐受的丢失　对特异性抗原不产生免疫应答的状态称免疫耐受。通常机体对自身抗原是耐受的，下列情况可导致失耐受。

① 抗原性质变异。机体对于原本耐受的自身抗原，由于物理、化学药物、微生物等因素的是影响而发生变性、降解，暴露了新的抗原决定簇。

② 交叉免疫反应。与机体某些组织抗原成分相同的外来抗原称为共同抗原。由共同抗原刺激机体产生的共同抗体，可与有关组织发生交叉免疫反应，引起免疫损伤。

（2）免疫反应调节异常　T_H 细胞和 T_S 细胞对自身反应性 B 细胞的调控作用十分重要，当 T_S 细胞功能过低或 T_H 细胞功能过度时，则有多量自身抗体形成。

（3）遗传因素　自身免疫性疾病与遗传因素有较密切的关系。

（4）病毒因素　病毒与自身免疫性疾病的关系已在小鼠的自发性自身免疫性疾病中得到一些证明，例如 NZB 小鼠的多种组织中有 C 型病毒及其抗原的存在，在病变肾小球沉积的免疫复合物中也有此类抗原的存在。有些病毒基因可整合到宿主细胞的 DNA 中，从而引起体细胞变异（不能被识别）而引起自身免疫反应。

自身免疫性疾病往往具有以下共同特点：①患者有明显的家族倾向性，不少与 HLA 抗原尤其是与 D/DR 基因位点相关，女性多于男性；②血液中存在高滴度自身抗体和/或能与自身组织成分起反应的致敏淋巴细胞；③疾病常呈现反复发作和慢性迁延的过程；④病因大多不明，少数由药物（免疫性溶血性贫血等）引起。

（二）变态反应性疾病

1. 变态反应的概念

变态反应又称过敏反应，是身体对一种或多种物质的不正常反应。

有些物质对大多数人是无害的，而对变态反应性疾病患者则引起各种不适反应。其主要原因是这些患者体内产生了一种过多的特殊抗体，称为免疫球蛋白 E（IgE），它可以和环境中的致敏物质（变应原）起反应，刺激机体释放某些过量化学物质，使之产生临床症状（如咳嗽、气喘、打喷嚏、眼痒、皮疹等）。

任何人都可能发生变态反应，但如果父母一方或双方是过敏体质，则子女发生变态反应的机会大大增加。

2. 变应原的种类

变应原是指那些具有抗原活性，可使人体或动物体内产生相应的抗体，并可引起过敏反应的特殊物质。变应原的种类有成千上万。

(1) 吸入性变应原　花粉、动物的毛发皮屑、室内外灰尘、尘螨、霉菌。

(2) 食入性变应原　某些药物、食物，如鱼、虾、蛋、奶、碳酸饮料及坚果类食物。

(3) 接触性变应原　羊毛、染料、化妆品、有毒的常青藤、镍制品、乳胶手套等。

(4) 注入性变应原　昆虫叮咬毒液及某些药物。

3. 变态反应性疾病的症状

变态反应性疾病及症状见表 19-8。

表 19-8　变态反应性疾病及症状

影响部位	变态反应性疾病	症　状
鼻	过敏性鼻炎	鼻痒、鼻塞、喷嚏（晨起为著）、清水样鼻涕
肺	支气管哮喘（包括过敏性咳嗽）	胸闷、气短、咳嗽、气喘
眼	过敏性结膜炎	眼痒、流泪、结膜充血、眼睑疼痛
皮肤	湿疹	红色皮疹伴皮肤瘙痒，发生部位在新生儿为面部、躯干，学龄儿童为肘窝和腘窝
	荨麻疹	突然出现的白色或红色风团伴皮痒
消化道	过敏性胃肠炎	胃痉挛、呕吐、腹泻

四、遗传性疾病

遗传病是由遗传物质（包括染色体和基因）发生异常改变而引起的疾病。到目前为止，世界上发现的遗传性疾病大约有 3000 余种，其中染色体病 300 余种，基因病 2700 余种。比较常见的遗传性疾病如下。

(1) 常染色体显性遗传病　是由位于常染色体上的显性致病基因引起的疾病，在单基因遗传病中最常见。患者双亲之一是患者，男女发病机会均等，其子女中 1/2 是患者。如短指（趾）症，是由于指（趾）骨或掌（跖）骨变短或指（趾）骨缺如，致手指（或足趾）变短。家族性高胆固醇血症，表现为胆固醇沉积于血管壁造成动脉粥样硬化，引起早年冠心病甚至心肌梗死。

(2) 常染色体隐性遗传病　位于常染色体上的隐性致病基因引起的疾病。患者的双亲均为致病基因携带者或患者，男女发病机会均等，近亲婚配的后代中发病率显著增高。比较常见的有：①白化病，是由于黑色素代谢障碍引起的。皮肤、毛发均为白色，虹膜及瞳孔呈淡红色，视网膜无色素，羞明。②半乳糖血症，是由于半乳糖-1-磷酸脲苷酰转移酶缺乏所致。表现为哺乳后呕吐、腹泻，对乳类不能耐受，继而出现肝硬化、白内障、智力发育不全等。

(3) 伴性遗传病　性染色体上的致病基因所引起的遗传病。性连锁遗传的致病基因大都在 X 染色体上，男性患者远多于女性患者。如红绿色盲，患者对红绿色的辨别力缺乏或降低。抗维生素 D 佝偻病，主要是肾远曲小管对磷的转运机制有障碍，尿排出磷酸盐增多，血磷酸盐降低而影响骨质钙化，患者身材矮小，用维生素 D 治疗无效。

(4) 多基因遗传病　由多对致病基因控制的遗传病，发病率较低。常见的有先天性髋关节脱位、脊柱裂、唇裂或腭裂（俗称兔唇）和无脑儿等。

(5) 染色体病　因先天性染色体数目异常或结构畸变而引起的疾病。如 21-三体综合征，是因 21 号染色体上有三条染色体引起的，主要表现为智力发育不全、眼距宽、眼裂外眦上斜、张口伸舌、流涎等。

五、先天性疾病

先天性疾病与遗传性疾病不同，它没有遗传物质的改变，而是由于妊娠母亲受某些有害因子的损伤，影响了子宫内正在发育的胎儿，引起胎儿某些缺陷和畸形，出生后出现某些先天性疾病，这些病与遗传无关。

有害因子常见的是妊娠母亲嗜烟、酗酒、药物应用不当或病原微生物感染等。父亲也可以通过精子将有害因子带给母亲而影响胎儿。烟酒通过胎盘影响胎儿可能发生聋、哑、盲以及其他残缺。孕妇在用药后，药物从母血到胎儿造成畸形等，某些避孕药虽服后达到避孕目的，但一旦怀孕，则对胎儿不利。孕妇妊娠早期（3～4 个月内）因胎盘尚未发育完善，此时若受病原微生物侵犯，病原微生物可以通过胎盘感染胎儿。在孕妇妊娠 4 个月后，胎盘逐渐发育，形成胎儿与母亲间的天然屏障，母血与胎儿血不直接相通，此时母亲受感染对胎儿的影响较不明显。胎儿从母体得到的感染即先天性感染，像乙型肝炎、艾滋病和梅毒等都可以发生新生儿先天性感染。孕妇受巨细胞病毒、风疹病毒和疱疹病毒感染后可能导致胎儿不良后果。轻者发生某些先天性疾病，有的发生畸形、弱智等；重者使胎儿不能正常发育，造成流产、死产。

复习与思考

1. 微生物的种类有哪些？
2. 细菌的结构有哪些？
3. 简述革兰染色的原理。
4. 细菌致病的结果怎样？
5. 抗菌药物的种类有哪些？
6. 简述抗菌药物的作用机制，并举例说明。
7. 细菌耐药性产生的机制如何？
8. 病毒感染类型有哪些？
9. 抗病毒的途径有哪些？
10. 抗病毒感染的主要药物有哪些？
11. 真菌的致病机制怎样？
12. 怎样防治真菌感染？
13. 下列疾病与哪种病原体有关：梅毒、沙眼、斑疹伤寒、灰指甲、大叶性肺炎、破伤风。
14. 常见的人体寄生虫有哪些？
15. 何谓寄生？举例说明。
16. 寄生虫的致病机制如何？
17. 简述蛔虫的生活史，并说明如何防治蛔虫病。

第二十章

职业技能

第一节 核心技能

一、显微镜的使用与细胞、组织的观察

【实验要求】

1. 熟悉普通光学显微镜的构造和维护。

2. 掌握普通光学显微镜的使用方法。

【实验原理】

普通光学显微镜的构造可分为机械部分和光学部分（图 20-1）。

显微镜的接物镜有三个镜头，即低倍镜、高倍镜和油镜。

【实验器材】

显微镜；细胞及组织标本切片若干。

【实验步骤】

1. 观察前的准备及了解普通光学显微镜的构造

（1）把显微镜平稳地放在实验台上，镜座离实验台边沿约为 3cm 左右，镜检者姿势端正，一般用左眼观察，右眼便于绘图或记录，两眼必须同时睁开，以减少疲劳，亦可练习左、右眼均能观察。

（2）调节光源，对光时应避免直射光源，因直射光源影响物像的清晰，比较刺眼。如天气阴暗，可用日光灯或显微镜灯照明。

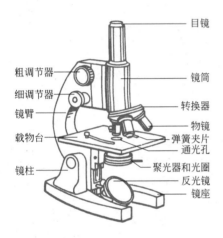

图 20-1　显微镜的结构

目镜

粗调节器

细调节器

镜臂

载物台

镜柱

镜筒

转换器

物镜

弹簧夹片

通光孔

聚光器和光圈

反光镜

镜座

调节光源时，先将光圈完全打开，升高聚光镜至与载物台同样高，否则使用油镜时光线较暗。然后转下低倍镜观察光源强弱，调节反光镜，反光镜有凹面和平面，光线较强的天然光源宜用平面镜，光线较弱的自然光源或人工光源宜用凹面镜。在对光时，要使全视野内为均匀的明亮度，可以升降聚光镜。凡检查染色标本时，光线应强；检查未染色标本时，光线不宜太强。可通过扩大或缩小光圈、升降聚光器、旋转反光镜调节光线。

2. **低倍镜观察**

检查的标本须先用低倍镜观察，因为低倍镜视野较大，易发现目标和确定检查的位置。

将标本切片放于镜台上，用标本夹夹住，移动标本夹，使观察对象处在接物镜正下方，转动粗螺旋，使接物镜降至距标本约 0.8cm 处，用目镜观察，此时可适当地用光圈调节光亮度，使物像层次丰富，同时用粗调节器慢慢升起镜筒，直至物像出现后再细调节器调节到物像清楚时为止，然后移动标本，认真观察标本各部位，找到适合的目的物并将其移至视野中心，准备用高倍镜观察。

3. **高倍镜观察**

将高倍镜转至正下方，在转换接物镜时，需用眼睛在侧面观察，避免镜头与玻片相撞。

然后用目镜观察，再仔细调节光圈，使光圈的明亮度适宜，当显微装置配套时，一般不需要用粗调节器，直接用细调节器调节至物像清楚为止，找到最适宜观察的部位区，将此部位移至视野中心观察（或准备用油镜观察）。

观察完毕后，旋镜筒。将各部分还原，反光镜垂直于镜座，将高倍镜和油镜转成八字形，再向下旋让双镜头同时和镜台轻轻接触。接触的目的是分担镜筒的重量，保护升降齿轮。同时把聚光镜降下，与反光镜架轻轻接触。

结果与思考

1. 显微镜由哪些部件构成？
2. 如何正确使用显微镜？
3. 绘出你所观察到标本切片的形态结构。

二、ABO血型的鉴定

【实验要求】

熟悉ABO血型鉴定的原理，掌握鉴别血型的方法，观察红细胞凝集现象。

【实验原理】

红细胞表面存在的特异性抗原，其由先天遗传所决定。血清内存在抗体，抗体与红细胞的相应抗原起反应，产生凝集，发生溶血现象。

【实验器材】

人的新鲜静脉血；消毒采血针；双凹载玻片；牙签；显微镜；75％酒精棉球；抗A标准血清和抗B标准血清。

【实验步骤】

（1）用已知的A型与B型血清各一滴，分别滴在玻片的两侧中央，分别注明"A"与"B"。

（2）用75％酒精棉球消毒指尖（多用环指），用消毒采血针刺破皮肤，深度适中，以血液能自然流出为佳。拭去第一滴血，第二滴血流出时用牙签一端蘸血少许涂在A型血清内并搅匀；用另一牙签蘸取少许血液，涂在B型血清内并搅匀。

（3）玻片置平台静置10min，肉眼观察有无凝集现象。如无凝集现象，可用清洁牙签混合，30min后肉眼观察，也可用显微镜确认。肉眼观察红细胞凝成沙砾状、振荡不散则为凝集，如呈现雾状或红细胞沉淀、振荡立即散开的则为不凝集。

（4）根据有无凝集现象判定受试者的血型属于何型（图20-2）。若有疑问，可重新检测一次。

结果与思考

1. 根据实验结果，判定受试者的血型。
2. 简述人类ABO血型的特点。
3. 该受试者在临床上输血时能给何型患者输血？能接受何型献血者的血液？为什么？
4. 什么是溶血现象？

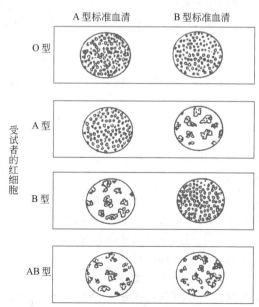

图 20-2　血型检查结果判断

三、人体主要生命体征的测定

【实验要求】

了解测定各项生命体征的原理，掌握测定方法。

【实验原理】

动脉脉搏简称脉搏。在每一个心动周期中，心室的收缩和舒张引起动脉内压力的周期性波动，从而使动脉发生周期性扩张和收缩，这种发生在主动脉根部的振动波可沿着动脉壁依次向全身动脉传播，这种有节律的动脉搏动称为脉搏。检查脉搏主要用触诊方法，用手指可以摸到体表部位的脉搏，多用桡动脉。检查脉搏应注意脉搏的速率、节律、强弱。

动脉血压是指流动的血液对血管壁所施加的侧压力。人体动脉血压测定的最常用方法是袖带法，测量部位一般多在肱动脉。用充气袖带缚于上臂，加压，使动脉被压迫关闭，然后放气，逐步减低袖带内的压力。当袖带内压力等于或略小于动脉内最高压力（收缩压）时，当收缩压到来时，动脉就能被血液顶开，收缩压过去后再关闭，放在动脉上的听诊器就可听到管壁震颤音，第一声出现时袖带内的压力即为收缩压。继续放气，当袖带内压力等于或稍低于动脉内最低压力（舒张压）时，血管就不会再受压关闭，此时听到的声音就会由清晰的"扑通"声突然变轻成了低沉的"通通"声，而后又无声响。声音变调时袖带内压力为舒张压。其数值均可由压力表水银柱读出。

体温可分为体表温度和深部温度，机体表层（包括皮肤）的温度称为体表温度，体表温度易受环境温度的影响，所以不稳定，机体深部的温度称为深部温度。一般以血液温度看作深部体温的平均温度。深部温度是相对稳定的。由于血液温度不易测量，常测量腋窝、口腔或直肠的温度代表体温。

呼吸运动是借膈和肋间肌的收缩和松弛来完成的，胸廓随呼吸运动扩大和缩小从而带动肺的扩张和收缩，健康人在静息状态下呼吸运动稳定而有节律。

【实验器材】

血压计；听诊器；手表；体温计。

【实验步骤】

1. 测脉搏

（1）定位 手掌向上，小臂平放于胸前的桌上，靠拇指一侧的腕部能摸到搏动的桡动脉。

（2）检查者手指并拢，以示指、中指和环指指腹平放于桡动脉近手腕处，稍加压力。

（3）测定每分钟脉搏跳动的次数，脉搏节律是否规整。

2. 测血压

（1）血压计分水银式和表式，基本结构为袖带、橡皮球和测压计。

（2）本实验采用水银式血压计，使用时先驱净袖带内的空气，打开水银柱根部的开关。

（3）保持室内安静，受试者取端坐位，脱去一侧衣袖，静坐 5min，全身放松，消除紧张情绪。

（4）受试者前臂伸平，置于桌上，使上臂中段与心脏处于同一水平。将袖带缠在距离肘窝上方 3cm 处，松紧以能插入两指为宜。

（5）于肘窝处近内侧触及动脉搏动，将听诊器胸件放于上面，不要压得过重或压在袖带下测量，也不能接触过松以致听不到声音（图 20-3）。

（6）一手轻压听诊器胸件，一手紧握橡皮球向袖带内充气使水银柱上升到听不到"血管音"时，继续打气使水银柱继续上升 2.6kPa（20mmHg），一般达 24kPa（180mmHg）。随即松开螺帽，徐徐放气，同时仔细听诊，当突然听到"扑通"样的声音时，血压计上所示的水银柱刻度即代表收缩压。

（7）继续缓慢放气，这时声音由高亢突然变低沉，最后完全消失。在声音完成转变的一瞬间，血压表上所示水银柱刻度即为舒张压。

（8）若血压超出正常范围，可让受试者休息 10min 后再测量，休息期间解下袖带。

3. 体温测量

（1）口测法　将消毒过的体温计置于舌下，紧闭口唇，不用口腔呼吸，以免冷空气进入口腔影响口腔内的温度，放置 5min 后读数，正常值为 36.3～37.2℃。口测法温度虽较可靠，但对婴儿及神志不清者不能使用。

（2）腋测法　将腋窝汗液擦干（有汗会使体温降低），把体温计放在腋窝深部，用上臂将体温计夹紧，放置 10min 后读数，正常值为 36～37℃。腋测法较安全、方便，不易发生交叉感染，广为采用。

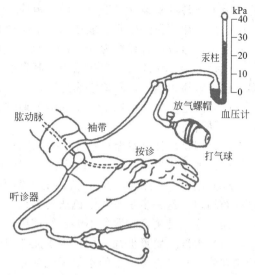

图 20-3　人体动脉血压测量方法示意图

（3）肛测法　让测试者取侧卧位，将肛门体温计头涂润滑剂，徐徐插入肛门，深达体温计长度的 1/2 以上，放置 5min 后读数，正常值为 36.5～37.7℃。多用于小儿及神志不清患者。

4. 呼吸测量

观察受试者胸廓，每起伏一次为 1 次呼吸，观察受试者每分钟呼吸次数以及呼吸的深度。

结果与思考

1. 什么是收缩压和舒张压？其正常值是多少？
2. 如何测定收缩压和舒张压，其原理如何？
3. 脉搏、呼吸的正常值是多少？
4. 比较口测法、腋测法、肛测法测量体温各有何优缺点？

四、细菌革兰染色

【实验要求】

了解革兰染色法的原理，掌握其操作方法。

【实验原理】

革兰染色法是细菌染色中一种十分重要的鉴别染色法。细菌先经碱性染料着色，用媒染剂处理，以脱色剂脱色，最后复染。若细菌仍保持原来的染料颜色，称革兰阳性细菌。如被脱色剂脱色，显现复染料的颜色，则称为革兰阴性细菌。利用革兰染色法可将所有的细菌区分为革兰阳性菌和革兰阴性菌两大类。

【实验器材】

显微镜；擦镜纸；石炭酸番红；革兰染色液；载玻片；接种针；酒精灯等。

【实验步骤】

革兰染色法操作过程：

涂片→干燥→固定→结晶紫染色→水洗→碘液媒染→水洗→吸干→95％酒精脱色→水

洗→吸干→番红复染→水洗→干燥→镜检。

（1）涂片　先滴 1 滴生理盐水于干净载玻片上，然后用接种环取菌种少许与载玻片上的水滴混匀，涂成一直径约为 5mm 的薄层。

（2）干燥　涂片最好在室温中让其自然干燥，有时为了干燥的快些，也可在酒精灯上加温，但勿紧靠火焰，以不烫手为好。

（3）固定　涂片面向上，干火焰上通过 2～3 次，使细胞质凝固，以固定细菌形态，并使其不易脱落。

（4）用草酸铵结晶紫染色 1min 后水洗。

（5）加路氏碘液作用 1min 后水洗，吸干。

（6）用 95％酒精退色，至流出的酒精不呈紫色为止。退色时应将玻片微微振摇，使酒精分布均匀。这一步是革兰染色法的关键，必须严格掌握酒精脱色度。如脱色过度，则把阳性菌误认为阴性菌；如脱色不够，则把阴性菌误认为阳性菌。

（7）水洗　斜置玻片，用很细水流的自来水自染色标本的上端向下冲洗，勿使水流直接冲刷在涂片上，直至流下的水呈无色为止。

（8）吸干　自然干燥或用洁净吸水纸覆盖盖玻片上吸干水分。

（9）加 0.5％番红染色，10～20s 后水洗。

（10）干燥　同（2）。

（11）镜检　置显微镜下，先用低倍镜观察，再用高倍镜观察。

结果与思考

1. 革兰染色涂片为什么不能过于浓厚？
2. 革兰染色成败的关键一步是什么？

五、灭菌与消毒

【实验要求】

1. 了解干热灭菌法、高压蒸汽灭菌法的原理，掌握有关的操作技术。

2. 熟悉紫外线的杀菌作用。

3. 熟悉常用化学消毒剂的杀菌作用。

【实验原理】

常用器具的灭菌和消毒，主要是去除器具内的微生物及芽孢。方法很多，本实验主要介绍干热灭菌、高压蒸汽灭菌、紫外线杀菌及化学灭菌。

干热灭菌、高压蒸汽灭菌主要是通过加热使菌体蛋白凝固变性而达到杀菌的目的。

干热灭菌包括火焰灭菌法和干热灭菌法，通过灼烧或干烤使微生物细胞内的蛋白质凝固，达到杀菌目的。此法应用范围有限、只限于废弃污物、尸体和耐热器皿的灭菌。如接种环、镊子、三角瓶口、试管口、玻璃塞等；还可焚烧不能用的污染物品或实验动物尸体。

高压蒸汽灭菌是把物品放在一个可密闭的加压蒸汽灭菌锅中进行（图 20-4）。水在常压下，于 100℃沸腾，当压力达 103.42kPa 时，温度升高至 121.3℃，在该温度下持续 20～30min，可杀灭所有微生物。

波长在 265nm 左右的紫外线可干扰微生物细胞的 DNA 复制和蛋白质合成，从而导致微生物死亡。

化学消毒剂能影响和破坏细菌的细胞结构与生理功能，故能杀菌。

【实验器材】

接种环；无菌镊子；无菌黑纸片（中央剪一圆孔）；大肠杆菌和枯草杆菌斜面培养物与

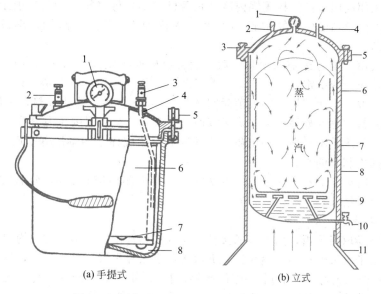

(a) 手提式   (b) 立式

图 20-4　手提式和立式高压蒸汽灭菌锅结构图

（a）1—压力表；2—保险阀；3—锅盖；4—软管；5—紧固螺栓；6—灭菌桶；7—筛架；8—水

（b）1—压力表；2—保险阀；3—锅盖；4—排气口；5—橡胶垫圈；6—烟通孔；7—装料桶；

8—保护壳；9—蒸汽锅壁；10—排水口；11—底脚

肉汤培养物；无菌肉汤琼脂培养基；无菌肉汤培养基；高压灭菌锅；紫外线灯；0.1％苯扎溴铵溶液；无菌吸管；记号笔；电烘箱；酒精灯。

【实验步骤】

1. 干热灭菌法

（1）火焰灭菌法　先将接种环在酒精灯外焰上灼烧，冷却后蘸取大肠杆菌肉汤培养物，直接涂布于肉汤琼脂平板一侧。然后，将此接种环灼烧、冷却后，再蘸取大肠杆菌肉汤培养物，将带菌的接种环在火焰上灼烧、冷却后，涂布于上述培养基的另一侧，并用记号笔在培养皿的外侧做好记号，在 37℃ 培养箱中培养 24h。观察并记录细菌生长情况，并分析结果。

（2）干热灭菌法　取两支灭菌的三角瓶，分别用灭菌的接种环挑取大肠杆菌于三角瓶底、壁，做好标记。其中一支干热灭菌，另一支不灭菌，留作对照。

将待灭菌的物品置于电烘箱内，不要摆放太挤，以免妨碍空气流通。通电，使烘箱内温度上升至 160～170℃，保持 2h 后，切断电源。待温度降至 60℃ 以下，方可打开烘箱门，取出物品。分别于接种大肠杆菌的三角瓶（灭菌的和未灭菌的）倒入一定量的肉汤培养基，摇动三角瓶，将原涂布于壁上的大肠杆菌涮入培养基，于 37℃ 培养箱中培养 24h。观察并记录菌的生长情况（是否浑浊），并分析结果。

2. 高压蒸汽灭菌法

（1）准备材料　将大肠杆菌和枯草杆菌分别接种在两支肉汤培养基上，做好标记。各取一支加塞、包扎，用于灭菌，另一支置 37℃ 培养箱中，作对照。

（2）加水　在外层锅内加入适量水，使水面与搁架相平为宜。

（3）装料　将已接种大肠杆菌和枯草杆菌的肉汤培养基各一支放入内层的金属圆桶内。放置物之间要留适当空隙，以利蒸汽流通。

（4）密封　将灭菌锅盖子对齐盖上，拧紧螺栓，切勿漏气。注意拧螺栓的时候要按对角顺序进行，以免受力不均匀。

（5）升压　打开电源，加热，待容器内压力达 5kPa 时，打开排气阀放出冷气，待压力下降至零时，关闭阀门（如需检测锅内冷气是否已排尽，可将排出的气体引至深层冷水中，如只听见"噗噗"声而不见气泡逸出，表示锅内原有空气已排尽），继续加热至压力达103.42kPa。

（6）稳压灭菌　压力达103.42kPa后，设备会根据事先调节的压力自动放气或暂时停止加热，以维持压力的稳定。

（7）降压，取料　达到规定的灭菌时间（20～30min）后，停止加热，待压力自然下降至零时，方可开盖取物（如果压力未降至零而开盖取物，会因锅内压力突然下降而使容器内培养基由于内、外压力不平衡而冲出瓶口或试管口，造成棉塞污染培养基而发生污染）。料取出后，倒掉锅内剩余的水。

（8）培养　将灭菌的和未灭菌的培养基置37℃培养箱中培养24h，分别观察并记录细菌生长情况，并分析结果。

3. 紫外线杀菌

取无菌的肉汤琼脂平板，用灭菌的接种环蘸取大肠杆菌肉汤培养物，均匀涂布于培养基表面。用无菌镊子（可经火焰灭菌而得）夹取无菌黑纸片平置于平板表面，然后将其置于紫外线灯下20cm处，照射30min后，关闭紫外线灯。用镊子取出纸片焚烧。盖好皿盖，置于37℃培养箱中培养24h。观察并记录细菌生长情况，并分析结果。

4. 化学消毒剂杀菌

（1）化学消毒剂处理细菌　用容量为1ml的无菌吸管吸取枯草杆菌肉汤培养液1ml，注入装有5ml苯扎溴铵溶液的试管内，混匀。

（2）接种　混匀后的第5、10、15分钟，用接种环分别蘸取含菌的苯扎溴铵溶液，分别接种于一支肉汤培养基内。同时分别做一支不含苯扎溴铵溶液的对照培养物。做好记号。

（3）培养　将上述肉汤培养基置37℃培养箱中培养24h。观察并记录细菌生长情况，分析结果。

【注意事项】

1. 高压灭菌过程中，首先排尽锅内冷空气。

2. 高压灭菌、干热灭菌摆放物品时应留一定空隙。

3. 高压灭菌后，待压力降到零时，才能打开排气阀，开盖取物。

4. 纸张和棉花在180℃以上时容易焦化起火，所以干热灭菌的温度切勿超过180℃。

5. 油纸在高温下会产生油滴，滴到电热丝上易起火，故干热灭菌的玻璃器皿勿用油纸包装。

6. 干热灭菌后，烘箱温度下降到60℃以下时才可打开箱门。

7. 因紫外线对人的眼睛和皮肤有伤害，所以使用时应避免直视。用于室内空气消毒时，人员应离开现场。

结果与思考

1. 高压蒸汽灭菌时有哪些注意事项？为什么？

2. 干热灭菌时有哪些注意事项？

3. 简述紫外线杀菌的应用范围。

六、显微镜的使用与微生物的形态观察

【实验要求】

1. 掌握普通光学显微镜中油镜的使用方法。

2. 掌握观察放线菌、酵母菌、霉菌形态的基本方法，并观察放线菌、酵母菌、霉菌的

形态特征。

【实验原理】

显微镜的接物镜有三个镜头，即低倍镜、高倍镜和油镜。低倍镜和高倍镜一般为干燥系接物镜，使用时载玻片与接物镜之间隔着一层空气；而油镜为油浸系接物镜，使用时载玻片与接物镜之间隔着一层油质。

油镜不仅放大倍数高，还有以下突出优点。

（1）分辨能力强

① 分辨率。指分辨物体细微结构的能力。

② 辨析距离。指能分辨出的两点间的最小距离。辨析距离愈小，分辨力愈强。

（2）照明高度　由于油的折射率与玻璃的折射率相近，投射到玻璃上的光线穿过油时不再发生散射，可全部进入镜筒，因而增加了照明度，故观察细菌的染色标本时更加清楚。

【实验器材】

显微镜；擦镜纸；放线菌、酵母菌、真菌标本片。

【实验步骤】

① 用低倍镜、高倍镜观察放线菌、酵母菌、真菌丝的形态。

② 用油镜观察放线菌孢子丝的形态。

使用油镜有三种方法。

（1）方法一

① 用粗调节器将镜筒提起约2cm，将油镜转至正下方。

② 在玻片标本的镜检部位滴上一滴石蜡油。

③ 从侧面注视，用粗调节器将镜筒小心地降下，使油镜浸在石蜡油中，其镜头几乎与标本相接，应特别注意不能压在标本上，更不能用力过猛，否则不仅压碎玻片，也会损坏镜头。

④ 从接目镜内观察，进一步调节光线，使光线明亮，再用粗调节器将镜筒徐徐上升，直至视野出现物像为止，然后再用细调节器校正焦距，如油镜已离开油面而仍未见物像，必须再从侧面观察，将油镜降下，重复操作至物像看清为至。

（2）方法二

① 高倍镜观察完毕后，按顺时针方向转成八字形。

② 在玻片标本的镜检部位滴上一滴石蜡油。

③ 将油镜转至正下方，再用细调节器调至物像清楚为止。

（3）方法三

① 高倍镜观察完毕之后，稍微调节一下细调节器，待镜筒上升之后按顺时针方向转成八字形。

② 在玻片标本的镜检部位滴一滴石蜡油。

③ 将转成八字形的油镜转正至正下方，再用细调节器调至物像清楚为止。

用同样的方法观察放线菌、酵母菌、霉菌标本。

观察完毕后，旋镜筒。先用擦镜纸擦去镜头上的油（切不可用其他的纸或纱布擦）。擦干净后才能旋下油镜接物镜放回盒内，如使用香柏油，还需用二甲苯擦去残留的油，再擦干二甲苯，以免损坏镜头。

将各部分还原，反光镜垂直于镜座，将接物镜转成八字形，再向下旋。同时把聚光镜降下，以免接物镜与聚光镜发生碰撞危险。

结果与思考

1. 如何正确使用油镜？

2. 绘出你所观察到微生物的形态特征。

3. 油镜与普通物镜在使用方法上有何不同？应特别注意些什么？

第二节 常用技能

一、人体心电图的描记和分析

【实验要求】

学习人体心电图的描记方法和心电图波形的测量方法；了解人体正常心电图、各波形及其生理意义。

【实验原理】

产生心电的基本组织是心肌细胞。心肌细胞兴奋时，细胞膜规律地发生去极化和复极化。心电图是按一定的方法在体表记录的反映心脏活动的电位变化曲线。正常心电图测量电极位置和导联方式不同，波形有所不同，但一般包括 P 波、QRS 波群和 T 波三个波形和两个间期。P 波反映心房去极化过程；QRS 波群反映心室去极化过程；T 波反映心室复极化过程；P—R 间期为心房开始兴奋至心室开始兴奋的传导时间；ST 段为心室去极完毕到心室复极开始的时间；Q—T 间期为心室除极和复极全过程所需的时间。

【实验器材】

心电图机（或二道生理记录仪）；检查床；导电膏；分规；放大镜；75% 酒精棉球。

【实验步骤】

（1）受试者安静、舒适平卧在检查床上，全身放松，静卧数分钟。

（2）将心电图机接好地线、导联线及电源线；接通电源，预热 5min。

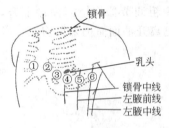

图 20-5 心前导联的电极安置部位

（3）安放电极　双腕关节屈侧及双内踝上方安放肢体导联电极；如图 20-5 所示安放胸导联电极。准备安放电极的局部皮肤先用酒精棉球清洁，减少皮肤电阻。然后涂上导电膏，再将电极与皮肤固定，保证导电良好，以防干扰和基线漂移。

（4）按规定的导联接好导线（有一定的颜色标志）：红色——右手，黄色——左手，绿色——左足，黑色——右足，白色——胸导线。

（5）开机，校正输入信号电压放大倍数，旋动校正键，1mV 标准电压应使描笔振幅恰好为 10mm（记录纸上纵坐标 10 小格）。记录心电图时，先将基线调到中央，使图形能在纸的中央描出。防止造成基线不稳和干扰的因素。

（6）用导联选择开关分别选择标准肢体导联Ⅰ、Ⅱ、Ⅲ，加压单极肢体导联 aVR、aVL、aVF，胸导联 $V_1 \sim V_6$ 等导联进行描记。在变换导联时，必须将输入开关关上，再转动导联选择开关。

① V_1　探测电极置于胸骨右缘第 4 肋间；

② V_2　探测电极置于胸骨左缘第 4 肋间；

③ V_3　探测电极置于 V_2 与 V_4 两点连线的中点；

④ V_4　探测电极置于左侧第 5 肋间与锁骨中线垂线相交处；

⑤ V_5　探测电极置于 V_4 水平与左腋前线相交处；

⑥ V_6　探测电极置于 V_4 水平与左腋中线相交处。

（7）在记录纸上注明各导联代号，被试者姓名、年龄、性别及记录日期。

（8）记录完毕后，将电极擦净，心电图各控制旋钮转到关的位置，最后切断电源。

（9）分析心电图

① 辨认 P 波、QRS 波群、T 波、P—R 间期、ST 段及 Q—T 间期。

② 测量波幅及时间。纵坐标表示电压，每小格代表 0.1mV，横坐标表示时间，每小格代表 0.04s（每小格为 1mm）。用分规测量。测量波幅值时，凡向上的波均应测量从基线上缘到波峰顶点的距离；向下的波均应测量基线下缘至波谷底点的距离。

③ 心率的测定　测量相邻两个心动周期的 R—R 间期（或 P—P 间期），代入下式即可计算。如心律不齐，应测量 5 个 R—R 间期，求其平均值，再代入下面公式计算。

$$心率（次/min）=\frac{60}{R—R\,间期（s）}$$

④ 心率的分析。包括主导心律的规定、心律是否规则、有无期前收缩或异位节律。首先要认出 P 波、QRS 波群，根据 P 波决定基本心律。窦性心律心电图表现为：P 波在 Ⅱ 导联中直立，在 aVR 导联倒置；P—R 间期在正常值范围（0.12～0.20s）。成年人正常窦性心率为 60～100 次/min。

结果与思考

心电图各波有何意义？心电图对临床哪些疾病诊断有较大价值？

二、心肺复苏术

【实验要求】

在日常生活中经常会遇到因各种急性中毒、溺水、触电等引起的心跳和呼吸骤然停止的患者。学习心肺复苏术，掌握急救方法，往往可以挽救患者的生命，或为进一步治疗赢得时间。

【实验原理】

心肺复苏术顾名思义，即在呼吸或心跳停止情况下所做之急救术。目的在于尽快挽救脑细胞在缺氧状态下坏死（脑细胞缺氧 4min 以上开始造成脑损伤，缺氧 10min 以上即造成脑部不可逆伤害），因此施救时机越快越好。心肺复苏术适用于心脏病突发、溺水、窒息或其他意外事件造成之意识昏迷并有呼吸及心跳停止之状态。

【实验器材】

诊疗床。

【实验步骤】

（1）轻拍患者肩膀或按压人中，检查患者有无意识，须注意患者有无颈椎受伤，不可剧烈摇晃患者。

（2）大声呼救　如确定患者意识不清，应立即求救。求救时指示必须明确，例如请帮我叫 120（院外）、大声叫喊值班医师（院内）。

（3）施救位置　跪于患者肩部，施救者与患者肩部垂直。

（4）打开患者口腔，检查呼吸道中有无异物。

（5）将患者头部偏向一侧，清除其口腔及呼吸道中的异物，如口香糖、假牙等。

（6）压额抬腭法，保持呼吸道畅通，防止舌头因重力下垂阻塞气道。

（7）脸颊靠近患者口鼻，眼睛注视患者胸部，观察 3～5s。

（8）如无呼吸，打开患者口腔，并将患者鼻子捏住，以免从口部吹气时由鼻腔漏气。

（9）密罩患者口部，深吹两口气，每次吹气约 1.5～2s，须注意患者胸部有无起伏，并等患者第一口气完全排出后再吹第二口气。

（10）示指及中指先摸到喉结处，在向外滑至同侧气管与颈部肌肉所形成的沟中，按压观察颈动脉 5～10s。如有脉搏，继续反复施行人工呼吸，直到患者恢复自然呼吸为止，成人每分钟呼吸约 12～16 次，小儿每分钟呼吸约 15～20 次。

（11）如无脉搏，准备实施胸外心脏按摩术。

（12）沿肋骨下缘向上滑找到剑突头端起向上两指处，以另一手之掌根放至按摩位置，注意不可按压。

（13）两手交插互叠，指尖翘起，指尖避免接触肋骨。

（14）施救者两臂伸直，与患者身体垂直，施救者肩膀在患者胸骨正上方，迅速下压 4～5cm。

（15）心脏按摩施行速率　成人每分钟约 80～100 次，年幼患者速率应加快，婴幼儿患者每分钟约 100～120 次。人工呼吸：心脏按摩＝1：5。

（16）对于婴幼儿应酌情施压，1 岁以下患者，可改用两指施压，使用中指及环指，按摩位置为乳头连线中点下一指。

（17）单人施救时人工呼吸：心脏按摩＝2：15，双人施救时人工呼吸：心脏按摩＝1：5。

（18）在做完四个循环后吹完两口气，需检查脉搏 3～5s；若无脉搏则继续心脏按摩，以后每四次循环或 3～5min 检查一次。

（19）若有脉搏则检查呼吸 3～5s。若有呼吸即将患者置于复苏姿势，以避免呕吐物造成吸入性肺炎，若无呼吸则继续实施人工呼吸。

三、包扎与止血

【实验要求】

本实验使学生了解人体内的毛细血管、动脉和静脉出血的特征与急救止血方法。

【实验原理】

各类血管的出血特征与处理原则如下。

（1）毛细血管出血　出血缓慢，出血量少。如擦破伤，一般会由于血液凝固而自然止血。处理时可先用清水洗去伤口上的泥土，如无泥土可直接涂上红汞水（红药水），再用消毒纱布包扎，或暴露干燥，待形成痂自愈。

（2）动脉出血　特别是较大的动脉，血流猛急，呈喷射状，一般在外伤时多见。急救方法是就地止血，一般在受伤动脉的近心端，采用指压止血法或止血带止血法进行止血。止血时应行动快，止血彻底，防止失血过多。

（3）静脉出血　一般是将受伤静脉的远心端压住而止血。

动脉出血或静脉出血经过止血处理后，都应尽快送医院进行治疗。

【实验器材】

止血带，干净毛巾，线绳，纱布，棉花。

【实验步骤】

1. 指压止血法

指压止血法是动脉出血时最迅速的一种临时止血法，是用手指或手掌在伤部上端用力将动脉压瘪于骨骼上，阻断血液通过，以便立即止住出血，但仅限于身体较表浅的部位、易于压迫的动脉。

（1）肱动脉压迫止血法　此法适用于手、前臂和上臂下部的出血。止血方法是用拇指或其余四指在上臂内侧动脉搏动处，将动脉压向肱骨，达到止血的目的。

（2）股动脉压迫止血法　此法适用于下肢出血。止血方法是在腹股沟（大腿根部）中点偏内的，动脉跳动处，用两手拇指重叠压迫股动脉于股骨上，制止出血。

（3）头部压迫止血法　压迫耳前的颈浅动脉，适用于头顶前部出血。面部出血时，压迫下颌骨角前下凹内的颌动脉。头面部较大的出血时，压迫颈部气管两侧的颈动脉，但不能同时压迫两侧。

（4）手部压迫止血法　如手掌出血时，压迫桡动脉和尺动脉。手指出血时，压迫出血手指的两侧指动脉。

（5）足部压迫止血法　足部出血时，压迫胫前动脉和胫后动脉。

2. 加垫屈肢止血法

加垫屈肢止血法是适用于四肢非骨折性创伤的动脉出血的临时止血措施。当前臂或小腿出血时，可于肘窝或腘窝内放纱布、棉花、毛巾作垫，屈曲关节，用绷带将肢体紧紧地缚于屈曲的位置。

3. 止血带止血法

止血带止血法，主要是用橡皮管或胶管止血带将血管压瘪而达到止血的目的。这种止血方法较牢固、可靠，但只能用于四肢动脉大出血。

（1）止血带结扎法　橡胶止血带使用方法：左手拿橡胶带，后段约16cm要留下；右手拉紧环体扎，前头交左手，中、示两指挟，顺着肢体往下拉，前头环中插，保证不松垮。如遇到四肢大出血，需要止血带止血，而现场又无橡胶止血带时，可在现场就地取材，如布带、线绳或麻绳等。用布带止血时，放平入环，拉紧固定。用线绳或麻绳止血时，可绞紧固定。

（2）使用止血带时应注意的问题

① 止血带应放在伤口的近心端。上臂和大腿都应绷在上 1/3 的部位。上臂的中 1/3 禁止上止血带，以免压迫神经而引起上肢麻痹。

② 上止血带前，先要用毛巾或其他布片、棉絮作垫，止血带不要直接扎在皮肤上；紧急时，可将裤脚或袖口卷起，止血带扎在其上。

③ 要扎得松紧合适，过紧易损伤神经，过松则不能达到止血的目的。一般以不能摸到远端动脉搏动或出血停止为度。

④ 结扎时间过久，可引起肢体缺血坏死。因此要每隔1h（上肢或下肢）放松 2～3min；放松期间，应用指压法暂时止血。寒冷季节时应每隔30min 放松一次。结扎部位超过 2h 者，应更换比原来高的位置结扎。

⑤ 要有上止血带的标志，注明上止血带的时间和部位。用止血带止血的伤员应尽快送医院处置，防止出血处远端的肢体因缺血而坏死。

【注意事项】

1. 本实验让学生掌握平时或战时外伤出血的一些止血急救措施，因而在练习过程中要严肃认真，才能学会止血方法。

2. 本实验应在夏、秋两季进行，如做上肢、下肢止血方法时，室温要适当，以防止着凉。

3. 止血带止血的练习时间不能过长，以免造成皮下淤血。

结果与思考

1. 说明三种出血（动脉、静脉和毛细血管）的特征，并说明各自的止血方法。
2. 指压止血法适用于哪些部位？并说明止血方法。
3. 说明止血带止血法适用的部位、方法及其应该注意的问题。

四、病例分析

病例一

某男，32 岁，上腹痛 3h，并伴恶心、呕吐。患者平素健康，否认有类似发作史。体格检查：血压、脉搏、呼吸、体温均正常。患者呈痛苦貌，腹平软，右下腹麦氏点有明显压痛。实验室检查：白细胞计数增高，中性粒细胞比例增高。

问题：**1.** 根据症状、体征、实验室检查，你认为诊断是什么？

2. 最好的治疗措施是什么？

病例二

某女，40 岁，右上腹隐痛半年，并于进食油腻食物后加剧。体格检查：血压、脉搏、呼吸、体温均正常。患者一般情况良好，巩膜无黄染，腹平软，肝、脾不大，腹部无压痛，肾区无叩击痛。

问题：**1.** 你认为患者的可能诊断是什么？

2. 要想确诊，必须做哪些辅助检查？

病例三

某男，3 岁，2 周前患上呼吸道感染，皮肤见大小不一的紫斑，以下肢较多，并伴恶心、呕吐、腹痛、腹泻，大便中带少许血液。实验室检查：毛细血管镜检查毛细血管扩张、扭曲，渗出性炎症反应，血小板计数、功能及凝血检查正常。

问题：**1.** 根据以上症状及实验室检查，是否可确诊？

2. 如何治疗？

病例四

男性，40 岁，因压榨性胸骨后疼痛并放射至左臂内侧就诊。既往无类似病史，体态较胖。体格检查：面色苍白，皮肤出冷汗，血压升高，心率增快。

问题：**1.** 你首先想到的诊断是什么？

2. 应做的紧急处理是什么？

3. 还需做哪些检查？

4. 患者以后生活中应该注意哪些问题？

第三节 相关技能

一、反射弧的分析

【实验要求】

用脊蛙分析屈肌反射反射弧的组成部分，探讨反射弧的完整性与反射活动的关系。

【实验原理】

在中枢神经系统参与下，机体对刺激所做的规律性应答反应称为反射。较复杂的反射需要较高级中枢部位的整合，而一些简单的反射，只需通过中枢神经系统的低级部位就能完成。将动物的高位中枢切除，而仅保留脊髓的动物称为脊动物（如脊蛙、脊猫），此时动物产生的各种反射活动为单纯的脊髓反射。反射活动的结构基础是反射弧，它一般包括感受器、传入神经、神经中枢、传出神经和效应器五部分。反射弧的任何部分受破坏，均不能实现完整的反射活动。

【实验器材】

蟾蜍；蛙类手术器械一套；铁支架；铁夹；电刺激器；刺激电极；棉球；纱布；培养皿；烧杯；0.5%硫酸溶液。

【实验步骤】

（1）取蟾蜍一只，用剪刀横向其伸入其口腔，从鼓膜后缘处剪去颅脑部，保留下颌部分，用棉球压迫创口止血，用铁夹夹住下颌，悬挂在铁支架上，制备好脊蛙。也可用探针由枕骨大孔刺入颅腔捣毁脑组织，以一小棉球塞入创口止血。

（2）用培养皿盛 0.5％硫酸溶液，将蟾蜍左侧后肢的脚趾尖浸于硫酸溶液中，观察屈腿反射有无发生（图 20-6）。然后用烧杯盛自来水洗去皮肤上的硫酸溶液。

（3）绕左侧后肢在趾关节上方皮肤做一环状切口，将足部皮肤剥掉，重复步骤（2），观察效果。

（4）用培养皿盛 0.5％硫酸溶液刺激右侧脚趾尖，观察反射活动。

（5）在右侧大腿背侧剪开皮肤。在股二头肌和半膜肌之间分离找出坐骨神经，在神经上做两个结扎，在两结扎间剪断神经。重复步骤（4），观察结果。

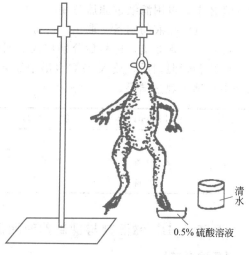

图 20-6　用 0.5％硫酸溶液浸足趾尖产生屈肌反射

（6）以连续电刺激右侧坐骨神经中枢端，观察腿部反应。

（7）以探针捣毁蟾蜍的脊髓后，重复步骤（6）。

（8）刺激坐骨神经外围端，观察同侧腿的反应。

（9）直接刺激右侧腓肠肌，其反应如何？

结果与思考

1. 本实验中屈肌反射的反射弧包括哪些具体组成部分？

2. 刺激坐骨神经传入纤维与传出纤维引起的反应有何不同？为什么？

二、酶的特异性

【实验要求】

通过本实验，验证酶的特异性，并熟悉相应操作技能。

【实验原理】

淀粉酶能催化淀粉水解，生成还原性葡萄糖和麦芽糖。还原性糖能使班氏试剂中的 Cu^{2+} 还原成一价亚铜，生成砖红色的氧化亚铜（Cu_2O）。淀粉酶不能催化蔗糖水解，蔗糖本身也无还原性，因此，不与班氏试剂发生颜色反应。

【实验试剂】

（1）1％淀粉溶液。

（2）1％蔗糖溶液。

（3）pH 6.8 缓冲液　取 0.2mol/L 磷酸氢二钠溶液 772ml，0.1mol/L 枸橼酸溶液 228ml，混合后即成。

（4）班氏试剂　溶解结晶硫酸铜 17.3g 于 100ml 热蒸馏水中。冷后，稀释至 150ml，此为第一液。取枸橼酸钠 173g 和无水碳酸钠 100g 加入到 600ml 水中，加热溶解，冷后，稀释至 850ml，此为第二液。最后把第一液慢慢倒入第二液中混匀。

【实验器材】

10mm×100mm 试管；试管架；记号笔；恒温水浴；电炉；烧杯。

【实验步骤】

（1）稀释唾液的制备　将痰咳尽，用水漱口，再含 30ml 蒸馏水，做咀嚼运动，2min 后吐入烧杯中，再用滤纸过滤后备用。

（2）煮沸唾液的制备　取出一部分唾液，放入沸水浴中煮沸 5min。

（3）取试管 3 支，标号后分别加入下列试剂。

（4）各管混匀后，放入 37℃ 水浴中保温 10min，然后每管各加班氏试剂 20 滴，放入沸水浴中煮沸，观察结果。

试管	缓冲液(pH 6.8)	淀粉溶液(1%)	蔗糖溶液(1%)	稀释唾液	煮沸唾液
1	20 滴	10 滴	—	5 滴	—
2	20 滴	10 滴	—	—	5 滴
3	20 滴	—	10 滴	5 滴	—

三、温度、pH、激活剂与抑制剂对酶促作用的影响

【实验要求】

通过本实验，观察影响酶促作用的一些因素，熟悉操作过程。

【实验原理】

唾液淀粉酶可催化淀粉逐步水解，生成分子量大小不一的糊精和其他水解产物。它们与碘可呈现不同的颜色。糊精按分子的大小遇碘可呈蓝色、紫色、暗褐色和红色。最小的糊精和麦芽糖遇碘不显色。根据颜色反应，可以判断淀粉的水解程度。在不同的温度、pH 条件下，淀粉酶的活性是不一样的，对淀粉的水解程度也不一样。此外，激活剂和抑制剂也能影响酶的活性，也必将影响淀粉的水解程度。因此，通过与碘产生的颜色反应判断淀粉被水解的程度，了解温度、pH、激活剂和抑制剂对酶促作用的影响。

【实验试剂】

（1）1％淀粉溶液。

（2）稀释唾液。

（3）缓冲液。

① pH 6.8 缓冲液（制备方法同"酶的特异性"）。

② pH 5.0 缓冲液。取 0.2mol/L 磷酸氢二钠溶液 515ml，0.1mol/L 枸橼酸溶液 485ml，混合即成。

③ pH 8.0 缓冲液。取 0.2mol/L 磷酸氢二钠溶液 972ml，0.1mol/L 枸橼酸溶液 28ml，混合即成。

（4）0.9％ NaCl 溶液。

（5）0.1％ $CuSO_4$ 溶液。

（6）0.1％ Na_2SO_4 溶液。

【实验器材】

$10mm \times 100mm$ 试管；试管架；记号笔；恒温水浴；电炉；烧杯；冰浴。

【实验步骤】

1. 温度对酶促作用的影响

（1）取试管 3 支，编号。每管各加入 pH 6.8 缓冲液 20 滴、1％淀粉 10 滴。

（2）将第一管放入 37℃ 恒温水浴，将第二管放入沸水浴，将第三管放入冰浴。

（3）放置 5min 后，分别向各管加入稀释唾液 5 滴，再放回原处。

（4）10min 后，分别向各管加碘液 1 滴，观察三管中颜色的区别，说明温度对酶促作用的影响。

2. pH 对酶促作用的影响

（1）取试管 3 支，编号后按照下表加入试剂。

试管	pH 5.0 缓冲液	pH 6.8 缓冲液	pH 8.0 缓冲液	1％淀粉溶液	稀释唾液
1	20 滴	—	—	10 滴	5 滴
2	—	20 滴	—	10 滴	5 滴
3	—	—	20 滴	10 滴	5 滴

（2）将上面 3 管放入 37℃ 恒温水浴中保温。

（3）10min 后，取出各管，分别加入 1 滴碘液，观察 3 管颜色区别，说明 pH 对酶促作用的影响。

3. 激活剂与抑制剂对酶促作用的影响

（1）取试管 4 支，编号后按照下表加入各种试剂。

试管	pH 6.8 缓冲液	1％淀粉溶液	蒸馏水	0.9％ NaCl 溶液	0.1％ CuSO₄ 溶液	0.1％ Na₂SO₄ 溶液	稀释唾液
1	20 滴	10 滴	10 滴	—	—	—	5 滴
2	20 滴	10 滴	—	10 滴	—	—	5 滴
3	20 滴	10 滴	—	—	10 滴	—	5 滴
4	20 滴	10 滴	—	—	—	10 滴	5 滴

（2）将上列各管放入 37℃ 恒温水浴中保温。

（3）10min 后，取出各管，分别加入 1 滴碘液，观察 3 管颜色区别，说明激活剂和抑制剂对酶促作用的影响。

四、蛋白质的颜色反应（双缩脲反应）

【实验要求】

了解试验原理，验证蛋白质一级结构中氨基酸之间的连接方式是肽键。

【实验原理】

尿素加热至 180℃ 左右，2 分子尿素缩合放出 1 分子氨而形成双缩脲。双缩脲在碱性环境中能与 Cu^{2+} 结合生成紫红色化合物，此反应称为双缩脲反应。

多肽及所有蛋白质分子结构中均具有肽键（—CO—NH—），其结构与双缩脲相似，故有此同样的反应结果。

【实验试剂】

（1）尿素　如颗粒较粗，最好研成细粉末状。

（2）10％ NaOH 溶液　10g NaOH 溶于蒸馏水，稀释至 100ml。

（3）2％ CuSO₄溶液　2g CuSO₄溶于蒸馏水，稀释至 100ml。

（4）卵清蛋白液　将鸡蛋清用蒸馏水稀释 20～40 倍，用 2～3 层纱布过滤，滤液冷藏备用。

【实验器材】

试管及试管架；酒精灯；电炉；试管夹；记号笔和烧杯。

【实验步骤】

（1）双缩脲的制备　取少量尿素，放入干燥试管中。用微火加热尿素熔化，当熔化的尿素开始硬化时，停止加热，尿素放出氨，形成双缩脲，冷却备用。

（2）取试管 2 支编号，按照下表加入试剂。

试管	双缩脲	10% NaOH	2% CuSO$_4$	卵清蛋白液
1	＋	5 滴	1 滴	—
2	—	5 滴	1 滴	3 滴

（3）观察结果并解释。

五、蛋白质的沉淀反应

【实验要求】

通过本实验加深对蛋白质亲水胶体两个稳定因素的认识。

【实验原理】

蛋白质在水溶液中其颗粒表面的水化层和同性电荷是蛋白质作为亲水胶体的两个稳定因素，若除去这两个稳定因素，蛋白质颗粒便会相互聚集而沉淀。

【实验试剂】

（1）卵清蛋白液　见蛋白质的颜色反应。

（2）1% 醋酸溶液　冰醋酸 1ml 用蒸馏水稀释至 100ml。

（3）2% 硫酸铜溶液。

（4）0.01% NaOH 溶液。

（5）2% 硝酸银溶液。

【实验器材】

试管；试管架；滴管；量筒。

【实验步骤】

（1）取试管 3 支，按照下表加入各种试剂。

试管	蛋白质溶液/ml	0.01% NaOH 溶液/滴	2% 硝酸银溶液/滴	1% 醋酸溶液/滴	2% 硫酸铜溶液/滴
1	1	1	1		
2	1		1	1	
3	1	1			1

（2）观察结果并解释。

参 考 文 献

［1］ 冯长河. 医学基础. 北京：中国医药科技出版社，2003.
［2］ 龚茜玲. 人体解剖生理学. 第 4 版. 北京：人民卫生出版社，2002.
［3］ 叶任高. 内科学. 第 5 版. 北京：人民卫生出版社，2002.
［4］ 吴在德. 外科学. 第 5 版. 北京：人民卫生出版社，2002.
［5］ 彭文伟. 传染病学. 第 5 版. 北京：人民卫生出版社，2002.
［6］ 柏树令. 系统解剖学. 北京：人民卫生出版社，2001.
［7］ 吕桌人. 临床医学概论. 北京：科学出版社，2001.
［8］ 陈淑英. 新编临床医学概要. 上海：第二军医大学出版社，2001.
［9］ 柳下德雄. 家庭医学. 第 6 版. 北京：华夏出版社，2001.
［10］ 竺芝芬. 药理学. 北京：中国医药科技出版社，2001.
［11］ 韩丽，王改兰. 临床技能. 北京：北京医科大学出版社，2000.
［12］ 桑明华. 临床医学概要. 第 3 版. 山东：山东科技出版社，1997.
［13］ 周爱儒，黄如彬. 生物化学. 北京：北京医科大学出版社，1997.
［14］ 陈洪铎. 皮肤性病学. 第 4 版. 北京：人民卫生出版社，1997.
［15］ 谢诗占. 生物化学. 北京：人民卫生出版社，1996.
［16］ 赖丙森. 生物化学. 北京：中国医药科技出版社，1996.
［17］ 沈同，黄镜岩. 生物化学. 北京：高等教育出版社，1995.
［18］ 王振义. 临床医学概要. 北京：人民卫生出版社，1995.
［19］ 陈琼华. 生物化学. 北京：人民卫生出版社，1992.
［20］ 李勇. 营养与食品卫生学. 北京：北京大学医学出版社，2005.

全国医药中等职业技术学校教材可供书目

	书　名	书　号	主编	主审	定价
1	中医学基础	7876	石　磊	刘笑菲	16.00
2	中药与方剂	7893	张晓瑞	范　颖	23.00
3	药用植物基础	7910	秦泽平	初　敏	25.00
4	中药化学基础	7997	张　梅	杜芳麓	18.00
5	中药炮制技术	7861	李松涛	孙秀梅	26.00
6	中药鉴定技术	7986	吕　薇	潘力佳	28.00
7	中药调剂技术	7894	阎　萍	李广庆	16.00
8	中药制剂技术	8001	张　杰	陈　祥	21.00
9	中药制剂分析技术	8040	陶定阐	朱品业	23.00
10	无机化学基础	7332	陈　艳	黄　如	22.00
11	有机化学基础(第二版)	17684	柯宇新		29.80
12	药物化学应用技术	18053	李玉华	牛四清	36.00
13	药物化学基础	8043	叶云华	张春桃	23.00
14	生物化学	7333	王建新	苏怀德	20.00
15	仪器分析	7334	齐宗韶	胡家炽	26.00
16	药用化学基础(一)(第二版)	04538	常光萍	侯秀峰	22.00
17	药用化学基础(二)	7993	陈　蓉	宋丹青	24.00
18	药物分析技术	7336	霍燕兰	何铭新	30.00
19	药品生物测定技术	7338	汪穗福	张新妹	29.00
20	化学制药工艺	7978	金学平	张　珩	18.00
21	现代生物制药技术	7337	劳文艳	李　津	28.00
22	药品储存与养护技术	7860	夏鸿林	徐荣周	22.00
23	职业生涯规划(第二版)	04539	陆祖庆	陆国民	20.00
24	药事法规与管理(第三版)	19032	左淑芬	苏怀德	32.00
25	医药会计实务(第二版)	06017	董桂真	胡仁昱	15.00
26	药学信息检索技术	8066	周淑琴	苏怀德	20.00
27	药学基础(第二版)	09259	潘　雪	苏怀德	30.00
28	药用医学基础(第二版)	05530	赵统臣	苏怀德	39.00
29	公关礼仪	9019	陈世伟	李松涛	23.00
30	药用微生物基础	8917	林　勇	黄武军	22.00
31	医药市场营销	9134	杨文章	杨　悦	20.00
32	生物学基础	9016	赵　军	苏怀德	25.00
33	药物制剂技术	8908	刘娇娥	罗杰英	36.00
34	药品购销实务	8387	张　蕾	吴闾云	23.00
35	医药职业道德	00054	谢淑俊	苏怀德	15.00
36	药品 GMP 实务	03810	范松华	文　彬	24.00
37	固体制剂技术	03760	熊野娟	孙忠达	27.00
38	液体制剂技术	03746	孙彤伟	张玉莲	25.00
39	半固体及其他制剂技术	03781	温博栋	王建平	20.00
40	医药商品采购	05231	陆国民	徐　东	25.00
41	药店零售技术	05161	苏兰宜	陈云鹏	26.00
42	医药商品销售	05602	王冬丽	陈军力	29.00
43	药品检验技术	05879	顾　平	董　政	29.00
44	药品服务英语	06297	侯居左	苏怀德	20.00
45	全国医药中等职业技术教育专业技能标准	6282	全国医药职业技术教育研究会		8.00

欲订购上述教材，请联系我社发行部：010-64519684，010-64518888
如果您需要了解详细的信息，欢迎登录我社网站：www.cip.com.cn